Rationelle Therapie in der Mikronährstoff-medizin

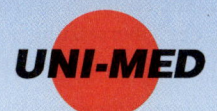

UNI-MED Verlag AG
Bremen - London - Boston

Böhm, Udo; Muss, Claus:
Rationelle Therapie in der Mikronährstoffmedizin/Udo Böhm und Claus Muss.-
1. Auflage - Bremen: UNI-MED, 2011
(UNI-MED SCIENCE)
ISBN 978-3-8374-1275-8

© 2011   by UNI-MED Verlag AG, D-28323 Bremen,
              International Medical Publishers (London, Boston)
              Internet: www.uni-med.de, e-mail: info@uni-med.de

Printed in Europe

UNI-MED. Die beste Medizin.

In der Reihe UNI-MED SCIENCE werden aktuelle Forschungsergebnisse zur Diagnostik und Therapie wichtiger Erkrankungen "state of the art" dargestellt. Die Publikationen zeichnen sich durch höchste wissenschaftliche Kompetenz und anspruchsvolle Präsentation aus. Die Autoren sind Meinungsbildner auf ihren Fachgebieten.

Vorwort

Die Medizin der Mikronährstoffe (orthomolekulare Medizin) beruht im Wesentlichen auf direkt und indirekt messbaren medizinischen, physiologischen und biochemischen Grundlagen. Sie zählt demnach nicht zur sog. "Alternativ-Medizin". Mit diesem Lehrbuch wollen wir das theoretische Wissen über diese Vorgänge "praxistauglich" umsetzen.

Außerdem wollen wir die häufig gestellte Frage beantworten, ob Mikronährstoffe auch einen Nutzen in der präventiven und therapeutischen Medizin haben bzw. ob sie evtl. in einer unmittelbar an der Lebensqualität der Patienten orientierten Medizin sogar unverzichtbar sind. Ggf. müsste sie dann als innovative und sinnvolle Ergänzung zur konservativen Schulmedizin unter ganzheitlichen Gesichtspunkten angesehen werden.

Dieses Buch ist also nicht als weiteres Grundlagenwerk der orthomolekularen Medizin gedacht. Auf die Darstellung physiologischer und biochemischer Zuhänge wird deshalb verzichtet. Es werden zunächst die in der Mikronährstoffmedizin zum Einsatz kommenden Substanzen und ihre Besonderheiten sowie wichtige Funktionskreisläufe kurz vorgestellt. Dann erhält der Therapeut Rezepturen für die wichtigsten Indikationen der Mikronährstoffmedizin, die er direkt für seine praktische Arbeit nutzen kann. Soweit möglich, werden die Rezepturen durch Studien abgesichert, die den Anforderungen einer Evidenzbasierten Medizin entsprechen.

Eine weitere Besonderheit des Buches besteht darin, dass es die langjährige praktische Erfahrung zweier Autoren wiedergibt.

Sie sind einerseits seit vielen Jahren erfolgreich in der eigenen Praxis tätig und setzen sich damit laufend mit den individuellen Problemen der Patienten auseinander. Andererseits kennen sie aus vielen Seminaren und Workshops auch die Bedürfnisse von Ärzten, Apothekern und Heilpraktikern, die fertige und erprobte "Rezepte" erwarten.

Dieses Buch ist also "aus der Praxis für die Praxis" konzipiert. Es soll aber auch zum Verständnis beitragen, dass mit Mikronährstoffen Lebensqualität und Leistungsfähigkeit verbessert sowie eine optimierte Prophylaxe und eine rationelle Therapie durchgeführt werden können.

Zudem werden bei einzelnen Indikationen Therapieempfehlungen aus der Mikronährstoffmedizin durch weitere insbesondere aus dem Bereich der Naturheilkunde bekannte Maßnahmen ergänzt, da es sich als vorteilhaft erwiesen hat, besonders in komplexen Behandlungsfragen, mehrere Therapierichtungen zu kombinieren.

Unterwössen, im Dezember 2010   *Udo Böhm*

Autoren

Dr. med. Udo Böhm
Hauptstraße 64
83246 Unterwössen

Dr. Dr. med. Claus Muss
Bahnhofstraße 18 1/2
86150 Augsburg

Inhaltsverzeichnis

Allgemeines

1. Allgemeines

1.1. Definition

Mikronährstoffmedizin bedeutet "Prävention und Therapie mit Mikronährstoffen". Sie arbeitet in erster Linie mit "essenziellen", also lebensnotwendigen Bausteinen, die der Mensch in ausreichender Menge und richtiger Zusammensetzung benötigt und hauptsächlich über die Nahrung zuführen muss.

Orthomolekulare Medizin
Definition
Dass die Mikronährstoffe in bestimmter Zusammensetzung und Dosierung im Organismus vorhanden sein müssen, wurde schon in den 1960er Jahren erkannt, der Begriff der orthomolekularen Medizin war geboren. Die orthomolekulare Medizin ist definiert als *"die Erhaltung guter Gesundheit und die Behandlung von Krankheiten durch Veränderung der Konzentration von Substanzen im menschlichen Körper, die normalerweise im Körper vorhanden und für die Gesundheit erforderlich sind"* [10].
Geschichte
Dieses Wissen ist eigentlich schon seit dem Altertum in der Heilkunde bekannt, und so forderte bereits Hippokrates: *"Lass die Nahrung deine Medizin sein und Medizin deine Nahrung."* Der amerikanische Professor Linus Pauling (1901-1994), Biochemiker und 2facher Nobelpreisträger, fand in den 1960er Jahren heraus, dass Mikronährstoffe in Optimaldosierung den Organismus schützen und sogar lebensverlängernd wirken können. Er bezeichnete ein entsprechendes Verfahren, das auf optimaler Ernährung aufbaut, mit dem Ziel, Ungleichgewichte des Nährstoffhaushalts zu verhindern oder zu beseitigen, als *"orthomolekulare Medizin"*. Er empfahl den Einsatz von Megadosen insbesondere zur Erhaltung und Verbesserung der Gesundheit und propagierte z.B. 6-18 g Vitamin C und 1.600 IE Vitamin E pro Tag.

Noch 1986 sagte er: *"Die optimalen Vitamindosen sind bei weitem größer als die Mengen, die wir mit unserer täglichen Nahrung zu uns nehmen können ...".* Damals prägte er den Begriff *"orthomolekular"*, um damit der Idee von den *"richtigen Molekülen in der richtigen Menge"* einen passenden Namen zu geben. Pauling folgte zunächst dem kanadischen Arzt und Wissenschaftler Abram Hoffer, der 1962 als erste Indikation für die orthomolekulare Medizin erfolgreich bestimmte Formen der Schizophrenie mit Niacin behandelte. Pauling setzte daraufhin seinerseits Vitamin B_1 bei Depression und Vitamin B_{12} bei Psychosen ein und veröffentlichte 1973, gemeinsam mit David R. Hawkins, seine Erfahrungen in dem Buch *"Orthomolecular psychiatry: treatment of schizophrenia"* [7].

1974 wurde von einigen am orthomolekularen Konzept interessierten Ärzten im Beisein von Linus Pauling in San Diego die *"California Orthomolecular Medical Society"* gegründet.

Als Folge der modernen Ernährungsgewohnheiten und der Errungenschaften der weltweit agierenden Lebensmittelindustrie mit ihren vielfältigen Eingriffen in die natürliche Entwicklung und die Haltbarkeit unserer Lebensmittel sind wir allerdings – im Gegensatz zur übermäßigen Versorgung mit Makronährstoffen – häufig nicht mehr in der Lage, allein durch die Ernährung die optimale Zufuhr an Mikronährstoffen zu erreichen, der unseren hohen Ansprüchen in den hoch entwickelten Zivilisationsländern entspricht. Insbesondere in Situationen mit erhöhten Anforderungen, wie Krankheit und Medikamenteneinnahme, übermäßige psychische und körperliche Belastungen, Schwangerschaft und Stillzeit oder im Alter, führt unsere Ernährung immer wieder zu kleinen Versorgungslücken, die im Laufe der Zeit kumulieren. Sie führen mit einer gewissen Latenz zunächst zu Einschränkungen der Vitalität, sind beteiligt an der Entwicklung degenerativer Erkrankungen *(long latency deficiency diseases)* und können in schweren Fällen Mangelerkrankungen auslösen *(short latency deficiency diseases)*. Diese Entwicklung kann durch eine bedarfsgerechte Mikronährstoffzufuhr verhindert oder zumindest verzögert bzw.

durch eine Zufuhr in therapeutischen Dosierungen rückgängig gemacht werden.

1.2. Grundlagen und Ziele der Mikronährstoffmedizin

Mikronährstoffmedizin bedeutet die Zufuhr körpereigener Substanzen in der richtigen Menge und Kombination. Was aber bestimmt die richtige Menge? Der Organismus ist bei der Nutzung von Mikronährstoffen um ein dynamisches Gleichgewicht zwischen Zufuhr und Verbrauch bemüht. So wie die Zufuhr infolge individueller Ernährungsgewohnheiten unterschiedlich ist, unterliegt auch der Verbrauch bestimmten Kriterien und ist damit individuell sehr unterschiedlich. Neben wechselnden Lebensumständen und Lebensphasen, die zu einem erhöhtem Bedarf führen, erhöhen beeinflussbare und nicht beeinflussbare Umweltfaktoren den Verbrauch an Mikronährstoffen. Auch genetische Polymorphismen können eine Rolle spielen und führen z.B. zu individuell unterschiedlichen Aktivitäten bzw. unterschiedlicher Expression von Enzymen (wie die an der Entgiftungskette beteiligten Enzymsysteme oder die antioxidativen Enzyme). Dies kann wiederum zu einem erhöhtem Bedarf an Mikronährstoffen führen, da einige von ihnen als Cofaktoren für von Enzymen gesteuerte Vorgänge benötigt werden. Optimale Gesundheit und Widerstandskraft gegen Erkrankungen werden – der Definition der orthomolekularen Medizin gemäß – demnach nur dann erreichbar, wenn möglichst *"alle essenziellen körpereigenen Substanzen in der richtigen Menge und Kombination im Organismus"* vorhanden sind.

Die Mikronährstoffmedizin zielt zunächst auf eine Verbesserung der Mikronährstoffbilanz zur Erhaltung der Gesundheit und Maximierung von Vitalität und Leistungsfähigkeit. Weiterhin wird die Verzögerung von Alterungsvorgängen angestrebt. Die Mikronährstoffmedizin ist auch eine wesentliche Grundlage der Prävention von lebensstilbeeinflussten Erkrankungen. Sie trägt z.B. zur Verhinderung oder Verzögerung der Entstehung oder des Fortschreitens von Krebs- und Herz-Kreislauf-Erkrankungen oder zur Stärkung des Immunsystems bei. In höheren Dosierungen wird sie allein oder in Kombination mit anderen Maßnahmen erfolgreich zur Behandlung von akuten und chronischen Krankheiten eingesetzt. Häufig zeigt sie auch noch gute Ergebnisse bei Erkrankungen, für die sonst keine befriedigenden Therapieoptionen bestehen.

Zu den Substanzen in der Mikronährstoffmedizin zählen definitionsgemäß Stoffe, die natürlicherweise im menschlichen Organismus vorhanden sind und für die Aufrechterhaltung bzw. Optimierung aller Körperfunktionen benötigt werden ("essenzielle" Stoffe). Hierzu gehören in erster Linie Vitamine, Vitaminoide, Mineralstoffe, Spurenelemente, Fettsäuren und Aminosäuren, aber auch sekundäre Pflanzenstoffe, Enzyme, Probiotika usw. (☞ Abb. 1.1). Sie können zum Teil vom Körper selbst synthetisiert, müssen jedoch zum überwiegenden Teil mit der Nahrung aufgenommen werden:

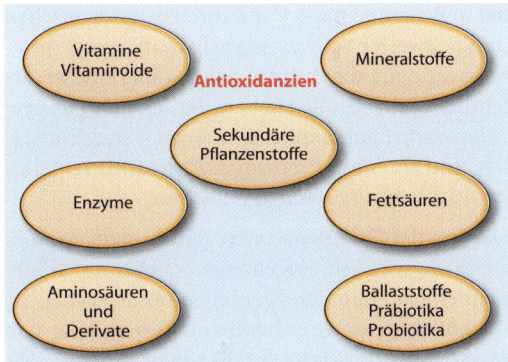

Abb. 1.1: Mikronährstoffmedizin: die wichtigsten orthomolekularen Substanzen.

1.3. Herstellung und Inverkehrbringen von Produkten in der Mikronährstoffmedizin

1.3.1. Bedarf und Referenzwerte

Als Basismaßnahme für die Umsetzung der Mikronährstoffmedizin gilt eine – im Rahmen eines insgesamt gesunden und naturnahen Lebensstils – möglichst naturbelassene, vollwertige Mischkost in Anlehnung an die traditionelle mediterrane und asiatische Ernährung (ggf. unseren mitteleuropäischen Verhältnissen angepasst). Bei bestehendem Mikronährstoffmangel oder erhöhtem Bedarf können allerdings die fehlenden Substanzen nicht mehr mit dieser Ernährungsform allein ersetzt werden. Es wird eine Ergänzung in Form von Supplementen in der jeweils sinnvollen

Dosierung über einen Zeitraum von meist mehreren Monaten erforderlich.

In den verwendeten Fertigprodukten oder bei individuellen Rezepturen ist der individuelle Bedarf in Abhängigkeit von der Ernährungsweise und der jeweiligen Indikation entscheidend. Eine Orientierung an den Empfehlungen für die Gesamtzufuhr ist deshalb für die ergänzende Aufnahme nicht sinnvoll. Außerdem ist eine gute Resorbierbarkeit der genutzten Verbindungen wichtig. Dies gilt insbesondere bei der Verabreichung von Aminosäuren. Zudem sollte die gleichzeitige Gabe von Stoffen vermieden werden, die zu chemischen Interaktionen und zur Bildung schwer resorbierbarer Verbindungen führen kann (z.B. Selen als Selenit und Vitamin C).

Die DGE (Deutsche Gesellschaft für Ernährung) hat in Zusammenarbeit mit ihren österreichischen und Schweizer Schwestergesellschaften sog. Referenzwerte für die Zufuhr vieler Nährstoffe veröffentlicht [2]. Sie sollen helfen, die *"Qualität unserer Lebensmittel und unserer Ernährung"* sicherzustellen, und als *"Basis für die praktische Umsetzung einer vollwertigen Ernährung"* dienen.

Die von der DGE genannten Zufuhrmengen sind, wenn sie wirklich eingehalten werden, im Allgemeinen bei gesunden Menschen ohne zusätzliche Risikofaktoren ausreichend zur Vermeidung von Mikronährstoff-Mangelkrankheiten und zur Primärprävention. Die Empfehlungen orientieren sich häufig an Schätzwerten und werden aufgrund neuer Erkenntnisse z.B. über zunehmenden/abnehmenden Bedarf an Mikronährstoffen gegebenenfalls erhöht/gesenkt.

Die Dosierungen sind nicht ausreichend bei entleerten Mikronährstoffspeichern, erhöhtem Bedarf oder therapeutischen Anwendungen. In diesem Buch wird der Situation Rechnung getragen, indem einerseits unterschiedliche, teilweise deutlich über die Referenzmengen hinausgehende Dosierungen für die Primär-, Sekundär und Tertiärprävention angegeben werden und andererseits, im Hinblick auf die bestehende Rechtslage für den Einsatz von Produkten in der Praxis, zwischen Nahrungsergänzungsmitteln, ergänzenden bilanzierten Diäten und Arzneimitteln unterschieden wird.

Die DGE-Empfehlungen schließen damit, dass *"mit dem Anspruch der absoluten Richtigkeit die Planung einer bedarfsdeckenden Ernährung von Einzelpersonen mit den Referenzwerten nicht möglich ist, da der individuelle Bedarf nicht bekannt ist. Für die Ernährungsberatung können die Referenzwerte jedoch als Orientierung verwendet werden"*. An anderer Stelle schränkt die DGE die praktische Bedeutung ihrer Richtlinien für die Ernährungsberatung weiter ein. Denn *"die exakte Beurteilung des Versorgungszustandes einer bestimmten Person ist auf der Basis der empfohlenen Zufuhr nicht möglich. Hierzu wäre es notwendig, den individuellen Bedarf dieser Person zu kennen"*.

Die Verfasser dieses Buches sind ebenfalls der Meinung, dass jeder Mensch einen individuellen Bedarf an Nährstoffen hat, und treten dafür ein, dass dieser Bedarf insbesondere im Rahmen einer individuellen Ernährungsberatung chronisch Kranker häufiger überprüft werden sollte. Eine Zusammenfassung der auf diesem Gebiet vorhandenen sinnvollen Untersuchungsmethoden wurde an anderer Stelle veröffentlicht [1].

1.3.2. Lebensmittel und ihre Klassifikation

Lebensmittel dienen der Ernährung und dem Genuss. Artikel 2 der Verordnung (EG) Nr. 178/2002 definiert Lebensmittel als *"Stoffe oder Erzeugnisse, die dazu bestimmt sind oder von denen nach vernünftigem Ermessen erwartet werden kann, dass sie in verarbeitetem, oder nur teilweise verarbeitetem bzw. unverarbeitetem Zustand vom Menschen aufgenommen werden"*. Sie können sowohl von Pflanzen als auch von Tieren sowie mit neuen Methoden gewonnen werden.

Lebensmittel lassen sich klassifizieren als

- Lebensmittel des allgemeinen Verzehrs (inkl. funktionelle Lebensmittel)
- diätetische Lebensmittel
- Nahrungsergänzungsmittel
- neuartige Lebensmittel *(Novel Foods)*, z.B. gentechnische veränderte Lebensmittel

Nach Artikel 14 der Verordnung (EG) Nr. 178/2002 dürfen Lebensmittel, die nicht sicher sind, nicht in den Verkehr gebracht werden. Risiken für die Gesundheit können von Stoffen sowie von Mikroorganismen und Parasiten ausgehen. Das Bundesinstitut für Risikobewertung (BfR) bewertet deshalb Lebensmittel hinsichtlich stofflicher und mikrobieller Risiken sowie nach ernährungsmedizinischen Kriterien. Am BfR ist auch die Nationale Stillkommission angesiedelt, die Empfehlungen zum Stillen und zur Stillförderung erarbeitet und herausgibt.

1.3.3. Nahrungsergänzungsmittel, ergänzende bilanzierte Diäten und *Novel Foods*

1.3.3.1. Nahrungsergänzungsmittel

Nahrungsergänzungsmittel (NEM) sind nach deutschem Recht Lebensmittel, die einen oder mehrere Nährstoffe in konzentrierter Form enthalten (z.B. Vitamine oder Mineralstoffe), aber kaum Energie liefern. Sie werden in lebensmitteluntypischer Form, z.B. als Tabletten, Kapseln oder Dragees, angeboten und sollen der Ergänzung der Ernährung dienen. Nahrungsergänzungsmittel sind keine Arzneimittel. Sie unterliegen daher keiner Zulassungspflicht. Die Überwachung der in den Geschäften angebotenen Nahrungsergänzungsmittel und der Herstellerbetriebe ist Aufgabe der Lebensmittelüberwachungsbehörden der Länder.

Für Nahrungsergänzungsmittel gelten die Bestimmungen des Lebensmittel- und Futtermittelgesetzbuchs (LFBG) sowie die NemV und verschiedene Vorschriften zur Kennzeichnung. Die rechtlichen Vorgaben für den Verkehr mit Nahrungsergänzungsmitteln sind in der Verordnung über Nahrungsergänzungsmittel (NemV) vom 24. Mai 2004 festgelegt.

Danach ist ein *"(1) Nahrungsergänzungsmittel im Sinne dieser Verordnung* […] *ein Lebensmittel, das*

- *dazu bestimmt ist, die allgemeine Ernährung zu ergänzen*

- *ein Konzentrat von Nährstoffen oder sonstigen Stoffen mit ernährungsspezifischer oder physiologischer Wirkung allein oder in Zusammensetzung darstellt*

- *in dosierter Form, insbesondere in Form von Kapseln, Pastillen, Tabletten, Pillen und anderen ähnlichen Darreichungsformen, Pulverbeuteln, Flüssigampullen, Flaschen mit Tropfeinsätzen und ähnlichen Darreichungsformen von Flüssigkeiten und Pulvern zur Aufnahme in abgemessenen kleinen Mengen, in den Verkehr gebracht wird.*

(2) Nährstoffe im Sinn dieser Verordnung sind Vitamine und Mineralstoffe, einschließlich Spurenelemente. " (NemV 24. Mai 2004; BGBl. 12 004, 1011).

Nahrungsergänzungsmittel sind aufgrund ihrer Darreichungsform oft kaum von Arzneimitteln zu unterscheiden und die Grenze zwischen Nahrungsergänzungsmitteln und Arzneimitteln ist nicht immer genau definierbar. Allerdings dürfen bei Nahrungsergänzungsmitteln keine krankheitsbezogenen Aussagen gemacht werden.

Neben den durch die Lebensmittel-Kennzeichnungsverordnung vorgeschriebenen Angaben sind für Nahrungsergänzungsmittel weitere Angaben auf der Fertigpackung Pflicht, z.B.

- die Namen der enthaltenen Stoffe (z.B. Vitamin C)

- die empfohlene tägliche Verzehrsmenge

- ein Warnhinweis, dass diese Menge nicht überschritten werden darf

- der Hinweis, dass Nahrungsergänzungsmittel nicht als Ersatz für eine ausgewogene und abwechslungsreiche Ernährung verwendet werden sollten

- der Hinweis darauf, dass die Produkte außerhalb der Reichweite von kleinen Kindern zu lagern sind

Nahrungsergänzungsmittel müssen vor der Markteinführung vom Hersteller oder Importeur dem Bundesamt für Verbraucherschutz und Lebensmittelsicherheit (BVL) unter Vorlage eines Etikettenmusters angezeigt werden. Um die Überwachung zu erleichtern und um ein einheitliches Vorgehen der Behörden zu ermöglichen, führt das BVL bei problematischen angezeigten Nahrungsergänzungsmitteln eine Vorprüfung durch.

Um Überdosierungen durch die Einnahme von Nahrungsergänzungsmitteln zu verhindern, können die in der nachfolgenden Tabelle aufgeführten Höchstmengen als Orientierung dienen. Diese beziehen sich auf die gesamte Aufnahme eines Nährstoffs aus allen Quellen einschließlich Nährstoffpräparaten.

Die Europäische Behörde für Lebensmittelsicherheit, kurz EFSA *(European Food Safety Authority)*, hat zum gegenwärtigen Zeitpunkt erst für 16 Nährstoffe sog. *Tolerable Upper Intake Level* (UL) festgesetzt [4]. Das ist die Menge, die auch bei langfristiger täglicher Aufnahme keine Gesund-

Nährstoffe		Empfohlene Tageszufuhr für Erwachsene (m/w)[1]	Obergrenze für die tägliche Aufnahme (UL)	Bemerkungen
Vitamine				
Vitamin A	µg	800	3000	
Beta-Carotin	mg	2-4[2]	–	
Vitamin D	µg	5	50	Empfehlung für Personen ≥65 Jahren: 10 µg[1]
Vitamin E (Äquivalente)	mg	11-15[2]	300	
Vitamin K	µg	80[2]	–	
Vitamin B$_1$	mg	1,3	–	
Vitamin B$_2$	mg	1,5	–	
Niacin	mg	17	900	keine Verwendung von Nicotinsäure
Vitamin B$_6$	mg	1,6	25	
Folatäquivalente	µg	400	1000	
Pantothensäure	mg	6[2]	–	
Biotin	µg	60[2]	–	
Vitamin B$_{12}$	µg	3	–	
Vitamin C	mg	100	2000[3]	Wert gemäß US-amerikanischen Empfehlungen
Mineralstoffe				
Calcium	mg	1.000-1.200	2500	
Magnesium	mg	15-19 Jahre: 400/350 19-25 Jahre: 400/310 25-65 Jahre: 350/300 ≥65 Jahre: 350/300	250	UL nur für Menge aus Supplementen
Eisen	mg	15-19 Jahre: 12/15 19-51 Jahre: 10/15 ≥51 Jahre: 10/10	45[3]	Wert gemäß der US-amerikanischen Empfehlungen
Jod	µg	180-200	600[3]	
Fluorid[4]	mg	15-19 Jahre: 3,2/2,9 ≥19-65 Jahre: 3,8/3,1	10[3]	Wert gemäß der US-amerikanischen Empfehlungen
Zink	mg	10/7	25[3]	keine Supplementierung bei Kindern/Jugendlichen ≤17 Jahre
Selen	µg	30-70	300[3]	
Kupfer	µg	≥15 Jahre: 1.000-1.500[2]	5	
Mangan	mg	2-5[2]	11[3]	Wert gemäß der US-amerikanischen Empfehlungen
Chrom	µg	30-100[2]	250	Empfehlung der WHO für Zufuhr aus Supplementen
Molybdän	µg	50-100[2]	600	vorgeschlagene Höchstmenge nicht für Kinder ≤10 Jahre

Tab. 1.1: Höchstmengen für die dauerhafte tägliche Gesamtaufnahme von Vitaminen und Mineralstoffen.
1: Empfohlene Zufuhr in Deutschland für Jugendliche und Erwachsene ab 15 Jahren (DGE 2000 [2]).
2: Schätzwerte für eine angemessene tägliche Zufuhr (DGE 2000 [2]).
3: Höchstmenge gemäß US-amerikanischer Zufuhrempfehlungen (*Institute of Medicine, Food and Nutrition Board* [8, 9]).
4: Richtwerte für die Gesamtzufuhr zur Kariesprävention (DGE 2000 [2]).

heitsrisiken mit sich bringt. Diese Höchstgrenzen betreffen die Vitamine A, D und E, Nicotinamid (Niacin), Vitamin B_6 und Folsäure sowie die Mineralstoffe Calcium, Magnesium, Jod, Kupfer, Molybdän, Selen, Zink, Bor, Fluor. Keine Grenzwerte benötigen nach Meinung der ESFA die Vitamine B_1, B_2 und Biotin. Im Gegensatz dazu steht Vitamin E. Hier liegt die Grenze für gesunde Erwachsene bei 270 mg (gerundet auf 300 mg) pro Tag, was gut dem 30fachen des Referenzwerts entspricht. Die Gefahr einer Überdosierung von Vitamin E ist damit sehr gering. Nicht einig ist sich die ESFA über Grenzwerte für Beta-Carotin, Vitamin C, Vitamin K und Eisen. Zwar gäbe es für bestimmte Personengruppen Hinweise auf nachteilige Wirkungen bei sehr hohen Dosierungen, teilweise würden sie aber auch nur vermutet. Für die Festlegung einer Grenze fehle es an eindeutigen Dosis-Wirkungs-Beziehungen, so die europäische Behörde. Bislang ist bekannt, dass der Körper den Überschuss an Ascorbinsäure, der durch zu hohe Vitamin-C-Zufuhr entsteht, wieder ausscheidet.

1.3.3.2. Ergänzende bilanzierte Diäten (EBD)

Auf dem unübersichtlichen Markt werden vielfältige Produkte verschiedenster Hersteller angeboten. Es ist für den Laien – aber auch für den Therapeuten – häufig schwer, die Qualität der Produkte zu beurteilen. Gemäß § 4a der Diätverordnung (DiätV) müssen Hersteller oder Einführer diätischer Lebensmittel diese lediglich beim ersten Inverkehrbringen in Deutschland dem Bundesamt für Verbraucherschutz und Lebensmittelsicherheit (BVL) anzeigen. Das BVL prüft, ob das diätetische Lebensmittel den Anforderungen des § 1 Abs. 2 der DiätV entspricht, und unterrichtet das zuständige Bundesministerium und die für die Lebensmittelüberwachung zuständigen obersten Landesbehörden. Für jedes Produkt ist eine gesonderte Anzeige erforderlich.

Lebensmittel, die für eine besondere Ernährung bestimmt sind, sollten nach § 1 DiätV

- den besonderen Ernährungserfordernissen von bestimmten Verbrauchergruppen entsprechen

- sich für den angegebenen Ernährungszweck eignen und mit dem Hinweis darauf in Verkehr gebracht werden

- sich aufgrund ihrer besonderen Zusammensetzung oder des besonderen Verfahrens ihrer Herstellung deutlich von den Lebensmitteln des allgemeinen Verzehrs unterscheiden

In der jetzigen Form wurden bilanzierte Diäten erst Ende 2001 als eigenständige Kategorie in die Diätverordnung (DiätV, letzte Änderung 2004) aufgenommen [6]. Auf der Grundlage der DiätV werden in Deutschland für den Einsatz in der Therapie *"diätetische Lebensmittel für besondere medizinische Zwecke"* zur spezifischen *"diätetischen Behandlung von [...]"* angeboten. Sie sind vorgesehen für den Einsatz bei Patienten mit definierten Krankheitsbildern. Sie unterscheiden sich durch Zusammensetzung oder Herstellungsverfahren deutlich von den Lebensmitteln des allgemeinen Verzehrs und werden häufig in arzneitypischer Darreichungsform in den Handel gebracht.

"EBD unterliegen als Lebensmittel nicht nur den speziellen Vorgaben der DiätV, sondern müssen sich in Deutschland auch an den allgemeinen rechtlichen Rahmenbedingungen für Lebensmittel messen lassen, wie sie im Lebensmittel- und Futtermittelgesetzbuch niedergelegt sind. Diese sind erst seit 07.09.2005 im Lebensmittel- und Futtermittelgesetzbuch (LFGB) niedergelegt. Nach den spezifischen Regelungen stellen EBD eine besondere Kategorie von diätetischen Lebensmitteln dar." [6].

Nach § 1 Abs. 4a DiätV müssen EBD

- eine besondere Verarbeitung oder Zusammensetzung aufweisen

- nicht als einzige Nahrungsquelle bestimmt sein

Außerdem darf die Modifizierung der normalen Ernährung für die Behandlung der Krankheit oder Beschwerden nicht ausreichend sein.

Der Zweck von EBD definiert sich aus der Behandlung von definierten Krankheiten, Störungen bzw. Beschwerden sowie einer gestörten Fähigkeit zur Aufnahme, Verdauung, Resorption, Verstoffwechslung oder Ausscheidung bestimmter Nährstoffe oder ihrer Metaboliten.

Nach Hahn und Winters [6] ergibt sich daher in Anlehnung an die DiätV folgende Mindestforderung für EBD:

- Das Produkt muss ein Lebensmittel sein. Die diätetische Behandlung muss also durch Ernährung erzielt werden.

- Das Produkt muss sich an eine definierte Patientengruppe mit einer genau bestimmten Krankheit, Störung oder Beschwerde richten und zu ihrer Behandlung gedacht sein. Die Erkrankung muss auch nach allgemeinem Verständnis diätetisch zugänglich sein. Präventive Zweckbestimmungen sind ausgeschlossen.

- Das Produkt muss nutzbringend und sicher verwendbar und wirksam sein. Die Wirksamkeit muss durch Studien belegt werden, die allerdings nicht produktspezifisch sein müssen.

- Der diätetische Behandlungszweck darf nicht alternativ durch die Modifizierung der normalen Ernährung erreichbar sein.

Der Behandlungszweck und der Einsatz von ergänzenden bilanzierten Diäten in Abgrenzung zu Arzneimitteln und Nahrungsergänzungsmitteln wird bislang noch unterschiedlich beurteilt. Es gibt jedoch für die Anerkennung einige allgemein anerkannte Eckpunkte: Eine wesentliche Voraussetzung für die Zulassung als bilanzierte Diät besteht allerdings darin, dass der Ernährungszweck sowie die erforderliche Eignung (Indikation) und auch die Werbeaussagen dem aktuellen Stand der Wissenschaft und Technik entsprechen müssen [5].

Die Anlage 6 DiätV regelt die Mindest- und Höchstmengen an Vitaminen und Mineralstoffen bei bilanzierten Diäten. Der zugrunde liegende Nährstoffbegriff bezieht sich jedoch nicht allein auf den Energiegehalt des Nährstoffes. Nährstoffe in bilanzierten Diäten können auch nichtkalorische Funktionen übernehmen. *"Dazu ist aber anzumerken, dass bei ergänzenden bilanzierten Diäten nicht grundsätzlich ein nennenswerter Energiegehalt erwartet werden darf. Insbesondere wenn Nährstoffe ohne bzw. mit einem nur unbedeutenden Brennwert den diätetischen Zweck erfüllen können."* [3].

1.3.3.3. Novel Foods

"Novel Foods" sind Lebensmittel und Lebensmittelzutaten, die vor dem Inkrafttreten (15. Mai 1997) der Verordnung (EG) Nr. 258/97 über neuartige Lebensmittel und neuartige Lebensmittelzutaten (Novel-Foods-Verordnung vom 27. Januar 1997) in der Europäischen Gemeinschaft noch nicht in nennenswertem Umfang für den menschlichen Verzehr verwendet wurden. Laut dieser Verordnung werden folgende Kategorien unterschieden: Lebensmittel und Lebensmittelzutaten ...

- mit neuer oder gezielt modifizierter primärer Molekularstruktur (z.B. Fettersatzstoffe)

- die aus Mikroorganismen, Pilzen oder Algen bestehen oder aus diesen isoliert worden sind (z.B. Öl aus Mikroalgen)

- die aus Pflanzen bestehen oder aus Pflanzen isoliert worden sind (z.B. Phytosterine), und aus Tieren isolierte Lebensmittelzutaten, ausgenommen Lebensmittel und Lebensmittelzutaten, die mit herkömmlichen Vermehrungs- oder Zuchtmethoden gewonnen wurden und die erfahrungsgemäß als unbedenkliche Lebensmittel gelten können

- bei deren Herstellung ein nicht übliches Verfahren angewandt worden ist und bei denen dieses Verfahren eine bedeutende Veränderung ihrer Zusammensetzung oder der Struktur der Lebensmittel oder der Lebensmittelzutaten bewirkt hat, was sich auf ihren Nährwert, ihren Stoffwechsel oder auf die Menge unerwünschter Stoffe im Lebensmittel auswirkt (z.B. enzymatische Konversionsverfahren)

Literatur

1. Böhm U, Muss C, Pfisterer M. Rationelle Diagnostik in der Orthomolekularen Medizin. Stuttgart: Hippokrates; 2004.

2. DGE/ÖGE/SGE/SVE (D-A-CH). Referenzwerte für die Nährstoffzufuhr. 1. Aufl., Frankfurt a.M.: Umschau Braus; 2000.

3. Eisenbrand G, Schreier P, Meyer AH, Herausgeber. RÖMPP Lexikon Lebensmittelchemie. 2. völlig überarb. Aufl., Stuttgart: Thieme; 2006.

4. European Food Safety Authority (EFSA). Tolerable Upper Intake Levels for Vitamins and Minerals by the Scientific Panel on Dietetic products, nutrition and allergies (NDA) and Scientific Committee on Food (SCF); 2006. ISBN 92-9199-014-0 http://www.efsa.europa.eu/EFSA/efsa_locale-1178620753824_1178633962601.htm

5. Großklaus R. Ergänzende bilanzierte Diät - eine Alternative zu Arzneimitteln und Nahrungsergänzungsmitteln? Aktuel Ernähr Med 2003;28(5):275-83.

6. Hahn A, Winters J. Nahrungsergänzungsmittel und ergänzende bilanzierte Diäten - Rechtliche, ernährungsphysiologische und lebensmittelwissenschaftliche Anforderungen. Teil III: Ergänzende bilanzierte Diäten. J Orthomol Med 2006:14:78-93.

7. Hawkins DR, Pauling L, editors: Orthomolecular psychiatry: treatment of schizophrenia. New York (NY): W.H. Freeman & Co.; 1973.

8. Institute of Medicine, Food and Nutrition Board (FNB). Dietary Reference Intakes for Vitamin A, Vitamin K, Arsenic, Boron, Chromium, Copper, Iodine, Iron, Manganese, Molybdenum, Nickel, Silicon, Vanadium, and Zinc. Washington (DC): The National Academies Press; 2001. ISBN 978-0-309-07290-8

9. Institute of Medicine, Food and Nutrition Board (FNB). Dietary Reference Intakes for Vitamin C, Vitamin E, Selenium, and Carotenoids. Washington (DC): The National Academies Press; 2000. ISBN 978-0-309-06949-6.

10. Pauling L. Orthomolecular somatic and psychiatric medicine. Z Vitalst Zivilisationskr 1968;12(1):3-5; s. auch: Pauling L. Orthomolecular psychiatry. Science 1968;160(825):265-71.

Substanzen in der Mikronährstoffmedizin

2. Substanzen in der Mikronährstoffmedizin

Zum Verständnis der Mikronährstoffmedizin gehört ein Basiswissen über die wichtigsten zum Einsatz kommenden Substanzen. Da dieses Buch vor allem für die Arbeit in der täglichen Praxis und als Nachschlagewerk gedacht ist, genügt es, sie mit ihren wesentlichen Besonderheiten darzustellen. Dies erfolgt jeweils in Form kurz gefasster tabellarischer Angaben, z.B. zu Vorkommen, Bedarf und Gehalt in wichtigen Lebensmitteln, mit anschließenden ausführlicheren Informationen, wie Biochemie und Wirkungen, Mangelsymptomen und Dosierung in der diätetischen Behandlung. Die damit verbundene Redundanz wird einem Arbeitsbuch gerecht: Einerseits werden vertiefende Informationen geboten, andererseits ermöglicht dieses Handbuch eine schnelle Orientierung in der laufenden Praxis.

Für Mikronährstoffe gelten in Abhängigkeit vom gewünschten Einsatz unterschiedliche Dosierungen bzw. Zufuhrempfehlungen. So kommt es z.B. in unterschiedlichen Lebensabschnitten, bei bestimmten Belastungen oder bei verschiedenen Krankheiten zu einem erhöhten Bedarf einzelner, aber häufig auch mehrerer unterschiedlicher "Leitsubstanzen". Aus diesem Grund wurde für die vereinfachte Umsetzung in der Praxis ein 3-stufiges Konzept für Primär-, Sekundär- und Tertiärprävention (Therapie) entwickelt (☞ Tab. 2.1), das diese Notwendigkeiten berücksichtigt. Deshalb wird auch bei den einzelnen Substanzen und Indikationen – soweit sinnvoll – unterschieden zwischen Dosierungen für Primärprävention sowie für Sekundär- und Tertiärprävention.

2.1. Ernährungsphysiologische Bedeutung der Vitamine

Vitamine sind eine uneinheitliche Gruppe von 13 organischen Verbindungen, die vom menschlichen Organismus benötigt werden ("essenziell"). Sie können aber – weil im Laufe der Evolution durch Defektmutationen die Möglichkeiten der Biosynthese beim Menschen verloren ging – im Stoffwechsel nicht oder nicht in ausreichender Menge hergestellt werden. Vitamine sind daher Substanzen, auf deren Zufuhr wir konstant zur Erhaltung unserer Lebensfunktion angewiesen sind (*vit-* = lat. Leben, *-amin* = Amin, stickstoffhaltige Substanz, ein ca. 1912 vom Biochemiker Casimir Funk [1884-1967] geprägter Begriff nach dem damals bekannten Thiamin [Vitamin B_1]). Ein Besonderheit stellt Vitamin C dar, das von den meisten Säugetieren (außer Primaten und Meerschweinchen) aus Glucose mit Hilfe des Enzyms L-Gluconolacton-Oxidase in größeren Mengen hergestellt werden kann (so stellt z.B. ein 70 kg schweres Tier 4-13 g Vitamin C pro Tag her). Zu den Vitaminen, die wir selbst durch Darmbakterien (Symbionten) synthetisieren können, zählen Vitamin K und B_2, Biotin und Folsäure. Vitamin D (Cholecalciferol) wird durch photochemische und thermische Reaktion und Nicotinamid (syn.: Vitamin B_3) aus Tryptophan gebildet. Eine zusätzliche Aufnahme durch die Nahrung ist trotzdem notwendig.

Vitamine sind im Wesentlichen als Coenzyme an katalytischen und als hormonähnliche Stoffe an

	Tertiärprävention (Therapie) Krankheit	+ Arzneimittel bzw. diätetische Lebensmittel (Fertigprodukt, individuelle Rezeptur) + parenteraler Bolus	M: wie unten D: + Detaillabor
	Sekundärprävention Risiken Negativer Lebensstil	+ diätetische Lebensmittel (NEM/EBD) (Fertigprodukt, individuelle Rezeptur) + evtl. parenteraler Bolus	M:+ Empfehlung/Rezept D: + Basislabor + evtl. Leitparameter
	Primärprävention Gesundheit Vitalität	Ernährungsoptimierung Naturgemäßer Lebensstil (evtl. NEM)	M: Vorwiegend Beratung (Lifestyle-Medizin) D: Vorwiegend Klinik, Anamnese, Fragebogen, Leistungstests, ggf. Labor

Tab. 2.1: 3-Stufen-System der Mikronährstoffmedizin.

steuernden Prozessen beteiligt, weshalb jeweils kleine Mengen bei der Nahrungsaufnahme bereits den Bedarf decken. Wasserlösliche Vitamine und hier insbesondere die B-Vitamine dienen z.B. als Coenzyme bei bestimmten enzymatischen Reaktionen und wirken bei der Steuerung von Körperfunktionen sowie bei der Erzeugung von Energie mit. Die fettlöslichen Vitamine A und D haben hormonähnliche Eigenschaften, und Vitamin E wirkt vor allem als Antioxidans. Viele Vitamine haben eine Funktion als Biokatalysatoren. Eine gemeinsame Aufnahme wird in der Regel empfohlen.

Biosyntheseschritte	Beteiligte B-Vitamine
Synthese von NAD aus L-Tryptophan	Niacin, Vitamin B_6
Umwandlung von Vitamin-B_6-Vorstufen in das aktive Coenzym Pyridoxalphosphat	Vitamin B_2
Regeneration von aktiver Folsäure	Vitamin B_2, B_6, B_{12}, Nicotinamid (Niacin)
Bildung von Adenosylcobalamin	Nicotinamid (Niacin)
Umwandlung von Pantothensäure in Coenzym A	Vitamin B_2, B_6

Tab. 2.2: Zusammenwirken der verschiedenen B-Vitamine.

Vitamine gehören völlig unterschiedlichen chemischen Stoffklassen an und sind als Gruppe lediglich durch ihre Wirkung definiert. Sie werden grob in **zwei Klassen, wasserlösliche und fettlösliche Vitamine,** unterteilt und durch die Vitaminoide ergänzt. Abhängig von der Löslichkeit laufen Resorption, Transport, Speicherung und Ausscheidung unterschiedlich ab. Vitamine werden durch Licht, Hitze und Sauerstoff in unterschiedlichem Maße zerstört. Sie verlangen deshalb bei Aufbewahrung und Zubereitung besondere Sorgfalt. So werden z.B. Vitamine in bestimmten Gemüsen beim Lagern oder durch enzymatische Vorgänge in unterschiedlicher Geschwindigkeit abgebaut. Dieser Abbau kann z.B. durch Tiefgefrieren bei mindestens −180 °C verlangsamt werden. Auch mit schonenden Verfahren hergestellte Konserven können vitaminreicher sein als Frischware. Bei der Nahrungszubereitung kann es, z.B. durch Kochen, ebenfalls zu Vitaminverlusten kommen.

Zwischen **natürlichen und synthetischen Vitaminen** bestehen im Allgemeinen kaum Wirkunterschiede, da es sich um die jeweils gleichen chemischen Verbindungen handelt. Lediglich bei Vitamin E und Beta-Carotin sind solche Unterschiede bekannt. So umfasst z.B. einerseits natürliches Vitamin E eine Gruppe von im Wesentlichen Tocopherolen und Tocotrienolen und andererseits natürliches Beta-Carotin eine Mischung von cis- und trans-Carotinen. Außerdem ist zu berücksichtigen, das neben den mit der Nahrung zugeführten "natürlichen" Vitaminen weitere nützliche Substanzen, die sog. sekundäre Pflanzenstoffe, enthalten sind.

Statistische Angaben über die Häufigkeit einer **Vitaminmangelversorgung** widersprechen sich zum Teil. Die Diagnose von Vitaminmangelzuständen ist jedoch eine elementare Voraussetzung für den Individualansatz in der Mikronährstoffmedizin. Ein Vitaminmangel entwickelt sich über 6 Stufen und ist erst in der 3. oder 4. Stufe im Blut nachweisbar. Brubacher hat hierfür 1983 eine geeignete Nomenklatur entwickelt. Zum Nachweis evtl. Versorgungsmängel können z.B. eine ausführliche Ernährungs- und Lebensstilanamnese, ein Vitaminstatus direkt im Blut oder indirekt über die Messung von Enzymaktivitäten bzw. physiologischen Vitaminfunktionen erstellt werden. Bei Blutuntersuchungen ist zu berücksichtigen, dass Vitamine in verschiedenen Organen und Geweben unterschiedlich verteilt sind. Für die Praxis hat sich daher bewährt, sich an ein Labor mit besonderer Erfahrung für die Mikronährstoffanalyse zu wenden. Insbesondere sind mit diesem Labor präanalytische Erfordernisse abzustimmen.

Wasserlösliche Vitamine haben auch in hohen Dosierungen allgemein keine Nebenwirkungen. Lediglich extrem große Mengen von z.B. Nicotinamid (Hitzewallungen und Hautjucken), Vitamin B_6 (neurologische Störungen), Vitamin C (laxierende Wirkung vor allem bei Nüchterneinnahme), oder bei den fettlöslischen Vitaminen Vitamin A (Teratogenitätsrisiko) und Vitamin D (Hyperkalzämie) können die angegebenen Begleiterscheinungen erzeugen. Prinzipiell sollten Vitamine dem jeweiligen Zweck entsprechend angepasst und ge-

mäß der aktuellen wissenschaftlichen Experten-
meinung dosiert werden.

Die ernährungsphysiologische Bedeutung und
Verfügbarkeit der Vitamine wird in den folgenden
Tabellen zusammengefasst. Diese Tabellen ermöglichen einerseits einen schnellen Überblick über
Nährstoffempfindlichkeit und -verluste und helfen andererseits in der Ernährungsberatung mit
dem Ziel einer ausgewogenen Ernährung (zur wei-
terführenden Lektüre sei auf die ausführlichen PC-
Programme, z.B. bei der DGE, verwiesen).

2.1.1. Wasserlösliche Vitamine

Vitamin B$_1$ – Thiamin
Vorkommen
• Erdnuss, Hefe, Hühnerbrust, Hülsenfrüchte, Keime, Kleieflocken, Paranuss, Pinien- und Pistazienkerne, roher Schinken, Schweine-fleisch, Sesamkerne, Sonnenblumenkerne, Vollgetreide • liegt in tierischen Geweben (besonders Schweinefleisch, Rinderleber) phosphoryliert vor, muss erst in der Darmwand gespalten werden
Ernährung (durchschnittlich in Beispielen, je 100 g [1,4,5])
• Weizen-, Roggenkeime   1,0-2,0 mg • Weizenkeime   0,65 mg • Sonnenblumenkerne   1,35 mg • Sojamehl   0,7-0,8 mg • Paranüsse   0,9 mg • Erdnüsse   0,3-0,5 mg
Empfindlich gegen
• längeres Kochen, UV-Licht, Sauerstoff, Laugen • Kochverluste: 30-50 % • Verluste über Tauwasser bei tiefgefrorenem Fleisch
Tagesbedarf/Empfehlung
• optimal: 1,1-1,5 mg • minimal: 0,3 mg pro 1.000 kcal
Erhöhter Bedarf
• bei hohem Alkoholkonsum • schwerer Arbeit • Fieber • Aufnahmestörungen

Verminderte Verfügbarkeit
• roher Fisch, einige Beeren, schwarze Kirschen, Gerbsäure (z.B. in Tee), rote Bete
Biochemie und Physiologie
• Thiaminpyrophosphat (TPP), Energiestoff-wechsel: Glykolyse, Citratzyklus, Pentose-phosphatzyklus • enzymatische calciumabhängige Phosphory-lierung zu Thiamindiphosphat = Thiamin-pyrophosphat (TPP) im Dünndarm • Gesamtkörperbestand (ca. 30 mg, v.a. in Muskeln, Leber, Niere, Gehirn) kann inner-halb von 2 Wochen verbraucht werden • wasserlösliche Formen: -nitrat, -chlorid, -hydrochlorid, -disulfid • fettlösliche Formen: Alli-Thiamine (Acetia-minhydrochlorid, Octotiamin, Benfotiamin) können sich unter physiologischen Bedingun-gen aus Allicin (aus Knoblauch) und Thiamin bilden • Ausscheidung renal • Coenzym der Decarboxylasen, Aldehydtrans-ferasen, Transketolasen für Kohlenhydrat- und Fettstoffwechsel • Schlüsselrolle im Energiestoffwechsel des peripheren und Zentralnervensystems • Beteiligung am Stoffwechsel der Neurotrans-mitter Acetylcholin, Adrenalin, Serotonin
Hauptwirkung
• Aufbau der verzweigkettigen Aminosäuren (Valin, Leucin, Isoleucin)
Mangelsymptome/Indikationsgebiete
• Beri-Beri, Nervosität, Müdigkeit, Antriebs-losigkeit, Stress • (alkoholische) Polyneuropathie • Anorexie, Gewichtsverlust • Konzentrationsschwäche • Diuretikatherapie • Laktazidose • Kardiomyopathien

Ursachen eines Mangels
• Alkoholismus
• Antacida, Antiepileptika, Digoxin, Diuretika, Kontrazeptiva, Neuroleptika, 5-Fluorouracil
• Kohlenhydratmast, exzessiver Kaffee- und Teekonsum (Gerbstoffe), Verzehr von rohem Fisch (Antithiamin, Thiaminase)
• Immunsuppression
• Leberschaden und reduzierte Speicherkapazität
• Magnesiummangel (Cofaktor der Transketolasereaktion)

Zeichen einer Überdosierung/Toxizität
• oral: keine Überdosierung möglich
• parenteral: >400 mg können Schwindel, Magenbeschwerden, Kopfschmerzen, Hautreaktionen verursachen. Extrem geringe Toxizität (LD_{50} = 3-15 g/kg Körpergewicht; Mäuse)
• keine NOAEL festgelegt

Diagnostik
• renale Thiaminexkretion >100 µg in 24 h
• erythrozytäre Transketolaseaktivität vor/nach TPP-Gabe: ETK0/ETK1
- bis 1,14 normal
- bis 1,25 erniedrigt
- >1,25 defizitär

Dosierung präventiv (Primärprävention) oral pro Tag
• abhängig von Kalorien- und Kohlenhydratmenge
- M: 3-1,6 mg
- F: 1,1-1,3 mg; Schwangere 1,5 mg, Stillende 1,7 mg
• pro 1.000 kcal zusätzlich 0,5 mg

Dosierung therapeutisch (Sekundär-/Tertiärprävention) oral pro Tag
• 100 mg (z.T. mehrere Monate Einnahme erforderlich)

Dosierung parenteral (soweit möglich)
• fettlösliche Vitaminpräparate (z.B. Benfotiamin) 150-300 mg pro Tag haben bessere Bioverfügbarkeit (z.B. bei diabetischer Nephropathie)

Wechselwirkungen mit Mikronährstoffen
• höherer Bedarf an Folsäure

Sonstiges
• sehr selten: allergische Reaktion bei intravenöser Gabe

Tab. 2.3: Vitamin B_1 – Thiamin.

Vitamin B_2 – Riboflavin
Vorkommen
• Aal (geräuchert), Hefe, Herz, Niere, Hühnerbrust, Käse, Keime, Leber/Leberwurst, Makrele, Seelachs

Ernährung (durchschnittlich in Beispielen, je 100 g [1,4,5])	
• Aal (geräuchert)	0,32 mg
• Spinat	0,20 mg
• Camembert	0,52 mg
• Weizenkleie	0,51 mg
• Schweinefleisch	0,22 mg

Empfindlich gegen
• Hitze, Licht, Laugen
• Kochverluste: bis 50 %

Tagesbedarf/Empfehlung
• optimal: 1,5-1,7 mg
• minimal: 0,5 mg pro 1.000 kcal
• abhängig von der Stoffwechselintensität

Erhöhter Bedarf
• bei gesteigerter Stoffwechselintensität (z.B. Infektionen)

Verminderte Verfügbarkeit
• Magen-Darm-Krankheiten
• Leberschäden

Biochemie und Physiologie
• Flavinmononucleotid (FMN) und Flavin-adenindinucleotid (FAD)
• Coenzym der Glutathionreduktase
• Resorption nach Dephosphorylierung zum freien Riboflavin im Dünndarm, Phosphorylierung in der Darmschleimhaut durch Riboflavinkinase zu FMN; vor allem in der Leber: Umwandlung von FMN zu FAD
• beteiligt an Umwandlung des Pyridoxins und der Folsäure in ihre Coenzymformen
• beteiligt an Niacinsynthese aus Tryptophan
• Coenzym für viele Oxidoreduktasen (Acyl-CoA-Dehydrogenase, Xanthinoxidase, Mono-, Diaminooxidase)
• beteiligt an antioxidativen Schutzsystemen des Körpers (GSH-Reduktase)
• Ausscheidung renal (Gelbfärbung des Urins), über Schweiß und Galle

Hauptwirkung
• mitochondriale Energieproduktion

Mangelsymptome/Indikationsgebiete
• seborrhoische Dermatitis, gerötete Mundschleimhaut, Mundwinkelrhagaden
• Glossitis
• Katarakt
• Laktatazidose
• Migräne (400 mg pro Tag) über 3 Monate
• Lethargie, Depression
• Symptome des Vitamin-B_6- und Nicotinamidmangels
• Migräne, Sichelzellenanämie, Diabetes mellitus, Phototherapie bei Neugeborenen

Ursachen eines Mangels
• Malabsorption
• Alkoholismus
• Antibiotika
• Antidepressiva
• Schilddrüsenerkrankung, Hypothyreose, Resorption ↓, Hyperthyreose: Verstoffwechslung von FAD ↓
• chronische Erkrankungen (Fieber, Krebs, Trauma)

Zeichen einer Überdosierung
• sehr geringe Toxizität (LD_{50} = 340 mg/kg Körpergewicht; Mäuse, intraperitoneal)

Diagnostik
• Mangel bei: <200 nmol/l Blut, <100 nmol/24-h-Urin

Dosierung präventiv (Primärprävention) oral pro Tag
• pro 1.000 kcal zusätzlich 0,6 mg
• präventiv: 10-25 mg

Dosierung therapeutisch (Sekundär-/Tertiärprävention) oral pro Tag
• bis zu 100 mg
• Hochdosistherapie (z.B. bei Migräne, Katarakt, Sichelzellanämie): bis zu 400 mg

Wechselwirkungen mit Mikronährstoffen
• Vitamin B_2 aktiviert Vitamin B_6
• Umwandlung Tryptophan zu Niacin benötigt Vitamin B_2
• Coenzym von Folsäure und Vitamin K
• Probenecid reduziert Vitamin-B_2-Resorption. Bei Schilddrüsenproblemen vermehrtes Auftreten von Störungen des Vitamin-B_2-Metabolismus

Tab. 2.4: Vitamin B_2 – Riboflavin.

Vitamin B_6 – Pyridoxin	
Vorkommen	
• Fisch, Fleisch, Kichererbsen, Leber, Linsen, Schinken, Keime, Kleie, Vollgetreide, Walnuss	
Ernährung (durchschnittlich in Beispielen, je 100 g [1,4,5])	
• Rinderleber	0,8 mg
• Schweinefleisch	0,5 mg
• Lachs	1,0 mg
• Makrele	0,6 mg
• Weizenkleie	2,2 mg
• Zucchini	0,5 mg
• Paprika (grün)	0,2 mg
Empfindlich gegen	
• Tages- und UV-Licht	
• stabil gegen Hitze (Pyridoxin), pflanzliche Produkte relativ stabil, tierische weniger stabil (30-40 % Verlust beim Kochen/Braten)	
• Sterilisieren von Milch (Trockenmilch enthält nur 30-70 % des ursprünglichen Gehalts)	

Tagesbedarf/Empfehlung

- optimal: 1,6-1,8 mg
- abhängig von der Eiweißaufnahme

Erhöhter Bedarf

- bei hohem Alkoholkonsum

Verminderte Verfügbarkeit

- orale Kontrazeptiva
- Magen-Darm-Krankheiten
- verschiedene Arzneimittel

Biochemie und Physiologie

- coenzymatisch aktive Form Pyridoxalphosphat (PLP). Wichtig für Aminosäuredecarboxylasen: Neurotransmittersynthese, Homocysteinreduktion, Taurin- und Kreatinstoffwechsel, Phosphosphingolipidsynthese
- alle freien Formen werden etwa gleich schnell, phosphorylierte Formen etwas langsamer (nach Spaltung durch membrangebundene alkalische Phosphatase) im Dünndarm resorbiert. Als Depotform fungiert Pyridoxin-5-Phosphat im Blut.
- Gesamtkörperbestand ca. 100 mg
- Ausscheidung erfolgt renal
- in Form von 5'-Phosphorsäureestern (Pyridoxal-5-Phosphat) biologisch aktive Coenzyme für ca. 200 Enzyme des Protein-, Fett- und Kohlenhydratstoffwechsels
- beteiligt an Niacinsynthese aus Tryptophan
- beteiligt an Hämoglobinsynthese
- beteiligt an Sphingolipidsynthese (Bestandteil der Myelinscheiden)
- beteiligt an Synthese von Adrenalin, Histamin, Serotonin, Dopamin, Tyramin, GABA, Tryptamin
- Coenzym von Cystathionin-β-Synthetase (kondensiert Serin mit Homocystein zu Cystathionin $\rightarrow$ senkt Homocysteinspiegel

Hauptwirkung

- Cofaktor der Niacinbildung
- Lipidsynthese der Neuromyeline, Einbau von mehrfach ungesättigten Fettsäuren in Zellmembranen
- Hämsynthese
- Neurotransmittersynthese: Serotonin, Dopamin, Noradrenalin
- Kollagenaufbau

Mangelsymptome/Indikationsgebiete

- Karpaltunnelsyndrom
- perimenstruelles Syndrom (PMS)
- Darm- und Blasenatonie, postoperativ
- Leberverfettung, Hypertriglyceridämie, Schleimhautläsionen
- juckendes Exanthem Mund und Genitale
- Tonsillitis
- violette Zunge
- Epilepsie, Muskelzucken, Krämpfe
- Depression, Schlaflosigkeit, Homocysteinämie, Störung Dopamin-Prolaktinstoffwechsel
- Karzinomrisiko (Einbau von Uracil in DNA, Prostata)
- LDL-Hypercholesterinämie
- Nierensteine (Calciumoxalat)
- Asthma bronchiale, Diabetes mellitus, depressive Verstimmungen, Herz-Kreislauf-Erkrankungen; Karpaltunnelsyndrom, sideroblastische Anämie, PMS

Ursachen eines Mangels

- Alkoholkonsum
- chronische Lebererkrankung
- chronische entzündliche Darmerkrankungen
- Eiweißmast
- Rauchen
- orale Kontrazeptiva
- chronische Erkrankungen (z.B. Diabetes mellitus, Rheuma)

Zeichen einer Überdosierung/Toxizität

- >1.000 mg pro Tag kann zu Parästhesien (Taubheit und Kribbeln) in den Händen führen. Dies ist ein Zeichen des überlasteten Leberumbaus von Vitamin B$_6$ in Pyridoxal-5-Phosphat (PLP). Statt hoher Dosen Vitamin B$_6$ daher besser PLP verwenden.
- UL: 100 mg (EFSA UL: 25 mg), NOAEL: 200 mg

Diagnostik

- Ausscheidung von 4-Pyridoxinsäure im Urin
- orale Verabreichung von 2 g Tryptophan. Messung der Xanthurensäure-Ausscheidung im Urin >65 μmol/l

Dosierung präventiv (Primärprävention) oral pro Tag
• 1,2-1,4 mg (Erwachsene)

Dosierung therapeutisch (Sekundär-/Tertiärprävention) oral pro Tag
• bis zu 10-200 mg
• Hochdosistherapie z.B. bei Asthma, *"Chinese Restaurant Syndrome"* (Überempfindlichkeit gegen Glutamat), Homocystinurie, Karpaltunnelsyndrom, PMS, Schwangerschaftserbrechen: 150-1.000 mg

Wechselwirkungen mit Mikronährstoffen
• synergistische Wechselwirkung zwischen Niacin und Vitamin B_6, Thiamin und Biotin
• sehr hohe Dosen von Vitamin B_6 können das Abstillen unterstützen
• Beta-Carotin und Vitamin A. Antiepileptikawirkspiegel sinkt möglicherweise unter Pyridoxinsupplementierung. INH, D-Penicillamin und Cycloserin erhöhen den Vitamin-B_6-Bedarf.

Tab. 2.5: Vitamin B_6 – Pyridoxin.

Folsäure – Pteroylmonoglutaminsäure	
Vorkommen	
• Kichererbsen, Leber, Weizenkeime/-kleie, alle Bohnen, Brokkoli, Eigelb, Mandel, Wirsing	
Ernährung (durchschnittlich in Beispielen)	
• Kichererbsen	340 µg
• Weizenkleie	330 µg
• Bohnen	245 µg
• Rinderleber	156 µg
• Mandel	96 µg
• Hühnereigelb	130 µg
Empfindlich gegen	
• Hitze, UV-Licht, Sauerstoff, Säuren	
• Kochverluste: bis 90 % (natürliches Folat)	
Tagesbedarf	
• optimal: ca. 200 µg	
• minimal: 50 µg	
Erhöhter Bedarf	
• bei hohem Alkoholkonsum	
Verminderte Verfügbarkeit	
• orale Kontrazeptiva, Eisenmangel, Sprue/Zöliakie (Glutenunverträglichkeit)	

Biochemie und Physiologie
• Synthese z.T. durch Darmflora
• synthetische Folsäure wird (in Form von Supplementen) vollständig resorbiert
• Resorption im Dünndarm ist pH-abhängig; optimaler pH 6, pH >6,3: signifikanter Abfall der Folsäureresorption
• liegt bis zu 80 % in Form nicht resorbierbarer Polyglutamatverbindungen vor. Spaltung durch das Enzym Folsäure-Dekonjugase (zinkabhängig) in resorbierbare Monoglutamatverbindungen
• Überträger aktivierter C1-Gruppen: Methyl-, Formyl-, Formiat- und Hydroxymethylgruppen
• im Organismus Bildung der aktiven Folsäure (Tetrahydrofolsäure; THF) aus Methyltetrahydrofolsäure unter Beteiligung von Vitamin B_{12}
• essenziell für die Biosynthese von Purinen und Pyrimidinen
• essenziell für die DNA- und RNA-Synthese
• essenziell für jegliche Wachstums- und Zellteilungsvorgänge
• limitierender Schritt der DNA-Synthese: die Methylierung von Desoxyuridinmonophosphat zu Thymidilat ist obligat folsäureabhängig
• beteiligt an der Umwandlung von Serin in Glycin und am Histidinstoffwechsel

Hauptwirkung
• DNA- und RNA-Schutz
• Schutz in der Zellteilungsphase
• Aminosäuresynthese (Abbau von Homocystein)

Mangelsymptome/Indikationsgebiete
• Malabsorption, Nährstoffverlust
• atrophierende Epithelien im Magen-Darm-Trakt
• Anämie (Müdigkeit)
• Thrombozytopenie
• Hyperhomocysteinämie
• Aggressivität, Depression, paranoide Zustände, Erschöpfbarkeit
• gestörte Embryogenese
• Arteriosklerose (Hyperhomocysteinämie)
• Krebserkrankungen
• Gicht (THF in hohen Dosen hemmt Xanthinoxidase)
Ursachen eines Mangels
• gemüsearme Ernährung
• Weißmehlernährung
• iatrogen (Medikamente: Aspirin, Antacida, orale Kontrazeptiva, Antibiotika)
• Rauchen
• Krankheiten: Psoriasis
• Krebs
• Operationen
• Verbrennungen
• Alkoholkonsum
Zeichen einer Überdosierung/Toxizität
• neurologische Symptome; bei Epileptikern kann die Wirkung von Antikonvulsiva durch Folsäure verringert werden
• geringe Toxizität, vor allem bei natürlichen Folaten in der Nahrung UL (synthetische Folsäure) 1.000 µg, NOAEL: nicht festgesetzt
Diagnostik
• Funktionsdiagnostik: hohe Homocysteinspiegel im Serum. Vermehrtes Auftreten von hypersegementierten Neutrophilen im Blutbild
• Quantitativ: Serumwerte >5-30 nmol/l (keine Speicherwerte!) heparinisiertes Vollblut >35 nmol/l (Speicher)
• normale Methylmalonsäurespiegel und erhöhte Homocysteinspiegel sprechen für Folsäuremangel
Dosierung präventiv (Primärprävention) oral pro Tag
• 200-800 µg

Dosierung therapeutisch (Sekundär-/Tertiärprävention) oral pro Tag
• 1 mg (z.T. mehrere Monate Einnahme erforderlich)
Dosierung parenteral (soweit möglich)
• z.B. 15 mg Folsäure + 100 µg Vitamin B_{12}
Wechselwirkungen mit Mikronährstoffen
• zusammen mit Vitamin B_{12}; Mangel an Vitamin C lässt Folsäurespeicher in der Leber (nur 5-10 mg) schwinden
• kann den Plasmaspiegel und antikonvulsive Wirksamkeit von Antiepileptika wie Phenytoin senken

Tab. 2.6: Folsäure – Pteroylmonoglutaminsäure.

Vitamin B_{12} – Cobalamin	
Vorkommen	
• Fisch, Hirn, Leber, Niere (alle tierischen Gewebe)	
• Pflanzliche Nahrungsmittel enthalten (mit Ausnahme milchsauer vergorener Lebensmittel wie Sauerkraut) überhaupt kein Vitamin B_{12}.	
Ernährung (durchschnittlich in Beispielen, je 100 g [1,4,5])	
• Rinderleber	65 µg
• Thunfisch	4,3 µg
• Schweinefleisch	2 µg
• Hühnerei	9,6 µg
Empfindlich gegen	
• Tageslicht, Sauerstoff	
• Kochverlust bis zu 10%	
Tagesbedarf/Empfehlung	
• optimal: 3-5 µg	
• aufgrund der vorhandenen Körperspeicher schwer zu bestimmen	
Erhöhter Bedarf	
• bei hohem Alkoholkonsum	
Verminderte Verfügbarkeit	
• atrophische Gastritis	

Biochemie und Physiologie	Hauptwirkung

Biochemie und Physiologie
• Synthese durch Darmflora
• aktive Resorption im Dünndarm über Rezeptoren (bei niedrigen Dosen) oder passive Intrinsic-Faktor-unabhängige Resorption (bei Dosen >10 µg)
• Hydroxcobalamin und Cyanocobalamin sind synthetische Formen des Vitamin B_{12}
• Aufbau aus 4 Pyrrolringen mit einem zentralen Kobaltatom (Corrin-Ring-System), an das CN (Cyanocobalamin), OH (Hydroxocobalamin), H_2O (Aquocobalamin), NO_2 (Nitrocobalamin), CH_3 (Methylcobalamin) oder 5'-Desoxyadenosyl (5-Desoxyadenosylcobalamin) gebunden sein können
• biologisch aktive Formen (als Coenzyme) sind Methyl- und 5-Desoxyadenosylcobalamin, die aus Cyano- und Hydroxocobalamin im Körper synthetisiert werden
• 5-Desoxyadenosylcobalamin ist am Abbau der Aminosäuren Methionin, Threonin, Isoleucin und Valin und an der DNA-Synthese beteiligt
• beteiligt an der Synthese von THF aus Methyl-THF
• wichtig für die Regeneration von Folsäure
• Freisetzung von Cobalamin durch Magensäure und Bindung an Haptocorrine oder direkt an Intrinsic-Faktor (wird in Parietalzellen des Magens gebildet)
• Abspaltung der Haptocorrine durch Pankreastrypsin (Vitamin-B_{12}-Mangel bei Pankreasinsuffizienz) und Bindung an Intrinsic-Faktor
• im Blut Bindung an Transcobalamin und Transport zum Zielorgan (vor allem Leber)
• Modifizierung zu Methylcobalamin (Wirkort: Zytosol) oder Adenosylcobalamin (Wirkort: Mitochondrien)
• Ausscheidung über Galle (oft Rückresorption im enterohepatischen Kreislauf)
• Gesamtkörpergehalt 2-5 mg (vor allem in der Leber und Skelettmuskulatur)

Hauptwirkung
• Aktivierung von Folsäure zu THF
• Abbau von Homocystein zu Methionin
• Fettsäuremetabolismus, DNA-Synthese, Myelinsynthese

Mangelsymptome/Indikationsgebiete
• Immundysfunktion (Th1-Schwäche)
• Demenz
• Konzentrationsschwäche
• Verhalten: Gereiztheit, Aggressivität, Psychose, Depression, Parästhesien in Händen und Füßen
• Neuropathien
• Neuralgien
• Zosterneuralgie
• Herz-Kreislauf-Prävention
• Leistungssport
• Stress
• perniziöse Anämie
• reduzierte Leukozytenreifung
• funikuläre Myelose
• Morbus Crohn
• chronisch-atrophische Gastritis
• Therapie mit H_2-Rezeptorantagonisten
• Multiple Sklerose
• Röntgenbestrahlung
• Tabakamblyopie
• vermindertes Zellwachstum (Zellatrophie des Mundes und des Magens)

Ursachen eines Mangels
• atrophische Gastritis, Zöliakie, Pankreasinsuffizienz
• Lebererkrankung
• Alter
• vegane Ernährung bzw. von Veganerinnen voll gestillte Säuglinge
• Alkoholismus
• Rauchen

Zeichen einer Überdosierung/Toxizität
• sehr geringe Toxizität; Dosierungen bis zu 5.000 µg pro Tag problemlos • UL und NOAEL: nicht festgelegt

Diagnostik
• Werte <150 pmol/l zeigen Mangel an; können auch dann normal sein, wenn Anämie bzw. neurologische Symptome aufgrund eines Mangels auftreten! • Ausscheidung von Methylmalonsäure >5 g/mg Kreatinin zeigen Mangel an (sensitive Bestimmung); Cave: Zentrifugieren der Probe nach Abnahme bei Homocysteinbestimmung, da aus den Erythrozyten weiter Homocystein ins Plasma austritt

Dosierung präventiv (Primärprävention) oral pro Tag
• 1-3 µg (Erwachsene)

Dosierung therapeutisch (Sekundär-/Tertiärprävention) oral pro Tag
• bis zu 100-500 µg

Dosierung parenteral (soweit möglich)
• 1.000 µg Hydroxycobalamin 2-4-mal wöchentlich bis zur Normalisierung der Befunde (Anämie/Neurologie), dann 500-1.000 µg pro Monat über 1-3 Monate • bei Aids, Asthma, Multipler Sklerose: 300-1.000 µg • lebenslange Erhaltungstherapie: 100-500 µg pro Monat • parenterale Injektion: besonders bei älteren Patienten indiziert

Wechselwirkungen mit Mikronährstoffen
Paraaminosalicylsäure (PAS),Colchicin, Neomycin,Cholestyramin erhöhen den Bedarf

Tab. 2.7: Vitamin B$_{12}$ – Cobalamin.

Biotin	
Vorkommen	
• Rinderleber, Erdnüsse, Walnüsse, Hühnerei, Haferflocken, Hering	
Ernährung (durchschnittlich in Beispielen, je 100 g [1,4,5])	
• Rinderleber	100 µg
• Erdnüsse	34 µg
• Walnüsse	20 µg
• Hühnerei	23,8 µg
• Haferflocken	20 µg
• Hering	9 µg
Empfindlich gegen	
• UV-Licht, stärkere Säuren und Laugen • Kochverluste bis 60 %	
Tagesbedarf	
• optimal: 100-200 µg • D-A-CH: 30-60 µg • unsichere Zahlen aufgrund der Synthese	
Erhöhter Bedarf	
• Biotinidasemangel, Z.n. Gastrektomie, bei Biotinantagonisten	
Verminderte Verfügbarkeit	

• Störungen der Darmflora, Verzehr von rohem Hühnereiweiß (enthält Avidin, das Biotin bindet)
• Gendefekte:
  - Holocarboxylase-Synthetase: Bei Mangel kann Biotin nicht in die wichtigen Enzyme eingebaut werden
  - Biotinidase: Bei Mangel kann kein freies Biotin aus Proteinen abgespalten werden	

Biochemie und Physiologie	
• überwiegend als lysingebundenes Biotin → Biotinidase hydrolysiert dieses zu Biotin, das im Dünndarm resorbiert werden kann • Coenzym der Glukoneogenese, Fettsäuresynthese und Aminosäureabbau • endogene Bildung von Biotin mit Hilfe von Darmbakterien	
Hauptwirkung	
• Schutz der Schwangerschaft und Stillzeit	

Mangelsymptome/Indikationsgebiete
• Diabetes mellitus (unterstützt Insulin-wirkung)
• Hypercholesterinämie
• Haut-, Haare und Nägel
• psychische Symptome: Angst- und Panik-zustände
• Parästhesien in den Extremitäten
• Alopezie
• Keratokonjunktivitis
• Gesichtsekzeme
• Epilepsie
• Retardierung bei Kindern
Mögliche Ursachen eines Mangels
• Erbrechen, Anorexie
• Antibiotika
• Alkoholismus
• Verzehr von mehreren rohen Eier täglich (Avidin im Eiklar)
Zeichen einer Überdosierung/Toxizität
• Dosierungen bis 100 mg pro Tag ohne Nebenwirkungen
• UL und NOAEL: nicht festgelegt
Diagnostik
• häufigstes Mangelelement in der Diagnostik!
• Nüchternserum >0,2 µg/l
• Urin >35 nmol/24 h
Dosierung präventiv (Primärprävention) oral pro Tag
• 10-300 µg
Dosierung therapeutisch (Sekundär-/Tertiärprävention) oral pro Tag
• 5 mg (z.T. mehrere Monate Einnahme erforderlich)
Wechselwirkungen mit Mikronährstoffen
• Beeinträchtigung der Resorption durch hoch dosierte Pantothensäure Kompetitive Hemmung des Biotins durch Alpha-Liponsäure durch Strukturanalogie. Diuretika und Antiepileptika erhöhen die Ausscheidung. Carbamazepin und Phenytoin steigern den Biotin-Katabolismus. Probiotika unterstützen die Wirkung
• Wirkungsverstärkung mit Zink, Vitamin C, L-Cystin, Folsäure und Beta-Carotin

Tab. 2.8: Biotin.

Nicotinamid (Niacin)	
Vorkommen	
• Leber, Erdnuss(-produkte), Fisch, Fleisch; Hefe, Keime, Kleie, Vollgetreide	
Ernährung (durchschnittlich in Beispielen, je 100 g [1,4,5])	
• Leber	15,0 mg
• Erdnüsse	14,0 mg
• Thunfisch	8,5 mg
• Huhn	6,0 mg
• Heilbutt	5,0 mg
Empfindlich gegen	
• wenig empfindlich	
Tagesbedarf/Empfehlung	
• optimal: 15-18 mg	
• minimal: 0,1-0,2 mg pro kg KG	
• abhängig von der Energieaufnahme	
Erhöhter Bedarf	
• bei Fieber und schwerer Arbeit	
Verminderte Verfügbarkeit	
• Alkohol, Vitamin-B_6-Mangel, Antibiotika, Verdauungsstörungen	
Biochemie und Physiologie	
• Liegt in der Nahrung meist als NAD oder NADP vor, die zur freien Säure oder Amid gespalten und im Dünndarm resorbiert werden; Speicherung vor allem in der Leber, Ausscheidung renal	
• Synthese in geringem Maße aus Tryptophan	
• aus Nicotinsäure und Nicotinamid werden v.a. in der Niere und der Leber die Coenzyme NAD/NADP (Nicotinamid-Adenin-Dinu-cleotid-Phosphat) gebildet, die an zahlreichen Oxidationen und Reduktionen beteiligt sind	
• beteiligt am Protein-, Kohlenhydrat- und Fettstoffwechsel	
• Niacin ist zusammen mit Chrom Bestandteil des Glucosetoleranzfaktors (GTF)	
• beteiligt am antioxidativen Schutzsystem (GSH-Reduktase)	
Hauptwirkung	
• mitochondrialer Energiestoffwechsel (ATP-Produktion)	
• Blutzuckerregulierung	

Mangelsymptome/Indikationsgebiete
• Diabetes mellitus bis zu 3.000 mg Niacinamid
• Appetitverlust durch reduzierte Verdauungssäfte
• Erschöpfung
• Depression, Psychose (gestörter Serotoninmetabolismus), Angst
• Muskelschwäche
• Dermatitis (schuppige Dermatitis an lichtexponierten Stellen), Pellagra
• Krebs
• Sonnenallergie

Ursachen eines Mangels
• Tryptophanmangelzufuhr oder erhöhter oxidativer Stress (Kynureinsynthese)
• Besonders bei Fructoseintoleranz und intestinaler Dysbiose: Aminosäuremangel (Tryptophan) durch Maillard-Reaktion mit den Darmgasen
• Alkoholkonsum
• orale Kontrazeptiva

Zeichen einer Überdosierung/Toxizität
• Flush
• erhöhter Homocysteinspiegel
• in wenigen Fällen Anaphylaxie bei intravenöser Gabe
• 500 mg Nicotinsäure (nicht Nicotinamid!) führen zur Erweiterung der Kapillargefäße, was durch einschleichende Therapie vermindert werden können
• Niacin-Flush ist durch ASS 300 mg oder Antihistaminika (20 min vor der Einnahme) zu vermeiden
• in Dosierungen bis 1.800 mg pro Tag unbedenklich (NOAEL)
• UL: 900 mg pro Tag

Diagnostik
• renale Ausscheidung von N-Methylnicotinamid (NMM) <0,8 mg pro Tag oder <1,0 mg 2-N-Pyridon im Urin = Mangelsituation
• quantitative Niacinbestimmung wenig sensitiv

Dosierung präventiv (Primärprävention) oral pro Tag
• 13-16 mg (Erwachsene), Schwangerschaft + Stillzeit bis 15-17 mg

Dosierung therapeutisch (Sekundär-/Tertiärprävention) oral pro Tag
• bis zu 3.000 mg
• Hypertriglyceridämie 5-6 g einschleichend dosieren. Cave: Flush!
• Sonnenallergie 600 mg Nicotinamid (Beginn 7 Tage vor dem Sonnenbad)

Wechselwirkungen mit Mikronährstoffen
• Erhöhter Bedarf bei Einnahme von Antiepileptika, Diazepam, L-Dopa, Paracetamol
• Patienten mit Glutenkarenz haben erhöhten Bedarf (Mais und Hirse haben niedrigen Niacingehalt → Pellagra!)
• erhöht Effekt von Antihypertensiva (nur Nikotinsäure)
• verstärkt Effekt von Antikoagulanzien (nur Nikotinsäure)

Tab. 2.9: Nicotinamid (Niacin).

Pantothensäure	
Vorkommen	
• Leber, Erdnuss, Eier, Fleisch, Süßkartoffel	
Ernährung (durchschnittlich in Beispielen, je 100 g [1,4,5])	
• Leber	8,0 mg
• Erdnüsse	2,0 mg
• Hühnerei	1,6 mg
• Schweinefleisch	2,0 mg
• Süßkartoffel	0,8 mg
Empfindlich gegen	
• Hitze, Kochverluste: bis 45 %	
Tagesbedarf/Empfehlung	
• minimal: 6 mg	
Erhöhter Bedarf	
• bei erhöhten Leistungsanforderungen und Stress	
Verminderte Verfügbarkeit	
• Bestimmte Medikamente	

Biochemie und Physiologie
• Bestandteil des Coenzym A (CoA),Aufnahme als CoA oder als Panthenol
• enzymatische Freisetzung von Pantethein aus CoA im Magen-Darm-Trakt und Spaltung zu Pantothensäure
• ca. 50 % werden im Dünndarm resorbiert
• Panthenol wird besser resorbiert als die Säure
• Bindung an Plasmaproteine und Transport in die Zielgewebe (vor allem Leber, Nieren, Nebennieren, Gehirn, Herz, Testes), dort Umwandlung in CoA
• Ausscheidung renal
• instabil gegen Säure, Laugen, Hitze (Racemisierung bei über 70 °C)
• stabil gegen Licht und Sauerstoff
• ca. 30-50 % gehen bei der Lebensmittel-zubereitung verloren
• geringe Verluste bei der Pasteurisierung von Milch
• natürliches Vorkommen nur als D^+-Panto-thensäure oder als Alkohol-D-Panthenol
• L-Pantothensäure wirkt antagonistisch
• beteiligt an Entgiftungsprozessen der Leber

Hauptwirkung
• Synthese von Acetylcholin, Cholesterin und Steroidhormonen, von Taurin, Vitamin D
• Acetylgruppenüberträger bei Fettsäure-, Aminosäure und Kohlenhydratsynthese bzw. -abbau.
• Hämoglobinsynthese

Mangelsymptome/Indikationsgebiete
• Burning-Feet-Syndrom
• Akne vulgaris, rheumatoide Arthritis, Wund-heilungsstörungen
• Darm- und Blasenatonie, postoperativ
• Leberverfettung, Hypertriglyceridämie, Schleimhautläsionen
• Müdigkeit, Kopfschmerzen, Depression, Erbrechen, Leaky-Gut-Syndrom, Allergien, Dermatitis, reduzierte Immunreaktion, sIgA-Mangel, Myalgien, Parästhesien, Neben-nierenrinden-Insuffizienz, Ausbleichen der Haarfarbe

Ursachen eines Mangels
• Alkoholkonsum, chronische Lebererkrankung
• chronisch-entzündliche Darmerkrankungen

Zeichen einer Überdosierung/Toxizität
• leicht laxierende Wirkung bei Gaben von 10 g pro Tag
• bis zu 10 g pro Tag keine toxischen Effekte, auch nicht nach monatelanger Einnahme
• NOAEL: 1.000 mg

Diagnostik
• Pantothen im Vollblut bzw. Urin: <1,6 mol/l bzw. >1 mg/24-h-Urin = Mangel

Dosierung präventiv (Primärprävention) oral pro Tag
• 3-7 mg (Erwachsene)

Dosierung therapeutisch (Sekundär-/Tertiärprävention) oral pro Tag
• bis zu 50-1.000 mg

Wechselwirkungen mit Mikronährstoffen
• positive Wechselwirkung mit Zink, Beta-Carotin und Vitamin A
• Störung der Resorption durch Antacida, ASS, orale Kontrazeptiva, Zytostatika

Tab. 2.10: Pantothensäure.

Vitamin C – Ascorbinsäure
Vorkommen
• Acerola-Kirsche, schwarze Johannisbeere, Sanddorn, Kiwi, Zitrusfrüchte, Paprika, Brokkoli, Erdbeere, Fenchel, Hagebutten, Kartoffel, Kohl (alle Sorten), Papaya, Peter-silienwurzel, Spinat, Stachelbeere, Wirsing

Ernährung (durchschnittlich in Beispielen, je 100 g [1,4,5])	
• Acerola-Kirsche	1.700 mg
• Sanddornbeere	450 mg
• schwarze Johannisbeere	180 mg
• Kiwi	80 mg
• Zitrone	61 mg
• Paprika (gelb)	294 mg
• Brokkoli	47 mg

Empfindlich gegen
• Hitze, Licht, Lauge, Sauerstoff, lange Lagerung, Schwermetalle
• Kochverluste: 20-80 %

Tagesbedarf/Empfehlung
• optimal: 100 mg; Schwangere: 110 mg, Stillende 150 mg (2000)
• minimal: 30 mg

Erhöhter Bedarf
• Raucher, bei starker körperlicher Belastung, bei Infektionen, nach Operationen

Verminderte Verfügbarkeit
• Alkohol, Rauchen, orale Kontrazeptiva, verschiedene Arzneimittel

Biochemie und Physiologie
• Redoxpaar: Ascorbinsäure und Dehydroascorbinsäure
• die meisten tierischen Organismen können durch das Enzym L-Gulonolacton-Oxidase Vitamin C selbst synthetisierten, Menschen, Affen und Meerschweinchen nicht (ihnen fehlt das Enzym)
• bei oraler Anwendung teilweise Aufnahme über die Mundschleimhaut
• im proximalen Dünndarm konzentrationsabhängige Resorption über einen natriumabhängigen, aktiven Transporter
• bei größeren Mengen: Aufnahme zum Teil durch passive Diffusion
• hohe Vitamin-C-Konzentration (gespeichert) in der Hypophyse, den Nebennieren, der Augenlinse und den Leukozyten
• durch eine über den Tag verteilte Einnahme kann die max. Resorptionsquote gesteigert werden
• renale Vitamin-C-Ausscheidung ab einem Blutspiegel von 1,2 mg/dl

Hauptwirkung
• Antioxidans
• Kollagensynthese
• L-Carnitinsynthese
• Neurotransmittersynthese (Noradrenalin und Serotonin)
• Leber: Phase-I-Detoxifikation
• Immunkompetenz (NK-Zellfunktion)
• Cholesterinabbau und -ausscheidung
• Eisenresorption
• Schutz für Vitamin E (Erhalt der aktiven Form)
• Histaminabbau (Diaminooxidase)
• Amidierung von Peptiden (CRH, TRH und Gastrin)
• verhindert Nitrosaminbildung
• Endothelschutz durch NO-Bioverfügbakeit ↑
• hemmt Proteinglykosylierung (*advanced glycation end products*, AGE; HbA_{1c})

Mangelsymptome/Indikationsgebiete
• Immundysfunktion (Th1-Schwäche)
• Serotoninmangel und Depression
• Herz-Kreislauf-Prävention
• Leistungssport
• Traumata
• Stress, Lipidperoxidation
• Parodontose
• raue Haut durch Kreatinanreicherung in Haarfollikeln
• Thrombozytopenie und Granulozytopenie
• Multiple Sklerose
• Röntgenbestrahlung
• erhöhte Krebsgefahr, erhöhtes KHK-Risiko, erhöhtes Schlaganfallrisiko, Diabetes mellitus, *Helicobacter pylori*

Ursachen eines Mangels
• Stress (Infektion, Fieber, Verbrennung, Operation, Trauma)
• Wachstum, Schwangerschaft und Stillzeit
• Lebererkrankung, Alkoholismus
• Rauchen

Zeichen einer Überdosierung/Toxizität
• oral: in hohen Dosen laxierende Wirkung
• darüber hinaus: auch nach langer Dosierung von 10 g Vitamin C keine schädlichen Nebenwirkungen
• Oxalatausscheidung wird durch Vitamin C im Urin kaum gesteigert

Diagnostik
• <23 μmol/l zeigen Mangel an
• <25 μg/10^8 Zellen (mononukleäre Leukozyten) zeigen Mangel an
• orale Zufuhr von 1 g Vitamin C über 4 Tage. Ausscheidung von <60 % der Dosis zeigt Gewebemangel an
• intrazelluläre Messung an Wangenschleimhaut möglich

Dosierung präventiv (Primärprävention) oral pro Tag
• von 700-1.100 IE (Männer) bis zu 6.000-12.000 IE
• 1.500-3.500 IE (Kinder)

Dosierung therapeutisch (Sekundär-/Tertiärprävention) oral pro Tag
• bis zu 500-2.000 mg; empfindliche Menschen, die mit Durchfall reagieren, sollten die Gesamtdosis in mehreren kleinen Dosen aufnehmen
• Natrium-, Calcium- oder Magnesiumascorbat ist besser magenverträglich

Dosierung parenteral (soweit möglich)
• parenteral bis zu 30 g und mehr pro Tag!
• Hochdosistherapie in mehreren Gramm (bis 100 g pro Tag) möglich. *Cave:* Eisenspeicherkrankheit (Hämochromatose, Thalassämie), Glucose-6-P-Dehydrogenase-Mangel

Wechselwirkungen mit Mikronährstoffen
• Vitamin C behindert Kupferresorption *Cave:* Kupfer-Zink-Antagonismus.
• *Cave:* ASS, Calcitonin und Barbiturate sowie Glukokortikoide erhöhen den Bedarf. Kontrazeptiva, NSAR, Tetracycline, Zytostatika ebenfalls
• positiver Synergismus von Vitamin C mit Bioflavonoiden (z.B. Quercetin)und anderen Antioxidanzien, wie α-Liponsäure, Coenzym Q_{10}, Cystein, Selen und Vitamin E
• Zeitabstand zum Natriumselenit >2 h, da Resorption des Selens ↓ (das gilt jedoch **nicht** für Natriumselenat!)

Sonstiges
• Hochdosistherapie sollte mit einem Abstand von >24 h zur Chemotherapie (je nach HWZ des Zytostatikums) erfolgen
• Die orale Resorption wird durch Retardpräparate (Ascorbate) verbessert
• *Cave:* Folgende Parameter werden in der Urinuntersuchung beeinflusst: Glucose, Harnsäure, Kreatinin und anorganisches Phosphat
• Befund auf okkultes Blut im Stuhl möglicherweise falsch-positiv

Tab. 2.11: Vitamin C – Ascorbinsäure.

2.1.2. Fettlösliche Vitamine

Fettlösliche Vitamine müssen zusammen mit Fett aufgenommen werden, um verwertet werden zu können. Sie können längere Zeit entbehrt werden, da der Körper sie im Fettgewebe speichern kann. Da der Körper diese Vitamine besonders einlagert, besteht die Möglichkeit der Überdosierung mit diesen Vitaminen. Eine besondere Sorgfalt bei der Dosierung dieser Vitamine ist daher angezeigt.

Vitamin A – Retinol

Vorkommen

- nur tierisch: Aal, Leber, Lebertran und Leberwurst, Butter, Hühnerei, fetter Käse, Kaviar

Ernährung
(durchschnittlich in Beispielen, je 100 g [1,4,5])

• Aal	1.234 µg
• Rinderleber	14.150 µg
• Lebertran	24.000 µg
• Butter	667 µg
• Hühnerei	209 µg
• Camembert	402 µg
• Kaviar	560 µg

Empfindlich gegen

- längeres Kochen, Sauerstoff, Licht (mehrfach ungesättigte Verbindung; Ester sind stabiler)
- Kochverluste: 10-30 %

Tagesbedarf/Empfehlung

- optimal: 0,8-1,1 mg
- minimal: 0,5-0,6 mg

Erhöhter Bedarf

- Aufbau des Sehpurpur
- Erhaltung epithelialer Gewebe
- kindliches Wachstum

Verminderte Verfügbarkeit

- fettarme Kost
- Leberschäden
- Gallensäuremangel

Biochemie und Physiologie

- Gruppe von Verbindungen, die die biologische Aktivität von Retinol aufweisen (Retinol, Retinylacetat, Retinylpalmitat, Retinylpropionat)
- Retinoide = natürliche + synthetische Verbindungen mit und ohne volle Vitamin-A-Aktivität
- Einheit: 1 IE = 0,3 µg Retinol
- nur in tierischen Produkte enthalten, pflanzliche Produkte enthalten Carotinoide (Beta-Carotin = Provitamin)

Hauptwirkung

- Sehvorgang (Retinol und Retinal), Vitamin A → 11-cis-Retinol → 11-cis-Retinal + Opsin → Rhodopsin (= Sehpurpur) → Nervenimpuls nach Lichtzufuhr
- Zellwachstum, Schleimhaut- und Hautschutz
- wichtig für die Synthese von Corticosteroiden und Steroidhormonen
- Fortpflanzung. Spermatogenese, Oogenese, Plazentaentwicklung, Embryonalentwicklung (Retinol)
- Testosteronproduktion (Retinsäure)
- Immunsystem (Retinal und Retinsäure)
- Wachstum und Entwicklung im Kindesalter
- Wachstum und Differenzierung von Epithelzellen und Knochengewebe (Retinol, Retinsäure)
- Myelinsynthese im Nervensystem

Mangelsymptome/Indikationsgebiete

- Nachtblindheit, erste Anzeichen: beeinträchtigte Hell-Dunkel-Adaptation; danach: Xerophthalmie (Erblindung durch Austrocknung und Verhornung der Bindehaut), Keratomalazie (Verhornung der Korneazellen), Austrocknung, Verhornung der Schleimhäute (Circulus vitiosus)
- trockene Haut, spröde Nägel
- Störung des Nervensystems
- Müdigkeit und Appetitverlust
- verringerter Geruchssinn
- Neuralrohrdefekte und bronchopulmonale Dysplasien bei Neugeborenen (Versorgung über Muttermilch bzw. Plazenta)
- Arteriosklerose
- Asthma
- Ulkus (Magen)
- Menstruationsbeschwerden
- Akne vulgaris
- Anämie
- Infektionsanfälligkeit
- erhöhtes Risiko für Kehlkopf-, Lungen-, Blasen-, Zervix-, Prostata-, Ösophagus- und Magen-Darm-Karzinome

Ursachen eines Mangels
• Malabsorption
• Diabetes mellitus
• Hypothyreose
• Rauchen und Alkohol
• Stress, Infektion oder Operation
• toxische Metalle (Cadmium)

Zeichen einer Überdosierung/Toxizität
• Hyperkalzämie
• Haarausfall
• Kopfschmerz
• schmerzende Gelenke und Knochen
• verschleierte Sicht
• Leber- und Milzschwellung
• trockene Haut und Schleimhäute
• verringerte Schilddrüsentätigkeit
• Müdigkeit
• Übelkeit, Erbrechen
• allgemeine Vergiftungserscheinungen
• besonders anfällig sind Kinder
• toxische Schwelle >15.000 IE RE (4,5 mg Retinol)
• Teratogenität: Fehlbildungen bei höheren Dosierungen in der Schwangerschaft (nicht >2.500 IE RE bzw. >0,75 mg Retinol!)
• bei hoher chronischer Zufuhr (z.B. 1 kg Karotten pro Tag) reversible Gelbfärbung der Haut

Diagnostik
• Plasma-Retinolspiegel wird durch Leber langfristig aufrechterhalten
• *Cave:* auch bei schweren Mangel erst spätes Absinken der Werte auf 1,05 µmol/l

Dosierung präventiv (Primärprävention) oral pro Tag
• Dosierung von 700-1.100 IE (Männer) bis zu 6.000-12.000 IE 1.500-3.500 IE (Kinder)

Dosierung therapeutisch (Sekundär-/Tertiärprävention) oral pro Tag
• 1 mg = 3.330 IE (z.T. mehrere Monate Einnahme erforderlich)

Wechselwirkungen mit Mikronährstoffen
• Cholesterinsenker, Laxanzien, Barbiturate begünstigen Vitamin-A-Mangel
• Interaktion mit fettlöslichem Cholecalciferol (Vitamin D₃)
• hohe Zufuhr fettlöslicher Vitamine können sich daher möglicherweise gegenseitig verdrängen

Sonstiges
• 1.000 Retinol-Äqivalent (RE) = 1 mg Retinol
• ≈ 6 mg Beta-Carotin
• ≈ 12 mg andere Carotinoide
• ≈ 3.330 IE Vitamin A

Tab. 2.12: Vitamin A – Retinol.

Provitamin A – Beta-Carotin

Vorkommen
• Pflanzlicher Farbstoff: Karotte, Grünkohl, Spinat, Honigmelone, Feldsalat, Fenchel, Aprikosen
• rote, orange und gelbe Früchte und Gemüsesorten, daneben auch einige grüne Gemüsesorten, wie Brokkoli, Spinat oder Grünkohl. Der Gehalt ist z.B. bei äußeren Blättern von Kohl 150-mal Lutein- und bis zu 200-mal Beta-Carotin-haltiger als bei den inneren. Die Bioverfügbarkeit erhöht sich bei Dünstung und Fettverwendung.

Ernährung (durchschnittlich in Beispielen, je 100 g [1,4,5])	
• Karotte	7,6 mg
• Grünkohl	5,8 mg
• Spinat	4,8 mg
• Honigmelone	4,7 mg
• Aprikose	1,6 mg

Empfindlich gegen
• längeres Kochen, Sauerstoff, Licht
• Kochverluste: 10-30 %

Tagesbedarf/Empfehlung
• optimal: 5,0-6,6 mg
• minimal: 3,0-3,6 mg
• In Deutschland erreicht nur die Hälfte der Bevölkerung den von der DGE empfohlenen Referenzbereich von 2-4 mg Beta-Carotin.

Erhöhter Bedarf

- Maldigestion
- Porphyrie
- Schwangerschaft und Stillzeit

Verminderte Verfügbarkeit

- fettarme Kost
- Leberschäden
- Gallensäuremangel
- Östrogenpräparate

Biochemie und Physiologie

- Gruppe mit unterschiedlich polaren Substanzen
- ca. 600 Carotinoide sind bekannt, 50 davon mit Provitamin-A-Aktivität (= Spaltung von Beta-Carotin in der Darmschleimhaut durch Dioxygenase zu Retinal und anschließende Reduktion zu Retinol, hohe Retinolspiegel hemmen die Umwandlung)
- Lutein, Lycopin, Cryptoxanthin/Zeaxanthin
- natürliche Quellen sind bevorzugt einzunehmen, da diese über ein größeres Spektrum (Cis-Trans-Isomerie usw.) verfügen
- Inaktivierung von Singulettsauerstoff, der in lichtabhängigen Reaktionen entsteht
- Radikalfängerwirkung: Lycopin > Beta-Carotin > Zeaxanthin > Lutein

Hauptwirkung

- Lycopin: stärkster Radikalfänger der Carotinoide
- antioxidativer Lichtschutz (Kataraktbildung), hat spezifische Lichtfilterfunktion in der Macula lutea
- akkumuliert in lipidreichen atherosklerotischen Plaques
- senkt die Lipidperoxidation
- inaktiviert zelltoxischen Singulettsauerstoff
- Stimulation der NK-Zellen
- verbesserte Funktion der *"Gap junctions"*

Mangelsymptome/Indikationsgebiete

- Störung des Nervensystems
- Arteriosklerose
- KHK-Risiko: Herzinfarktrisiko (Beta-Carotin, Lycopin), Carotinoide oral
- Makuladegeneration: 15-45 mg Carotinoid pro Tag
- Krebs
- Neurodermitis (Beta-Carotinoide)
- Vitiligo
- Beta-Carotin bei Photosensibilisierung und Infektanfälligkeit
- Prostata-, Brust-, Magenkrebs (Lycopin); Ösophagus-, Brust- und Magenkrebs (Beta-Carotin)
- Katarakt, Makuladegeneration (Lutein/ Zeaxanthin)

Ursachen eines Mangels

- Mangelernährung
- Sonnenlichtexposition
- Fettmalabsorption bei Pankreasinsuffizienz, Mukoviszidose, Sprue, M. Whipple, Cholestase
- Leberinsuffizienz
- Diabetes mellitus
- Krebs
- Rauchen
- Leistungssport
- Stress, Infektion oder Operation (bei Stress-situation erhöhter Proteinbedarf)
- Cholesterinsenker, Laxanzien
- Alkoholismus
- toxische Metalle (Cadmium)

Zeichen einer Überdosierung/Toxizität

- keine Überdosierung möglich
- harmlose Gelbfärbung der Haut und des Stuhls bei langfristiger hoher Dosierung >30 mg pro Tag
- 20 mg pro Tag soll gesundheitsschädigende Wirkungen bei Rauchern haben
- bei Nichtrauchern keine Höchstmengen

Diagnostik

- Plasma-Carotinoidspiegel >0,4 µgmol/l
- Plasma-Lycopinspiegel >0,5 µmol/l

Dosierung präventiv (Primärprävention) oral pro Tag

- 2-6 mg

Lebensmitttel	Alpha-Carotin	Beta-Carotin	Lycopin	Lutein und Zeaxanthin
Aprikosen	3.500	0	5	0
Brokkoli (erhitzt)	1.300	–	–	1.800
Karotten (erhitzt)	9.800	3.700	–	–
Karotten	7.900	3.600	0	260
Spinat (erhitzt)	5.500	–	–	12.600
Spinat	4.100	0	0	10.200
Kopfsalat	1.200	1	0	1.800
Mango	1.300	0	0	0
Tomaten	520	–	3.100	100
Pfirsiche	99	1	–	14
Orangen	39	20	0	14

Tab. 2.14: Vorkommen von Carotinoiden in Obst und Gemüse (Angaben in µg pro 100 g Lebensmittel) [3].

Dosierung therapeutisch (Sekundär-/Tertiärprävention) oral pro Tag

- 15-45 mg (z.T. mehrere Monate Einnahme erforderlich)
- Herzinfarktrisiko (Beta-Carotin, Lycopin), 5-30 mg Carotinoid oral (Lycopin bis 15 mg)
- Makuladegeneration 15-45 mg Carotinoid
- Krebs 15-60 mg
- Neurodermitis 15-60 mg Beta-Carotinoide
- Vitiligo 100 mg Beta-Carotinoide für 3-5 Wochen, dann weiter 50 mg
- zum Speicheraufbau vor Sonnenlichtexposition 4 Wochen vorher einnehmen

Wechselwirkungen mit Mikronährstoffen

- Colchicin schädigt die Darmschleimhaut und verzögert die Aufnahme, ebenso Colestyramin, Laxanzien, Neomycin, Omeprazol, Orlistat und Zytostatika

Sonstiges

- ADI-Wert von 5 mg Carotin pro kg KG ist aufgrund der Ergebnisse der CARET-Studie zurückgezogen worden
- 1 IE = 0,6 µg Beta-Carotin
  1 µg Beta-Carotin = 1,67 IE

Tab. 2.13: Provitamin A – Beta-Carotin.

Vitamin D_3 – Cholecalciferol
Vorkommen

- Leber(-tran), Fisch, Butter, Hühnereigelb
- Synthese in der Haut unter UV-Einstrahlung

Ernährung (durchschnittlich in Beispielen, je 100 g [1,4,5])

- Lebertran — 300 µg
- Hering — 27 µg
- Lachs — 22 µg
- Hühnereigelb — 5 µg
- Butter — 1 µg

Empfindlich gegen

- starke Hitze, Licht, Sauerstoff
- Kochverluste gering

Tagesbedarf/Empfehlung

- optimal: 5-10 µg

Erhöhter Bedarf

- Säuglinge, Kinder und Jugendliche

Verminderte Verfügbarkeit

- orale Kontrazeptiva
- Leberschäden
- Zerstörung der Darmflora
- z.T. Beruhigungs- und krampflösende Mittel

Biochemie und Physiologie

- Ergocalciferol (Vitamin D_2); Cholecalciferol (Vitamin D_3)
- Provitamine: 7-Dehydrocholesterol, Ergosterol, Calcidiol, Calcitriol
- tierische Quelle: nur Cholecalciferol; pflanzlich nur das Provitamin Ergosterol
- Cholecalciferol (Vitamin D_3) ist aktiver und hat eine größere therapeutische Potenz als Ergocalciferol (Vitamin D_2)
- empfindlich gegen Sauerstoff, Licht, Hitze
- nicht nur durch die Nahrung zugeführt, sondern reichlich in der Haut durch UV-Bestrahlung gebildet (Cholesterin + Leber → 7-Dehydrocholesterol + UV → Cholecalciferol, Ergosterol + UV → Cholecalciferol)

Hauptwirkung

- Vitamin D_3 bzw. seine Hydroxylierungsprodukte: zusammen mit Parathormon für die Aufrechterhaltung der physiologischen Calciumkonzentration im Blut verantwortlich
- Vitamin D_3 steigert die Calciumkonzentration im Blut und -resorption im Darm (Steady state) → Kombination!
- Rückresorption von Calcium in der Niere ↑
- Osteoklastentätigkeit ↑
- Differenzierung und Proliferation der Epithelzellen
- Transkription hormonsensitiver Gene
- Insulinsekretion

Mangelsymptome/Indikationsgebiete

- Immundysfunktion (Th1-Schwäche)
- Infektanfälligkeit, Depression
- Schlafstörungen
- Herzmuskelschwäche
- Rachitis, Osteomalazie
- Kariesprophylaxe (zusammen mit Fluorid)
- Rachitis bei Säuglingen und Kleinkindern → Kalkarmut, abnorme Weichheit des Knochens, Deformierung (X-/O-Beine)
- Osteomalazie beim Erwachsenen
- erhöhte Knochenresorption (Collagen-Crosslinks ↑)
- Muskelschwäche besonders an den Hüften und im Becken
- Anstieg des Risikos für Brust- und Dickdarmkrebs
- chronische Müdigkeit
- kann eine Hypoinsulinämie induzieren
- erhöhtes Risiko für Non-Hodgkin-Lymphom, Brust- und Dickdarmkrebs

Ursachen eines Mangels

- Calciummangel (Vitamin-D-Metabolismus ↑)
- zu geringe Sonnenlichtexposition
- Antiepileptika, Cholestyramin, Glukokortikoidgabe, Laxanzien
- dunkle Hautfarbe
- Niereninsuffizienz (1-α-Hydrolase)
- chronisch-entzündliche Darmerkrankungen
- Leber- und Gallenblasenerkrankung
- Mukoviszidose
- Pankreasinsuffizienz

Zeichen einer Überdosierung/Toxizität

- Serumcalciumerhöhung (Hyperkalzämie) ab >2.000 IE (50 µg Vitamin D_3), mit Übelkeit
- Herzrhythmusstörungen
- Nierenverkalkung
- 100 µg pro Tag kann bei Kindern bzw. 2.000 µg pro Tag bei Erwachsenen zur Hyperkalzämie führen
- UL: 50 µg, NOAEL: 20 µg

Diagnostik

- Serumspiegel im Sommer: 50-300 nmol/l
- Serumspiegel im Winter: 25-125 nmol/l

Dosierung präventiv (Primärprävention) oral pro Tag
• Säuglinge ab 1. Lebenswoche bis Ende 1. Lebensjahr 10-12,5 µg (40-500 IE)
• Langzeitbegleitmedikation bei Antiepileptika- und Glukokortikoideinnahme: 400-1.000 IE
• Rachitis: 1.000-5.000 IE Vitamin D_3 über 1 Jahr

Dosierung therapeutisch (Sekundär-/Tertiärprävention) oral pro Tag
• bei Rachitis: 1 × 200.000 IE initial

Wechselwirkungen mit Mikronährstoffen
• Hyperkalzämierisiko bei gleichzeitiger Thiazid-/Benzothiadiazin-Therapie
• Antacida, Kortikoide, Neomycin beeinträchtigen die Cholecalciferol-Resorption
• Alkohol und Zytostatika beschleunigen den Vitamin-D_3-Abbau durch CYP450-Enzyminduktion

Sonstiges
• bei Hochdosistherapie (>1.000 IE Vitamin D_3) sollte der Calciumspiegel 3-6 Monate lang regelmäßig kontrolliert werden
• 1 IE Vitamin D_3 = 0,025 µg Vitamin D_3
• 1 µg = 40 IE

Tab. 2.15: Vitamin D_3 – Cholecalciferol.

Vitamin E – Tocopherole, Tocotrienole
Vorkommen
• pflanzliche Öle, Keime, Haselnüsse, Nougat, Schwarzwurzel, Fenchel

Ernährung (durchschnittlich in Beispielen, je 100 g [1,4,5])	
• Weizenkeimöl	215 mg
• Sonnenblumenöl	55,8 mg
• Haselnüsse	25 mg
• Nougat	8,4 mg
• Schwarzwurzel	6,0 mg
• Fenchel	4,1 mg

Empfindlich gegen
• starke Hitze, Licht, Sauerstoff
• Kochverluste bis 50 %

Tagesbedarf/Empfehlung
• optimal: 12 mg
• minimal: 4 mg

Erhöhter Bedarf
• bei erhöhter Zufuhr mehrfach ungesättigter Fettsäuren (in Pflanzenölen und tierischen Fetten)

Verminderte Verfügbarkeit
• ungesättigte Fettsäuren (besonders Linolsäure)
• Gallensäuremangel

Biochemie und Physiologie
• natürlich vorkommende Vitamin-E-Verbindungen: 4 Tocopherole (α, β, γ, δ) mit gesättigter Seitenkette und 4 Tocotrienole mit ungesättigter Isoprenoid-Seitenkette
• Alpha-Tocopherol besitzt die stärkste Wirkung
• D-Alpha-Tocopherol ist aktiver als das synthetisierte D,1-Alpha-Tocopherol
• Tocopherol ist in Abwesenheit von Sauerstoff hitzestabil, langsame Oxidation an der Luft, schnelle Oxidation in Anwesenheit von Eisen- und Kupfersalzen

Hauptwirkung
• Antioxidans, besonders in der fettlöslichen Phase
• Antithrombosemittel
• Hemmung der AGE-Bildung (Proteinglykosylierung)
• Endothelschutz
• Hemmung der Proteinkinase C
• Immunsystem: Stimulierung der humoralen Immunreaktion (IgG-Zunahme, IgE-Abnahme), der zellulären Immunreaktion (T-Helferzellen, NK-Zellen)

Ursachen eines Mangels
• Malassimilation
• erhöhter Verbrauch bei Entzündungen
• Medikamenteninteraktion

Mangelsymptome/Indikationsgebiete
• Eicosanoidmetabolismus: Aktivität von COX-2, Phospholipase 2 (PLA2) und Lipooxygenase ↓
• Alzheimer-Demenz
• Entzündungen, amyotrophe Lateralsklerose
• Diabetes mellitus, Hypothyreose, Parkinson-Krankheit, KHK
• Chemo-/Strahlentherapie
• chronisch-entzündliche Darmerkrankungen
• Pankreasinsuffizienz
• Hämolyse der Erythrozyten durch empfindliche Zellwände der Erythrozyten
• Ataxie, Muskelschwäche, Atrophie der Skelett- und glatten Muskulatur
• Infektneigung, Schilddrüsenerkrankung
• Arteriosklerose, Arthritis und Katarakt
• erhöhte Anfälligkeit für Krebs

Zeichen einer Überdosierung/Toxizität
• Übelkeit
• Senkung des thyreoidstimulierenden Hormons (TSH)
• 400-800 mg pro Tag sind nicht toxisch
• auch Dosierungen von 1.600-3.200 mg wurden ohne UE über längere Zeit vertragen
• UL: 300 mg, NOAEL: 800 mg Vitamin E

Diagnostik
• <11,6 mol/l = Mangel
• Vitamin-E-Spiegel steht in direkter Korrelation zum Triglyceridspiegel im Blut. Bei erhöhten Lipidwerten kommt es zu falsch hohen Werten

Dosierung präventiv (Primärprävention) oral pro Tag
• 12-800 mg

Dosierung therapeutisch (Sekundär-/Tertiärprävention) oral pro Tag
• 500-1.800 IE bei Diabetes mellitus
• 1.000-2.000 IE bei Multipler Sklerose
• 1.000-3.000 IE bei rheumatoider Arthritis

Wechselwirkungen mit Mikronährstoffen
• Wirkungsverstärkung mit Antikoagulanzien
• Vitamin E verstärkt die Wirkung des Insulins
• Eisenpräparate reduzieren die Vitamin-E-Wirkung
• Die Einnahme von 400 IE Alpha-Tocopherol führte in Studien bereits nach 2 Monaten zu einem signifikanten Gamma-Tocopherol-abfall, das gegenüber oxidativer Schäden höhere antioxidative Kapazität besitzt.
• Anti-Vitamin-K-Effekt
• synergistische Wirkung mit Vitamin C, GSH, Selen
• Antiepileptika, Colestyramin erhöhen den Bedarf

Sonstiges
• 1 mg D-Alpha-Tocopherol = 1,49 IE Vitamin E

Tab. 2.16: Vitamin E – Tocopherole, Tocotrienole.

Vitamin K – Phyllochinon	
Vorkommen	
• Sauerkraut, Kohl (alle Sorten), Brokkoli, Weizenkleie, Haferflocken, Spinat, Grünkohl, Leber, Erdbeere	
• Synthese z.T. durch Darmflora	
Ernährung (durchschnittlich in Beispielen, je 100 g [1,4,5])	
• Sauerkraut	1.540 µg
• Rosenkohl	440 µg
• Spinat	400 µg
• Weizenkleie	80 µg
• Haferflocken	50 µg
• Huhn	473 µg
• Rinderleber	45 µg
• Erdbeere	13 µg
Empfindlich gegen	
• starke Hitze, Licht, Laugen und starke Säuren	
Tagesbedarf/Empfehlung	
• optimal: 65-80 µg	
• unsichere Zahlen wegen Synthese	
Erhöhter Bedarf	
• nicht bekannt	

Verminderte Verfügbarkeit
• Magen-Darm-Krankheiten • Leber- und Gallenschäden • Antibiotika und diverse Arzneimittel, v.a. Marcumar (Warfarin)

Biochemie und Physiologie
• Grundgerüst 2-Methyl-1,4-Naphthochinon • zwei Hauptformen: Unterschiede liegen in der Seitenkette (Phyllochinon = Vitamin K_1, Menachinon = K_2, Menadion = K_3) • Phyllochinon wird aus grünen Pflanzenteilen gebildet → Spaltung durch Darmbakterien in Menadion → Metabolismus zu Menachinon) • 2-Methylgruppe wirksamkeitsbestimmend, Seitenkette nur für Wasser- bzw. Fettlöslichkeit

Hauptwirkung
• sekundäre Hämostase (Blutgerinnung) • reguliert den Knochenstoffwechsel (das für den Calciumeinbau wichtige Osteocalcin wird durch Vitamin K sichergestellt) • posttranslationale Gamma-Carboxylierung von Glutaminsäureresten (→ Aktivierung der Vitamin-K-abhängigen Proteine) • reduzierte Carboxylierung von Osteocalcin → Risiko von Hüftgelenksfrakturen ↑ • für Bildung von Gerinnungsfaktoren (II, VII, IX, X) in Leber erforderlich

Ursachen eines Mangels
• Resorptionsstörungen • Einnahme von Antikonvulsiva, Tuberkulostatika oder Antikoagulanzien (Cumarine) • bei Neugeborenen: Ernährung bzw. Darmflora nicht entwickelt → Prophylaxe mit 2 mg Vitamin K innerhalb 4 Wochen • Alkoholismus • Fettmalabsorption • Lebererkrankungen

Mangelsymptome/Indikationsgebiete
• Hämatome • Darmblutungen • Osteoporose

Zeichen einer Überdosierung/Toxizität
• sehr geringe Toxizität • NOAEL: 30.000 µg (30 mg)

Diagnostik
• Plasmaspiegel 0,4-5,0 nmol/l • normale Plasmathrombinzeit 11-14 s • Mangel: PTZ ↓

Dosierung präventiv (Primärprävention) oral pro Tag
• Neugeborene: Prophylaxe mit 2 mg innerhalb 4 Wochen • Jugendliche und Erwachsene: mindestens 60-80 µg. Der tatsächliche Bedarf dürfte wohl jedoch zwischen 100-500 µg liegen • Osteoporoseprävention: sogar >1.000 µg • Osteoporoseprophylaxe: 500 µg

Dosierung therapeutisch (Sekundär-/Tertiärprävention) oral pro Tag
• leichte durch Vitamin-K-Mangel verursachte Blutungen: 1-5 mg oral • asymptomatische Erhöhung des INR-Werts (INR: 4,5-10) = 1 mg • lebensbedrohliche Blutungen: 1-10 mg i.v. • Osteoporosetherapie: 1-30 mg

Dosierung parenteral (soweit möglich)
• Konakion 2 mg i.v. in Verbindung mit Prothrombinkomplex bei kritischer Überdosierung von Cumarinderivaten

Wechselwirkungen mit Mikronährstoffen
• Bei vermehrtem Verzehr von Blattgemüse sind Blutgerinnungswerte engmaschiger zu kontrollieren. Vitamin-K-Antagonisten (z.B. Phenprocoumon) beeinträchtigen die therapeutische Wirkung. Auch ASS, Antiepileptika, Cephalosporine, Salicylate und Tuberkulostatika stören die Vitamin-K-Wirkung. Schwangere sollten unter Einnahme von Antiepileptika bis 48 h vor der Entbindung 10 mg Vitamin K_1 einnehmen

Tab. 2.17: Vitamin K – Phyllochinon.

Literatur

1. BgVV, Herausgeber. Der Bundeslebensmittelschlüssel (BLS II.3) Konzeption, Aufbau und Dokumentation der Datenbank blsdat. BgVV-Hefte 08, Berlin: Bundesinstitut für gesundheitlichen Verbraucherschutz und Veterinärmedizin; 1999; s. auch http://www.naehrwertrechner.de/

2. DGE/ÖGE/SGE/SVE (D-A-CH). Referenzwerte für die Nährstoffzufuhr. 1. Aufl., Frankfurt a.M.: Umschau Braus; 2000.

3. Mangels AR, Holden JM, Beecher GR, et al. The carotenoid content of fruits and vegetables: an evaluation of analytical data. J Am Dietet Assoc 1993;93(3):284-96.

4. Pietrzik K, Golly I, Loew D. Handbuch Vitamine. Für Prophylaxe, Beratung und Therapie. 1. Aufl., München: Elsevier; 2008.

5. Scherz H (Hrsg), Senser F. Souci-Fachmann-Kraut. Die Zusammensetzung der Lebensmittel, Nährwert-Tabellen. 6. Aufl. Stuttgart: Medpharm Scientific Publishers, 2000.

2.2. Ernährungsphysiologische Bedeutung der Vitaminoide

2.2.1. Substanzgruppe der Vitaminoide

Vitaminoide (vitaminähnliche Substanzen), wie die Aminosäurederivate Coenzym Q_{10} und Carnitin, Alpha-Liponsäure (Thioctsäure), Cholin (Phosphatidylcholin) und Phosphatidylserin kann der Organismus selbst in meist ausreichender Menge synthetisieren. Auf eine äußere Zufuhr dieser Substanzen ist der Mensch bei erhöhtem Bedarf und bei gewissen Erkrankungen angewiesen.

Gelegentlich wird Beta-Carotin zwar zu den Vitaminoiden gezählt, kann aber nicht vom Menschen hergestellt werden. Es wird in Kap. 2.1.2. als "Provitamin A" bei den fettlöslichen Vitaminen und in Kap. 2.6. bei den sekundären Pflanzenstoffen behandelt.

Coenzym Q_{10}	
Ernährung (durchschnittlich in Beispielen, je 100 g [2])	
• Schwein (Herz)	20,3 mg
• Rind (Herz)	4,1 mg
• Sardine	6,5 mg
• Hering	2,7 mg
• Spinat	0,23 mg

Biochemie und Physiologie
• chemischer Name: 2,3-dimethoxy-5-methyl-6-dekaprenyl-1,4-benzochinon; gehört zur Gruppe der Ubichinone, kann Elektronen aufnehmen und wieder abgeben
• kommt ubiquitär in allen lebenden Zellen vor
• lipophiles Antioxidans
• endogene Synthese (aus Phenylalanin und Thyrosin)
• Elektronen-Carrier in der mitochondrialen Atmungskette
• reduziert die Lipidperoxidation, regeneriert das Tocopheryl-Radikal in antioxidativ wirksames Vitamin E
• stabilisiert die Zellmembran ($\rightarrow$ Na^+/K^+-ATPase, Calciumkanäle)
• ab 40 Jahre: erhöhter Bedarf; Coenzym-Q_{10}-Konzentration fällt um 30-60 %

Hauptwirkung
• ATP-Produktion im mitochondrialen Energiestoffwechsel
• Elektronen-Carrier in der mitochondrialen Atmungskette; Hauptakteur in der mitochondrialen Medizin
• Membranstabilisierung (Na^+/K^+-ATPase)

Ursachen eines Mangels
• Eiweißmangel
• gestörte Fettverdauung
• erhöhter Verbrauch, z.B. im Leistungssport
• Behandlung mit bestimmten Lipidsenkern (sog. Statinen $\rightarrow$ Inhibitoren der HMG-CoA-Reductase)

Mangelsymptome/Indikationsgebiete
• Immunfunktionsstörung
• Myalgien
• dilatative Kardiomyopathie
• KHK
• Leistungssport
• Krebs
• Multiple Sklerose
• Parkinson
• Parodontose

Zeichen einer Überdosierung/Toxizität
• keine bei Einnahme bis 1.200 mg über längeren Zeitraum
• keine UL oder NOAEL definiert
• vereinzelt leichte Übelkeit

Diagnostik
• Plasmakonzentration 0,4-1,0 µmol/l

Dosierung präventiv (Primärprävention) oral pro Tag
• 5-30 mg • keine Beeinträchtigung der endogenen Synthese durch Supplementierung

Dosierung therapeutisch (Sekundär-/Tertiärprävention) oral pro Tag
• 30-500 mg • Plasmaspiegel: Richtwert für die therapeutische Wirksamkeit >2,5 µg/ml • bei Leistungssport: Einstellung auf 3 µg/ml, bei Parkinsontherapie auf >4 µg/ml

Wechselwirkungen mit Mikronährstoffen
• aufgrund der Ähnlichkeit mit Vitamin K: bei hohen Dosierungen von Coenzym Q_{10} Wechselwirkung mit Antikoagulanzien (z.B. Phenprocoumon/Marucmar) möglich • Synergismus mit Tocopherol und Vitamin C, Alpha-Liponsäure sowie mit Zink und Mangan

Tab. 2.18: Ernährungsphysiologische Bedeutung von Coenzym Q_{10}.

L-Carnitin

Ernährung (durchschnittlich, je 100 g [1])
• vor allem in tierischen Lebensmitteln enthalten:

- Lammkeule	190 mg
- Hirsch	150 mg
- Roastbeef	100 mg
- Rinderhack	47 mg
- Schweineschnitzel	27 mg

Biochemie und Physiologie
• L-Carnitin ist eine zwitterionische, quarternäre Ammoniumverbindung • wird im Organismus aus L-Methionin (Methylgruppenlieferant) und L-Lysin (Stickstofflieferant) synthetisiert • dazu werden Vitamin C sowie Vitamin B_6, Niacin, Eisen benötigt • geringe Bioverfügbarkeit <20 %

Hauptwirkung
• Energiestoffwechsel: transportiert langkettige, aktivierte Fettsäuren durch die mitochondriale Membran (Beta-Oxidation) • reguliert Coenzym-A-Verfügbarkeit im Intermediärstoffwechsel = Zitronensäurezyklus • Austausch von Acyl- und Acetyl-Gruppen, Produktion von Ketonkörpern, Regulation der Glukoneogenese • Abbau verzweigtkettiger Aminosäuren, z.B. Leucin

Ursachen eines Mangels

• vegane Ernährung, Fasten
• primärer Carnitinmangel:
  - Störungen der hepatischen Carnitinsynthese (systemischer Carnitinmangel)
  - Störung der muskulären Carnitinaufnahme (myopathischer Carnitinmangel)
• sekundärer Carnitinmangel (Leberzirrhose, Niereninsuffizienz)
• Einnahme bestimmter Pharmaka (Antikonvulsiva)
• Hämodialyse

Mangelsymptome/Indikationsgebiete
• Immunfunktionsstörung (Th1-Schwäche) • Myalgien • dilatative Kardiomyopathie • Arrhythmien • Herz-Kreislauf-Prävention • Leistungssport

Zeichen einer Überdosierung
• bis 4.000 mg pro Tag gut vertragen • vereinzelt leichte Diarrhoe, Übelkeit, Erbrechen

Diagnostik
• <25-50 µmol/l zeigt Mangel an • Verhältnis freies Carnitin : Acetylcarnitin im Serum <0,4 postprandial zeigt Mangel an (sensitive Bestimmung)

Dosierung präventiv (Primärprävention) oral pro Tag
• Bedarf: 100-300 mg • etwa 25 % des Tagesbedarfs wird endogen gebildet

Dosierung therapeutisch (Sekundär-/Tertiärprävention) oral pro Tag
• 500-3.500 mg bzw. unter Arzneimittel- therapie 1.000 mg empfohlen
• bei konsumierenden Krankheiten, z.B. Tumorkachexie, Hämodialyse, steigt der Bedarf auf 1.000 mg
• Chronic-Fatigue-Syndrom 2.000-6.000 mg
• chronische Hypertriglyceridämie 2.000 mg
• Hyperaktivität 2.000 mg
• Hyperthyreose bis zu 2.000 mg
• ADHS 2.000 mg
• Herzinsuffizienz bis zu 4.000 mg
• Infertilität 3.000 mg
• Sporttraining: 500-2.000 mg. Wettkampf: 2.000-4.000 mg
• Muskeldystrophie Duchenne: 1.000-4.000 mg. 25-100 mg/kg KG (für Dosierungen bei Kindern)

Dosierung parenteral (soweit möglich)
• 500-4.000 mg pro Tag

Toxizität
• Keine Toxizität bekannt

Wechselwirkungen mit Mikronährstoffen
• Reduktion der endogenen L-Carnitin- Synthese durch Mangel an Eisen, Vitamin C, Vitamin B$_6$, Lysin, Methionin und Niacin

Tab. 2.19: Ernährungsphysiologische Bedeutung von L-Carnitin.

Alpha-Liponsäure
Biochemie und Physiologie
• syn. Thioctsäure; ubiquitär verbreitete Substanz
• Einschleusung von Kohlenhydraten in den Zitronensäurezyklus durch oxidative Carboxylierung von Pyruvat zu Acetyl-CoA
• Synthese von Succinyl-CoA aus Alpha-Ketoglutarat
• Abbau verzweigtkettiger Aminosäuren (Valin, Leucin, Isoleucin); Glucinabbau
• Metallchelator
• reguliert den redoxsensitiven nukleären Transkriptionsfaktor NFκB

Hauptwirkung
• Verbesserung der Glucoseutilisation = Glykogensynthese ↑
• Neuroprotektion, Pyruvatspiegel ↓
• Leberzellschutz
• mitochondrialer Energiestoffwechsel
• universelles Antioxidans (Alpha-Liponsäure und Dihydroliponsäure)

Ursachen eines Mangels
• oxidativer Stress
• Störungen des Kohlenhydratstoffwechsels

Mangelsymptome/Indikationsgebiete
• Immundysfunktion (Th1-Schwäche)
• Myalgien
• Diabetes mellitus, diabetische Katarakt
• Polyneuropathien
• oxidativer Stress
• Krebs
• Multiple Sklerose

Zeichen einer Überdosierung/Toxizität
• selten Hypoglykämie
• von der Anwendung in Schwangerschaft oder Stillzeit und bei Kindern wird abgeraten

Diagnostik
• nur indirekt durch Bestimmung der zellulären Stressparameter (GSH)

Dosierung präventiv (Primärprävention) oral pro Tag
• 200 mg
• Einnahme ca. 1 h vor den Mahlzeiten (nüchtern)
• Raucher und Sportler haben erhöhten Bedarf

Dosierung therapeutisch (Sekundär-/Tertiärprävention) oral pro Tag
• bis 600 mg
• parenteral bis zu 1.000 µg

Dosierung parenteral (soweit möglich)
• 600 mg/d bei Neuropathien und Amalgam-Ausleitung

Wechselwirkungen mit Mikronährstoffen
• positiver Synergismus mit Vitamin C, Vitamin E, Glutathion und Coenzym Q_{10} • bei Alkoholikern Synergismus mit Vitamin B_1 • Alkohol reduziert die Bioverfügbarkeit der Alpha-Liponsäure • verstärkende Wirkung von Antidiabetika (blutzuckersenkende Wirkung) • Komplexbildung mit Zink, Kupfer, Magnesium und Eisen

Tab. 2.20: Ernährungsphysiologische Bedeutung von Alpha-Liponsäure.

Cholin	
Ernährung (durchschnittlich in Beispielen, je 100 g (5))	
• Rinderleber	418 mg
• Hühnerei	251 mg
• Weizenkeime	152 mg
• Schinken	125 mg
• Sojabohnen (getr.)	116 mg
Biochemie und Physiologie	
• Hauptbestandteil von Phospholipiden und Sphingomyelin • Phosphatidylcholin = Lecithin • Zellkommunikation durch Diacylglycerol, das intrazellulär unter Cholineinfluss gebildet wird • Betain = oxidiertes Cholin, das als Methylgruppendonator z.B. zur Remethylierung von Homocystein dient	
Hauptwirkung	
• strukturgebender Bestandteil von Zellmembranen • zelluläre Signalübertragung • Aufbau von isolationswirksamen Myelinscheiden • Reizübertragung (Neurotransmission durch Acetylcholin) • Emulgierung von Nahrungsfetten • Detoxifikation in der Leber bei Alkohol-, Arzneimittel- und Schwermetallbelastung	

Ursachen eines Mangels
• Malabsorption • Leberinsuffizienz • reduzierte Aufnahme tierischer Fette • exokrine Pankreasinsuffizienz
Mangelsymptome/Indikationsgebiete
• Transminasenanstieg • Leberverfettung • Gedächtnisleistung ↓ • Polyneuropathien • Hypercholesterinämien
Zeichen einer Überdosierung/Toxizität
• bis 10 g pro Tag: keine • bei ≥20 g pro Tag: Übelkeit, Erbrechen, Schwindel und Fischgeruch (der Körperausdünstungen)
Diagnostik
• nur indirekt anhand der Mangelsymptome
Dosierung präventiv (Primärprävention) oral pro Tag
• 500 mg
Dosierung therapeutisch (Sekundär-/Tertiärprävention) oral pro Tag
• bis 1.500-3.000 mg bei Hypercholesterinämie
Dosierung parenteral (soweit möglich)
• parenteral bis zu 1.500 mg in steigenden Dosierungen, z.B. Cholincitrat
Wechselwirkungen mit Mikronährstoffen
• cholesterinsenkende Wirkung von CSE-Hemmern wird verstärkt • synergistische Wirkung von Alpha-Liponsäure und Cholin

Tab. 2.21: Ernährungsphysiologische Bedeutung von Cholin (Phosphatidylcholin).

Phosphatidylserin
Biochemie und Physiologie
• Hauptbestandteil der Phospholipide
Hauptwirkung
• dominierendes Phospholipid im Gehirn • zelluläre Signalübertragung von Neurotransmittern (z.B. Dopamin, Acetylcholin)

Ursachen eines Mangels
• Malabsorption
• Leberinsuffizienz
• reduzierte Aufnahme tierischer Fette
• exokrine Pankreasinsuffizienz
Mangelsymptome/Indikationsgebiete
• kognitive Störungen (Kurzzeitgedächtnis)
• psychischer Stress
Zeichen einer Überdosierung/Toxizität
• bei hoher Dosierung (600 mg pro Tag) Magen-Darm-Beschwerden
• Einschlafstörungen
Diagnostik
• nur indirekt anhand der Mangelsymptome
Dosierung präventiv (Primärprävention) oral pro Tag
• 300 mg
Dosierung therapeutisch (Sekundär-/Tertiärprävention) oral pro Tag
• bis 500 mg bei Gedächtnisstörungen, Depressionen
• 3 × täglich zu den Mahlzeiten
Wechselwirkungen mit Mikronährstoffen
• positive Wirkungsverstärkung von Phosphatidylcholin, Cholin bzw. Lecithin

Tab. 2.22: Ernährungsphysiologische Bedeutung von Phosphatidylserin.

Literatur

1. Billigmann P, Siebrecht S. Physiologie des L-Carnitins und seine Bedeutung für Sportler. Gesellschaft f. Ernährungsforschung. 1. Aufl. Hannover: Schlütersche; 2004; S. 17.

2. Crane FL. Biochemical functions of coenzyme Q_{10}. J Am Coll Nutr 2001;20(6):591-8.

3. Lester R, Crane FL. The natural occurrence of coenzyme Q and related compounds. J Biol Chem 1959; 234(8):2169-75. zit. von 1.

4. Weber C, Bysted A, Holmer G: Coenzyme Q_{10} in the diet. Daily intake and relative bioavailability. Mol Asp Med 18 (S):251–254, 1997. zit. von 1.

5. Zeisel SH. Nutritional importance of choline for brain development. J Am Coll Nutr 2004;23(6):621S-6S.

2.3. Mineralstoffe: Mengenelemente und Spurenelemente

2.3.1. Substanzgruppe der Mineralstoffe

Mineralstoffe – unterteilt in Mengenelemente und Spurenelemente – gehören zu den anorganischen Elementen und sind für den Menschen essenziell. Sie werden nicht im Organismus produziert und müssen regelmäßig in Form von Verbindungen zugeführt werden ("Reinsubstanzen" können nicht verwertet werden). Sie werden nicht verbraucht und werden daher unverändert wieder ausgeschieden. Die Unterscheidung zwischen Mengenelementen und Spurenelementen erfolgt aufgrund der jeweiligen Konzentration im Organismus. Mengenelemente sind in einer Konzentration von mehr als 50 mg/kg Körpergewicht vorhanden, Spurenelemente in einer Konzentration von weniger als 50 mg/kg Körpergewicht. Das Spurenelement Eisen nimmt dabei eine Sonderstellung ein (ca. 60 mg/kg Körpergewicht).

■ Die wichtigsten Aufgaben der Mineralstoffe

Aufrechterhaltung des Säure-Basen-Gleichgewichts, des Wasserhaushalts und des osmotischen Drucks (v.a. Natrium, Kalium, Chlorid). Wir neigen heute aufgrund unserer Ernährungs- und Lebensgewohnheiten zur Übersäuerung, die zu Krankheiten führen kann. Hier können die als Kationen vorliegenden Mineralstoffe Natrium (Na^+), Calcium (Ca^{2+}), Magnesium (Mg^{2+}) und vor allem Kalium (K^+) zur Neutralisierung beitragen.

- Bausteine für Hartgewebe, wie Knochen und Zähne (vor allem Calcium)
- Ausbildung eines elektrochemischen Gradienten, der Grundvoraussetzung für die neuromuskuläre Erregbarkeit ist
- Aktivierung oder Hemmung von Enzymen, z.B. übernimmt Magnesium bei über 300 Enzymen Cofaktorfunktion (u.a. für ATP-abhängige Stoffwechselprozesse)
- Regulation katalytischer Vorgänge als Aktivatoren von Enzymen (z.B. Hydrolasen), als Bestandteil von Metalloenzymen, als nichtenzymatische Metalloproteine oder Mitwirkung bei der Freisetzung von Hormonen (z.B. Zink und Chrom bei Insulin). So ist Eisen ein wichtiger

Bestandteil des Hämoglobins und der Zellhämine (Biokatalysatoren). Kupfer spielt vor allem als Bestandteil der Cytochromoxidase bei der Sauerstoffaktivierung in der Atmungskette und als Teil der antioxidativen Superoxiddismutase eine große Rolle. Zink ist schließlich auch Bestandteil der Alkoholdehydrogenase und des Insulin-Zink-Komplexes (Speicherform des Insulins in Zellen).

Die Aufnahme von Mineralstoffen in Schleimhautzellen wird von Proteinen und Kohlenhydraten beeinflusst und erfolgt über aktive Transportmechanismen unter Einsatz spurenelementbindender Moleküle im Darmlumen. So wird z.B. Natrium nur resorbiert, wenn entweder Chlorid als Anion folgt oder wenn im Austausch ein Kation in den Darm sezerniert wird. Die Calciumresorption ist stark von bestimmten Nahrungsbestandteilen abhängig. Sie wird z.B. durch Substanzen, die mit Calcium wasserunlösliche Salze bilden (Phytin, Oxalat, Fettsäuren), und bei Vitamin-D-Mangel reduziert. Lactat dagegen verbessert die Calciumresorption. Magnesium wird ähnlich resorbiert wie Calcium. Das 3-wertige Eisen der Nahrung muss für die Resorption erst durch die Magensalzsäure zu 2-wertigem Eisen reduziert werden. Bestimmte Komplexe können als vollständige Moleküle resorbiert werden (z.B. Häm, Cobalamin).

Im Organismus sind **Mineralstoffe intrazellulär und extrazellulär** in sehr unterschiedlichen Konzentrationen verteilt. So finden sich Natrium und Chlorid vor allem extrazellulär und Kalium, Magnesium sowie Phosphat vorwiegend intrazellulär. Ein Drittel des Gesamtnatriums ist im Knochen gebunden und kann bei Bedarf mobilisiert werden. Auch Calcium findet sich zum großen Teil im Knochen, im Blut liegt es größtenteils in Proteinbindung vor. Parathormon und Calcitonin steuern den Calciumspiegel im Blut. Phosphat ist wichtig als Bestandteil des Knochens, der Glykolyse, des Nukleinsäurestoffwechsels und der ATP-Bildung in der Atmungskette.

Den Hauptanteil der **Spurenelemente im Serum** bilden mit ca. 97 % die Elemente **Eisen, Kupfer und Zink.** Der Organismus kann den Bestand in sinnvollen Grenzen halten (Homöostase) und ist damit in der Lage, Schwankungen in der Zufuhr und im Verbrauch zu beschränken. **Eisen** ist in Form von Ferritin und Hämosiderin vor allem in Leber, Milz und Darmschleimhaut gespeichert. Im Blut wird es mit Transferrin transportiert und daraus mit Hilfe von Ascorbinsäure als Reduktionsmittel mobilisiert. **Kupfer** wird in Proteinbindung als Ceruloplasmin transportiert und über Galle und Darm ausgeschieden.

Die Ausscheidung der Spurenelemente erfolgt über Haut (Schweiß), Lunge und Darm, vor allem aber über die Niere. Sie dient zur Regulierung eines konstanten Mineralstoffbestands im Körper. Dabei steuert z.B. das Nebennierenrinden-Hormon Aldosteron die Natrium- und Kaliumausscheidung gegenläufig.

Der Bedarf an Mineralstoffen ist vor allem abhängig vom individuellen Verbrauch und evtl. Verlusten (z.B. im Schweiß). Wir sind aber über die heutige Nahrung meist ausreichend versorgt oder im Falle von Natrium, Chlorid und Phosphat sogar überversorgt. Lediglich bei Calcium und Magnesium sowie u.a. Selen, Jod und Zink besteht die Gefahr einer Unterversorgung. Der Bedarf kann bei verringerter Zufuhr oder erhöhtem Verbrauch nicht immer gedeckt werden.

Erhöhter Bedarf besteht bei

- Einnahme von Arzneimitteln (Antibiotika, Antihypertonika, Kortikoide, Diuretika, Lipidsenker, NSAR, Zytostatika)
- Schwangerschaft, Stillzeit
- Stoffwechselerkrankungen (z.B. Diabetes mellitus, Schilddrüsenerkrankungen)
- Fehlernährung, vegetarische Ernährung, phosphathaltige, phytatreiche Ernährung und vermehrter Verzehr von feinem, weißem Mehl (Auszugsmehl Typ 405).
- Erkrankungen wie Morbus Crohn, Morbus Whipple, Mukoviszidose, Zöliakie, Psoriasis, atopische Dermatitis
- Verluste bei der Resorption und im Intermediärstoffwechsel

Bei Europäern treten akute Mangelerscheinungen an Mineralstoffen eher selten auf. Werden diese Substanzen therapeutisch zugeführt, sollte die Zufuhr zwischen der nötigen Mindestmenge und einer sinnvollen Höchstmenge (*tolerable upper intake level*, kurz: UL) liegen. Dabei ist die labordiagnostische Absicherung einer Mineralstofftherapie sinnvoll und empfehlenswert.

Mineralstoffgehalt in Lebensmitteln
Ernährung (durchschnittlich in Beispielen, je 100 g [2])

Calcium	• Hartkäse (Magerstufe) 1.076 mg • Sojabohnen (frisch) 130 mg • Grünkohl (frisch, gegart) 177 mg • Kuhmilch (3,5 % Fett)) 120 mg • Joghurt (Vollfett) 130 mg
Kalium	• Sojabohnen (reif, frisch) 1.800 mg • Aprikose (getrocknet) 1.370 mg • Bohnen (weiß, frisch) 1.336 mg • Linsen (reif, frisch) 840 mg • Bananen 370 mg • Blattspinat (gegart) 393 mg
Magnesium	• Sojamehl 250 mg • Gerste 114 mg • Kürbiskerne 402 mg • Bitterschokolade 228 mg • Blattspinat (gegart) 43 mg
Natrium	• Frischkäse (Rahmstufe) 400 mg • Hartkäse (Magerstufe) 897 mg • Joghurt (Vollfett) 50 mg • Kuhmilch (fettarm) 50 mg • Oliven, schwarz 3.280 mg • Brathähnchenfleisch mit Haut 70 mg • Möhren (gedünstet) 250 mg • Brot 420 mg • Hering (gesalzen) 5.500 mg • Salami 1.220 mg
Chrom (III)	• Linsen 70 µg • Vollkornbrot 50 µg • Huhn 25 µg • Bierhefe 200 µg
Eisen	• Hausmacher-Blutwurst 16,9 mg • Austern (frisch) 6,7 mg • Rinderleber (gebraten) 7,2 mg • Sojamehl 15,0 mg • Sojasprossen (frisch) 0,9 mg
Fluor	• Mineralwasser, still 40 µg • Ölsardinen 275 µg • Huhn 40 µg • Tee 114 µg • Fluorsalz (1 g) 250 µg
Jod	• Scholle (frisch, gebraten) 40,8 µg • Garnelen (frisch) 130 µg • Makrele (frisch, gebraten) 36 µg • Jodsalz (1 g) 25 µg
Mangan	• Sojamehl, -protein 4,00 mg • Haferflocken 4,54 mg • Haselnüsse (geröstet) 5,09 mg • Weizenkleie 3,70 mg
Schwefel	• Schnecken (gegart) 474 mg • Gans (gegart) 336 mg • Sojaeiweiß 315 mg • Erdnüsse 380 mg • Parmesan 250 mg • Kabeljau (gegart) 252 mg • Pfirsiche (frisch) • Apfel 6 mg
Selen	• Hühnerei 10 µg • Rinderfilet 24 µg • Kalbsleber 24 µg • Schweinenieren 203 µg • Haferflocken 10 µg • Naturreis 11 µg
Zink	• Kalbsleber (gebraten) 3,64 mg • Austern 85 mg • Linsen 3,73 mg • Weißbrot (Weizenbrot) 0,88 mg
Kupfer	• Sojasprossen (frisch) 230 µg • Hartkäse (Magerstufe) 56 µg • Grünkohl (frisch, gegart) 47 µg • Joghurt (Vollfett) 11 µg

Tab. 2.23: Mineralstoffgehalt in ausgewählten Lebensmitteln.

2.3.2. Einzelne Mineralstoffe in der Mikronährstoffmedizin

Kalium
Biochemie und Physiologie
• aktiviert Enzymsysteme (Pyruvatkinase, Glykolyse)
Hauptwirkung
• intrazelluläre Elektroneutralität und Osmolarität, Säure-Basen-Haushalt, Aufrechterhaltung des osmotischen Drucks • Herzmuskel: Reizbildung, Reizleitung • Blutdruckregulation

Ursachen eines Mangels
• Digitalistherapie
• exzessiver Sport
• Diarrhoe
• Diurese

Mangelsymptome/Indikationsgebiete
• Alkoholismus
• Diuretika, Glukokortikoide
• starkes Schwitzen
• Mg-Mangel
• Übersäuerung (latent metabolische Azidose)
• Muskelschwäche, Parästhesie
• Herzrhythmusstörung
• Glucoseintoleranz
• Verstopfung
• erniedrigter Blutdruck
• Osteoporose
• erhöhte Erregbarkeit der Nervenzellen

Zeichen einer Überdosierung/Toxizität
• Übelkeit, Erbrechen
• Sodbrennen
• bis 2 g pro Tag keine unerwünschten Wirkungen

Diagnostik
• Serumreferenzbereich: 3,5-4,4 mmol/l (nur 2 % des Kaliums ist im Serum)

Dosierung präventiv (Primärprävention) oral pro Tag
• D-A-C-H Erwachsene: 2.000 mg (2 g = 50 mmol)
• allgemeine Prävention 100-500 mg

Dosierung therapeutisch (Sekundär-/Tertiärprävention) oral pro Tag
• Herzrhythmusstörungen 1,5-5 g, Bluthochdruck 2-5 g, metabolische Azidose 2-4 g
• Tagesdosis über den Tag verteilt einnehmen, 1/3 Tagesdosis abends vor dem Schlafengehen
• als Lösung über 15 min trinken
• im Idealfall zusammen mit Magnesium

Wechselwirkungen mit Mikronährstoffen
• Herzglykoside Wirkung ↓
• Magnesium verbessert zelluläre Wirkung
• ACE-Hemmer, AT$_1$-Antagonisten, Ciclosporin, Cotrimoxaxol und kaliumsparende Diuretika (Spironolacton), niedermolekulares Heparin, NSAR: → erhöhen den Kaliumspiegel
• Hypokaliämiegefahr bei: Aminoglykosiden, Cisplatin, Kortikoiden, Diuretika, Penizillin
• Koffein (!), Alkohol und Laxanzien beeinträchtigen die intestinale Kaliumresorption

Tab. 2.24: Ernährungsphysiologische Bedeutung von Kalium.

Calcium
Biochemie und Physiologie
• Körperbestand 1-1,1 kg, mengenmäßig am stärksten vertretener Mineralstoff
• Konzentration im Blut: 2,1-2,6 mmol/l
• 99 % des Calciums befinden sich in Knochen und Zähnen, dort als ungelöstes Calciumphosphat bzw. Hydroxylapatit
• freies Calcium ist die biologisch aktive Form und wird homöostatisch kontrolliert; negative Calciumbilanz: Osteoporose (oder: Knochenschwund)
• reguliert durch die Hormone Calcitriol, Calcitonin und Parathormon
• Knochen: Calciumspeicher; Calcium kann teilweise aus den Knochen mobilisiert und für andere Aufgaben zur Verfügung gestellt werden
• beteiligt an der Aktivierung einiger Enzyme und Hormone

Hauptwirkung
• Hauptstruktur der Knochen und Zähne
• beteiligt an der Blutgerinnung, Muskelkontraktion, Nervenreizleitung

Ursachen eines Mangels
• Vitamin-D-Mangel
• Pankreasinsuffizienz (Fette binden Calcium) → Resorption ↓
• hoher Kaffee-, Alkoholkonsum
• Natrium und Phosphat (erhöhen Calciumverlust mit Urin)

Mangelsymptome/Indikationsgebiete
• Muskelkrämpfe, Hyperreflexie, Tetanie, Krampfanfälle • Osteomalazie • Katarakt • Osteoporose; Vitamin-D-Mangel, Antacida, Antiepileptika, Glukokortikoide, maligne Tumoren, Blutgerinnungsstörung, Menopause, Lactoseintoleranz, Malabsorption, Durchfall
Zeichen einer Überdosierung/Toxizität
• Hyperkalzurie, Magen-Darm-Störungen • bis 2 g pro Tag keine UE
Diagnostik
• Serumreferenzbereich: 2,2-2,6 mmol/l (nur 1 % des Calciums ist im Serum. Vollblut besser geeignet) • ionisiertes Calcium (Vollblut oder Plasma): 1,16-1,32 mmol/l
Dosierung präventiv (Primärprävention) oral pro Tag
• D-A-C-H: Erwachsene 1.000 mg
Dosierung therapeutisch (Sekundär-/Tertiärprävention) oral pro Tag
• Allergien: 500-1.500 mg • Tagesdosis über den Tag verteilt zu den Mahlzeiten einnehmen, 1/3 Tagesdosis abends vor dem Schlafengehen (z.B. Joghurt abends) • als Lösung über 15 min trinken
Dosierung parenteral (soweit möglich)
• 1.000 mg
Wechselwirkungen mit Mikronährstoffen
• Vitamin D und Eisen verstärken die Calciumwirkung • Calcium bildet mit Gyrasehemmern und Tetracyclinen (Antibiotika) Komplexe und reduziert ihre Resorption; vermindert die Aufnahme von Natriumfluorid • Herzglykoside bei bestehender Hyperkalzämie, erhöhen ggf. das Arrhythmierisiko

Tab. 2.25: Ernährungsphysiologische Bedeutung von Calcium.

Magnesium
Biochemie und Physiologie
• zweithäufigstes intrazelluläres Kation: ca. 1 % extrazellulär, 95 % intrazellulär • Generierung und Speicherung zellulärer Stoffwechselenergie (ATP) • Zentralatom pflanzlicher Chlorophylle • Gesamtkörperbestand beim Erwachsenen 24 g, ca. 60 % davon im Knochen, teilweise mobilisierbar gespeichert, 30 % in der Muskulatur
Hauptwirkung
• Cofaktor bei über 300 Enzymsystemen, damit an nahezu allen anabolen und katabolen Stoffwechselprozessen beteiligt, wichtig für den ATP-Stoffwechsel • Phosphorylierung der Nucleotide • Synthese der Nucleinsäuren • Mineralisation von Knochen und Zähnen • wichtig für die Stabilisierung von Membranen • neuromuskuläre Reizübertragung, insbesondere an der glatten Muskulatur (Herabsetzung der Erregbarkeit) • bei der Muskelkontraktion Gegenspieler des Calciums: setzt die Kontraktion der Muskelzellen herab und reduziert Energieverbrauch und Gefäßtonus • intrazelluläres Magnesium beeinflusst Kaliumkanäle, besonders am Herzmuskel

Mangelsymptome/Indikationsgebiete
• Störungen des Mineralhaushalts (Ca^{2+}, Mg^+, P^+) mit Symptomen an Knochen, Muskeln, Gefäßen, Nerven
• Übererregbarkeit von Skelettmuskulatur und ZNS: Muskelzittern und Krämpfe
• bei extremem Mangel: Magnesiummangel-tetanie
• rasche Erschöpfbarkeit, übermäßiges Schlaf-bedürfnis
• innere Unruhe, Verwirrtheitszustände
• Herzklopfen, Herzrasen
• Arteriosklerose, Durchblutungsstörungen, Hypertonie
• Immunstörungen
• Diabetes mellitus → Magnesiummangel häufig (negative Folgen für den Blutdruck)
• Urolithiasis → Vorbeugung von Calcium-oxalat-Harnsteinen
• Herzerkrankung → antiarrhythmische Wirkung (über Regulierung des intrazellulä-ren Kaliumgehaltes), gefäßspasmolytische Wirkung, blutdruckregulierende Wirkung, Medikamenteneinspareffekt
• Hypertonie → Senkung des systolischen RR-Wertes, Kompensation von Diuretika-Verlusten
• Krämpfe → Muskelkrämpfe, nächtl. Waden-krämpfe, Faszikulationen, PMS, Parästhesien, erhöhte Reizbarkeit, Unruhe, Schlafstörungen
• Migräne → Regulierung der initialen Gefäß-spasmen (Mg-Sulfat-Infusionen, orale Dauer-therapie)
• prämenstruelles Syndrom
• Schwangerschaft → Vorbeugung/Therapie von Schwangerschaftskomplikationen
• psychische und physische Belastung (Stress) → Ausgleich des erhöhten Mg-Bedarfs
• Übererregbarkeit → Herabsetzung der Erreg-barkeit, ausgleichende und beruhigende Wirkung
• Fehlernährung → hoher Alkoholkonsum, hoher Eiweißverzehr, Vitamin-B-Mangel

Ursachen eines Mangels
• ungenügende Zufuhr mit der Nahrung, ein-seitige Kost
• Alkoholismus
• chronische Darm- oder Nierenerkrankungen
• Diabetes
• Antacida

Zeichen einer Überdosierung/Toxizität
• Toxizität sehr gering: orale Zufuhr von 3-5 g → osmotisch bedingte Diarrhoe
• bei Niereninsuffizienz und hoher parenteraler Zufuhr oder Einnahme von Mg^+-haltigen Laxanzien und Antacida → Herabsetzung der Funktionsfähigkeit der Skelettmuskulatur und des ZNS (>2 mmol/l).
• Muskellähmungen und Todesfälle ("Magnesiumnarkose") bei >5 mmol/l

Diagnostik
• Plasmakonzentration Erwachsene: 0,75-1,1 mmol/l
• Cave: erst ein intrazellulärer Magnesium-spiegel beweist einen Magnesiummangel

Dosierung präventiv (Primärprävention) oral pro Tag
• D-A-CH. Erwachsene: 350 mg (M) und 300 mg (F)
• Schwangere 310 mg, Stillende 390 mg

Dosierung therapeutisch (Sekundär-/Tertiärprävention) oral pro Tag
• mind. 400 mg
• am besten organische Magnesiumverbindun-gen, wie z.B. Mg-Orotat, Mg-Zitrat oder Mg-Hydrogenaspartat
• gleichzeitige Gabe weiterer Elektrolyte hat sich in der Praxis aus Compliancegründen durchgesetzt; Wichtig ist das richtige Mengenverhältnis, und zwar Magnesium : Calcium etwa 1 : 2
• Zugabe von Säuren wie Zitronensäure oder Ascorbinsäure erhöht die Resorption

Dosierung parenteral (soweit möglich)

- akuter Myokardinfarkt, z.B. 8 mmol Magnesiumsulfat über 5 min. Dann 65 mmol über 24 h (LIMIT-2-Studie [2])
- Migräneanfall: 1 g Magnesiumsulfat über 15-30 min i.v.
- Apoplex: Bolus: 8 mmol über 5 min, dann 65 mmol über 24 h
- Gegenanzeigen: AV-Block, Myasthenia gravis, Niereninsuffizienz
- Cave: Hypnotika-(Barbiturat-) und Narkotikatherapie → gesteigertes Risiko einer Atemdepression

Wechselwirkungen mit Mikronährstoffen

- Zustand durch Überdosierung/Toxizität kann durch Calcium antagonisiert werden (Gabe von 10 ml einer 10 %igen Calciumgluconatlösung langsam i.v.) – Gegenanzeige: schwere Niereninsuffizienz
- Aminoglykoside, Carboplatin, Cisplatin, Ciclosporin, Thiazide, Herzglykoside induzieren eine vermehrte renale Ausscheidung
- Beeinträchtigung der Resorption durch ACE-Hemmer, Antacida, Bisphosphonate, orale Kontrazeptiva, Orlistat, Tetracyclin, Zink und Phosphat sowie durch Ballaststoffe
- Einnahmeabstand zu Allopurinol, Atenol, Bisphosphonaten empfohlen (Resorption ↓)

Tab. 2.26: Enährungsphysiologische Bedeutung von Magnesium.

Natrium
Biochemie und Physiologie

- liegt in der Nahrung in erster Linie als Kochsalz (Natriumchlorid) oder Natriumhydrogencarbonat (Bicarbonat), Ascorbat, Phosphat oder Citrat vor
- zu fast 100 % im Gastrointestinaltrakt resorbiert: 50 % des Natriums extrazellulär, 40-45 % Knochengewebe, 5-10 % intrazellulär
- der niedrige intrazelluläre Natriumspiegel wird durch die Na^+/K^+-ATPase-Pumpe aufrechterhalten, die 3 Na^+-Ionen im Austausch mit 2 K^+-Ionen (unter Verbrauch von 1 ATP-Molekül) aus der Zelle transportiert
- Körperbestand an Na^+ wird in engen Grenzen reguliert, wobei 60-70 % schnell austauschbar sind und Änderungen der Serum-Na^+-Konzentration auch durch osmosebedingte Wasserverschiebungen kompensiert werden
- Abfall des Na^+-Bestands mit gleichzeitigem Abfall des Blutvolumens → Bildung von Angiotensin, das über die Nebenniere Aldosteron freisetzt und die Natriumrückresorption verstärkt (Renin-Angiotensin-Aldosteron-System)
- außerdem im Hypothalamus → verstärkte Bildung des antidiuretischen Hormons (ADH), das zu einer gesteigerten renalen Wasserretention führt und die Osmolarität der extrazellulären Flüssigkeit bzw. die Wasserbilanz kontrolliert
- umgekehrt wird bei erhöhter Vorhofdehnung im Herzen (Na^+-Anstieg) vermehrt atriales natriuretisches Peptid (ANP) gebildet und Na^+ verstärkt über die Niere ausgeschieden
- Ausscheidung erfolgt über die Niere, in geringem Maße über Gastrointestinaltrakt und Schwitzen

Hauptwirkung
• wichtigste Ion des Extrazellulärraums; bestimmt (zusammen mit Chlorid) dessen Gesamtvolumen (= Größe des Extrazellularraums) sowie seinen osmotischen Druck • auf zellulärer Ebene: beteiligt am Transport anderer Ionen über die Zellmembran (Glucose- und Aminosäurestoffwechsel) und bei elektrischen Vorgängen an der Zellmembran, wobei jeder Na^+-Einstrom in die Zelle von einem K^+-Ausstrom begleitet wird • trägt so zur Regelung des Zellvolumens, der Aufrechterhaltung des Membranpotenzials und zur neuromuskulären Impulsleitung bei • beteiligt an der Erhaltung des Säure-Basen-Gleichgewichts, der Resorption von Glucose und Aminosäuren • aktiviert einige Enzyme im Zellstoffwechsel
Mangelsymptome/Indikationsgebiete
• Na^+- und Cl^--Mangel: Hypoosmolarität im Plasma und Wasserverschiebungen ins Gewebe (vor allem Gehirn) → Blutdruckabfall, Herzrasen, Erhöhung der Blutviskosität, Kopfschmerz, Erbrechen, Bewusstseinsstörungen und generalisierte Krämpfe, in extremen Fällen Tod durch Dehydratation
Ursachen eines Mangels
• Ausdauersport, Muskeltrauma, Blutverluste, Nebennierenrindeninsuffizienz • starke Diarrhoen, starkes Schwitzen, Rückresorptionsstörungen der Niere, Diuretikamissbrauch und Erbrechen
Zeichen einer Überdosierung/Toxizität
• Durst, Kopfschmerzen, orthostatischer Blutdruckabfall bei exzessivem Salzen, durch Einnahme natriumhaltiger Medikamente (z.B. Natriumbicarbonat) oder bei seltenen Stoffwechselstörungen (z.B. Diabetes insipidus, Morbus Cushing, primärer Hyperaldosteronismus)

Diagnostik
• Plasmaspiegel: 135-145 mmol/l • intrazelluläre Konzentration: 10 mmol/l
Dosierung präventiv (Primärprävention) oral pro Tag
• 6 g NaCl – Umrechnung: Na (g) × 2,54 = NaCl (g); 1 g NaCl = 0,4 g Na • Leistungssport: 1-1,5 g NaCl
Dosierung therapeutisch (Sekundär-/Tertiärprävention) oral pro Tag
• bakterielle Darminfektionen: WHO-Lösung 20 g Glucose, 3,5 g NaCl, 2,5 g Natriumhydrogencarbonat und 1,5 g KCl in 1 l Wasser • Tagesbedarf Erwachsene: 550 mg, entsprechend 1,65 g Kochsalz • Natriumhydrogencarbonat 1 g Tbl. (= 11,9 mmol Na^+) • akute und chronische Niereninsuffizienz schränken Supplementierung ein
Dosierung parenteral (soweit möglich)
• NaCl 5,85 % Infusionslösung 20 ml (= 20 mmol Na^+; Infusionszusatz) • Natriumhydrogencarbonat 8,4 % Köhler 20 ml (20 mmol Na^+; Infusionszusatz)
Wechselwirkungen mit Mikronährstoffen
• kombinierte Aufnahme von Glucose und Natrium steigert die Na^+-Resorption • NaCl verringert therapeutische Wirkung von Lithium infolge erhöhter renaler Lithiumausscheidung

Tab. 2.27: Ernährungsphysiologische Bedeutung von Natrium.

Phosphor
Biochemie und Physiologie
• Bereitstellung und Speicherung zellulärer Stoffwechselenergie (ATP) • Bestandteil von Nucleoproteinen, Nucleinsäuren, Phospholipidmembranen • intrazelluläre Signalinduktion (cAMP, second messenger), Phosphorylierung von Enzymen • Bestandteil des Coenzyms NADP • Regulierung des Säure-Basen-Haushalts durch Phosphat-Puffer

Hauptwirkung
• Knochenmineralisierung (Bauelement in Calcium-Hydroxyl-Apatitkristallen)
• Säure-Basen-Haushalt

Mangelsymptome/Indikationsgebiete
• Bodybuilder, Leistungssportler
• Störung aller Zellfunktionen und Zellstoffwechselvorgänge: genetisch bedingte Hypophosphatämie
• Muskelschwäche
• Rachitis bei Kindern, Osteomalazie bei Erwachsenen
• Schwindel
• Parästhesien
• Verwirrtheit
• epileptische Anfälle
• Koma

Ursachen eines Mangels
• Alkoholismus
• Vitamin-D-Mangel
• erhöhte enterale Phosphatausscheidung durch aluminiumhaltige Antacida, Laxanzien
• fructosereiche Diät, Insulin

Zeichen einer Überdosierung/Toxizität
• Hypokalzämie
• Tetanie (Krämpfe aufgrund einer Übererregbarkeit)
• Herzrhythmusstörungen
• Kreislaufkollaps
• Arteriosklerose
• Herzinfarkt
• Phosphaturie

Diagnostik
• Serumkonzentration: 0,84-1,45 mmol/l

Dosierung präventiv (Primärprävention) oral pro Tag
• D-A-C-II: Erwachsene 700 mg

Dosierung therapeutisch (Sekundär-/Tertiärprävention) oral pro Tag
• Hyperaktivität: phosphatarme Ernährung und reichlich Magnesium

Wechselwirkungen mit Mikronährstoffen
• erhöhte renale Phosphatausscheidung durch Antibiotika, Diuretika

Tab. 2.28: Ernährungsphysiologische Bedeutung von Phosphor.

Bor
Biochemie und Physiologie
• möglicherweise essenzielles Element
• Bor (Borsäure) im Tiermodell PSA-Inhibitor (Prostatakrebsprävention)

Hauptwirkung
• beteiligt an der Hormonsynthese (Estrogen, Testosteron)
• günstige Wirkung auf Calcium- und Magnesiumhaushalt

Ursachen eines Mangels
• mitochondriale Dysfunktion

Mangelsymptome/Indikationsgebiete
• Arthritis, Osteoporose

Zeichen einer Überdosierung/Toxizität
• keine unerwünschte Wirkungen bei 3-9 mg oral

Diagnostik
• Vitamin-B_{12}-Serumspiegel

Dosierung präventiv (Primärprävention) oral pro Tag
• 3 mg

Dosierung therapeutisch (Sekundär-/Tertiärprävention) oral pro Tag
• Osteoporose: 6-9 mg

Wechselwirkungen mit Mikronährstoffen
• Wirkungsverstärkung mit Vitamin D_3
• Calcium und Vitamin D sowie Bor wirken synergistisch bei der Knochenreifung

Tab. 2.29: Ernährungsphysiologische Bedeutung von Bor.

Chrom (III)
Biochemie und Physiologie
• reguliert auch Lipid- und Proteinstoffwechsel
• wird über das chrombindene Oligopeptid Chromodulin, das eine Strukturanalogie zum Glucosetoleranzfaktor (GTF) hat, im Blut transportiert
• GTF ist chromhaltig und potenziert die Insulinwirkung sowie Stimulation der insulinproduzierenden Zellen im Pankreas
• aktiviert in Abhängigkeit vom vorhandenen Chrom die Tyrosinkinase-Aktivität des Insulinrezeptors

Hauptwirkung
• Teil des GTF, ein Komplex: neben Chrom vermutlich aus Nicotinsäure, Glutaminsäure + Glycin, evtl. Aspartat

Mangelsymptome/Indikationsgebiete
• Glucoseintoleranz – gestörte Glucose-verwertung
• Hyperglykämie
• Abweichungen im Stickstoffstoffwechsel
• erhöhtes LDL-Cholesterin, erhöhte Triglyceridwerte
• Gewichtsverlust

Ursachen eines Mangels
• Konsum einfach raffinierter Zucker, fettreiche Ernährung, Diabetes mellitus
• Leistungssport (Verlust über Schweiß)
• längere parenterale Ernährung (ohne Chrom-substitution)

Zeichen einer Überdosierung/Toxizität
• akute Intoxikation: Akkumulation Leber, Niere und Gehirn
• Mengen bis zu 1.000 µg hat Chrom(III) keine unerwünschten Wirkungen (NOAEL)
• UL: nicht festgelegt
• im Lebensmittelbereich: nur Chrom(III) als Chlorid oder Sulfat zulässig

Diagnostik
• Serum: 11 nmol/l
• Vollblut: 74 nmol/l
• Haarmineralanalyse: 0,05-0,8 µg/g

Dosierung präventiv (Primärprävention) oral pro Tag
• D-A-C-H: Erwachsene 30-100 µg

Dosierung therapeutisch (Sekundär-/Tertiärprävention) oral pro Tag
• Diabetes mellitus: 200-500 µg
• Gewichtsreduktion: 400-600 µg

Wechselwirkungen mit Mikronährstoffen
• Phytate, Antacida reduzieren die Verfüg-barkeit
• Niacin und Vitamin C, ASS erhöhen die Chromresorption
• einfache Kohlenhydrate induzieren einen erhöhten Chrombedarf
• Cave: eine Nickelbelastung antagonisiert die Chromwirkung

Tab. 2.30: Ernährungsphysiologische Bedeutung von Chrom (III).

Kobalt
Biochemie und Physiologie
• Zentralatom des Cobalamin (Vitamin B_{12})

Hauptwirkung
• Aktivierung einiger Enzyme in Form von Vitamin B_{12}: Stimulation der Erythropoese

Ursachen eines Mangels
• Vitamin B_{12} (85% des Kobalts im Körper liegt gebunden an Vitamin B_{12} vor)
• Veganer
• ältere Menschen
• Zustand nach Magenentfernung

Mangelsymptome/Indikationsgebiete
• Nervenschädigungen, Gedächtnisschwäche
• Anämie

Zeichen einer Überdosierung/Toxizität
• Übelkeit, Erbrechen
• Atemnot
• Bauchschmerzen
• Kardiomyopathie

Diagnostik
• ☞ Vitamin B_{12}

Tab. 2.31: Ernährungsphysiologische Bedeutung von Kobalt.

Eisen
Biochemie und Physiologie
• häufigstes Spurenelement im Körper (ca. 2,5-5,4 g; 50-60 mg/kg Körpergewicht)
• biologische Verwertbarkeit schwankt in Lebensmitteln erheblich: phytatreiche (faser-reiche) Pflanzen <2 %, Fleisch 15-20 %
• Bestandteil des Hämoglobins und des Myo-globins (70 % des Körpereisenbestands; restli-cher Teil gespeichert als Ferritin im Plasma)
• essenzieller Bestandteil vieler Enzyme, z.B. von Katalasen und Peroxidasen (Elimination freier Radikale)

Hauptwirkung
• Sauerstoffversorgung/Sauerstofftransport des Körpers Hämoglobin
• Energieproduktion in den Mitochondrien
• Bestandteil des Cytochrom-P450-Systems in der Leber (Peroxidasen, Katalasen)
• DNA-Synthese (Bestand der Ribonucleotid-reduktase)
• Produktion von Thyroxin und Neurotrans-mittern

Mangelsymptome/Indikationsgebiete
• Eisenmangelanämie (hypochrome mikro-zytäre Anämie)
• Verringerung des DNA- und RNA-Gehalts in Knochenmarkzellen und Abfall der Protein-biosynthese
• weitere unspezifische Beschwerden, wie Atrophie der Mundschleimhaut, schuppige Haare, Wachstumsstörungen
• im Alter zwischen 12 und 18 Monaten evtl. bleibende kognitive Störungen
• spröde Fingernägel
• Atrophie der Geschmacksknospen der Zunge
• Mundwinkelrhagaden
• Körpertemperatur
• Appetitlosigkeit
• Ermüdbarkeit
• Lernschwäche
• gestörte motorische Entwicklung
• Infektanfälligkeit
• reduzierte Leistungsfähigkeit

Ursachen eines Mangels
• Eisenverlust (vor allem durch Blutungen)
• bei Frauen: Menstruation (erhöhter Bedarf in Schwangerschaft und Stillzeit)
• sehr einseitige Ernährung (Mangelernährung, fleischlose/-arme Kost)
• hoher Kaffee- und Teegenuss
• atrophische Gastritis

Zeichen einer Überdosierung/Toxizität
• Magenreizung, Übelkeit, Obstipation
• erhöhte Anfälligkeit für Eisenspeicherung: Patienten mit primärer Hämochromatose (angeboren); genetisches Risiko: 1 von 10 Personen ist heterozygoter Erbgutträger: Eisenresorption exzessiv gesteigert → Akku-mulation des überschüssigen Eisens in Leber, Herz und Pankreas. Betroffene neigen zu Leberzellkarzinomen
• bei extremer Überdosierung (selten) von Eisenmedikamenten (≥180 mg/kg KG) kommt es zu blutigem Brechdurchfall, Fieber, Blutgerinnungsstörungen, später zu Leber- und Nierenschäden
• akute Eisenintoxikation: letale Dosis 200-250 mg/kg KG
• UL: ungenügende Belege, daher nicht festge-legt. NOAEL: bis 65 mg pro Tag

Diagnostik
• Serumtransferrinrezeptor: Normalbereich <8,5 mg/l
• Ferritinspiegel: 15-200 µg/l
• Transferrinsättigung: <16 % = Mangel

Dosierung präventiv (Primärprävention) oral pro Tag
• 10 mg (aber keine Überschreitung von 5 mg/kg KG)

Dosierung therapeutisch (Sekundär-/Tertiärprävention) oral pro Tag
• Anämie 30-60 mg; Faustregel: Soll-Hb − Ist-Hb [g/dl] × 250 = Gesamt-Eisendosis
• Hb steigt bei ausreichender Versorgung alle 2-3 Wochen um 2 g/dl
• 50-100 mg Fe(II) bei Restless-legs-Syndrom

Dosierung parenteral (soweit möglich)
• 20-120 mg als Fe(III)-gluconat-Komplex

Wechselwirkungen mit Mikronährstoffen
• Ascorbat → verbesserte Eisenaufnahme
• Phytate (Reis, Mais und Getreide) sowie Oxalate (Gemüse) → schwer resorbierbare Komplexe

Tab. 2.32: Ernährungsphysiologische Bedeutung von Eisen.

Fluor
Biochemie und Physiologie
• Körperbestand: 2,5-4 g
• 99 % im Skelettsystem und in den Zähnen
• Fluor wird im Austausch gegen OH-Ionen der Apatitkristalle an Knochen und Zahnschmelz in Form von Fluorapatit eingebaut
• Fluor steigert die Osteoblastenaktivität
Hauptwirkung
• Schutz vor Karies: Härtung des Zahnschmelzes, Hemmung der glucoseabbauenden Enzyme der Mundbakterien
• Stimulation der Osteoblastentätigkeit
Ursachen eines Mangels
• reduzierte Zufuhr
Mangelsymptome/Indikationsgebiete
• Karies
Zeichen einer Überdosierung/Toxizität
• Dentalfluorose, überschüssiges Fluor beeinflusst die Mineralisierung des Zahnschmelzes der daraufhin weich und fleckig wird ("mottled teeth")
• 5 mg Fluor pro Tag sind nicht toxisch für Erwachsene
• >8-10 mg können zu Deformierung des Skeletts, zu Osteoporose, Osteomalazie und sekundären Hyperparathyreoidismus führen
• hohe Dosierungen: Beeinträchtigung der Schilddrüsenfunktion (möglicherweise durch Hemmung von G-Protein in der Signaltransduktion des TSH-Rezeptors) reduzieren
Diagnostik
• Gesamtfluor im Blut: 0,1-0,25 mg/l
• Fluorausscheidung im Urin: 0,3-1,5 mg/24 h
Dosierung präventiv (Primärprävention) oral pro Tag
• Fluoridsupplement in Abhängigkeit vom Trinkwasserfluorid

Alter	>0,3 mg/l	0,3-0,7 mg/l	>0,7mg/l
0-4 Monate	0,25 mg	0 mg	0 mg
4 Mon-1 J	0,25 mg	0 mg	0 mg
1-4 Jahre	0,25 mg	0 mg	0 mg
4-7 Jahre	0,5 mg	0,25 mg	0 mg
7-10 Jahre	1,0 mg	0,5 mg	0 mg

Dosierung therapeutisch (Sekundär-/Tertiärprävention) oral pro Tag	
Altersstufen	
0,5 Jahre	0,1 mg
0,5-1 Jahr	0,5 mg
1-3 Jahre	0,7 mg
4-6 Jahre	1,0 mg
7-10 Jahre	1,0-2,0 mg
11-18 Jahre	2,0-3,0 mg
Erwachsene	3,0-4,0 mg
• abends nach den Zähneputzen	
Wechselwirkungen mit Mikronährstoffen	
• positive Interaktion mit Vitamin D und Calcium	

Tab. 2.33: Ernährungsphysiologische Bedeutung von Fluor.

Jod
Biochemie und Physiologie
• Körperbestand: 15-20 mg Jod (ca. 80 % an das Thyreoglobulin in der Schilddrüse gebunden)
• Iodid: wird zu 90-100 % resorbiert, bei Proteinbindung jedoch nur zu 40-70 %
• Bildung der Schilddrüsenhormone: Jodierung der Tyrosinreste des Thyreoglobulins und Umwandlung zu T4 (Thyroxin) → Dejodierung zum stärker wirksamen T3 (Trijodtyronin)
Hauptwirkung
• Bildung der Schilddrüsenhormone (T4 und T3), Einflussnahme auf Metabolismus, Wärmehaushalt, Wachstum und Organentwicklung über nukleäre Hormonrezeptoren

Mangelsymptome/Indikationsgebiete

- Deutschland ist ein Land mit mittlerweile noch "mildem Jodmangel" (Grad I); Kompensation → Anreicherung der Lebensmittel (jodiertes Speisesalz; 15-25 µg/g NaCl)
- Jodaufnahme unter 60 µg pro Tag: T3/T4-Konzentration im Plasma sinkt → vermehrte TSH-Produktion, um die Tyroxinsynthese zu erhöhen; Bildung einer **Jodmangelstruma**
- Normalisierung der Jodzufuhr stoppt das Strumawachstum
- Schwangerschaft und massiver Jodmangel: Aborte, Totgeburten und sog. Kretinismus; auch bei späterer Jodzufuhr sind die Folgen irreversibel
- Schlafstörungen, Müdigkeit, Bradykardie, Konzentrationsstörungen

Ursachen eines Mangels

- zu geringe Zufuhr von Seefisch, Krustentieren, Jodsalz
- Tabakkonsum (Thiocyanate und Rhodanid, das im Körper zu Thiocyanat abgebaut wird)
- erhöhter Bedarf in Schwangerschaft und Stillzeit

Zeichen einer Überdosierung/Toxizität

- lang dauernde, hochdosierte Jodzufuhr → Metallgeschmack, Brennen in Mund und Gaumen (= Jodismus)
- erhöhtes Jodangebot ab ca. 10 mg → Ansprechbarkeit auf TSH sinkt, dies kann zu Hypothyreosen und Kropfbildung führen
- kann Akne verstärken!
- 2-3 g (oder 30-40 mg/kg KG) wird als letale Dosis angesehen. UL: 600 µg

Diagnostik

- Urinausscheidung 100-150 µg/g Kreatinin

Dosierung präventiv (Primärprävention) oral pro Tag

- 150 µg
- D-A-CH: Erwachsene: 200 µg, Schwangere und Stillende: 230 µg bzw. 260 µg

Dosierung therapeutisch (Sekundär-/Tertiärprävention) oral pro Tag

- Jodgaben von 100-500 µg

Wechselwirkungen mit Mikronährstoffen

- Jodidaufnahme in die Schilddrüse wird gehemmt durch: Nitrat, Perchlorat, Betablocker, Lithium, Carbimazol

Tab. 2.34: Ernährungsphysiologische Bedeutung von Jod.

Kupfer

Biochemie und Physiologie

- Körperbestand: ca. 120 mg Kupfer
- Bestandteil vieler Enzyme und Metalloproteine, z.B. Cytochrom-C-Oxidase, Superoxiddismutase → antioxidativ, Tyrosinase (Synthese des Melaninpigments)
- Caeruloplasmin: Bindungs- und Transportprotein für Kupfer

Hauptwirkung

- Blutgerinnung, Muskelkontraktion, Nervenleitung
- kupferhaltige Enzyme: beteiligt an der Bildung des Bindegewebes, an Hämatopoese, Elektronentransport in der Atmungskette, Katecholaminsynthese und der antioxidativen Abwehr

Mangelsymptome/Indikationsgebiete

- hypochrome mikrozytäre Anämie
- ungenügende Bildung von Caeruloplasmin: Unwandlung des Eisens ↓ → verminderte Hämoglobinsynthese

Ursachen eines Mangels

- gestörte gastrointestinale Resorption, z.B. bei Zöliakie und Kurzdarmsyndrom
- vermehrte Verluste (nephrotisches Syndrom)
- genetischer Defekt: Menke-Syndrom (Erbkrankheit, X-chromosomal; Störung der Kupferresorption und -verwertung)
- Morbus Wilson (autosomal rezessiv; reduzierte biliäre Kupferausscheidung)
- Bei erworbenem Kupfermangel kann es zu Kleinwuchs kommen (Knorpelreifung in den Wachstumsfugen unterbunden) Schwäche, Müdigkeit, neurologische Störungen

Zeichen einer Überdosierung/Toxizität
• Magen-Darm-Ulcera, Lebernekrosen, Magen-Darm-Störungen
• erhöhte Kupferzufuhr bei Säuglingen → zirrhotischer Umbau der Leber
• Indian Childhood Cirrhosis (ICC), auch German Childhood Cirrhosis (GCC)
• akute Vergiftungen (bei Erwachsenen sehr selten; letale orale Gabe laut WHO: 200 mg/kg KG)
• NOAEL: 10 mg pro Tag
Diagnostik
• Cave: erhöhter Spiegel bei akuten und chronischen Infektionen, Leukämien, Lymphomen, Leberschäden, Stress
Dosierung präventiv (Primärprävention) oral pro Tag
• D-A-C-H: Erwachsense: 1,0-1,5 mg
Wechselwirkungen mit Mikronährstoffen
• Resorptionshemmung durch hochdosiertes Zink, Eisen und Calcium

Tab. 2.35: Ernährungsphysiologische Bedeutung von Kupfer.

Mangan
Biochemie und Physiologie
• Mangan III: biologisch aktive Form
• Manganbestand im Organismus: 10-20 mg
• Cofaktor von Enzymen, z.B. Superoxid-dismutase (Vermeidung von oxidativen Zellschäden), Glycosyltransferase (Proteoglykansynthese im Knorpelgewebe) Sulfidoxidase (letzter Schritt im Katabolismus schwefelhaltiger Aminosäuren), Xanthindehydrogenase; Aldehydoxidase
Hauptwirkung
• Glukoneogenese
• Synthese von Knorpelglykanen
• Histaminabbau
Ursachen eines Mangels
• oxidativer Stress
• Alkoholismus
Mangelsymptome/Indikationsgebiete
• HDL-Cholesterin ↓↓
• Störung der Knorpelregeneration
• Haare verfärben sich rötlich
• Appetitlosigkeit
• Tinnitus
Zeichen einer Überdosierung/Toxizität
• inhalative Aufnahme von >2,5 mg/m^3 (im Bergbau) → parkinsonartiger Tremor, Psychose, Demenz
• Aufnahme von 10-15 mg pro Tag → gichtartige Symptome und Erhöhung der Harnsäurekonzentration im Blut
Diagnostik
• Serum: 5-20 nmol/l
• Vollblut: 110-200 nmol/l
Dosierung präventiv (Primärprävention) oral pro Tag
• D-A-C-H: Erwachsense 2-5 mg
Dosierung therapeutisch (Sekundär-/Tertiärprävention) oral pro Tag
• Osteoporose 5-30 mg
• PMS 5-30 mg
Wechselwirkungen mit Mikronährstoffen
• höherdosierte Eisensupplementierung und Alkohol hemmen die Manganresorption

Tab. 2.36: Ernährungsphysiologische Bedeutung von Mangan.

Molybdän
Biochemie und Physiologie
• Cofaktor von Enzymen: Xanthin-/Aldehyd-oxidase, Xanthindehydrogenase und Sulfit-oxidase
• beteiligt am Eisenstoffwechsel, Abbau schwefelhaltiger Aminosäuren und Sulfit
• beteiligt am Alkoholabbau in der Leber
• beteiligt am Purinstoffwechsel
Ursachen eines Mangels
• Mangel überaus selten: bei längerer künstlicher Ernährung
• Anorexie
• Resorptionsstörungen
• erhöhter Bedarf bei chronisch entzündlichen Darmerkrankungen
• Aufnahme von viel raffinierten Kohlenhydraten
Mangelsymptome/Indikationsgebiete
• Übelkeit, Erbrechen
• Kopfschmerzen
• Tachykardie
• Nachtblindheit, zentraler Gesichtsausfall
• Abbau toxischer Schwefelsäuren (= Sulfitempfindlichkeit)
Zeichen einer Überdosierung/Toxizität
• bei Zufuhr von 10-15 mg pro Tag: schmerzhafte Ablagerung von Harnsäurekristallen in den Gelenken (gichtähnliche Symptome)
• Lebervergrößerung
Diagnostik
• Serum: <20 nmol/l; Vollblut: 9,6-96 µg/dl
Dosierung präventiv (Primärprävention) oral pro Tag
• D-A-C-H: Erwachsense: 50-100 µg
Dosierung therapeutisch (Sekundär-/Tertiärprävention) oral pro Tag
• bis zu 250 µg
Wechselwirkungen mit Mikronährstoffen
• hohe Zufuhr → sorgt für erhöhte renale Kupferausscheidung
• Kupfer und Sulfat hemmen Molybdänresorption

Tab. 2.37: Ernährungsphysiologische Bedeutung von Molybdän.

Schwefel
Biochemie und Physiologie
• Körperbestand: 150-200 g (1 mmol = 32 g); vor allem enthalten in Haaren, Nägeln, Haut, Knorpel
• Ausscheidung von anorganischem Schwefel zu 90 % über die Niere
• Aktivierung zu Phosphoadenosinphosphosulfat (PAPS; aktives Sulfat): wichtig für Biosynthese in Leber und Gehirn und Aufbau von Binde- und Stützgeweben der Leber
• Konjugation mit Sulfat: Entgiftung von Steroiden, Phenolen, Aufrechterhaltung des Säure-Basen-Gleichgewicht
• Cave: Säurebildner
Hauptwirkung
• Entgiftung durch Chelatierung: SH-Gruppe der schwefelhaltigen Aminosäuren ermöglicht eine antioxidative Wirkung; daneben Effekte von Redoxsystemen wie Glutathion/Glutathionperoxidase
• schwefelhaltige Aminosäuren: Methionin und Cystein, enthalten in Keratin, Insulin, organisch gebundenem Selen
• Metallothioneine sind Transportmoleküle für (toxische) Schwermetalle
• Sulfate in Bitter- und Glaubersalz (Abführmittel)
• Acetylcystein (Antioxidans, Schleimlöser, Chelatbildner)
Mangelsymptome/Indikationsgebiete
• Symptome bei Schwefelmangel nicht bekannt
• Nagel- und Haarwachstumsstörungen
• fehlende Sulfatierungsaktivität, Knorpel-/Sehnen-/Gelenkverschleiß
• Hauterkrankungen
Ursachen eines Mangels
• zu geringe Aufnahme schwefelhaltiger Aminosäure (Methionin, Cystein; ☞ Aminosäuren, Abschnitt 2.4.)
Zeichen einer Überdosierung/Toxizität
• Schwefeldioxid: Kopfschmerzen, allergische Reaktionen
• Missbrauch sulfathaltiger Laxanzien → Sulfhämoglobinämie

Diagnostik
• Plasmaspiegel: 16-48 mg/l (0,5-1,5 mmol/l)
• individuelle Empfindlichkeit in Abhängigkeit von einer Detoxifikationsschwäche

Dosierung präventiv (Primärprävention) oral pro Tag
• Zufuhrempfehlung: 1-1,5 g

Dosierung therapeutisch (Sekundär-/Tertiärprävention) oral pro Tag
• z.B. als MSM (Methyl-Sulfonyl-Methan) 800 mg
• Dermatologie (Schwefel bis 5 %): kerato- plastisch-antiphlogistische Wirkung (Bäder, Lotios, Salben, Seifen usw.)

Dosierung parenteral (soweit möglich)
• z.B. in Form von Dimercaptopropansulfon- säure (DMPS) bei chronischen Schwermetall- vergiftungen

Wechselwirkungen mit Mikronährstoffen
• der Zusatzstoff Schwefeldioxid (E 220) kann Vitamin B_1 und Biotin zerstören, stabilisiert jedoch Vitamin A und C

Tab. 2.38: Ernährungsphysiologische Bedeutung von Schwefel.

Selen
Biochemie und Physiologie
• Vorkommen in unterschiedlicher Wertigkeit +2, +4, +6 (mögl. Formen: Selen-Wasserstoff, Selendioxid
• für Supplemente zugelassen: Natriumselenit oder Natriumselenat
• in der Erdkruste relativ selten mit ca. 0,09 mg/t (an 60. Stelle der Mineralstoffe)
• Cofaktor der Glutathionperoxidase
• Inhibierung des NFκB-Transkriptionsfaktors
Hauptwirkung
• kann die Toxizität von Schwermetallen, ins- besondere von Quecksilber, vermutlich durch die Bildung von biologisch weitgehend inertem Hg-Selenid (HgSe) verringern
• Aktivierung von Thyroxin zu Trijodthyronin

Ursachen eines Mangels
• Metallbelastung
• vermehrter oxidativer Stress
• vegetarische Ernährung
• Mukoviszidose
• Phenylketonurie
• Polytrauma
• Rheuma
• Niereninsuffizienz

Mangelsymptome/Indikationsgebiete
• juvenile Kardiomyopathie (Keshan- Krankheit) in China durch Selenmangel
• chronische Osteoarthropathie (rheumatische Gelenkerkrankung bei niedrigem Selen- spiegel, sog. Kashin-Beck-Krankheit)
• Thyreopathie
• Infektanfälligkeit
• Entzündungen

Zeichen einer Überdosierung/Toxizität
• chronische Intoxikation bei ca. 800 μg pro Tag: Haarausfall, Nagelveränderungen, Übel- keit und Erbrechen
• Konjunktivitis, Husten, Metallgeschmack, Knoblauchgeruch und Kopfschmerzen
• akute Intoxikationserscheinungen treten nach einer Selenexposition von 1-20 mg/kg KG auf
• NOAEL: 850 μg pro Tag, UL: 400 μg pro Tag

Diagnostik
• Vollblut: 70-160 μg/l; Vollblutspiegel: korreliert mit Selengehalt in der Leber)
• Urin: 5-30 μg/l
• Serumspiegel (empfehlenswert): 100-140 μg/l

Dosierung präventiv (Primärprävention) oral pro Tag
• 50-70 μg – optimale Einstellung erfolgt bei 160 μg/l

Dosierung therapeutisch (Sekundär-/Tertiärprävention) oral pro Tag
• 200-500 μg

Dosierung parenteral (soweit möglich)
• 1.000-3.000 μg/l je nach Blutspiegelkontrolle

Wechselwirkungen mit Mikronährstoffen
• Vitamin C reagiert mit Natriumselenit, das dann nicht resorbierbar ist, keine Reaktion dagegen mit Natriumselenat!

Tab. 2.39: Ernährungsphysiologische Bedeutung von Selen.

Silicium
Biochemie und Physiologie
• 4-wertig; sog. Halbmetall
Hauptwirkung
• Biosynthese und Reifung der Knochen-Knorpel-Matrix (reguliert Prolin-Hydroxylase → Kollagenaufbau) • Quervernetzung des Keratins: Bindegewebe, Blutgefäße (Elastizität, Festigkeit), Haare, Nägel
Ursachen eines Mangels
• Mangelernährung, Resorptionsstörung
Mangelsymptome/Indikationsgebiete
• Bindegewebsschwäche • brüchige Nägel • Arteriosklerose • Haarbildung • Wirksamkeit im Magen-Darm-Trakt im kolloidalem Zustand (M. Crohn, Colitis ulcerosa)
Dosierung präventiv (Primärprävention) oral pro Tag
• 20-40 mg
Dosierung therapeutisch (Sekundär-/Tertiärprävention) oral pro Tag
• 200-300 mg • zwischen den Mahlzeiten (nüchtern)
Wechselwirkungen mit Mikronährstoffen
• Steigerung der renalen Aluminiumausscheidung unter Siliciumtherapie • Molybdän reduziert Siliciumbestand

Tab. 2.40: Ernährungsphysiologische Bedeutung von Silicium.

Vanadium
Biochemie und Physiologie
• Vanadium kommt anionisch als Vanadat vor und kationisch (VO_2^+, VO^{2+} oder V^{3+}) • Vanadat: große Ähnlichkeit zu Phosphat, bindet stärker an geeignete Enzyme (→ kann Phosphorylierung hemmen)
Hauptwirkung
• Hormonstoffwechsel, Kohlenhydratstoffwechsel (verbessert die Insulinempfindlichkeit; insulinmimetische Effekte, stimuliert Insulinsekretion) • verbessert Glucosetransport in der Leber • hemmt Glukoneogenese • Lipidstoffwechsel (senkt Gesamtcholesterin und LDL-Cholesterin)
Ursachen eines Mangels
• Kohlenhydratmast • fettreiche Ernährung • körperlicher Stress • Infektion, Traumata • Schwangerschaft
Mangelsymptome/Indikationsgebiete
• verminderte Glukosetoleranz • Insulinintoleranz • Cholesterinerhöhung • periphere Neuropathie
Zeichen einer Überdosierung/Toxizität
• normale Zufuhr über die Nahrung: 15-30 µg pro Tag • ab etwa 10-20 mg kann es zu Vergiftungserscheinungen kommen • Kopfschmerzen, Übelkeit, Herzrhythmusstörungen, Reizungen der Atemwege
Dosierung therapeutisch (Sekundär-/Tertiärprävention) oral pro Tag
• 50-100 µg gelten als unbedenklich • zwischen den Mahlzeiten (nüchtern)
Wechselwirkungen mit Mikronährstoffen
• verbessert mit Chrom, Zink und Nicotinamid die Insulinresistenz

Tab. 2.41: Ernährungsphysiologische Bedeutung von Vanadium.

Zink
Biochemie und Physiologie
• Übergangselement, stets 2-wertig und nicht an Redoxreaktionen beteiligt; antioxidative Funktion
• Resorption des Nahrungszinks 15-40 % durch aktiven/passiven Transport
• Zinkmangel steigert den aktiven Transport
• biologische Halbwertszeit: 250-500 Tage
• Immunmodulation
• Sehvorgang (Umwandlung Retinol → Retinal über zinkabhängige Alkoholdehydrogenase
Hauptwirkung
• Stabilisierung von DNA, RNA und Membranen
• Bestandteil von über 200 Enzymen (z.B. Superoxiddismutase, DNA- und RNA-Polymerasen, Matrixmetalloproteinasen)
• essenziell für Auf- und Abbau des Bindegewebes
• beteiligt an der Insulinspeicherung in den Beta-Zellen des Pankreas
Ursachen eines Mangels
• Alkoholiker
• parenterale Ernährung
• Frühgeborene und Kindern mit Stoffwechselkrankheiten
• chronische Entzündungen, oxidativer Stress
• Schilddrüsenerkrankung
• vegane Ernährung
• Pyrrolurie
Mangelsymptome/Indikationsgebiete
• Reduzierung der B- und T-Zell-abhängigen Immunabwehr → höhere Infektanfälligkeit
• Wundheilungsstörungen, Haarausfall
• Störung der Sinneswahrnehmung, wie z.B. Nachtblindheit, Schmeck- und Riechstörungen
• angeborene Störung der Zinkresorption: Acrodermatitis enteropathica, psychomotorische Entwicklungsstörungen
Zeichen einer Überdosierung/Toxizität
• akut: Beschwerden des Magen-Darm-Trakts, Kopfschmerzen, Fieber
• chronisch: Kupfermangel → Anämie (hypochrom, zu wenig Hämoglobin)

Diagnostik
• Es ist nur die Bestimmung des Selenspiegel im Vollblut sinnvoll: Serumspiegel-Normbereich 15-20 µmol/l. Vollblut: 4-7,5 mg/l
Dosierung präventiv (Primärprävention) oral pro Tag
• 15 mg
• D-A-CH: 7-10 mg
Dosierung therapeutisch (Sekundär-/Tertiärprävention) oral pro Tag
• allgemein: 20-100 mg
• Allergien 15-25 mg
• chronisch-entzündliche Darmerkrankungen 20-30 mg
• Morbus Wilson 50-150 mg
• Wundheilungsstörungen 25-50 mg
• topisch bei Akne und Herpes simplex
• Wundheilung bei Ulcus cruris
• hohe lokale Zinkkonzentrationen, z.B. durch Lutschtabletten beschleunigen die Abheilung von Schnupfen bei früher Gabe bzw. schnellere Abheilung von Halsschmerzen
• bei Risikogruppen (Schwangerschaft, Stillzeit, Leistungssportler, Schwächung des Immunsystems) kann eine Zinksubstitution empfohlen werden
Dosierung parenteral (soweit möglich)
• 5-25 mg
Wechselwirkungen mit Mikronährstoffen
• Resorptionsminderung bei der gleichzeitigen Einnahme von Tetracyclinen und bei Verzehr von Phytaten (Getreide)
• Resorptionserhöhung durch Ascorbat
• Resorptionsverzögerung durch höher dosiertes Eisen, Kupfer und Calcium

Tab. 2.42: Ernährungsphysiologische Bedeutung von Zink.

2.3.3. Beschreibung toxischer Spurenelemente

Blei
Biochemie und Physiologie
• toxisches Element
Hauptwirkung
• nutzt die Resorptionswege von Eisen und Calcium
• Ausscheidung vor allem renal
Ursachen einer Belastung
• Kontamination durch belastete Pflanzen und Tiere (Rinderleber), besonders in der Nähe von Blei verarbeitender Industrie, Hand-Mund-Kontakte (Daumenlutschen) bei Kleinkindern
Belastungssymptome
• Müdigkeit
• Koliken
• Anämie
Zeichen einer Überdosierung/Toxizität
• Bleikoliken
• Hemmung der Hämsynthese → Anämie
• bei Kleinkindern: Störung der Intelligenz-entwicklung
• akute Intoxikation (80-300 µg/100 ml Blut)
• "Bleikrise" durch Freisetzung der Bleispeicher nach Frakturen oder in der Schwangerschaft
Diagnostik
• verteilt sich im Weichgewebe, akkumuliert später zu 95 % im Skelett (Bleibelastung messbar)
• Halbwertszeit: ca. 3 Wochen
Therapie
• Chelatorgabe (Na-EDTA)
Belastung über die Nahrung
• durchschnittliche Aufnahme 30-100 µg pro Tag
• PTWI-Wert (provisional tolerable weekly intake) nach WHO: 50 µg/kg KG (= 3.500 µg pro Woche)
Wechselwirkungen mit Mikronährstoffen
• Störungen im Vitamin-D-Haushalt, beträchtliche renale Calcium- und Phosphatverluste

Tab. 2.43: Blei.

Cadmium
Biochemie und Physiologie
• Vorkommen: phosphathaltiger Kunstdünger, Korrosionsschutz, Batterien
• viel giftiger als z.B. Blei, akkumuliert v.a. in Leber und Niere
• Halbwertszeit: 10-30 Jahre
• aus dem Darm ungefähr zu 5 % resorbiert
• durchschnittliche Aufnahme 10-35 µg pro Tag (20-40 µg pro Tag bei Rauchern)
• tolerierbarer wöchentlicher Aufnahmewert (PTWI) 400-500 µg
• Ausscheidung vor allem renal
Hauptwirkung
• Antagonismus zur Zinkwirkung: Cadmium verdrängt Zink aus Metallothionein-Bindung
• Raucher sind zusätzlich gefährdet: Cadmium aus den Tabakpflanzen reichert sich in der Lunge an
Belastungssymptome
• Durchfall, Magenschmerzen, Erbrechen
• Nierenschädigung (Proteinurie)
• Knochenbrüche
Zeichen einer Überdosierung/Toxizität
• vor allem bei älteren Menschen: Nieren-schädigungen
• "Itai-Itai"-Krankheit (Toyama, Japan; 1950-60): Verzehr von hochgradig mit Cadmium verseuchten Lebensmitteln → Knochenerweichung, starke Schmerzen, Nierenschäden
Diagnostik
• Vollblut sowie Haarmineralanalyse
Wechselwirkungen mit Mikronährstoffen
• belastet ähnlich wie Quecksilber den Organismus (Metallothionein-Bindung); beiden gemeinsam ist die Verdrängung von essenziellem Zink

Tab. 2.44: Cadmium.

Quecksilber
Biochemie und Physiologie
• toxisches Schwermetall
• inhalative Aufnahme und Resorption; gelangt bis zu 80 % in die Lunge
• elementares Quecksilber wird im Organismus zu Hg-I und Hg-II oxidiert; Anreicherung im Gehirn, falls zuvor Überschreiten der Blut-Hirn-Schranke, ansonsten zu 90 % in der Nierenrinde (innerhalb 14 Tagen)
• tolerierbarer wöchentlicher Aufnahmewert (PTWI) 200 µg
• Ausscheidung zu gleichen Teilen renal und über den Stuhl
Hauptwirkung
• wirkt als Zellgift auf Proteine
• lagert sich in Gehirn und Rückenmark sowie in Leber, Milz und Nieren ein
Ursachen einer Belastung
• belastete Nahrungsmittel: vor allem Fisch und Meerestiere (100 µg bereits durch 200 g belasteten Fisch), Trinkwasser
• Amalgam-Füllungen
Belastungssymptome
• treten vielfältig auf, von der individuellen Empfindlichkeit geprägt und daher auch uncharakteristisch
• häufig korreliert mit Symptomen des Zinkmangels (s. Zink); Zink wird aus seinen Bindungsstellen des Metallothioneins durch Hg verdrängt
Zeichen einer Überdosierung/Toxizität
• Kopfschmerzen
• Müdigkeit
• Haarausfall
• Infektanfälligkeit
• akute Intoxikation: Pneumonien, Magen-Darm-Ulcera
• chronische Vergiftung: zentralnervöse Störungen
• Entzündungen der Mundschleimhaut

Quecksilber
Diagnostik
• Speicheltest: Belastung im Speichel. Enterale Belastung durch abgeschluckten Speichel über quantitative Bestimmung des Hg in Stuhlproben
• Im Körper gebundenes Hg: nicht ohne Weiteres bestimmbar; wird bei längerer Belastung im Gewebe eingebunden. Chelatierungsverfahren (DMPS): nur begrenzte Aussagekraft
Prophylaxe
• Selen 100 µg pro Tag: zur Vermeidung von Unterversorgungen
Therapie
• Dimercaptopropansulfonsäure (DMPS) 3 × 100 mg pro Woche bzw. Dimercaptobernsteinsäure (DMSA) 2 mg/kg KG alle 3-6 Wochen
Wechselwirkungen mit Mikronährstoffen
• Wechselwirkung mit Selen und Zink; Cadmium und Quecksilber haben dieselben Bindungsstellen am Transportmolekül Metallothionein

Tab. 2.45: Quecksilber.

Literatur

1. BgVV, Herausgeber. Der Bundeslebensmittelschlüssel (BLS II.3) Konzeption, Aufbau und Dokumentation der Datenbank blsdat. BgVV-Hefte 08, Berlin: Bundesinstitut für gesundheitlichen Verbraucherschutz und Veterinärmedizin; 1999; s. auch http://www.naehrwertrechner.de/

2. Smith LF, Heagerty AM, Bing RF, et al. Intravenous infusion of magnesium sulphate after acute myocardial infarction: effects on arrhythmias and mortality. Int J Cardiol 1986;12:175-80.

2.4. Ernährungsphysiologische Bedeutung der Aminosäuren

2.4.1. Substanzgruppe der Aminosäuren

Aminosäuren sind die kleinsten Bausteine von Struktur-, Enzym-, Immun- und anderen Proteinen. Sie spielen eine wichtige Rolle im Hormon- und Neurotransmitterstoffwechsel, bei hepatischen Entgiftungsreaktionen sowie bei der Energiegewinnung und nehmen damit wesentlich Einfluss auf die körperliche und geistige Leistungsfähigkeit. Aminosäuren sind Cofaktoren bei Entgiftungsprozessen (Harnstoffzyklus, Biotransformation, Schwermetallchelatierung), Vorstufen von Neurotransmittern und Hormonen und Ausgangssubstanz bzw. Bestandteil zahlreicher körpereigener Substanzen (Carnitin, Carnosin, Taurin, Kreatin, Glutathion, Spermin, Coenzym A, Glucosetoleranzfaktor, Gallensäuren, Phospholipide, Nicotinsäure, Purine, Pyrimidine). Weiterhin spielen sie eine Rolle als Antioxidanzien (Cystein, Histidin, Arginin, Carnitin, Taurin). Dadurch erklären sich auch ihre zahlreichen Funktionen und Wirkungen. Aus diesen vielfältigen Funktionen der Proteine erklären sich die schwerwiegenden Gesundheitsstörungen, die bei einem Mangel an Aminosäuren oder Eiweißen entstehen. Beispielhaft seien Wachstumsstörungen, verzögerte Wundheilung, Anämie, Muskelatrophie und Immunschwäche genannt.

Natürliche Aminosäurequellen stellen tierische und pflanzliche Nahrungseiweiße dar. Die Verwertung erfolgt durch Hydrolyse, die bereits im Magen beginnt, zu Peptiden und weiter zu den einzelnen Bausteinen, den Aminosäuren. Die Resorption findet über die Dünndarmmukosa statt.

Jede Aminosäure besteht aus einer basischen Amino-(= Stickstoff-)Gruppe und einem sauren Carboxylrest. Die einfachste Aminosäure ist das Glycin. Je nach Seitenkette können die Aminosäuren in 4 Gruppen eingeteilt werden:

- basisch
- sauer
- polar
- unpolar

Die Seitenketten enthalten unterschiedliche Elemente oder Verbindungen, z.B. Phenolreste oder Schwefel. Alle natürlichen Aminosäuren sind L-Aminosäuren, die D-Enantiomere sind nicht biologisch aktiv.

An der Proteinbildung sind 20 Aminosäuren beteiligt, 8 davon gelten als essenzielle Aminosäuren, 4 als semiessenziell (= nur für Säuglinge essenziell); 2 sind schwefelhaltig (Cystein, Methionin).

Da die meisten Aminosäuren in der Leber durch Translokation unter der Voraussetzung einer ausreichenden Mikronährstoffzufuhr ineinander umgewandelt werden können, ist der therapeutische Wert einer Aminosäuregabe nur schwer abzuschätzen. Auf dieser Grundlage kann also der individuelle Bedarf nicht exakt ermittelt werden. Aminogramme erfassen lediglich den Pool freier Aminosäuren, der etwa bei 5 % Anteil an freien Aminosäuren liegt.

nichtessenziell (8)	semiessenziell (4)	essenziell (8)
• Alanin • Asparagin • Asparaginsäure • Glutamin • Glutaminsäure • Glycin • Prolin • Serin	• Arginin • Cystein • Histidin • Tyrosin	• Isoleucin • Leucin • Lysin • Methionin • Phenylalanin • Threonin • Tryptophan • Valin

Tab. 2.46: Essenzielle, semiessenzielle und nichtessenzielle Aminosäuren.

Für ein optimales Zusammenspiel aller Aminosäuren sollte jedoch immer gleichzeitig ein Kombinationspräparat aus synergistischen Aminosäuren-Gemischen zusammengestellt werden.

Cave: Nicht nur die Dosis, sondern auch die Auswahl der Aminosäuren und deren Kombination entscheiden über den Erfolg.

Häufig stehen verschiedene Aminosäuren in Konkurrenz zu einander, z.B. bei der Rezeptorbindung. Die biologische Verfügbarkeit hängt daher sehr vom Auftreten der einzelnen konkurrierenden Rezeptoren am Transport oder Rezeptormechanismus auf. So sind z.B. Antagonismus bei Arginin und Lysin oder zwischen den insulinabhängigen verzweigtkettigen Aminosäuren und Tryptophan beschrieben worden.

Alanin
• Gelatine (9,8 %)
• Vollmaisprotein
• Rindfleischeiweiß
• Eiklar
• Sojaprotein
Arginin
• Gelatine 6,4 g
• Pinienkerne 4,5 g
• Kürbiskerne 3,5 g
• Rindfleisch 1,9 g

Asparagin
• Apfelsaft 1 g/l
• Passionsfruchtsaft bis zu 2 g/l
• Aspartam enthält viel Asparaginsäure

Glutamin
• Vorkommen in pflanzlichen und tierischen Eiweißen
• durchschnittliche Tagesaufnahme liegt bei 4-7 g bei Mischkost

Glutaminsäure
• Glutaminsäure kommt in den meisten Proteinen in unterschiedlichen Anteilen vor. Im Eiweiß des Quarks und der Getreidekörner hat sie einen besonders hohen Anteil von bis zu 43 %.
• Viele wohlschmeckende Lebensmittel (wie reife Tomaten und Käse) enthalten hohe Gehalte an freiem Glutamat. Aus diesem Grund werden sie schon seit Jahrhunderten in der Küche als "natürliche" Geschmacksverstärker geschätzt. In der asiatischen Küche werden Fischsaucen und Algenextrakte als Glutamatspender verwendet. Die Mengen an Glutamat, die künstlich zugesetzt werden, sind allerdings manchmal höher als das natürliche Vorkommen in glutamatreichen Nahrungsmitteln wie Parmesan, Roquefort oder reifen Tomaten

Histidin
• Thunfisch 1,09 g
• Huhn 0,84 g
• Rindfleisch 0,74 g
• Linsen 0,71 g
• Weizenkeime 0,44 g
• Käse (Emmentaler) 0,33 g

Isoleucin
• Weizenkeime 1,32 g
• Thunfisch 1,21 g
• Lachs 1,16 g
• Rindfleisch 1,09 g
• Hüttenkäse 0,79 g
• Erdnüsse 1,23 g
• Kichererbsen 1,14 g

Leucin
• Weizenkeime 2,17 g
• Thunfisch 2,17 g
• Lachs 1,77 g
• Rindfleisch 1,70 g
• Hüttenkäse 1,23 g
• Erdnüsse 2,05 g
• Kichererbsen 1,46 g

Lysin
• Thunfisch 2,21 g
• Schweinefilet 2,12 g
• Garnelen 2,02 g
• Sojabohnen 1,90 g
• Huhn 1,79 g

Serin
• Eigelb
• Casein
• Molke
• Haferproteine
• Gluten
• Sojabohnen
• Erdnüsse

Valin
• Weizenkeime 1,68 g
• Thunfisch 1,42 g
• Lachs 1,39 g
• Rindfleisch 1,15 g
• Hüttenkäse 0,83 g
• Erdnüsse 1,45 g
• Kichererbsen 0,98 g

Tab. 2.47: Aminosäuregehalt in ausgesuchten Nahrungsmitteln.

Im Organismus findet ein ständiger Abbau von Aminosäuren statt. Dabei entsteht Ammoniak, der in der Leber zu Harnstoff verstoffwechselt und über die Nieren ausgeschieden wird. Daher ist eine regelmäßige und ausreichende Zufuhr über die Nahrung unerlässlich.

Die täglich benötigte Eiweißmenge hängt im Wesentlichen von drei Faktoren ab:

• vom Alter bzw. der momentanen Wachstumsphase; während der Stillzeit ist der Proteinbedarf von der Stillleistung abhängig: Für die Bildung von 850 ml Muttermilch sind 10 g Körperprotein erforderlich

- von der Qualität bzw. der biologischen Wertigkeit der aufgenommenen Proteine: Je hochwertiger ein Protein ist, desto weniger muss davon gegessen werden, um den täglichen Bedarf zu decken. Tierische Eiweiße (Vollei, Milch, Rindfleisch, Fisch) gelten höherwertiger als pflanzliche (Ausnahme: Kartoffeln, *Spirulina platensis*), wobei mit geeigneten Kombinationen (Kartoffel/Ei, Bohnen/Reis) noch höhere biologische Wertigkeiten erzielt werden können als mit einem einzelnen Eiweißträger

- von der Nahrungsaufnahme mit anderen Energieträgern: Kohlenhydrate besitzen eine Eiweißsparwirkung, da die Aminosäuren nicht zur Glukoneogenese benötigt werden. Der Proteinstoffwechsel kann nicht vom übrigen Stoffwechsel abgekoppelt werden, da die Verdauungs- und Stoffwechselprozesse immer gemeinsam ablaufen.

Insgesamt sollte die tägliche Eiweißzufuhr **beim gesunden Erwachsenen 0,8-1,0 g/kg KG** betragen. Trotz guter bis übermäßiger Eiweißversorgung in den westlichen Industrienationen können Situationen oder Erkrankungen entstehen, die zu einem Mangel führen. Diese treten insbesondere auf bei

- chronisch-entzündlichen Darmerkrankungen (Zufuhr ↓, Verdauung ↓, Resorption ↓; Verstoffwechselung von Nahrungseiweiß ↑)

- chronischen Nierenerkrankungen (mangelnde Ausscheidung harnpflichtiger, stickstoffhaltiger Substanzen); machen eine verminderte Eiweißzufuhr erforderlich. Leberzirrhose (Entgiftungsfunktion des neurotoxischen Ammoniaks gestört) erfordert eine Restriktion der Eiweißzufuhr

- endokrinen Erkrankungen, die proteinkatabol wirken (Hyperthyreose, Überfunktion der Nebennierenrinde), schweren Verletzungen oder Hauterkrankungen (Verbrennungen, chronische, eiternde Wunden, bullöse Dermatosen, Tumoren), Operationen (Blutung, Sekretabsonderung, postoperativer Gewebeabbau)

- älteren Menschen (Hypoalbuminämie)

2.4.2. Aminosäuremangel und -überschuss

■ Mangel an einzelnen Aminosäuren

Nicht nur Proteine insgesamt, sondern auch einzelne Aminosäuren können im Organismus zu wenig vorhanden sein. Dies ist z.B. bei besonderen Ernährungsgewohnheiten der Fall (Tryptophanmangel bei alleinigem Maisverzehr bei Fructoseintoleranz (!), Lysinmangel bei übermäßigem Getreideverzehr und bei industriell bearbeiteten Lebensmitteln durch Erhitzung und Nitratpökelung sowie durch alkalische Proteinfällung bei der Tofuherstellung). In den westlichen Industrienationen sind jedoch häufiger Erkrankungen als eine proteinarme Ernährung die Ursache für einen isolierten Aminosäuren-Mangel:

- Leberzirrhose: Cysteinmangel wegen verminderter Syntheseleistung aus Methionin

- Nierenerkrankungen: Histidin-, Serin-, Tyrosinmangel

- kachektische Zustände bei Karzinomen oder Aids: verminderte Cystein- und Glutaminspiegel. Cysteinmangel fördert die Bildung von Harnstoff aus Aminosäuren und fördert damit den Proteinkatabolismus

Generell gilt: Zur Aminosäure-Diagnostik kann ein Aminogramm im Serum angefertigt werden, allerdings erlaubt dieses nur einen Einblick in die Balance freier Aminosäuren (ca. 5 %).

■ Proteinüberversorgung

Ein längerfristig erhöhter Proteinverzehr kann allerdings ebenfalls nachteilige Folgen für den Organismus haben:

- renaler Calciumverlust: Tierisches Eiweiß erhöht die Calciumresorption im Darm, beschleunigt jedoch auch seine renale Ausscheidung aufgrund des proteinbedingten Säureüberschusses, der mit basischen Calciumsalzen aus den Knochendepots neutralisiert wird

- erhöhte Synthese von Eiweißabbauprodukten: Bei reichlichem Verzehr tierischer Eiweiße werden im Darm verstärkt gesundheitsschädliche, teilweise Abbauprodukte, wie Indol oder Ammoniak gebildet. Diese werden zum Teil systemisch resorbiert und belasten die Entgiftungsfunktionen der Leber

- verstärkte Beanspruchung der Nierenfunktion: Durch kontinuierlich hohen Proteinverzehr kommt es zu einer vermehrten Nierendurchblutung und einem Anstieg der glomerulären Filtration, was einer Dauerbeanspruchung der Nieren gleichkommt. Die Proteindauerzufuhr sollte daher auch beim Gesunden nicht über 2 g/kg KG pro Tag liegen

Für die Verstoffwechslung von Aminosäuren ist eine Vielzahl von Vitaminen und Mineralstoffen erforderlich (z.B. Vitamin B$_6$, Vitamin B$_2$, Folsäure, Magnesium, Zink). Ein Mangel an diesen Nährstoffen kann dazu führen, dass toxische Stoffwechselzwischen- und -abbauprodukte von Aminosäuren gebildet werden.

- Vitamin B$_6$ fördert den Abbau des aus Methionin gebildeten Homocysteins, das als Arterioskleroserisikofaktor gilt, und verhindert die Metabolisierung von Tryptophan zu Xanthurensäure, die tierexperimentellen Untersuchungen zufolge die Beta-Zellen des Pankreas schädigt.
- Vitamin B$_2$ ist für den Aminosäurehaushalt von entscheidender Bedeutung, da es die Proteinbiosynthese fördert und die renale Aminosäureausscheidung mindert. Besonders wichtig ist Vitamin B$_2$ für den Tryptophan-Stoffwechsel.

Bei der **Supplementierung von Aminosäuren** muss man die Konkurrenz einzelner Aminosäuren untereinander berücksichtigen (Transportmechanismen, Resorption). Die hochdosierte Gabe einer einzelnen Aminosäure kann zur Verminderung einer anderen führen.

2.4.3. Bedeutung der proteinogenen Aminosäuren in der Mikronährstoffmedizin

Alanin
Biochemie und Physiologie
• Transport vom Aminogruppen aus den Muskeln zur Harnstoffsynthese in die Leber • Synthese aus Pyruvat möglich
Hauptwirkung
• Regulierung des Zuckerspiegels
Mangelsymptome/Indikationsgebiete
• Schwanken der Blutzuckerspiegel • Abnahme des Muskeleiweißes • Sport: Ab der 2. Stunde einer Ausdauerbelastung werden erhebliche Alaninmengen zur Glukoneogenese verbraucht

Zeichen einer Überdosierung/Toxizität
• ab 15 g Einzeldosis kommt es zu Verschiebungen im Aminosäurestoffwechsel
Dosierung präventiv (Primärprävention) oral pro Tag
• Die Dosiszufuhr ist nur sekundär für den Therapieerfolg entscheidend, wichtiger scheint die Zusammensetzung eines Präparats in Bezug auf die gewählten Inhaltstoffe zu sein. Zwischen zahlreichen Aminosäuren besteht ein Antagonismus auf verschiedenen Ebenen.
Dosierung therapeutisch (Sekundär-/Tertiärprävention) oral pro Tag
• Bis zu Mengen von mehreren Gramm unbedenklich • Prostatabeschwerden: 800 mg Alanin zusammen mit Glycin, Glutaminsäure für 14 Tage. Danach Dosisreduktion empfohlen. • Sport: zur Unterstützung der Ausdauerleistung 5-10 g/h • orale Substitution ist üblich, aber auch intravenöse Therapie möglich
Wechselwirkungen mit Mikronährstoffen
• Alanin wirkt mit den Aminosäuren Glycin und Glutaminsäure synergistisch bei Prostatabeschwerden

Tab. 2.48: Alanin (Ala, A) – nichtessenziell.

Arginin
Biochemie und Physiologie
• als Vorläufersubstanz der NO-Gruppe wichtig fürs Immunsystem (Th1-Regulation) und zur Gefäßrelaxation • Verringerung der Thrombozytenaggregation • Ammoniakentgiftung (Harnstoffzyklus) zusammen mit Ornithin, Citrullin und Asparaginsäure • semiessenzielle Aminosäure: endogene Synthese aus L-Citrullin und Aspartat • Insulinfreisetzung, Katecholaminfreisetzung, Prolaktinfreisetzung und Wachstumshormone • Kollagensynthese

Hauptwirkung
• Proteinsynthese
• Vorstufe von Stickstoffmonoxid (NO); Wirkung auf Herz-Kreislauf-System, erektile Funktion)
• Einfluss auf Wachstumshormonausschüttung
• Immunsystem

Mangelsymptome/Indikationsgebiete
• Hypertonie
• Infektanfälligkeit
• Wundheilungsstörungen
• erhöhtes kardiovaskuläres Risiko
• Hypertonie
• Gefäßerkrankungen
• Diabetes mellitus
• chronische Niereninsuffizienz
• Krebs
• Immunstimulation
• **Bluthochdruck**
• Immunschwäche (NK-Zellaktivität reduziert)
• wichtiges Immuntherapeutikum besonders bei Krebspatienten, die durch vermehrte Zellvergärung CO produzieren, dass antagonistisch zum NO wirkt
• nicht unter Cyclosporintherapie!

Ursachen eines Mangels
• Gewichtsreduktion

Zeichen einer Überdosierung/Toxizität
• Magen-Darm-Storungen
• Schlafstörungen
• erhöhte Reizbarkeit
• bei Einnahme bis 20 g pro Tag keine wesentlichen; bei höherer Dosierung selten Flatulenz, Schlafstörungen, Entwässerung oder erhöhte Stuhlfrequenz
• Cave: Bei Herpesinfektion vorsichtige Therapie mit Arginin! Aktivierung latenter Herpes-Infektion möglich (Herpesproteine sind reich an Arginin)
• eine Kombination mit Lysin kann dieser virusfördenden Eigenschaft entgegenwirken, Arginin im Verhältnis 1:2 mit Lysin kombinieren

Diagnostik
• Aminogramm im Serum möglich:
• Arginin ist häufiges Mangelelement bei Aminogrammen

Dosierung präventiv (Primärprävention) oral pro Tag
• 0,5-1,5 g

Dosierung therapeutisch (Sekundär-/Tertiärprävention) oral pro Tag
• 3-20 g
• erektile Dysfunktion 3×3 g
• Infertilität 3 g zusammen mit Folsäure, Vitamin B_6 und Zink

Dosierung parenteral (soweit möglich)
• 15-30 g (nicht unverdünnt, nur als Infusionszusatz)
• postoperativ: als Aminosäurezusatz im Rahmen einer enteralen Ernährung in Kombination mit Glutamin (15-40 g) und Omega-3-Fettsäure (1-5 g)

Wechselwirkungen mit Mikronährstoffen
• Synergismus mit Folsäure
• Wirkungsverstärkung von Präparaten bei ED (erektiler Dysfunktion) oder Nitraten, die akuten NO-Anstieg auslösen
• Wirkungsverstärkung von Antihypertensiva
• erhöhte Aufnahme von Ibuprofen, reduzierte Aufnahme von Cyclosporin!
• kann die Wirkung von Lysin kompetitiv hemmen, da dadurch die renale Lysin-ausscheidung erhöht wird
• Glutamin unterstützt die Argininwirkung

Tab. 2.49: Arginin (Arg, R) – bedingt essenziell.

Asparaginsäure
Biochemie und Physiologie
• Vorstufe zur körpereigenen Proteinsynthese
• Synthese aus Oxalacetat möglich
• wichtig im Harnstoffzyklus
Hauptwirkung
• beteiligt an der Regulation des Immunsystems und an der RNA- und DNA-Synthese
• Regulation des Energiestoffwechsels
Mangelsymptome/Indikationsgebiete
• schwankender BZ-Spiegel
• Abnahme des Muskeleiweißes
• Sport
• latent metabolische Azidose

Ursachen eines Mangels
• Gewichtsreduktion
• häufig Mangelelement bei chronisch latenter Azidose
Zeichen einer Überdosierung/Toxizität
• ab 15 g Einzeldosis kommt es zur Verschiebungen im Aminosäurestoffwechsel
Dosierung präventiv (Primärprävention) oral pro Tag
• Die Dosiszufuhr ist nur sekundär für den Therapieerfolg entscheidend. Wichtiger scheint die Zusammensetzung eines Präparats in Bezug auf die gewählten Inhaltstoffe zu sein.
• Zwischen zahlreichen Aminosäuren besteht ein Antagonismus auf verschiedenen Ebenen.
Dosierung therapeutisch (Sekundär-/Tertiärprävention) oral pro Tag
• Sport: zur Unterstützung der Ausdauerleistung 5-10 g/h
Wechselwirkungen mit Mikronährstoffen
• Synergismus mit Glutamin und Zink

Tab. 2.50: Asparaginsäure (Asn, N) – nichtessenziell.

Cystein
Biochemie und Physiologie
• aus Methionin gebildet
• Cystin: Doppelmolekül aus zwei Cysteinmolekülen, über eine Disulfidbrücke verbunden) im Blut gleichzeitiges Vorkommen mit bis zu 70 % Cystin)
Hauptwirkung
• wichtig für Haut, Haare, Nägelwachstum
• Antidot bei Paracetamol-Vergiftung in Form von N-Acetylcystein
• wichtigster Chelatbildner, z.B. von Quecksilber, Cadmium, Kupfer
• Bestandteil von Glutathion
Mangelsymptome/Indikationsgebiete
• brüchige Haare, Nägel
• Immununterstützung (z.B. N-Acetylcystein bei HIV)
• Sport
• Bluthochdruck

Zeichen einer Überdosierung/Toxizität
• Kopfschmerzen
Diagnostik
• Aminogramm im Serum möglich: *Cave:* erlaubt nur einen Einblick in die Balance freier Aminosäuren (ca. 5 %)
Dosierung präventiv (Primärprävention) oral pro Tag
• 200 mg
• *Cave:* Mengen ab 1.200 mg können ggf. pro- statt antioxidativ wirken
Dosierung therapeutisch (Sekundär-/Tertiärprävention) oral pro Tag
• Dosierungen bis zu 600-3.000 mg
• Blutdrucksenkung: ca. 400-1.000 mg notwendig
• Magenschutz bei NSAR-Therapie: 4 × 200 mg
• HIV 3.000 mg
Wechselwirkungen mit Mikronährstoffen
• *Cave:* zu hohe Mengen können den Quecksilber-Einstrom in das ZNS via Blut-Hirn-Schranke möglicherweise verstärken
• die Gabe von mehr als 500 mg wird bei amalgambelasteten Patienten daher nicht empfohlen
• Dieser Mechanismus wird nach tierexperimentellen Untersuchungen scheinbar durch Leucin wieder teilweise aufgehoben. Daher ist die Kombination beider Aminosäuren zur Ausleitungstherapie empfohlen. Auch die gleichzeitige Therapie mit Glutathion kann dem endogenen Einstrom von Quecksilbervalenzen entgegenwirken.
Sonstiges
• N-Acetylcystein (NAC) kommt in Nahrungsproteinen nicht vor; bekannte Anwendung zur Schleimlösung. Auch NAC ist eine Vorstufe für GSH
• ggf. besteht hochdosiert eine blutdrucksenkende Wirkung durch Hemmung des Angiotensin-Converting-Enzyms (ACE)
• Homocystein kann zu Cystein abgebaut werden
• Cave: Gefäßkopfschmerzen bei gleichzeitiger Einnahme mit Nitropräparaten möglich.

Tab. 2.51: Cystein (Cys, C) – bedingt essenziell.

Glutamin
Biochemie und Physiologie
• mengenmäßig die bedeutendste freie Aminosäure
• entsteht aus Glutaminsäure durch Aufnahme von Ammoniak
• beteiligt am Säure-Basen-Haushalt, z.B. Säureausscheidung durch die Niere
• wichtigster Energieträger z.B. für Mukosazellen im Dünndarm und für Zellen des Immunsystems
• essenziell bei Stressstoffwechsel
• verbessert die Proteinsynthese in katabolen Stoffwechselsituationen
Hauptwirkung
• Energiequelle der Nukleotidsynthese
• Stickstoff- und Kohlenstofflieferant
• kann in den Nieren die Bikarbonatausschüttung fördern und reguliert den Wasserhaushalt (osmotischer Druck) intrazellulär
• Vorläufersubstanz von Glutathion
• Bestandteil des Glucosetoleranzfaktors
• Immunmodulation: Hauptenergiequelle für die T-Zellen und Makrophagen.
• beeinflusst ACTH- und GH-*(Growth Hormone-)*Funktion
Mangelsymptome/Indikationsgebiete
• Unruhe
• Lernstörungen
• Müdigkeit
• Latent metabolische Azidose (Myalgien)
• *Leaky-gut*-Syndrom und Nahrungsmittelintoleranzen
• Neurotransmitter, Gegenspieler von GABA. 70 % der exzitatorischen Funktion laufen über Glutamat
Ursachen eines Mangels
• Entzündungen
• Nahrungsmittelunverträglichkeiten
• chronische Darmerkrankungen
• übermäßige sportliche Belastung
• Cushing-Syndrom
• HIV-Infektion
• Alkoholismus
• Krebserkrankungen
• metabolischer Stress führt zur Glutaminverarmung

Indikationsgebiete
• Immunstörungen
• Malassimilationsstörungen
• Malabsorptionsstörungen
• *Leaky-gut*-Syndrom
• Lebensmittelunverträglichkeiten
Zeichen einer Überdosierung/Toxizität
• wirkt appetitanregend und unterdrückt Sättigungsgefühl
• im Überschuss neurotoxisch: kontraindiziert bei Apoplex, Epilepsie, Lähmungen, Parkinson, Morbus Alzheimer
• bei Mengen bis zu 40 g pro Tag keine UE
Dosierung präventiv (Primärprävention) oral pro Tag
• 2-40 g
Dosierung therapeutisch (Sekundär-/Tertiärprävention) oral pro Tag
• erhöhter Stress (z.B. postoperativ): bis zu 40 g
• HIV: 40 g
• Sport: 10-20 g
• *Cave:* Einsatz bei schweren Leberschäden
Dosierung parenteral (soweit möglich)
• Infusion von hochdosiertem Glutaminpeptid verbessert *Leaky-gut*-Syndrom
• Glutaminpeptid enthält nur zu 30 % Glutamin
Wechselwirkungen mit Mikronährstoffen
• mit Arginin: positive Wirkung auf die Th1-Immunreaktion. Wichtig bei intrazellulärem Erregerbefall (EBV, ZMV, Herpes-Infektionen)
• mit Glycin und Cystein: Precursor des wichtigen Glutathions
• Glutamin scheint durch Wechselwirkung am Rezeptor bei der Resorption mit Cystein eine kompetitive Hemmung einzugehen

Tab. 2.52: Glutamin (Gln, Q) – nichtessenziell.

Glutaminsäure
Biochemie und Physiologie
• Glutaminsäure bindet das beim Aminosäure-abbau freiwerdende Zellgift Ammoniak unter Bildung von Glutamin durch folgende Reaktion: α-Ketoglutarat $\rightarrow$ Glutaminsäure $\rightarrow$ Glutamin
Hauptwirkung
• Als Glutamat bezeichnet man die ionisierte Form der Glutaminsäure, wie sie nach Dissoziation der Glutaminsäure oder eines ihrer Salze in Wasser vorliegt. Auch die Ester der Glutaminsäure werden Glutamate genannt. In Biologie und Medizin wird meist von Glutamat gesprochen, da die Aminosäure im Körper dissoziiert vorliegt
Mangelsymptome/Indikationsgebiete
• Immunschwäche • Muskelschwäche • latent metabolische Azidose
Ursachen eines Mangels
• z.B. Stress
Zeichen einer Überdosierung/Toxizität
• Brechreiz, Übelkeit • bis zu 40 g pro Tag keine UE • Gesundheitsbeeinträchtigung bei 150 mg/kg KG zu erwarten
Dosierung präventiv (Primärprävention) oral pro Tag
• 100 mg
Dosierung therapeutisch (Sekundär-/Tertiärprävention) oral pro Tag
• 2 g • *Cave:* Einsatz bei schweren Leberschäden
Dosierung parenteral (soweit möglich)
• Infusion von hochdosiertem Glutaminpeptid verbessert *Leaky-gut*-Syndrom • Glutaminpeptid enthält nur zu 30 % Glutamin, ist aber in Lösungen stabiler als Glutamin, das in Lösungen rasch zerfällt

Wechselwirkungen mit Mikronährstoffen
• ☞ Glutamin
Sonstiges
Das "China-Restaurant-Syndrom" (mit Brechreiz, Übelkeit und Kopfschmerzen) nach Verzehr asiatischer Speisen entsteht durch Glutaminsäure (bzw. Mononatriumglutamat) als Geschmacksverstärker

Tab. 2.53: Glutaminsäure (Glu, E) – nichtessenziell.

Histidin
Biochemie und Physiologie
• Der Histidinbedarf wird gewöhnlich über die endogene Biosynthese im Zuge eines mehrstufigen Prozesses gedeckt • Nahrungshistidin wird zu etwa zu 60 % im Darm resorbiert
Hauptwirkung
• endogene Synthese von Proteinen, z.B. Hämoglobin
Mangelsymptome/Indikationsgebiete
• Anämie
Ursachen eines Mangels
• histidinarme Ernährung
Zeichen einer Überdosierung/Toxizität
• keine
Dosierung präventiv (Primärprävention) oral pro Tag
• 1-3 g
Dosierung therapeutisch (Sekundär-/Tertiärprävention) oral pro Tag
• erhöhter Stress (z.B. postoperativ): bis zu 40 g • HIV: 40 g • Sport 10-20 g
Wechselwirkungen mit Mikronährstoffen
• wird über die Niere ausgeschieden und schwemmt gleichzeitig gebundenes Zink aus • bei hochdosiertem Histidin ist daher eine Zinksupplementierung notwendig • natürlicher Kupfer-Chelat-Bildner

Tab. 2.54: Histidin (His, H) – bedingt essenziell.

Isoleucin
Biochemie und Physiologie
• wichtig für die Proteinsynthese
• verzweigtkettige Aminosäure
Hauptwirkung
• Muskelaufbau (35 % der Muskelmasse besteht aus BCAA, d.h. *branched-chain amino acids*)
• Energielieferant für Muskelzellen
• anabole Wirkung
• hemmt die Tryptophanaufnahme
Mangelsymptome/Indikationsgebiete
• Muskelschwäche
• Lustlosigkeit
• Abgeschlagenheit
• Lebererkrankung
Ursachen eines Mangels
• Malabsorption
Zeichen einer Überdosierung/Toxizität
• ab 10 g Einzeldosis kommt es zur Verschiebungen im Aminosäurestoffwechsel
Dosierung präventiv (Primärprävention) oral pro Tag
• 2 g
Dosierung therapeutisch (Sekundär-/Tertiärprävention) oral pro Tag
• nach dem Training: 4-8 g
• Lebererkrankungen: 4-8 g
Wechselwirkungen mit Mikronährstoffen
• gleichzeitige Aufnahme von Isoleucin, Leucin und Valin im Verhältnis von 2 : 1 : 1 empfehlenswert

Tab. 2.55: Isoleucin (Ile, I) – essenziell.

Leucin
Biochemie und Physiologie
• wichtig für die Proteinsynthese
• verzweigtkettige Aminosäure
Hauptwirkung
• Muskelaufbau (35 % der Muskelmasse besteht aus BCAA, d.h. *branched-chain amino acids*)
• Energielieferant für Muskelzellen
• anabole Wirkung
• hemmt die Tryptophanaufnahme und übermäßige Serotoninbildung
• hemmt im Gegensatz zu Valin und Isoleucin, die hauptsächlich in die Glukoneogenese einfließen, den Abbau von Glucose in ZNS und Muskel
• Stimulierung der Insulinsekretion
Mangelsymptome/Indikationsgebiete
• Muskelschwäche
• Lustlosigkeit
• Abgeschlagenheit
• Lebererkrankung
Ursachen eines Mangels
• Mangel an Vitamin B_6
Zeichen einer Überdosierung/Toxizität
• ab 10 g Einzeldosis kommt es zur Verschiebungen im Aminosäurestoffwechsel
Dosierung präventiv (Primärprävention) oral pro Tag
• 2 g
Dosierung therapeutisch (Sekundär-/Tertiärprävention) oral pro Tag
• nach dem Training: 4-8 g
• Lebererkrankungen: 4-8 g
Wechselwirkungen mit Mikronährstoffen
• gleichzeitige Aufnahme von Isoleucin, Leucin und Valin im Verhältnis von 2:1:1 empfehlenswert

Tab. 2.56: Leucin (Leu, L) – essenziell.

Lysin
Biochemie und Physiologie
• wichtig für die Proteinsynthese • bildet bei starkem Erhitzen unverdauliche Produkte, so dass z.B. Backwaren meist lysin-arm sind (auch Cornflakes)
Hauptwirkung
• Ausgangsstoff für die Carnitinsynthese; hier-für müssen allerdings Vitamin C, Eisen und Niacin ausreichend vorhanden sein
Mangelsymptome/Indikationsgebiete
• Arteriosklerose • Einsatz der Immuntherapie bei intrazellulä-ren Infektionen, wie z.B. Herpesinfektion
Ursachen eines Mangels
• vegetarische Ernährung
Zeichen einer Überdosierung/Toxizität
• nicht bekannt
Dosierung präventiv (Primärprävention) oral pro Tag
• 500 mg
Dosierung therapeutisch (Sekundär-/Tertiärprävention) oral pro Tag
• Herpesinfektion: 800-1.000 mg
Wechselwirkungen mit Mikronährstoffen
• synergistisch mit Arginin und Prolin

Tab. 2.57: Lysin (Lys, K) – essenziell.

Methionin
Biochemie und Physiologie
• wichtig für die Proteinsynthese • kann bis zu 100 % des Cysteinbedarfs decken • SH-Gruppe des Cysteins wird in der Leber zu Sulfat oxidiert und über die Niere ausgeschie-den. Gemeinsam mit Sulfat werden Protonen ins Tubuluslumen sezerniert. • erhöht die Verfügbarkeit des aktiven Sulfats, das als limitierende Substanz der Sulfat-konjugation gilt, der ein weiterer wichtiger Entgiftungsweg ist • lipophile Substanz • wird im Körper in S-Adenosyl-Methionin umgewandelt

Hauptwirkung
• harnansäuernd, bakteriostatisch • Optimierung von Antibiotika-Gaben • Lösung/Verhinderung von Infekt- und Phosphatsteinen • reduzierte Bildung des Urämietoxins Guanidinbernsteinsäure • erhöht die Cholin-Konzentration und damit Lecithin-Konzentration in Leber und ZNS
Mangelsymptome/Indikationsgebiete
• Störung der Haut und Haare
Ursachen eines Mangels
• Neugeborene • hohe körperliche Belastung • Stress • Verbrennungen • Krebs • Nieren-, Lebererkrankung
Indikationsgebiete

• Cystein ist die limitierende Aminosäure der Glutathionbiosynthese. Eine erhöhte Methio-nin-Zufuhr führt daher zu einer erhöhten Bereitstellung des leberprotektiven Glx zur Entgiftung von Paracetamol-Metaboliten. Bei aufgefüllten Glx-Speichern wird der Schwefel zu Sulfat oxidiert, das renal mit Protonen se-zerniert wird. Dies führt zu einer Ansäuerung der Urins mit folgenden Vorteilen:
  - Hemmung des Wachstums gramnegativer Bakterien
  - Verbesserung der Wirkung von Antibiotika, z.B. Ampicilline, Carbenicilline, Sulfon-amide, Nitrofurantoin, Nalidixinsäure
  - Verbesserung der Löslichkeit und Verhin-derung der Neubildung von Infektsteinen
• zur Ausleitung bei Bleiintoxikation
• Antihistaminikum der OM: hält den Histaminspiegel niedrig

Zeichen einer Überdosierung/Toxizität
• hochdosiertes Methionin (bis zu 7 g pro Tag): Erhöhung des Homocysteinspiegels auch ohne Mangel an Vitamin B_{12}, B_6 und Folsäure • daher bei Langzeitanwendung Überwachung des Homocysteinspiegels bzw. Supplementie-rung von Vitamin B_{12}, B_6 und Folsäure

Dosierung präventiv (Primärprävention) oral pro Tag
• 13 mg/kg KG
Dosierung therapeutisch (Sekundär-/Tertiärprävention) oral pro Tag
• 1.500-3.000 mg
• chronische Niereninsuffizienz: 2-3 × 500 mg
• azidosegefährdete Patienten: langfristige Behandlung unter Kontrolle des Säure-Basen-Haushalts
Wechselwirkungen mit Mikronährstoffen
• hochdosiert Glycin und Serin → Mehrverbrauch an Methionin
• exzessive Methioningaben → erhöhte renale Calciumausschwemmung
• mit Selen synergistisch → Wirkung des Selens an die Zufuhr von Methionin gebunden
• Cave: HIV-Patienten haben häufig einen niedrigeren Methioninspiegel

Tab. 2.58: Methionin (Met, M) – essenziell.

Phenylalanin
Biochemie und Physiologie
• wichtig für die Proteinsynthese
• wird zu Tyrosin umgewandelt
• beteiligt an der Bildung verschiedener Hormone und Enzyme, z.B. Insulin, Melanin
• beteiligt an der Schilddrüsenhormonproduktion
Hauptwirkung
• bildet dagegen die Neurotransmitter Dopamin, Noradrenalin und Adrenalin (Noradrenalin: vigilanzfördernd, verbessert die Kognition, stimmungsaufhellend)
• stimuliert Cholecystokinin und reduziert den Appetit
Mangelsymptome/Indikationsgebiete
• Noradrenalin- und Adrenalinmangel
• Vitiligo (Melanin-Synthese)
• Neurotransmittersynthese Dopamin
• Depression
• Gewichtsreduktion

Ursachen eines Mangels
• Störung der Proteinsynthese
• Mangel an Tyrosin
• Bildung der Myelinscheiden (Isolierschutz der Nervenfasern) im Hirn gestört → mögliche neurologische Schäden
Zeichen einer Überdosierung/Toxizität
• Phenylketonurie (1 von 7.000 Säuglingen): erhöhte Phenylalaninspiegel durch angeborenen Mangel an Phenylalaninhydroxylase, die Phenylalanin → Tyrosin umwandelt
• Phenylalaninzufuhr über die Nahrung nur zur Deckung des körpereigenen Bedarfs, sonst strikte lebenslange Einschränkung der Zufuhr
• mittlere Toxizität im Vergleich mit anderen Aminosäuren
Dosierung präventiv (Primärprävention) oral pro Tag
• 100-200 mg
Dosierung therapeutisch (Sekundär-/Tertiärprävention) oral pro Tag
• Depression: 1.500 mg (mehrmals täglich 100-200 mg)
Wechselwirkungen mit Mikronährstoffen
• möglichst nicht gleichzeitig mit Tyrosin
• Vitamin B_6 unterstützt die Umwandlung in Tyrosin und Neurotransmitter

Tab. 2.59: Phenylalanin (Phe, F) – essenziell.

Prolin
Biochemie und Physiologie
• kann aus Glutaminsäure gebildet werden
• zusammen mit Glycin Bestandteil des Kollagens
• wichtige Rolle bei der Bildung von Kollagen (Protein in Bindegeweben und Knochen, 21 % Prolin und Hydroxyprolin)
Hauptwirkung
• wichtig für Kollagenstoffwechsel
• wichtig zur Prophylaxe der Arteriosklerose durch Wirkung auf das Lipoprotein(a)
Mangelsymptome/Indikationsgebiete
• Vitiligo
• Prophylaxe der Arteriosklerose
• Kollagenaufbau

Ursachen eines Mangels
• Malabsorption
Zeichen einer Überdosierung/Toxizität
• keine
Dosierung präventiv (Primärprävention) oral pro Tag
• 500 mg
Dosierung therapeutisch (Sekundär-/Tertiärprävention) oral pro Tag
• 500-750 mg in Verbindung mit Lysin, Cystein, Arginin
• Synergismus mit Lysin
• Bei der Bildung von Kollagen wandelt sich Prolin z.T. in Hydroxyprolin um, wofür Vitamin C benötigt wird

Tab. 2.60: Prolin (Pro, P) – nichtessenziell.

D,L-Phenylalanin
Biochemie und Physiologie
• Mischung aus D- und L-Phenylalanin enthält jeweils zur Hälfte die D- und L-Form
Hauptwirkung
• dient als Vorstufe von Tyrosin, das für die Bildung von Neurotransmittern (u.a. Dopamin) benötigt wird
Mangelsymptome/Indikationsgebiete
• Neurotransmittermangel
• Schmerztherapie
• Myotonien
• Migräne
• Arthritis
• endogene Depression
Ursachen eines Mangels
• Enzymmangel
Zeichen einer Überdosierung/Toxizität
• Kopfschmerzen, Sodbrennen, Übelkeit
Dosierung präventiv (Primärprävention) oral pro Tag
• 500 mg (75-1.500 mg)

Dosierung therapeutisch (Sekundär-/Tertiärprävention) oral pro Tag
• 3 × 750 mg bis zur Schmerzreduktion (4 Tage bis 2 Wochen), dann, wenn nach 3 Wochen keine Schmerzreduktion, Dosisverdopplung
• Therapieversager: 5-15 %
• stimmungsaufhellend: 100-200 mg
• Appetitzügler: 5-10 g 20 min vor den Mahlzeiten
• Bluthochdruck: vorsichtige Anwendung
• Verstärkung des Bräunungseffekts: 50-100 mg/kg KG 30-60 min vor UV-Bestrahlung
Sonstiges
• Normalerweise ist der Abbau von D-Aminosäuren im Körper nicht möglich. D-Phenylalanin wird jedoch auch zu Phenylethylamin umgewandelt.

Tab. 2.61: D,L-Phenylalanin (Ala, A) – nichtessenziell.

Serin
Biochemie und Physiologie
• kann aus der essenziellen Aminosäure Threonin synthetisiert werden
• wichtig zum Aufbau von Cholin ($\rightarrow$ Sphingomyelin, Acetylcholin)
Hauptwirkung
• Synthese des Neurotransmitters Acetylcholin (verbessert Gedächtnisleistung und Lernfähigkeit)
Mangelsymptome/Indikationsgebiete
• Leistungsmangel
• Neurodegeneration
Ursachen eines Mangels
• Malabsorption
Zeichen einer Überdosierung/Toxizität
• ab 20 g pro Tag: Störungen des Aminosäurehaushalts
• bei Einzeldosen >3 g: evtl. Durchfall
Dosierung präventiv (Primärprävention) oral pro Tag
• 3-5 g
Dosierung therapeutisch (Sekundär-/Tertiärprävention) oral pro Tag
• 3 g

Wechselwirkungen mit Mikronährstoffen
• Wirkungsverstärkung mit Haloperidol möglich
• Glycin kann im Organismus aus Serin gebildet werden

Tab. 2.62: Serin (Ser, S) – nichtessenziell.

Tryptophan
Biochemie und Physiologie
• Aminosäuren-Seitenkette lipophil und aromatisch, daher schlecht wasserlöslich
• Vorläufer des Serotonins und des Melatonins
• Niacinsynthese (1 mg aus 60 mg Tryptophan)
Hauptwirkung
• beruhigende Wirkung
• Serotoninmangel führt zu Aggression, Esswut, Depression und erhöhter Suizidneigung
• Anregung der Hirnanhangsdrüse zur Produktion von des Wachstumshormons (GH)
Mangelsymptome/Indikationsgebiete
• Fructoseintoleranz
• oxidativer Stress
Ursachen eines Mangels
• Mangel praktisch unbekannt
• Depression
• Kopfschmerzen
• Fibromyalgie
• Schlaflosigkeit
• Essstörungen *(binge eating)*, Stressesser
Zeichen einer Überdosierung/Toxizität
• Kopfschmerzen
• Brechreiz
• ab 5 g Einzeldosis kommt es zur Verschiebungen im Aminosäurestoffwechsel
Diagnostik
• niedriger Tryptophanspiegel: Anlass, eine Fructoseintoleranz (ggf. latente) abzuklären
• Atemgasanalyse oder Stuhlprobe möglich
Dosierung therapeutisch (Sekundär-/Tertiärprävention) oral pro Tag
• 500 mg Einnahme abends beginnend. Keine eiweißreiche Mahlzeit zur Einnahme wählen. Die darin enthaltenen verzweigtkettigen Aminosäuren stehen in Konkurrenz zum Tryptophan und verhindern eine Aufnahme.

Einnahmeempfehlung (oral)
• 500 mg-1.500 mg/abends. Zyklusweise Einnahme wird empfohlen. Über 3-5 Wochen Einnahmepause für den gleichen Zeitraum empfohlen.
• 5-HTP wird in geringeren Dosen empfohlen: 50-150 mg pro Tag
• Appetitzügler. 25-75 mg pro Tag
• Adipositas: 500-900 mg 5-HTP
• FMS: 3×50-120 mg pro Tag
• Migräne: 150-300 mg pro Tag
• PMS: 50-100 mg
• Einnahme nicht tagsüber!
Wechselwirkungen mit Mikronährstoffen
• zur Neurotransmittersynthese sind Vitamin C, Nicotinamid, Pantothensäure und B_6 erforderlich
• konkurriert an der Blut-Hirn-Schranke mit den verzweigtkettigen (Isoleucin, Leucin, Valin) und den aromatischen Aminosäuren (Phenylalanin, Tyrosin)
Sonstiges
• keine gleichzeitige Einnahme bei Verwendung von SSRI (selektiven Serotonin-Wiederaufnahmehemmern)
• als 5-HTP (5-Hydroxytryptophan) zuverlässige klinische Ergebnisse. 5-HTP hat eine bessere zentrale Wirkung. In Deutschland ist 5-HTP ein verschreibungspflichtiges Medikament (5-HTP → Zwischenprodukt der Serotoninsynthese aus L-Tryptophan)
• Gelatine enthält kein Tryptophan und gilt daher nicht als vollwertiges Protein

Tab. 2.63: Tryptophan (Trp, W) – essenziell.

Valin
Biochemie und Physiologie
• wichtig für die Proteinsynthese
Hauptwirkung
• wichtig für die Biosynthese der Muskelzellen
• wirkt Serotoninsynthese im Gehirn entgegen
Mangelsymptome/Indikationsgebiete
• Muskelschwäche
• Bluthochdruck
Ursachen eines Mangels
• Mangel an Vitamin B_6

Zeichen einer Überdosierung/Toxizität
• ab 10 g Einzeldosis kommt es zur Verschiebungen im Aminosäurestoffwechsel
Dosierung präventiv (Primärprävention) oral pro Tag
• 200-500 mg
Dosierung therapeutisch (Sekundär-/Tertiärprävention) oral pro Tag
• bis 2 g
Wechselwirkungen mit Mikronährstoffen
• gleichzeitige Aufnahme von Isoleucin, Leucin und Valin im Verhältnis von 2:1:1 empfehlenswert

Tab. 2.64: Valin (Val, V) – essenziell.

2.4.4. Glutathion: wichtiges Tripeptid in der Mikronährstoffmedizin

Als dominierendes Antioxidans besitzt das Tripeptid Gamma-Glutamylcysteinglycin (reduziertes Glutathion, GSH) durch seine Sulfhydrylgruppe des Cysteinrests eine ausgeprägte Kapazität als Elektronendonator. Hieraus leitet sich ein hohes Redoxpotenzial des Thiolaustauschsystems (reduziertes Glutathion und Glutathiondisulfid, GSSG) ab. Dieses hohe Redoxpotenzial trägt in vivo zur erheblichen Instabilität und damit zu möglichen Problemen einer adäquaten Versorgung mit reduziertem Glutathion bei.

Bei oraler Glutathionsupplementierung muss darüber hinaus die eingeschränkte Resorption und bei parenteralen Gaben die mangelnde Membrangängigkeit dieser Substanz überwunden werden. Da die Klärung der Frage nach einer ausreichenden Bioverfügbarkeit reduzierten Glutathions noch aussteht, wird eine direkte Glutathionzufuhr in Fachkreisen immer noch kontrovers diskutiert.

Reduziertes Glutathion stabilisiert Sulfhydrylgruppen im reduzierten Zustand. Reduziertes Glutathion hat als immunstabilisierendes Agens einen entscheidenden Einfluss auf die Stabilisierung der Th1/Th2-Achse. Dies ist besonders wichtig bei schweren Immundefekten, Autoimmunerkrankungen sowie bei Tumorerkrankungen. Wasserstoffperoxid und Superoxidionen fördern die Produktion von Interleukin-2 (IL-2) in der Zellkultur. Umgekehrt wird die IL-2-mRNA-Expression durch reduziertes Glutathion gehemmt. Intrazelluläre Thiole spielen eine Schlüsselrolle bei der

Aktivierung des nukleären Transkriptionsfaktors NFκB in humanen T-Zellen. Eine Glutathiondepletion führt über diesem Mechanismus zur TNFα-Induktion. Letzteres ist bei Tumor- und Aids-Patienten für die Kachexie entscheidend.

Glutathion
Biochemie und Physiologie
• Tripeptid; Synthese aus Glycin, Cystein und Glutamin zu Gamma-Glutamylcysteinglycin
• die Glutathionreduktase (die das oxidierte Glutathion zum reduzierten Glutathion umwandelt) ist ein Flavoenzym, d.h. Vitamin-B_2-abhängig
Hauptwirkung
• wichtigstes intrazellulärer Antioxidans
Mangelsymptome/Indikationsgebiete
• Entzündungsneigung
• Immunmodulation
• AIDS
• Tumorerkrankungen
• Allergien
Ursachen eines Mangels
• oxidativer Stress
Zeichen einer Überdosierung/Toxizität
• keine
Diagnostik
• mögliche Bestimmung: Relation intrazelluläres reduziertes Glutathion/oxidiertes Glutathion
Dosierung präventiv (Primärprävention) oral pro Tag
• 200 mg (-500 mg)
Dosierung therapeutisch (Sekundär-/Tertiärprävention) oral pro Tag
• mehrfache Dosiserhöhung möglich
Wechselwirkungen mit Mikronährstoffen
• Glutathion reduziert Dehydroascorbat

Tab. 2.65: Glutathion.

2.4.5. Bedeutung sonstiger Aminosäuren und ihrer Derivate in der Mikronährstoffmedizin

Alpha-Aminobuttersäure
Biochemie und Physiologie
• Transaminierungsprodukt des Homoserins • entsteht neben Cystein beim Abbau von Homocystein
Mangelsymptome/Indikationsgebiete
• Arterioskleroserisiko • Überwachung Homocysteinämie
Ursachen eines Mangels
• nicht bekannt
Zeichen einer Überdosierung/Toxizität
• keine
Dosierung präventiv (Primärprävention) oral pro Tag
• Die Dosiszufuhr ist nur sekundär für den Therapieerfolg entscheidend, wichtiger scheint die Zusammensetzung eines Präparats in Bezug auf die gewählten Inhaltstoffe zu sein. Zwischen zahlreichen Aminosäuren besteht ein Antagonismus auf verschiedenen Ebenen.
Dosierung therapeutisch (Sekundär-/Tertiärprävention) oral pro Tag
• 400 mg
Wechselwirkungen mit Mikronährstoffen
• entsteht beim Abbau von Homocystein

Tab. 2.66: Alpha-Aminobuttersäure.

Citrullin
Biochemie und Physiologie
• nichtessenzielle Aminosäure, nichtproteinogene α-Aminosäure • wird im Darmtrakt aus Glutamin gebildet • Zwischenprodukt des Harnstoffzyklus • dabei kommt es auch zur Umwandlung von Ornithin in Citrullin und dann in Arginin • in der Folge wird Harnstoff abgespaltet und Ornithin regeneriert
Hauptwirkung
• Entgiftung von Ammoniak über den Harnstoffzyklus

Mangelsymptome/Indikationsgebiete
• Leberstoffwechselstörung • pharmazeutisch auch angewandt zur Therapie von Lebererkrankungen
Zeichen einer Überdosierung/Toxizität
• keine
Diagnostik
• Urin: erhöhter Citrullinspiegel im Urin u.U. Hinweis auf vermehrte NO-Produktionsrate
Dosierung präventiv (Primärprävention) oral pro Tag
• 100 mg
Dosierung therapeutisch (Sekundär-/Tertiärprävention) oral pro Tag
• 200 mg
Einnahmeempfehlung (oral)
• 200 mg
Wechselwirkungen mit Mikronährstoffen
• mit Arginin und Ornithin

Tab. 2.67: Citrullin.

Gamma-Aminobuttersäure
Biochemie und Physiologie
• aminosäureähnliche Verbindung, die im Glutaminstoffwechsel entsteht • 60-80 % aller Neurone haben GABA-Rezeptoren • hemmender Neurotransmitter und wichtigster Gegenspieler des Glutamats
Hauptwirkung
• regt GH-Freisetzung an • Aufbau aus Glutamat durch Glutamat-Decarboxylase (Vitamin-B_6-abhängiges Enzym) • verbessert Schlafqualität • verbessert die Belastungsfähigkeit

Mangelsymptome/Indikationsgebiete
• Unruhe
• Lernstörungen
• Müdigkeit
• latent metabolische Azidose (Myalgien)
• Schizophrenie und Epilepsie
• Reizdarmsyndrom
• Hypertonie
• chronische Schmerzsyndrome
• Schlafmangel

Ursachen eines Mangels
• Säurelast
• Entzündungen
• Nahrungsmittelunverträglichkeiten
• Übermäßige sportliche Belastung
• Hypercortisolismus
• HIV-Infektion
• Alkoholismus
• Krebserkrankungen

Zeichen einer Überdosierung/Toxizität
• Parästhesien im Gesicht und am Körper
• Angstzustände
• Schlafstörungen
• Autismus
• Heißhunger

Diagnostik
• Nachweis direkt im Speichel oder im Urin

Dosierung präventiv (Primärprävention) oral pro Tag
• 2 g

Dosierung therapeutisch (Sekundär-/Tertiärprävention) oral pro Tag
• Schlafmangel: 2-4 g 15 min vor dem Schlafengehen
• keine Einnahme tagsüber

Einnahmeempfehlung (oral)
• 2-4 g

Wechselwirkungen mit Mikronährstoffen
• Cave: gleichzeitige Gabe von Benzodiazepinen: erhebliche Wirkungsverstärkung möglich
• mit Inositol und Calcium und Magnesium zusammen schlafanbahnende Wirkung
• Cystein → Taurin (GABA-Agonist) → GABA-Wirkung ↑

Tab. 2.68: Gamma-Aminobuttersäure.

Kreatin
Biochemie und Physiologie
• Energiestoffwechsel, ATP-Produktion
• Regenerierung Muskel- und Nervensystem
• Steuerung des aktiven Ionentransports (Mg^+, Ca^{2+}, Na^+, K^+)
• Verbesserung der anaeroben Leistungsfähigkeit (Sport: Sprints)
• Kreatinphosphat ist ein Energiespeicher der Skelettmuskulatur

Hauptwirkung
• Muskelaufbau
• wichtiges Energieprotein in Skelett, Herzmuskulatur, ZNS, Spermien
• Steuerung des aktiven Ionentransports
• Erregung von Nerven- und Muskelzellen

Mangelsymptome/Indikationsgebiete
• extrapyramidale Symptome
• Mangel an "Kardiofitness"
• Müdigkeit
• Myalgien
• Stressanfälligkeit
• fischarme Ernährung
• Muskeldystrophie Duchènne
• amyotrophe Lateralsklerose (ALS)
• Kraftsport

Ursachen eines Mangels
• Kachexie

Zeichen einer Überdosierung/Toxizität
• erhöhte muskuläre Krampfanfälligkeit
• Wassereinlagerung
• Magnesiummangel
• toxische Symptome: nicht bei regelmäßigen Einnahmepausen

Dosierung präventiv (Primärprävention) oral pro Tag
• 1-2 g

Dosierung therapeutisch (Sekundär-/Tertiärprävention) oral pro Tag
• 1-2 g
• Sport:
• 5 Tage 20-30 g in 3-4 Einzelgaben
• ab 6. Tag: Reduktion auf 10 g
• während des Trainings: 45 min vor und nach dem Training 10 g in 2 Einzelgaben
• Einnahmepausen alle 4 Wochen
• Leistungssport: 2-5 g Kreatinmonohydrat; Einnahme mit Glukose steigert die Muskelaufnahme
Wechselwirkungen mit Mikronährstoffen
• Aufnahme ↑ zusammen mit Kohlenhydraten mit hohem glykämischen Index
• Coffein wirkt antagonistisch
• Magnesium reduziert Muskelkrämpfe

Tab. 2.69: Kreatin.

Ornithin
Biochemie und Physiologie
• kommt im Nahrungseiweiß nicht vor
• entsteht im Harnstoffzyklus oder bei der Lebensmittelverarbeitung
Hauptwirkung
• beteiligt am Abbau des Ammoniaks
• hochdosiert unterstützt es in der Hirnanhangsdruse die GH-Freisetzung
Mangelsymptome/Indikationsgebiete
• Vitiligo
• zur Behandlung von Leberstörungen
• Immunstimulans
Ursachen eines Mangels
• Malabsorption
Zeichen einer Überdosierung/Toxizität
• Magen-Darm-Störungen
• Ratten: LD$_{50}$ Ornithinmonohydrochlorid 10.000 mg/kg KG
Dosierung präventiv (Primärprävention) oral pro Tag
• 10 g (2-30 g)

Dosierung therapeutisch (Sekundär-/Tertiärprävention) oral pro Tag
• Leberzirrhose mit Enzephalopathie: 18 g
• leichte Leberzirrhose: 3-4 g
• Immunstimulation: Ornithinketoglutarat 10-30 g
Einnahmeempfehlung (oral)
• 2-30 g
Wechselwirkungen mit Mikronährstoffen
• als Vorläufersubstanz kann Arginin eingesetzt werden
• in Verbindung mit Alpha-Ketoglutarat (Ornithinketoglutarat) wird Ornithin zur Immunstimulation bei Krebspatienten eingesetzt

Tab. 2.70: Ornithin.

Taurin
Biochemie und Physiologie
• 2-Aminoethansulfonsäure, keine Aminosäure
• stabiles Endprodukt des Cystein- und Methioninstoffwechsels
• nach Glutamin die höchstkonzentrierte aminosäureähnliche Substanz im menschlichen Körper
Hauptwirkung
• Stabilisierung des Flüssigkeitshaushalts in der Muskulatur
• Zellmembranstabilisator
• Antioxidans
• stabilisiert Herzfunktion
• Bildung des Gallensaftes (Taurocholsäure) ist taurinabhängig
• reduziert Blutfettwerte
• beeinflusst den Transport von zweiwertigen Ionen wie Calcium, Magnesium und Zink
• wirkt zellmembranschützend
• Stimulation der Insulin- und Prolaktinfreisetzung
Mangelsymptome/Indikationsgebiete
• Leistungsabfall
• Sport
• Lebererkrankungen, Hepatitis
• chronische Bronchitis bei Kindern
• Asthma
• Umweltbelastungen

Ursachen eines Mangels
• Säuglinge: dort essenziell
Zeichen einer Überdosierung/Toxizität
• ab 20 g pro Tag: Störungen des Aminosäure-haushalts • bei Einzeldosen >3 g: evtl. Durchfall
Dosierung präventiv (Primärprävention) oral pro Tag
• 1-10 g • Wasserhaushalt in Muskeln: 2-5 g (Kraft-sport)
Dosierung therapeutisch (Sekundär-/Tertiärprävention) oral pro Tag
• Ausdauersport: 1 g alle 2-5 h und 2 g nach dem Training • Herzinsuffizienz: 3-6 g • zystische Fibrose 30 mg/kg KG • akute Hepatitis 12 g • Psychose (Korsakow-Syndrom): 3 g
Wechselwirkungen mit Mikronährstoffen
• Synergismus mit Glutamin bei der Stabilisierung des Wasserhaushalts • nicht zusammen mit Salicylaten (z.B. Aspirin)

Tab. 2.71: Taurin.

2.5. Ernährungsphysiologische Bedeutung der Fettsäuren

2.5.1. Substanzgruppe der Fettsäuren

Die Einteilung der Fettsäuren erfolgt anhand der Kettenlänge sowie der Anzahl und Position der Doppelbindungen im Molekül. Fettsäuren mit einer oder mehr Doppelbindungen werden als einfach bzw. mehrfach ungesättigte Fettsäuren bezeichnet. Gesättigte und einfach gesättigte Fettsäuren können im Organismus synthetisiert werden, mehrfach ungesättigte Fettsäuren wie z.B. die Omega-3- und Omega-6-Fettsäuren müssen über die Nahrung aufgenommen werden, da sie essenziell sind. Generell enthält die mitteleuropäische Kost einen zu hohen Anteil gesättigter Fettsäuren tierischer Herkunft, wie Palmitin- und Stearinsäure. Der Anteil ungesättigter Fettsäuren ist zu gering und weist einen zu hohen Anteil an Omega-6-Fettsäuren auf.

Nahrungsfette bestehen aus unterschiedlichen Fettsäuren, die im Körper jeweils unterschiedliche Wirkungen haben. Eine besondere Rolle spielen die ungesättigten Fettsäuren. Sie wirken z.B. hemmend auf entzündliche Prozesse, beeinflussen den Fettstoffwechsel, senken den Blutdruck und regulieren den Herzrhythmus. Wichtige therapeutisch nutzbare ungesättigte Fettsäuren sind neben der Eicosapentaensäure und der Docosahexaensäure (Omega-3-Fettsäuren) die Ölsäure (einfach ungesättigte Fettsäure), die Linolsäure (Omega-6-Fettsäure) und die Linolensäure (Omega-3-Fettsäure). Linolsäure kann in Gamma-Linolensäure, diese kann wiederum in Eicosanoide umgewandelt werden. Linolensäure wird entsättigt und zu den Omega-3-Fettsäuren Eicosansäure und Docosansäure verlängert.

Folgende einfach und mehrfach ungesättigte Fettsäuren werden unterschieden:

Einfach ungesättigte Fettsäuren		
Ölsäuren		
• Vorkommen: Olivenöl, Rapsöl, Avocados, Nüsse, Samen		
Mehrfach ungesättigte Fettsäuren		
Omega-3-Fettsäuren		
Eicosapentaensäure (EPA) und Docosahexaensäure (DHA)		
• Vorkommen: vor allem in fettreichen Kaltwasserfischen. Gehalt pro 100 g essbarer Anteil (Kap. 2.1. [5]):		
	EPA	DHA
Makrele	640 mg	1.138 mg
Hering	740 mg	1.170 mg
Lachs	749 mg	1.860 mg
Thunfisch	1.385 mg	2.082 mg
Alpha-Linolensäure		
• Vorkommen: Sojabohne, Walnüsse, Nüsse, Weizenkeime, Leinsamen, Hanf, Olivenöl • Alpha-Linolensäure kann zu den besonders wichtigen EPA und DHA aufgebaut werden. EPA und DHA erhöhen die Membranstabilität und Nervenleitfähigkeit und wirken kardioprotektiv durch HDL-Cholesterin-Beeinflussung, außerdem antikanzerogen und anti-inflammatorisch.		

Omega-6-Fettsäuren
Linolsäure
• Vorkommen: Pflanzenöle (Mais, Distel-, Soja-, Sesam- und Sonnenblumenöl)
Gamma-Linolensäure
• Vorkommen: Beinwell, Nachtkerzenöl (7-14 %), Borretschsamenöl (15-20 %), schwarze Johannisbeeren
Arachidonsäure
• Vorkommen: Fleisch, Wurst, Milchprodukte

Der Anteil der Omega-6-Vorstufe Linolsäure sollte nur etwa 10 % der gesamten Fettsäureaufnahme pro Tag betragen. Fischöl haben einen hohen Anteil an EPA und DHA und sind dadurch den Pflanzenölen überlegen.

Eicosanoide (*eikosi,* griech. zwanzig; d.h. Substanzen mit 20 Kohlenstoffatomen) aus Arachidon- und Eicosapentaensäure (EPA) entfalten unterschiedliche Wirkungen im Organismus (☞ Tab. 2.72).

	Muttersubstanz	
	Arachidonsäure $(20:4, \Omega\text{-}6\text{-}FS)$	Eicosapentaensäure $(20:5, \Omega\text{-}3\text{-}FS)$
Leukotrien-muster	Leukotriene Serie 4, insbesondere Leukotrien B4	Leukotriene Serie 5, insbesondere Leukotrien B5
	Wirkung auf Entzündung: stark pro-inflammatorisch, stark chemotaktisch	Wirkung auf Entzündung: schwach inflammatorisch, wenig chemotaktisch
Tromboxan-muster	Thromboxan A_2	Thromboxan A_3
	Gefäßwirkung: stark proaggregatorisch, stark vasokonstriktorisch	Gefäßwirkung: nicht proaggregatorisch, nicht vasokonstriktorisch
Prostaglandin-muster	PGE, PGF... Serie 2	PGE, PGF... Serie 3
Prostacyclin	Prostacyclin (= Prostaglandin I_2)	Prostayclin (= Prostaglandin I_3)
	Gefäßwirkung: antiaggregatorisch, vasodilatatorisch	Gefäßwirkung: antiaggregatorisch, vasodilatatorisch

Tab. 2.72: Übersicht der Eicosanoide.

2.5.2. Einzelne Fettsäuren in der Mikronährstoffmedizin

Omega-3-Fettsäuren
Biochemie und Physiologie
• essenzielle langkettige mehrfach ungesättigte Omega-3-Fettsäuren, z.B. Eicosapentaensäure (EPA) und Docosahexaensäure (DHA)
Hauptwirkung

• kompetitive Verdrängung der Arachidonsäure
• Synthese antiinflammatorischer Prostaglandine und Leukotriene
• ZNS und Auge: Zelldifferenzierung und Netzhautaufbau
• Reduktion des Fibrinogenspiegels
  - Thrombozytenaggregation ↓
  - Expression von Adhäsionsmolekülen ↓ (z.B. VCAM-1)
  - Entzündungsmarker ↓ (z.B. E-Selectin)
  - Leukozytenadhäsion ↓
  - Synthese proinflammatorische Zytokine ↓ (z.B. TNFα, IL-1)
  - Freisetzung des plättchenaktivierenden Faktors (PAF) ↓
• Blutdruck
  - NO-Synthese ↑
  - NO-vermittelte Gefäßrelaxation ↑
  - Mikrozirkulation ↑
  - Blutrheologie ↑
  - Blutviskosität ↓
• Herz: antiarrhythmisch, antiatherogen, antithrombotisch
• Lipidstoffwechsel
  - Triglyceride ↓
  - Synthese von Gesamtcholesterin und VLDL ↓
  - Aktivität lipogener Enzyme ↓

Mangelsymptome
• Fehlernährung mit zu wenig Fisch • chronisch-entzündliche Darmerkrankungen • Hypertriglyceridämie • Schwangerschaft/Stillzeit • Wachstum, Alter • Malabsorption

Symptome eines Mangels
• Atopieneigung • Lipidanomalie • Verhaltensstörungen • "trockenes Auge", Sehstörungen • trockene schuppige Haut • Infektanfälligkeit • Wachstumsstörungen • Depression • Muskelschwäche • Neuropathien • ZNS-Entwicklung ↓
Indikationsgebiete
• chronisch-degenerative Erkrankungen • chronisch-entzündliche Darmerkrankungen • Bronchitis • Alzheimer-Demenz • Diabetes mellitus • Fettleber • Hypertriglyceridämie • Psoriasis • Herzrhythmusstörungen • Depression • Transplantation (z.B. Herz, Niere) • Immunonutrition • rheumatoide Arthritis • Osteoporose • Dyskinesie-Syndrome • Sjögren-Syndrom
Zeichen einer Überdosierung/Toxizität
• Fischgeschmack, Aufstoßen • verlängerte Blutungszeit • hohe Dosierungen können die Vitamin-E-Speicher entleeren, die Insulinwirkung reduzieren und den Blutzuckerspiegel senken
Diagnostik
• Verhältnis Triene (3 Doppelbindungen) : Tetraene (4 Doppelbindungen) >0,1 zeigt einen Mangel an
Dosierung präventiv (Primärprävention) oral pro Tag
• 0,5-1,0 g EPA/DHA • Fischöl enthält 30-35 % EPA/DHA (3 g Fischöl = 1 g Omega-3-Fettsäuren)

Dosierung therapeutisch (Sekundär-/Tertiärprävention) oral pro Tag

- allgemein1-6 g
- Augenerkrankungen (AMD, trockenes Auge, Glaukom): bis zu 4 g
- Bronchitis: bis zu 4 g
- chronisch-entzündliche Darmerkrankungen: bis zu 6 g
- Hypertriglyceridämie: bis zu 6 g
- Neurodermitis (atopische Dermatitis): bis zu 6 g
- multiple Sklerose: bis zu 6 g
- prämenstruelles Syndrom (PMS): bis zu 3 g
- rheumatoide Arthritis: bis zu 6 g
- Schwangerschaft/Stillzeit: bis zu 3 g
- IgA-Nephropathie: 3-7 g
- Transplantation: bis zu 6 g
- Einnahme zu den Mahlzeiten. Sinnvoll ist eine Therapie aber erst ab einer Einnahme von mehreren Wochen
- therapeutischer Dosisbereich: 30-40 mg/kg KG, anfangs bis zu 90 mg/kg KG

Wechselwirkungen mit Mikronährstoffen

- EPA/DHA verringern Nebenwirkungen von Ciclosporin, reduzieren den Bedarf an NSAR, reduzieren in Verbindung mit Statinen Triglyceride
- In Kombination mit ASS verlängerte Blutungszeit und vermehrte Thrombozytenaggregationshemmung

Sonstiges

- Ab einer Dosierung von >3 g/Tag sollte eine regelmäßige Kontrolle der Blutgerinnung, des LDL-Cholesterins und der Glucosetoleranz erfolgen.

Tab. 2.73: Omega-3-Fettsäuren.

Alpha-Linolensäure
Biochemie und Physiologie

- essenzielle Fettsäuren

Hauptwirkung

- Aufbau und Unterhalt der Zellmembran
- Fluidität der Zellmembranen
- Fehlen essenzielle Fettsäuren, werden aus der Nahrung resorbierte gesättigte Fettsäuren dafür in die Zellmembranen eingebaut
- Umwandlung in Omega-3-Fettsäuren Eicosapentaensäure und Docosahexaensäure nur zu max. 10 % möglich

Ursachen eines Mangels

- Malabsorption
- Maldigestion (z.B. Pankreasinsuffizienz)

Mangelsymptome

- abnehmende Membranfluidität

Indikationsgebiete

- Allergien
- Entzündungen (Arthritis)
- Arteriosklerose
- prämenstruelles Syndrom (PMS)

Zeichen einer Überdosierung/Toxizität

- keine bekannt

Diagnostik

- Fettsäurespiegel

Dosierung präventiv (Primärprävention) oral pro Tag

- 500-1.000 mg

Dosierung therapeutisch (Sekundär-/Tertiärprävention) oral pro Tag

- 1.000-2.000 mg

Wechselwirkungen mit Mikronährstoffen

- Die Umwandlung der Omega-3-Fettsäuren ist von Cofaktoren abhängig, wie z.B. Magnesium, Calcium, Zink, Biotin, Vitamin B_6

Tab. 2.74: Alpha-Linolensäure.

Gamma-Linolensäure
Biochemie und Physiologie
• wichtigste Beispiele sind die Linolsäure (aus pflanzlichen Quellen) und die Arachidonsäure (aus tierischen Quellen)
• Linolsäure wird durch Delta-6-Desaturase in Gamma-Linolensäure umgewandelt
• Gamma-Linolensäure wird durch die Elongase in Di-Homo-Gamma-Linolensäure umgewandelt, die mit Arachidonsäure um die Cyclooxygenase konkurriert. Dieses Enzym katalysiert die Umwandlung der Di-Homo-Gamma-Linolensäure in entzündungshemmende Prostaglandine der Serie 1
Hauptwirkung
• antiinflammatorisch
• antiproliferativ
• antithrombotisch
• immunregulierend und lipidmodulierend
Mangelsymptome
• Fehlernährung mit zu wenig Fisch
• chronisch-entzündliche Darmerkrankungen
• Hypertriglyceridämie
• Alkoholabusus
• Mangel an Cofaktoren der Delta-6-Desaturase
• Rauchen
• Diabetes mellitus
• Gastritis
• multiple Sklerose
• Schwangerschaft/Stillzeit
• Wachstum, Alter
• Malabsorption
Symptome eines Mangels
• Atopieneigung
• Anämie
• Infektneigung
• Linolsäurebildung
• Hautekzeme
• Wundheilungsstörungen
Indikationsgebiete
• Neurodermitis
• Neuropathien
Zeichen einer Überdosierung/Toxizität
• Übelkeit
• Magen-Darm-Störungen
• keine Verordnung bei Patienten mit Krampfneigung bzw. unter Antikonvulsiva

Diagnostik
• Normbereich der Linolsäure: 810-1.320 mg/l
• Normbereich der GLA: 10-30 mg/l
• Normbereich der Di-Homo-GLA: 30-75 mg/l
• Normbereich der Arachidonsäure: 185-335 mg/l
• wichtig erscheint auch die von einigen Labors durchgeführte Analyse des Omega-6- : Omega-3-Fettsäure-Quotienten
Dosierung präventiv (Primärprävention) oral pro Tag
• 10-20 mg/kg KG GLA
Dosierung therapeutisch (Sekundär-/Tertiärprävention) oral pro Tag
• Neurodermitis: 400-1.000 mg GLA
• Neuropathien: 400-600 mg GLA
• generell bis zu 20-45 mg/kg KG GLA
• nicht für Kinder <1 Jahr
Wechselwirkungen mit Mikronährstoffen
• GLA reduziert den Bedarf an NSAR, reduziert in Verbindung mit Statinen Triglyceride
• epileptische Anfälle unter gleichzeitiger Einnahme von Phenothiazinen
• Steigerung der Responserate und tumordestruktiven Wirkung von Tamoxifen in der Brustkrebstherapie (2,8 g GLA/d)

Tab. 2.75: Omega-6-Fettsäure: Gamma-Linolensäure (GLA).

Konjugierte Linolsäure
Biochemie und Physiologie
• konjugierte Linolsäure (CLA) ist ein Sammelbegriff für Fettsäuren, die durch Mikroorganismen im Pansen von Wiederkäuern gebildet werden. Handelsübliche Präparate werden aus dem Öl der Färberdistel gewonnen.
Hauptwirkung
• antiinflammatorisch
• antiproliferativ bei bestimmten Tumoren (Prostata-, Mammakarzinom)
• Aktivierung des Fettsäurestoffwechsels (Reduktion der Fettspeicherung, Förderung der Fettspaltung und -verbrennung Aktivität der Lipoprotein-Lipase ↓)
• Erhalt der fettfreien Körpermasse
• Reduktion des Leptinspiegels

Ursachen eines Mangels
• Malabsorption
Indikationsgebiete
• Tumorerkrankungen
• Adipositas
Zeichen einer Überdosierung/Toxizität
• Übelkeit
• Magen-Darm-Störungen
Diagnostik
• Serumleptinspiegel als Verlaufsparameter
Dosierung präventiv (Primärprävention) oral pro Tag
• 3 g CLA
Dosierung therapeutisch (Sekundär-/Tertiärprävention) oral pro Tag
• 3-5 g CLA

Tab. 2.76: Konjugierte Linolsäure (CLA).

Squalen
Biochemie und Physiologie
• aus 6 Isopren-Einheiten bestehende lipophile Substanz, im Rahmen einer mehrstufigen Reaktionskaskade gebildet (bekannte Isoprenoide: Lycopin, Coenzym Q_{10})
• höchster Anteil in Haifischöl
Hauptwirkung
• Inhibierung der Lipidperoxidation
• Inhibierung der HMG-CoA-Reduktase
• chemopräventive Effekte in der Initiationsphase
• Hemmung der Farnesylpyrophosphat-Synthese (Farnesylierung von RAS-Onkogen ↓) und Ornithin-Decarboxylase (→ Polyaminsynthese ↓)

Mangelsymptome
• Malabsorption
Symptome eines Mangels
• Erschöpfung
Indikationsgebiete
• Tumorerkrankungen
• Hypercholesterinämie
Zeichen einer Überdosierung/Toxizität
• keine
Diagnostik
• keine
Dosierung präventiv (Primärprävention) oral pro Tag
• 200 mg
Dosierung therapeutisch (Sekundär-/Tertiärprävention) oral pro Tag
• 400 mg
• 400-900 mg bei Hautirritation und Hypercholesterinämie

Tab. 2.77: Squalen.

2.6. Sekundäre Pflanzenstoffe

2.6.1. Substanzgruppe der sekundären Pflanzenstoffe

Die sekundären Pflanzenstoffe werden zur Gruppe der "bioaktiven Stoffe" gezählt. Unter sekundären Pflanzenstoffen versteht man eine Gruppe von zahlreichen, chemisch sehr unterschiedlichen Stoffen, die ausschließlich in Pflanzen vorkommen. Da es sich nicht um Energielieferanten ("primäre" Pflanzenstoffe: Kohlenhydrate, Fette und Eiweiße) handelt, werden sie als "sekundäre" Pflanzenstoffe bezeichnet.

Sekundärmetaboliten leiten sich von Produkten des Primärstoffwechsels ab. Sie werden im Gegen-

Substanz	A	B	C	D	E	F	G	H	I
Carotinoide	X		X		X			X	
Phytosterine	X							X	
Saponine	X	X			X			X	
Glucosinolate	X	X						X	
Polyphenole	X	X	X	X	X	X	X		X
Protease-Inhibitoren	X		X						
Monoterpene	X								
Phytoöstrogene	X	X	X	X	X	X		X	
Sulfide	X	X	X	X	X	X	X	X	

Tab. 2.78: Wirkung der sekundären Pflanzenstoffe (9 Gruppen).
A = antikanzerogen; B = antimikrobiell; C = antioxidativ; D = antithrombotisch; E = immunmodulierend; F = entzündungshemmend; G = blutdruckbeeinflussend; H = cholesterinsenkend; I = blutzuckerbeeinflussend.

satz zu Nährstoffen, wie Kohlenhydraten, Proteinen, Fetten und Ballaststoffen, die im primären Stoffwechsel der Pflanze gebildet werden, im Zuge des sekundären Stoffwechsels hergestellt. Damit erfüllen die verschiedenen Substanzen eine Vielzahl unterschiedlichster Funktionen. In der Pflanze dienen sie unter anderem als Abwehrstoffe gegen Schädlinge und Krankheiten, als Wachstumsregulatoren und als Farbstoffe. Zudem spielen sie in der diätetischen Anwendung ein bedeutende Rolle.

Nicht immer lassen sich Primär- und Sekundärstoffwechsel eindeutig voneinander abgrenzen. Dies hängt damit zusammen, dass Primär- und Sekundärstoffwechsel häufig gemeinsame Reaktionsschritte und die gleichen Enzymsysteme nutzen. So kann die Entscheidung, ob es sich um ein primäres oder um ein sekundäres Stoffwechselprodukt handelt, nur aus der Betrachtung der Funktion, welche die Substanz im pflanzlichen Organismus hat, getroffen werden. Sie können gesundheitsfördernde, aber auch -nachteilige Effekte haben. Mit einer normalen Mischkost wer-

Carotinoide			
Ernährung (durchschnittlich in Beispielen, je 100 g [12])			
	Beta-Carotin	Alpha-Carotin	Lycopin	Lutein + Zeaxanthin
Aprikose	3.500 µg	–	5 µg	–
Pfirsich	99 µg	1 µg	–	14 µg
Nektarine	103 µg	0 µg	–	0 µg
Orange	39 µg	20 µg	0 µg	14 µg
Guave	812 µg	–	5.400 µg	–
Wassermelone	230 µg	1 µg	4.100 µg	14 µg
Rote Grapefruit	1.130 µg	–	3.362 µg	–
Brokkoli	700 µg	1 µg	0 µg	1.900 µg
Rosenkohl	480 µg	6 µg	0 µg	1.300 µg
Weißkohl	80 µg	0 µg	0 µg	150 µg
Grünkohl	4.700 µg	–	–	21.900 µg
Spinat	4.100 µg	0 µg	0 µg	10.200 µg
Kopfsalat	1.200 µg	1 µg	0 µg	1.800 µg
Erbse	350 µg	16 µg	0 µg	1.700 µg
Kürbis	3.100 µg	3.800 µg	0 µg	1.500 µg
Karotte	7.900 µg	3.600 µg	0 µg	260 µg
Tomate	520 µg	–	3.100 µg	100 µg

- Neben roten, orangefarbenen und gelben Früchten besitzen auch Gemüsesorten, wie Brokkoli, Spinat oder Grünkohl Carotinoide. Der Carotinoidgehalt ist z.B. in den äußeren Blättern von Kohl 150-mal Lutein- und bis zu 200-mal Beta-Carotin-haltiger als in den inneren Blättern

Biochemie und Physiologie

- bilden als fettlösliche, hochungesättigte Polyenfarbstoffe die Pflanzenfarbstoffe vor allem in gelben, orangefarbenen und dunkelgrünen Pflanzen
- Einteilung in 2 Gruppen: sauerstofffreie (Alpha-Carotin, Beta-Carotin, Lycopin) und sauerstoffhaltige, sog. Oxycarotinoide (auch Xanthophylle genannt; Lutein, Zeaxanthin)
- beide unterscheiden sich durch ihre Hitzestabilität. Beta-Carotin und Lycopin sind relativ hitzestabil (nur 8-10 % der vorhandenen Struktur werden verändert), während Oxycarotinoide bei hohen Temperaturen zerstört werden (60-100 %)
- mittlerweile etwa 700 bekannte unterschiedliche Carotinoide; wichtigste Vertreter: Beta-Carotin, Lycopin, Lutein, Zeaxanthin und Cryptoxanthin
- von diesen besitzen über 50 Provitamin-A-Aktivität, d.h., sie können vom Organismus in Vitamin A umgewandelt werden (☞ Beta-Carotin Kap. 2.1.2.)

Hauptwirkung
• wirken antioxidativ und krebsvorbeugend
• Stärkung des Immunsystems
• Reduktion des Herzinfarktrisikos
• wichtigste Aufgabe: Lichtabsorption und Übertragung dieser Energie auf Chlorophyll
Ursachen eines Mangels
• Fehlernährung
• Sonnenlichtexposition
• erhöhter oxidativer Stress (Rauchen, Sport)
Mangelsymptome
• Sehstörungen
• Nachtblindheit
Indikationsgebiete
• Zur Aktivierung der Bildung von Genen, die "gap junctions" steuern; dadurch Schutz vor unkontrolliertem Zellwachstum
• Chemoprävention: Die Carotinoidkonzentration im Serum korreliert negativ mit der Prävalenz von Krebserkrankungen von Lungen-, Prostata-, Speiseröhren-, Gebärmutterhals-, Magen- und Dickdarmkrebs (Synergismus der sekundären Pflanzenstoffe mit Vitaminen, Mineralstoffen, mehrfach ungesättigten Fettsäuren und Aminosäuren)
• Risikoverminderung im Hinblick auf Herz-Kreislauf-Erkrankungen, Katarakt, Makuladegeneration
• Immunstimulation
• Hautschutz (gegenüber UV-Strahlen) [12]
Zeichen einer Überdosierung/Toxizität
• Bislang galt der ADI-Wert von 5 mg/kg KG. Dieser ist vom wissenschaftlichen Lebensmittelausschuss der EU aufgrund der Ergebnisse der ATBC- und CARET-Studie (mit ungünstigen Auswirkungen bei Rauchern) [14, 15] zurückgezogen worden. Heute geht man bei aktuellen oder ehemaligen starken Rauchern von einer unbedenklichen Beta-Carotintagesmenge von 2 mg aus.
• mögliche Gründe für die Ergebnisse von ATBC und CARET:
- modifizierter Beta-Carotin-Metabolismus durch Zigarettenrauch
- prooxidative Effekte der durch Rauch induzierten Betacarotin-Oxidationsprodukte
- unphysiologische Effekte durch erhöhte Dosis dieses einzelnen Antioxidans (bis 25 mg pro Tag!)
Diagnostik
• quantitativ im Serum
Dosierung präventiv (Primärprävention) oral pro Tag
• 2-4 mg
Dosierung therapeutisch (Sekundär-/Tertiärprävention) oral pro Tag
• 5-15 mg
Wechselwirkungen mit Mikronährstoffen
• Speisefette steigern die Resorption
• positive Wirkung mit anderen sekundären Pflanzenstoffen, sog. Bioflavonoiden, deren Resorption auch durch die gleichzeitige Gabe verbessert wird

Tab. 2.79: Carotinoide.

den täglich 1,5 g sekundäre Pflanzenstoffe aufgenommen, bei Vegetariern deutlich mehr.

Die sekundären Pflanzenstoffe lassen sich bis auf
einige Ausnahmen in verschiedene Substanzklas-
sen unterteilen, die im Folgenden erläutert werden.

Die wichtigsten Gruppen pflanzlicher Sekundär-
verbindungen sind:

- Carotinoide (z.B. Beta-Carotin, Lycopin)
- Phytosterine (z.B. Beta-Sitosterin)
- Polyphenole (z.B. Phenolsäuren, Flavonoide,
  letztere zumeist als Gerbsäuren)

Viele sekundäre Pflanzenstoffe wirken als Antioxidanzien, andere haben hormonähnliche Wirkungen, senken den Cholesterinspiegel oder hemmen
das Wachstum von Bakterien.

Wegen der Wirkungen der sekundären Pflanzenstoffe ist es insbesondere sinnvoll, möglichst nicht
nur mit isolierten Wirkstoffen einer Pflanze zu arbeiten, sondern die Pflanze wenn möglich komplett zu verwenden.

2.6.2. Tabellarische Zusammen-fassung einzelner sekundärer Pflanzenstoffe

Phytosterine
Ernährung (durchschnittlich in Beispielen, je 100 g [2,13])
• Phytosterine kommen in pflanzlichen Lebens-mitteln wie Sonnenblumenkernen, Sesam, Nüssen und Sojabohnen vor.
• Die tägliche Zufuhr liegt bei ungefähr 150-400 mg pro Person. Allerdings werden weni-ger als 5 % vom menschlichen Körper aufge-nommen
• Gemüse (inkl. Sprossen) 1-100 mg
• Blumenkohl 17,7 mg
• Brokkoli 42,6 mg
• Rosenkohl 23,7 mg
• Obst 2-30 mg
• Getreide 1-200 mg
• Saaten und Nüsse 22-714 mg

Biochemie und Physiologie
• pflanzliche Sterine, in ihrer chemischen Struktur den tierischen Sterinen (z.B. Cholesterin) ähnlich
• häufigste Vertreter: Beta-Sitosterin, Campesterin, Stigmasterin
• wahrscheinliche cholesterinsenkende Wirkung, vermutlich durch verminderte Resorption von Cholesterin im Darm bei gleichzeitiger Zufuhr von Phytosterinen
Hauptwirkung
• Cholesterinsenkung
• Schutz vor Dickdarmkrebs
Ursachen eines Mangels
• Fehlernährung
Mangelsymptome
• Hypercholesterinämie
Indikationsgebiete
• Dickdarmkrebs
• Hypercholesterinämie
Zeichen einer Überdosierung/Toxizität
• nicht bekannt
Dosierung präventiv (Primärprävention) oral pro Tag
• ca. 150-400 mg (die Hälfte als Beta-Sito-sterin), wovon aber nur ca. 5 % resorbiert werden
Dosierung therapeutisch (Sekundär-/Tertiärprävention) oral pro Tag
• 400 mg
Wechselwirkungen mit Mikronährstoffen
• positive Wirkung mit anderen Antioxi-danzien, deren Resorption auch durch die gleichzeitige Gabe verbessert wird

Tab. 2.80: Phytosterine.

Saponine	Glucosinolate
Ernährung (durchschnittlich in Beispielen, je 100 g [7])	**Ernährung** (durchschnittlich in Beispielen, je 100 g [11])

• Kichererbsen 5,0 mg
• Sojabohnen 3,9 mg
• Grüne Bohnen 4,6 mg
• Linsen 4,0 mg
• Spinat 0,6 mg
• Knoblauch 0,1 mg
• Haferflocken 0,1 mg
• Tägliche Aufnahme:
  - für Deutschland liegen keine Angaben vor
  - Daten aus Großbritannien:
    bei normalen Mischkost ca. 10 mg
  - Vegetariern mit deutlich höherer Aufnahme
    von Hülsenfrüchten: 110-240 mg
	• Sie kommen hauptsächlich in Pflanzen der Kreuzblütler-Familie (Brassicaceae, früher Cruciferae) vor. Durch Erhitzen und Milchsäuregärung (Herstellung von Sauerkraut) wird der Glukosinolatgehalt reduziert.
	• Gartenkresse 121 mg
	• Kohlrabi 109 mg
	• Kohlrabi (erhitzt) 73 mg
	• Rotkohl 67 mg
	• Rotkohl (erhitzt) 55 mg
	• Brokkoli 61 mg
	• Brokkoli (erhitzt) 37 mg
	• Rettich 13 mg
	• Tägliche Aufnahme: ca. 43 mg, etwa 2/3 davon durch Weißkohl. Vegetarier: Tagesaufnahme etwa 15 mg

Biochemie und Physiologie	**Biochemie und Physiologie**
• neigen zu starker Schaumbildung in wässrigen Lösungen, daher auch der Name (lat. *sapo* = Seife) • gemeinsame Struktur: ein Zuckerrest, verbunden mit einem Steroid- oder Triterpenoid-Anteil • stark bitterer Geschmack	• bestehen aus Glucose, einer schwefelhaltigen Gruppierung mit einem Aglucon-Rest und einer Sulfatgruppe • eigentliche Wirkstoffe: enzymatische Abbauprodukte Isothiozyanate, Thiozyanate und Indole → charakteristisch für Geruch und Geschmack von Senf, Meerrettich, Kohl und Kohlrabi
Hauptwirkung	**Hauptwirkung**
• Lipidsenkung • Immunstabilisierung	• beugen Infektionen vor • hemmen die Krebsentwicklung
Ursachen eines Mangels	**Ursachen eines Mangels**
• Fehlernährung	• Fehlernährung
Zeichen einer Überdosierung/Toxizität	**Mangelsymptome**
• Bittergeschmack	• Entgiftungsschwäche
Wechselwirkungen mit Mikronährstoffen	
• positive Wirkung mit anderen Antioxidanzien, deren Resorption auch durch die gleichzeitige Gabe verbessert wird	

Tab. 2.81: Saponine.

Indikationsgebiete
• antikanzerogene Wirkung (Tierversuch) bei Magen-, Brust-, Leber- und Lungenkrebs durch vermutlich Hemmung von Phase-I-Enzymen und Induktion von Phase-II-Enzymen
• protektive Wirkung bei Leber-, Gebärmutterschleimhaut- und Brustkrebs
• durch Metabolisierung körpereigener Estrogene schützen Indole vor estrogenabhängigen Krebsarten (Brust-, Gebärmutterschleimhautkrebs)
• Isothiozyanate und Thiozyanate: bakterizid, fungizid
Zeichen einer Überdosierung/Toxizität
• mögliche Störung der Jodaufnahme durch Isothiocyanat und Thiocyanat, konnte beim Verzehr von Kohlgemüse bislang aber nicht verzeichnet werden
Dosierung präventiv (Primärprävention) oral pro Tag
• nicht bekannt
Dosierung therapeutisch (Sekundär-/Tertiärprävention) oral pro Tag
• 200 mg
Wechselwirkungen mit Mikronährstoffen
• positive Wirkung mit anderen Antioxidanzien, deren Resorption auch durch die gleichzeitige Gabe verbessert wird

Tab. 2.82: Glucosinolate.

Protease-Inhibitoren
Ernährung (durchschnittlich in Beispielen, je 100 g [12])
• kommen in Hülsenfrüchten (z.B. Sojabohne), und Getreide wie Reis, Mais, Hafer und Weizen vor; sind hitzeempfindlich (Verlust um 80 %)
Biochemie und Physiologie
• verringern die Aktivität von Proteasen, wie Trypsin, Chymotrypsin, Plasmin und Elastase → Hemmung des Wachstums und Herabsetzung der Proteaseaktivität von Krebszellen
• Wirkungsmechanismus: binden an ein Enzym und verhindern, dass dieses mit dem Substrat reagiert
• können mit der Nahrung aufgenommen oder auch selbst synthetisiert werden, z.B. das Alpha-Antitrypsin in der Lunge
Hauptwirkung
• Protease-Inhibitor: schützen vor Krebs; Wirkmechanismus: verminderte Verfügbarkeit von Aminosäuren, Hemmung von tumorspezifischen Proteasen
• antioxidativ
• entzündungshemmend
• blutzuckerregulierend
Ursachen eines Mangels
• Fehlernährung
Wirkungsmechanismus
• erhöhte oxidative Stressanfälligkeit
Indikationsgebiete
• antikanzerogene Wirkung bei Leber-, Magen-, Dickdarm- und Mundhöhlenkrebs (tierexperimentell)
Diagnostik
• oxidative Stressparameter
Dosierung präventiv (Primärprävention) oral pro Tag
• ca. 300 mg; Absorption liegt nur bei 10 %
Dosierung therapeutisch (Sekundär-/Tertiärprävention) oral pro Tag
• 500 mg
Wechselwirkungen mit Mikronährstoffen
• positive Wirkung mit anderen Antioxidanzien, deren Resorption auch durch die gleichzeitige Gabe verbessert wird

Tab. 2.83: Protease-Inhibitoren.

Monoterpene und Triperpene
Ernährung (durchschnittlich in Beispielen, je 1.000 g [12])
• Terpene sind pflanzliche Aromastoffe, wie z.B. das Menthol in Pfefferminzöl oder die ätherischen Öle in Kräutern und Gewürzen. Sie sind enthalten in Tomaten, Karotten, Zwiebeln, Knoblauch, Grünkohl und Zitronen. Monoterpene kommen in Orangen, Weintrauben, Aprikosen und Gewürzen vor, Triterpene in Zitrusfrüchten (Limonoidglykoside).
• Geraniol
- Weintrauben 100-500 µg
- Himbeeren 100-600 µg
- Aprikosen 50-100 µg
- Orangen >1 mg
• Linalool
- Weintrauben 100-500 µg
- Orangen 100-600 µg
- Heidelbeeren 50-100 µg
• Limonoidglykoside (Triterpen)
- Orangensaft 320 mg/l
Biochemie und Physiologie
• ketten- oder ringförmig angeordnete Isopren-Einheiten
• als Aromastoffe Bestandteile von Pfefferminze (Menthol), Kümmel (Carvon) und Zitrusöl (Limonen)
Hauptwirkung
• senken das Krebsrisiko
• Allylgruppen von Limonen und Carvon sollen für die antikanzerogene Wirkung verantwortlich sein → steigern die Detoxifikation (Aktivitätssteigerung z.B. von Glutathion-S-Transferase)
Ursachen eines Mangels
• Fehlernährung
Indikationsgebiete
• Reduktion des Krebsrisikos bei erhöhter Disposition
Diagnostik
• oxidative Stressparameter, z.B. 8-OH-Desoxyguanosin

Dosierung präventiv (Primärprävention) oral pro Tag
• geschätzte durchschnittliche Aufnahme etwa 170 mg Limonen
Dosierung therapeutisch (Sekundär-/Tertiärprävention) oral pro Tag
• ca. 300 mg
Wechselwirkungen mit Mikronährstoffen
• positive Wirkung mit anderen Antioxidanzien, deren Resorption auch durch die gleichzeitige Gabe verbessert wird

Tab. 2.84: Monoterpene und Triperpene.

Phytoöstrogene
Ernährung (durchschnittlich in Beispielen, je 1.000 g [9])
• Genistin (Isoflavon):
- Sojabohnen 729 mg
- Misopaste 376 mg
- Tempeh 320 mg
- Sojabohnenkeimlinge 230 mg
- Sojabohnenpaste 171 mg
- Tofu 166 mg
- Sojawürstchen 139 mg
- Sojamilch 26 mg
- Sojasoße 5 mg
- Soja-Säuglingsmilch 3 mg
• Daidzin (Isoflavon):
- Sojabohnen 546 mg
- Misopaste 190 mg
- Tempeh 190 mg
- Sojabohnenkeimlinge 138 mg
- Sojabohnenpaste 159 mg
- Tofu 76 mg
- Sojawürstchen 49 mg
- Sojamilch 18 mg
- Sojasoße 8 mg
- Soja-Säuglingsmilch <1 mg

- Phytoöstrogene kommen vor allem in Getreide, Hülsenfrüchten und Vollkornprodukten vor. Im Gegensatz zu den übrigen Flavonoiden ist das Vorkommen der Isoflavonoide nur auf wenige tropische Hülsenfrüchte begrenzt. Dazu gehört z.B. die Sojabohne, die einen hohen Anteil des Hauptvertreters Genistin enthält (als Glykosid ca. 729 mg/kg Frischgewicht).
- Lignane sind dagegen auch bei uns weitverbreitete sekundäre Pflanzenstoffe. Sie sind in großen Mengen in den Randschichten von Getreide als Ausgangssubstanz des Zellwandbestandteil Lignin enthalten.
  - weit verbreitet als Bestandteile der Zellwand (Lignin), besonders in Leinsamen und Vollkorngetreide vorhanden
  - Leinsamen haben die höchste Konzentration an Lignanen (15,5 mg/kg), während frisches Gemüse mit 1,4 mg/kg Lebensmittel nur wenig enthält.

Biochemie und Physiologie

- chemisch den menschlichen Östrogenen ($\rightarrow$ 17β-Estradiol) sehr ähnlich, besitzen aber nur 0,1 % der Wirkung
- dazu zählen Isoflavonoide und Lignane (beide zählen zu den Polyphenolen)

Hauptwirkung

- abhängig von der Konzentration an endogenen Estrogenen können sie estrogen und auch antiestrogen wirken (sog. PhytoSERMs *); überwiegende Bindungsaffinität zum Estrogenrezeptor beta (ERβ)
- hormonartige Wirkungen
  - Hemmung der Aromatase
  - Hemmung der 5α-Reduktase
  - Stimulierung der SHBG-Synthese
- und auch nichthormonartige Wirkungen
  - antioxidative Wirkung
  - Hemmung der Angiogenese
  - Hemmung tyrosinspezifischer Proteinkinasen (sog. Onkogene) damit chemopräventiv im Hinblick auf hormonabhängige Krebsarten, wie Brust-, Gebärmutterhals- und Prostatakarzinom, sowie auf hormonunabhängige Krebsarten

Indikationsgebiete

- Wechseljahresbeschwerden (Hitzewallungen, Depression, Stimmungsschwankungen, Leistungsschwäche)
- Steigerung des Knochenstoffwechsels (Erhöhung der Knochenmineraldichte bei Osteopenie oder Osteoporose), vor allem in der Postmenopause
- Reduktion von Herz-Kreislauf-Risikofaktoren (z.B. Hypercholesterinämie)

Zeichen einer Überdosierung/Toxizität

- keine bekannt

Diagnostik

- Quotient 2-Hydroxyestron : 16α-Hydroxyestron im Urin

Dosierung präventiv (Primärprävention) oral pro Tag

- Sojaisoflavonextrakt 90 mg
- Rotklee 200 mg
- durchschnittlich sind 60 mg Genistein empfohlen

Dosierung therapeutisch (Sekundär-/Tertiärprävention) oral pro Tag

- Sojaisoflavonextrakt 90 mg

Tab. 2.85: Phytoöstrogene (Sojaisoflavone, Lignane). * SERM: selektiver Estrogenrezeptor-Modulator; SHBG: sex hormone binding globulin.

Sulfide

Ernährung (durchschnittlich in Beispielen, je 100 g)

- Vorkommen vor allem in: Liliengewächsen, wie Zwiebeln, Lauch, Spargel und Knoblauch

Biochemie und Physiologie

- schwefelhaltige Verbindungen
- z.B. Knoblauchsulfid: aus Alliin entsteht durch enzymatische und thermische Zersetzung Allicin, das dem Knoblauch den charakteristischen Geruch gibt

Hauptwirkung
• hemmen das Bakterienwachstum (antimikrobielle Wirkung von Knoblauch bereits 1858 von Louis Pasteur nachgewiesen)
• senken den Cholesterinspiegel
• antioxidativ, schützen vor freien Radikalen
• immunstimulierend
• gerinnungshemmend
• verdauungsfördernde, parasympathische Wirkungen
• wirken krebsvorbeugend (protektive Wirkung bei Magenkrebs)
Indikationsgebiete
• Hyperlipidämie
• altersbedingte Gefäßveränderungen, Frühstadium der Arteriosklerose
Zeichen einer Überdosierung/Toxizität
• Übelkeit, Magenreizung, Kopfschmerzen
Diagnostik
• Marker der Lipidperoxidation
Wechselwirkungen mit Mikronährstoffen
• positive Wirkung mit anderen Antioxidanzien, deren Resorption auch durch die gleichzeitige Gabe verbessert wird

Tab. 2.86: Sulfide.

■ Flavonoide

Flavonoide zählen zur großen Gruppe der Polyphenole und umfassen diese Gruppen von Verbindungen:

• Anthocyane rote und blaue Farbpigmente in Rotweintrauben und Kirschen)

• Flavanole Adstringenzien in Rotwein und schwarzem bzw. grünem Tee)

• Flavanone Bitterstoffe in Grapefruit oder Orangen)

• Flavone hellgelbe Pigmente in Sellerie, Fruchtschalen)

• Flavonole hellgelbe Pigmente in Zwiebeln und Endivien)

• Isoflavonoide Phytoöstrogene aus Soja)

Besonders reich an Flavonolen sind Zwiebeln und Grünkohl, Flavone sind vorwiegend in Doldengewächsen (Sellerie, Pastinake), Anthocyane vor allem in Beerenobst zu finden.

Beispielhaft sollen Quercetin (ein Flavonol) und die Anthocyane näher betrachtet werden.

Quercetin
Ernährung (durchschnittlich in Beispielen, je 1.000 g Frischgewicht [3, 12])
• Gelbe Zwiebeln 347 mg
• Grünkohl 110 mg
• Grüne Bohnen 39 mg
• Äpfel 36 mg
• Kirschen 32 mg
• Brokkoli 30 mg
Anthocyane
Ernährung (durchschnittlich in Beispielen, je 1.000 g [6]) *
• Schwarze Johannisbeeren 2.500 mg
• Heidelbeeren 100-1.000 mg
• Kirschen 1.000-4.500 mg
• Himbeeren 200-600 mg
• Brombeeren 200-3.250 mg

Tab. 2.87: Quercetin und Anthocyane in ausgesuchten Lebensmitteln.

Polyphenole
Ernährung (durchschnittlich in Beispielen, je 1.000 g [1,10])
• Grünkohl 970-1555 mg
• Weizen 500 mg
• Weißkohl 105 mg
• Radieschen 75-100 mg
• Weizen (Type 405) 71 mg
• Grüne Bohnen 70 mg
• Paprika 29 mg
• Nüsse 1 mg
• Die Aufnahme von Flavonoiden wird auf täglich ca. 23 mg geschätzt. Die tägliche Aufnahme der Phenolsäure lag in einem bayerischen Kollektiv der Nationalen Verzehrstudie 222 mg, davon 206 mg Kaffeesäure [8]
• Bei Flavonoiden sind täglich 54 mg, bei Flavonolen 12 mg und bei Anthocyanen 2,7 mg, hauptsächlich aus Obst, ermittelt worden [4]

Biochemie und Physiologie
• relativ uneinheitliche Gruppe der Polyphenole, aber gekennzeichnet durch ein gemeinsames strukturelles Merkmal: den Polyphenolring
• bekanntesten Untergruppen sind Phenolsäuren, Flavonoide und Lignane
• Hauptvertreter: Kaffeesäure, Ellagsäure und Ferulasäure
• vor allem im Schalen- und Randbereich der Pflanzen → dienen als Antioxidanzien zum Schutz der darunter liegenden Pflanzenteile

Hauptwirkung
• antimikrobiell
• antioxidativ
• antikanzerogen
• u.v.m. (☞ Untergruppen Flavonoide, Flavanole, Phytoöstrogene in diesem Kapitel)

Mangelsymptome
• erhöhte oxidative Stressanfälligkeit

Indikationsgebiete
• Tierversuche: Phenolsäuren wirken protektiv auf Magen-, Speiseröhre-, Haut- und Lungenkrebs → Induktion von Detoxifikationsenzymen, Bindung von Kanzerogenen

Diagnostik
• oxidative Stressparameter

Wechselwirkungen mit Mikronährstoffen
• positive Wirkung mit anderen Antioxidanzien, deren Resorption auch durch die gleichzeitige Gabe verbessert wird

Tab. 2.88: Polyphenole.

Es gibt zahlreiche **weitere sekundäre Pflanzenstoffe,** die sich keiner der neun Gruppen zuordnen lassen, die aber ebenfalls über gesundheitsfördernde Wirkungen verfügen. Hierunter fallen z.B. Glucarate (in hohen Mengen in Brokkoli und Äpfeln), Curcubitacine, Phthalide, Phytinsäure, Chlorophyll und Chlorophyllin [12].

Literatur

1. Herrmann K. Übersicht über nichtessentielle Inhaltsstoffe der Gemüsearten. II. Cruciferen (Kohlarten, Radieschen, Rettiche, Speiserüben, Kohlrüben, Meerrettich) sowie Gramineen (Zwiebeln, Porree, Schnittlauch, Knoblauch, Spargel). Z Lebensm Unters Forsch 1977; 165(3):151-64.

2. Herrmann K. Vorkommen, Gehalte und Bedeutung von Inhaltsstoffen des Obst und Gemüses. XVIII. Sterole in Gemüse und Obst. Indust Obst Gemüseverarbeit 1993;78(9):322-6.

3. Hertog MGL, Hollman PCH, Katan MB. Content of potentially anticarcinogenic flavonoids in 28 vegetables and 9 fruits commonly consumed in the Netherlands. J Agric Food Chem 1992;49(12):2379-83.

4. Linseisen J, Radtke J, Wolfram G. Flavonoidzufuhr Erwachsener in einem bayerischen Teilkollektiv der Nationalen Verzehrsstudie. Z Ernährungswiss 1997;37(4): 403-12.

5. Mangels AR, Holden JM, Beecher GR, et al. Carotenoid content of fruits and vegetables: an evaluation of analytic data. J Am Diet Assoc 1993;93(3),:284-96.

6. Mazza G, Miniati E. Anthocyanins in fruits, vegetables, and grains. Boca Raton (FL): CRC Press; 1993.

7. Oakenfull D, Potter JD. Determination of the saponin content of foods. In: Spiller GA, editor. Handbook of dietary fiber in human nutrition. Boca Raton (FL): CRC Press; 1986. p. 127-30.

8. Radtke J, Linseisen J, Wolfram G. Phenolsäurezufuhr Erwachsener in einem bayerischen Teilkollektiv der Nationalen Verzehrsstudie. Z Ernährungswiss 1998;37(2): 190-7.

9. Reinli K, Block G. Phytoestrogen content of foods - a compendium of literature values. Nutr Cancer 1996;26: 123-48.

10. Senter SD, Horvat RJ, Forbus WR. Comparative GLC-MS analysis of phenolic acids of selected tree nuts. J Food Sci 1983;48(3):798-9a, 824.

11. Sones K, Heaney RK, Fenwick GR. Glucosinolates in Brassica vegetables. Analysis of twenty-seven cauliflower cultivars (Brassica oleracea L. var. botrytis subvar. cauliflora DC). J Sci Food Agric 1984;35(7):762-6.

12. Watzl B, Leitzmann C. Bioaktive Substanzen in Lebensmitteln. 2. Aufl. Stuttgart: Hippokrates; 1999.

13. Weihrauch JH, Gardner JM. Sterol content of foods of plant origin. J Am Diet Assoc 1978;73(1):39-47.

14. The Alpha-Tocopherol, Beta Carotene Cancer Prevention Study Group. The effect of vitamin E and beta carotene on the incidence of lung cancer and other cancers in male smokers. The Alpha-Tocopherol, Beta Carotene Cancer Prevention Study Group. N Engl J Med 1994;330(15):1029-35.

15. Omenn GS, Goodman G, Thornquist M, et al. The beta-carotene and retinal efficacy trial (CARET) for chemoprevention of lung cancer in high risk populations: smokers and asbestos-exposed workers. Cancer Res 1994;54(7 Suppl.):2038s-43s.

2.7. Ernährungsphysiologische Bedeutung der Prä- und Probiotika

2.7.1. Substanzgruppe der Prä- und Probiotika

Präbiotika (im Zusammenhang mit Ballaststoffen und Phospholipiden) und Probiotika haben ihren besonderen Platz in der Mikronährstoffmedizin. Probiotika sind definierte, lebende Mikroorganismen, die in ausreichender Menge in aktiver Form in den Darm gelangen und dadurch positive gesundheitliche Wirkungen erzielen. Probiotika werden unterschiedlichen Lebensmitteln zugesetzt, z.B. Milchprodukten, Müsli und Wurstwaren. Es ist bekannt, dass bestimmte Arten der rund 400 verschiedenen Mikroorganismen in der Darmflora eher günstige und andere eher ungünstige Eigenschaften aufweisen. Als günstig werden Bakterienstämme angesehen, die selbst nicht pathogen sind, keine toxischen Substanzen synthetisieren bzw. freisetzen und die die Stoffwechselprozesse im Darm positiv beeinflussen (u.a. Enzymaktivitäten, pH-Wert). Dies trifft in erster Linie auf Milchsäurebakterien wie *Lactobacillus casei, Lactobacillus acidophilus* und *Bifidobacterium bifidum* zu, die als probiotisch wirksame Mikroorganismen gelten und auch Bestandteil der normalen Darmflora sind.

2.7.2. Bedeutung der Probiotika für die Mikronährstoffmedizin

Die gestörte Darmflora und ein ungünstiges Darmmilieu haben einen wesentlichen Einfluss auf die reduzierte Aufnahme von Mikronährstoffen und die Funktion des Immunsystems. Eine intakte und gesunde Darmflora dagegen begünstigt die Resorption der Mikronährstoffe und ist z.T. sogar an der Bildung von Vitaminen beteiligt (z.B. Biotin). Die bei der Fehlverdauung entstehenden Fäulnisgase beeinträchtigen ferner die Effektivität resorbierter Nährstoffe.

Die Fermentation (milchsaure Gärung) ist ein altes Konservierungsverfahren, bei dem Lebensmittel durch die Aktivität von Mikroorganismen (*Lactobacillus brevis, Lactobacillus acidophilus, Streptococcus thermophilus, Bifidobacterium bifidum, Pediococcus cerevisiae*) verändert und konserviert werden. Zu Fermentation eignen sich Milch, Gemüse, Getreide, Hülsenfrüchte, Fleisch und Fisch. Dabei ist die konservierende Wirkung vor allem auf eine pH-Absenkung und den bakteriellen Abbau von Kohlenhydraten zurückzuführen. Als wichtigstes Stoffwechselprodukt entsteht die Milchsäure, die im menschlichen Stoffwechsel in der L(+)-Form entsteht und durch Nahrungszufuhr vor allem in der L(−)-Form vorliegt, die weit langsamer abgebaut wird als die L(+)-Form. Für die Geschmacksbildung von Joghurt, Kefir, Sauermilch und Käseprodukte sind vor allem die von den Bakterien abgebauten freien Aminosäuren verantwortlich.

Gesundheitsfördernde Wirkungen:

- Unterstützung der Verdauung bei Lactoseintoleranz durch Bereitstellung des Enzyms Beta-Galactosidase
- Cholesterinsenkung über eine bakterielle Gallensäuredekonjugation mit einer verminderten Rückresorption und konsekutiven De-novo-Synthese unter Cholesterinverbrauch [2]
- antimikrobielle Wirkung (fördern die Kolonisationsresistenz), die auch durch die Wirkung des gebildeten Wasserstoffperoxids zustande kommt. Die Behandlung intestinaler Infektionen sowie von *Candida-albicans*-Infektionen der Vagina ist belegt [2] und wird möglicherweise durch die intestinale sIgA-vermittelte Immunstimulierung sämtlicher Schleimhäute des Körpers bewirkt. Durch die Zufuhr von Milchsäurebakterien werden sowohl humorale Abwehrfaktoren (Immunglobuline, Interferon, Interleukine) als auch zelluläre Immunmechanismen (Aktivierung von Makrophagen und T-/B-Zellen) beeinflusst [1, 2]
- die antikanzerogene Wirkung von Milchsäurebakterien und Bindung verschiedener Mutagene, wie Nitrosaminen, heterozyklischen Aminen und sekundären Gallensäuren, sowie die tierexperimentelle direkte Hemmung des Tumorwachstums durch Joghurt ist belegt [1, 2]
- fermentierte Milchprodukte, milchsauer vergorener Rote-Beete-Saft und milchsaures Gemüse (auch Sauerkraut) wird mit antikanzerogenen Wirkungen (bei Kolon-, Mamma-, Pankreaskarzinom) in Zusammenhang gebracht [2]

2.7.3. Bedeutung einer Stuhlanalyse

Die Zusammensetzung der Stuhlflora stellt einen geeigneten Parameter dar, der die Gesamtheit aller

Einflussfaktoren widerspiegelt, die auf den Darm einwirken. Veränderungen innerhalb der Stuhlflora sind nicht spezifisch für bestimmte Ursachen oder Erkrankungen, ihr Ausmaß lässt jedoch Rückschlüsse auf die Schwere der zugrunde liegenden Störungen zu. Eine Analyse der Stuhlflora (sog. intestinales Ökogramm) eignet sich daher sehr gut als **Verlaufskontrolle bei Magen-Darm-Erkrankungen** oder Erkrankungen mit multikausalem Ursprung, wie z.B. die atopische Dermatitis (Neurodermitis).

Sind Verdauungsstörungen oder andere Einflussfaktoren auszuschließen, kann man mit Hilfe von Stuhlflora-Analysen ausgezeichnet die **Ernährungsgewohnheiten** des Patienten beurteilen. Eine fett- oder eiweißreiche Kost führt längerfristig ebenso zu charakteristischen Floraveränderungen wie eine ballaststoffreiche Ernährungsweise.

Zu den häufigsten Veränderungen der Darmflora gehört eine Vermehrung gramnegativer aerober Stäbchen (Citrobacter, *Escherichia coli* oder Klebsiellen). Dagegen nehmen Bifidobakterien ab. Die intestinal anfallenden Stoffwechselprodukte werden von der Leber verstoffwechselt, wodurch u.U. die Funktion des Organs sehr belastet werden kann.

Zahlreiche Darmbeschwerden hängen mit vermehrt vorhandenen Fäulnis- oder Säuerungsbakterien zusammen. Eine solche Konstellation der Mikroflora führt häufg sekundär zu einer Schädigung der Darmschleimhaut. In der Folge kommt es zu einer erhöhten Schleimhautpermeabilität mit verstärkter "Antigentranslokation", die Immunabwehr des Körpers wird chronisch überlastet: Der Betroffene zeigt eine vermehrte Infektanfälligkeit.

2.7.4. Einzelne Prä- und Probiotika sowie Ballaststoffe

Präbiotika sind unverdauliche Nahrungsbestandteile (Fasern, Oligofruktane – "Kolonnahrung"), die in den Dickdarm gelangen und dort von Probiotika verstoffwechselt werden. **Inulin** ist ein häufig verwendetes Präbiotikum. Das Präbiotikum Inulin (Alantstärke) ist ein Gemisch von Polysacchariden aus Fruktosemolekülen mit einer Kettenlänge bis zu 100 Molekülen und zählt zu den Fruktanen. Inulin wird in vielen Pflanzen als Reservestoff eingelagert. Beispiele solcher Pflanzen sind

Topinambur, Zichorien, Dahlie, Artischocke, Löwenzahn, Agaven.

Niedermolekulares Inulin ist in warmem Wasser löslich. Es gelangt leicht in das Interstitium, jedoch nicht in die Zellen selbst. Inulin wird im Dünndarm nicht resorbiert, da dem Menschen das abbauende Enzym (Inulinase) fehlt. Stattdessen wird es von Darmbakterien zu kurzkettigen Fettsäuren abgebaut.

Bifidobacterium- und Lactobacillus-Spezies
Biochemie und Physiologie

- definierte lebende Mikroorganismen, welche den Darm in aktiver Form erreichen und dort gesundheitlich wünschenswerte Wirkungen entfalten
- sind als lebende Mikroorganismen humaner Herkunft definiert; ihre Anwendung kann die menschliche Gesundheit günstig beeinflussen **und** bestimmte Krankheitszustände verbessern oder verhindern
- in verschiedenster Form als Nahrungsmittel (z.B. in fermentierten Milchsäureprodukten), in Nahrungsergänzungsmitteln und als pharmazeutische Spezialitäten angeboten
- typische Wirkmechanismen:
  - Verdrängung schädlicher Keime durch Nahrungskonkurrenz oder Produktion bakterizider Substanzen
  - Produktion kurzkettiger Fettsäuren wie Essigsäure, Propionsäure und Buttersäure als Nährstoffe für die Dickdarmschleimhaut und zur Erzeugung eines schwach sauren Milieus
  - immunmodulierende Wirkung auf das darmassoziierte Lymphgewebe durch die Mikroorganismen und ihre Zellwandbestandteile

Hauptwirkung
• gegen die Krebsentstehung durch Nahrungsmittelmutagene im Bereich des Dickdarms
• Produktion von Enzymen, die Cholesterin, Gallensäuren und Steroide abbauen können
• Lactobazillen hemmen das Wachstum anderer Mikroorganismen, insbesondere das von grammnegativen Bakterien
• durch Wasserstoffperoxidproduktion Hemmung der Ansiedlung pathogener Bakterien, wie z.B. *Staphylococcus aureus*
• *Lactococcus lactis*: antioxidatives Element der Darmflora, welches durch Enzymwirkung ($\rightarrow$ Superoxiddismutase, Peroxidasen und Glutathion) das mikrobielle Redoxpotenzial stabilisiert $\rightarrow$ Bindung freie Radikale
Mangelsymptome
• Antibiotikatherapie
• Hormoneinnahme (orale Kontrazeptiva)
• Metallexposition
• Schadstoffexposition
Mangelsymptome
• intestinale Dysbiose
• Meteorismus
Indikationsgebiete
• Reizdarmsyndrom
• alle Formen der intestinalen Dysbiose
Zeichen einer Überdosierung/Toxizität
• Meteorismus
Diagnostik
• Stuhldiagnostik mit mindestens 5 g Stuhl
Dosierung präventiv (Primärprävention) oral pro Tag
• 10^{4-6} Bakterien-Kulturen (KBE *)
Dosierung therapeutisch (Sekundär-/Tertiärprävention) oral pro Tag
• *Lactobacillus acidophilus und Lactococcus lactis*: mindestens 10^9 Bakterien-Kulturen (KBE *)
Wechselwirkungen mit Mikronährstoffen
• Präbiotika, z.B. Inulin, unterstützen die Probiotika-Wirkung

Tab. 2.89: Bifidobacterium- und Lactobacillus-Spezies. * KBE: koloniebildende Einheiten.

Auch die pH-Werte im Stuhl lassen eine Aussage über die intestinale Mikroflora zu. Bei einem gestillten Säugling sind pH-Werte von 5,0-5,5 Zeichen einer physiologischen Darmbesiedlung. Bei einem mit Mischkost ernährten Erwachsenen liegen physiologische pH-Werte der Stuhlflora zwischen 6 und 6,5. Werte über 7 weisen auf eine Vermehrung der Fäulniskeime hin, die durch einseitige eiweiß- oder fettreiche Ernährung hervorgerufen wird. Erhöhte Werte können aber auch auf Verdauungsstörungen hinweisen.

Zur Gruppe der bioaktiven Substanzen gehören neben den sekundären Pflanzenstoffen auch die **Ballaststoffe,** welche hier kurz vorgestellt werden sollen.

Neben der besseren Nährstoffaufnahme bei verlangsamter Dünndarmpassage kommt es durch Ballaststoffe zu einem langsamen und gleichmäßigen Anstieg des Blutzuckerspiegels. Im Dickdarm hingegen bewirkt die Volumenzunahme eine verstärkte Darmperistaltik, und die wasserspeichernden Pektine und Pflanzengummis werden durch die Darmflora abgebaut. Unlösliche Ballaststoffe, wie die Cellulose und Hemicellulose, verkürzen die Stuhltransitzeit. Ferner dienen Ballaststoffe zur Adsorption von toxischen Spurenelementen, wie den Schwermetallen Blei und Cadmium, zum Ionenaustausch von Kationen (ebenfalls Schwermetalle) sowie von ungeladenen Substanzen (organische Stoffe, Gallensäuren, Cholesterin).

Ballaststoffe
Biochemie und Physiologie
• Wirkung durch Gehalt an Cellulose und Lignin
• beim Kauen wird die Speichelsekretion und Bikarbonatkonzentration erhöht, dadurch positiv für die Zahngesundheit
• Wasserbindungskapazität und Quellfähigkeit von Pektinen und Pflanzengummis bewirkt im Magen eine Erhöhung der Viskosität des Speisebreis $\rightarrow$ längeres Sättigungsgefühl
Hauptwirkung
• Verdauungsförderung
• Zahnpflege
Ursachen eines Mangels
• Fehlernährung
Mangelsymptome/Indikationsgebiete
• Obstipation

Zeichen einer Überdosierung/Toxizität
• Übelkeit
• Magenreizung
• Kopfschmerzen
Diagnostik
• Lipidperoxidation
Dosierung präventiv (Primärprävention) oral pro Tag
• 8 g lösliche Ballaststoffe
• 5 g unlösliche Ballaststoffe
Dosierung therapeutisch (Sekundär-/Tertiärprävention) oral pro Tag
• Psylliumfasern 500 mg
• Psylliumsamen 2.000 mg
Wechselwirkungen mit Mikronährstoffen
• langsamere Dünndarmpassage erhöht die Resorptionsrate an Nährstoffen

Tab. 2.90: Ballaststoffe.

Literatur

1. Döll M. Probiotika - ihre Bedeutung für den Organismus. Akt Ernähr Med 1997;22:219-23.

2. Watzl B, Leitzmann C. Bioaktive Substanzen in Lebensmitteln. 2. Aufl. Stuttgart: Hippokrates; 1999.

2.8. Ernährungsphysiologische Bedeutung der Enzyme

2.8.1. Substanzgruppe der Enzyme

Beim Menschen sind etwa 2.700 Enzyme bekannt. Sie binden substrat- und wirkungsspezifisch Substratmoleküle (bilden Enzym-Substrat-Komplexe), erniedrigen die Aktivierungsenergie und beschleunigen den Ablauf chemischer Reaktionen. Sie bestehen aus einem hochmolekularen Protein (Apoenzym) und niedermolekularen, organischen oder anorganischem Coenzymen.

Generell stehen Enzyme in mehrfacher Hinsicht in enger Verbindung zur Mikronährstoffmedizin: Zu den Enzymen, die in der Mikronährstoffmedizin therapeutisch genutzt werden, zählen derzeit vor allem die proteolytischen und die antioxidativ wirkenden Enzyme.

2.8.2. Einzelne Enzyme

Die **proteolytischen Enzyme** gehören zur Gruppe der Hydrolasen. Die Wirkspektren einiger wichtiger Enzyme werden in Tab. 2.89 vorgestellt.

In der Mikronährstoffmedizin werden insbesondere die (proteolytischen) Enzyme aus Tab. 2.90 genutzt.

Substanz	Dosierung
Bromelain	50-100 mg
Papain	40-50 mg
Trypsin	50-100 mg
Chymotrypsin	1-5 mg
Rutin	50-100 mg

Tab. 2.92: Ausgewählte proteolytische Enzyme und ihre Dosierung.

Zu den **antioxidativen Enzymen** werden Peroxidasen, Katalasen, Superoxiddismutasen sowie Glutathionreduktase, Glutathion-S-Transferase und Glutathion-S-Synthetase gerechnet.

2.8.3. Tabellarische Zusammenfassung der Enzyme in der Mikronährstoffmedizin

Die Funktion von Cofaktoren, Coenzymen oder Coenzymbausteinen übernehmen unterschiedliche Mikronährstoffe, insbesondere Mineralstoffe, Spurenelemente und Vitamine. Dies bedeutet, dass ohne eine adäquate Versorgung mit diesen Stoffen Enzyme nicht oder nur unzureichend wirksam sind. Diese Zusammenhänge sind sehr vielfältig. Die wichtigsten sollen zum besseren Verständnis hier vorgestellt werden.

	Antiödematös	Fibrinolytisch	Adhäsionsmolekül	Immunkomplexspaltung	Bindung des Komplementfaktors C1q
Bromelain	++	+	+	++	-
Papain	+	-	++	++	-
Trypsin	+	+++	++	-	++
Rutin	++	-	+	+	?

Tab. 2.91: Wirkspektrum ausgewählter proteolytischer Enzyme.

Antioxidative Enzyme	Cofaktor/Substrat
Katalasen (ubiquitär, außer in Mitochondrien)	Eisen
Superoxiddismutasen SOD (mitochondriale, zytosolische)	Zink, Kupfer: Cu-Zn-SOD, Mangan: Mn-SOD, Eisen: FE-SOD
Peroxidasen	selenabhängige und -unabhängige Glutathionperoxidasen
Glutathionperoxidase	Selen (reduziertes Glutathion wird über Vitamin-B_2-abhängige Glutathionreduktase bereitgestellt)
Glutathionreduktase	benötigt Vitamin B_2 (Bestandteil von FAD) Benötigt nicotinamid-abhängiges $NADPH_2$ (wird zu $NAD(P)^+$)
Glutathion-S-Transferase	benötigt Glutathion als Coenzym

Tab. 2.93: Wichtige antioxidative Enzyme und ihre Cofaktoren.

Enzym	Coenzym/Substrat
über 200 Enzyme und Metalloenzyme (Carboanhydrasen, Dehydrogenasen, Oxidoreduktasen, Transferasen, Hydrolasen, Isomerasen, Polymerasen, Ligasen)	Zink
Cytochrome	Eisen
Trypsin	Calcium (beschleunigt Aktivierung aus Proenzym Trypsinogen)
ca. 300 Enzyme	Magnesium

Tab. 2.94: Weitere Enzyme und ihre Cofaktoren.

Coenzym	Vitamin
Biotin	Biotin (Vitamin H)
Coenzym A	Pantothensäure
Desoxyadenosyl-Methylcobalamin (B_{12})	Cobalamin
Phyllohydrochinon	Phyllochinon
Pyridoxalphosphat (PLP)	Pyridoxol (B_6)
Retinylphosphat	Retinol
Tetrahydrofolsäure (THF)	Folsäure
Thiaminpyrophosphat	Thiamin (B_1)

Tab. 2.95: Wichtige Coenzyme und ihre Vitamine.

Funktionskreisläufe

3. Funktionskreisläufe

3.1. *Functional Medicine*

Die funktionelle Medizin geht davon aus, dass jeder Mensch ein biochemisches, physiologisches und psychisches Individuum ist, seine individuellen Funktionskreisläufe hat und deshalb eine eigene persönliche Behandlungsstrategie benötigt.

Dies bedeutet, dass es bei einem bestimmten Beschwerde- oder Krankheitsbild nicht eine für alle Menschen gültige Therapie geben kann, wie es uns häufig im Sinne einer Simplifizierung unserer Arbeit durch sog. evidenzbasierte Ergebnisse von Studien signalisiert wird. Diese werden üblicherweise bei einem ausgewählten "sterilen" und homogenen Klientel erforscht und sind meist nicht ohne Weiteres auf die Arbeit in der Praxis übertragbar.

Die Ziele der funktionellen Medizin bestehen darin, eine Optimierung sich gegenseitig beeinflussender biochemisch-physiologischer Abläufe und Funktionen des Organismus zur Verbesserung der Gesundheit sowie zur Vermeidung oder Behandlung chronischer Krankheiten bei einem einzelnen Individuum zu erreichen. Dies betrifft insbesondere

- Energiegewinnung und -nutzung
- Säure-Basen-Haushalt
- Immunsystem
- Entzündung
- Biotransformation (Detoxifikation, "Entsorgung")
- Radikalhaushalt
- Stoffwechsel und Regelkreise (inkl. Hormon- und Neurotransmitterhaushalt)

Die funktionelle Medizin hat es sich zur Aufgabe gemacht, über die Empfehlungen aktueller Studien und allgemeingültiger Leitlinien hinaus individuelle Störungen und Dysbalancen beim jeweiligen Patienten in der Praxis zu erkennen und das Gleichgewicht in seinem Organismus so weit wie möglich zu verbessern bzw. wiederherzustellen.

Dabei bedient sie sich im Sinne einer integrativen Medizin im Einzelfall einer Kombination aus sinnvollen Maßnahmen der konservativ-"reparierenden" Medizin in Kombination mit der orthomolekularen Medizin, Umwelt- und Lebensstilmedizin

sowie naturheilkundlichen Maßnahmen. Dies verknüpft sie mit einer initial eingesetzten rationellen Diagnostik, mit der die Individualität des Patienten und seiner Probleme erkannt werden soll.

3.2. Energiestoffwechsel (mitochondriale Medizin)

Als Mitochondrien werden Zellorganellen von Eukaryonten bezeichnet, die zwischen 3 % und 30 % des Zellvolumens einnehmen (eine typische Zelle enthält 500-2.000 Mitochondrien). Sie sind an wichtigen intrazellulären Prozessen beteiligt, z.B. an der Energiegewinnung, der Steuerung von Zellfunktionen oder an der Auslösung der Apoptose, des programmierten Zelltods. Im Hinblick auf den Nutzen von Mikronährstoffen für die Mitochondrienfunktion sind insbesondere drei Aspekte von Bedeutung: **Energiegewinnung, Bildung von Radikalen und mitochondriale DNA.**

3.2.1. Energiegewinnung

Die Energiegewinnung erfolgt in den Mitochondrien vor allem aus Fett (über Beta-Oxidation) und Kohlenhydraten (z.B. über die Atemkette mittels oxidativer Phosphorylierung), wodurch ATP für alle energieabhängigen Reaktionen der Zelle bereitgestellt wird – soweit möglich, unter Nutzung von Sauerstoff. Als Energiequelle für die ATP-Synthese dient die "biologische Knallgasreaktion", bei der von Nährstoffen stammender Wasserstoff mit Sauerstoff reagiert.

Mitochondrien sind sozusagen die **Kraftwerke oder Motoren der Zelle** und sorgen dafür, dass die zugeführte Nährstoffenergie in nutzbare Energie umgesetzt werden kann.

Für diesen Vorgang sind u.a. die Aminosäurenderivate **L-Carnitin und Coenzym Q_{10}** (Ubichinon) unverzichtbar. L-Carnitin wird z.B. für den transmembranösen Fettsäuretransport im Zusammenhang mit der Beta-Oxidation von Fettsäuren benötigt. Coenzym Q_{10} gilt als essenzieller Baustein der ATP-Gewinnung durch oxidative Phosphorylierung in der Atmungskette. Neben diesen beiden Substanzen sind weitere Mikronährstoffe als **Cofaktoren** der Energiegewinnung unverzichtbar, wie die Vitamine B_1, B_2 und Nicotinamid sowie Eisen, Pantothensäure und Alpha-Liponsäure.

3.2.2. Bildung von Radikalen

Ein physiologischer Nebeneffekt der Energiegewinnung in den Mitochondrien besteht in der Bildung freier Radikale (reaktive Sauerstoffspezies, ROS) und damit verbunden einem erhöhten Risiko für oxidativen Stress. Die Radikale entstehen ständig in den Mitochondrien auch durch biochemische Reaktionen im physiologischen Stoffwechsel. Je mehr eine Zelle leisten muss, desto mehr Mitochondrien werden in den Zellen gebildet und umso mehr ist diese Zelle dem oxidativen Stress ausgesetzt.

3.2.3. Mitochondriale DNA

Mitochondrien enthalten ein **eigenes Genom**, die mitochondriale DNA (mtDNA). Sie ist u.a. für die Kodierung und Synthese eines Teils der mitochondrialen Proteine zuständig (der Rest wird vom Kerngenom kodiert).

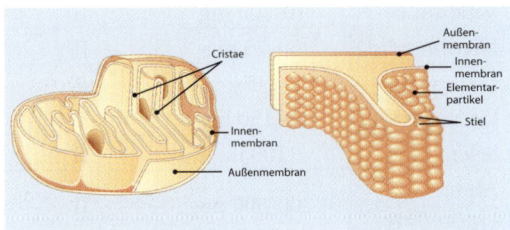

Abb. 3.1: Innen- und Außenmembran der Mitochondrien (Ort der Energiebildung).

Die mtDNA unterscheidet sich von der DNA des Zellkerns: Sie ist 1.000-mal kleiner als diese, liegt in Form eines doppelsträngigen DNA-Rings mit rund 16.600 Basenpaaren vor (Kern-DNA ist in Form von Chromosomen strukturiert) und wird nur durch die Mutter vererbt. In jedem Mitochondrium sind 5-10 Kopien der mitochondrialen Erbsubstanz vorhanden.

Für die mtDNA ist das Risiko einer Schädigung durch oxidativen Stress (z.B. in Form singulärer mtDNA-Deletionen oder mtDNA-RNA-Punktmutationen) extrem hoch. Einerseits sind Mitochondrien als Entstehungsort der Radikale diesen unmittelbar ausgesetzt, und andererseits fehlt der Erbsubstanz der Mitochondrien (im Unterschied zu der des Zellkerns) ein Schutzschild aus Eiwei-

ßen. Mitochondriales Erbgut wird deshalb etwa 10-mal häufiger oxidativ geschädigt als Kernerbgut. Mitochondrienschäden können auch durch vererbte oder spontane Mutationen oder Deletionen der mtDNA bedingt sein. Schäden an den Mitochondrien und/oder ihrer Erbsubstanz führen zwangsläufig zur **Beeinträchtigung der Energiebildung** und zu einer Einschränkung ihrer Funktion als Steuerorgan.

> Die spezifische Diagnose von oxidativem Stress kann z.B. durch Messung der Superoxddismutase-Aktivität gestellt werden. Insbesondere die manganabhängige SOD-Aktivität ist mit intrazellulärem oxidativen Stress verbunden. Neuerdings wird in Labors auch das Mitochondrienmembranpotenzial in der Durchflusszytometrie als Parameter der mitochondrialen Aktivität bestimmt.

Besonders betroffen von Störungen der Mitochondrienfunktion sind Gewebe mit hoher Abhängigkeit von mitochondrialer Energieproduktion und hohem Energiebedarf, z.B. Zentral- und peripheres Nervensystem, visuelles System (Retina), Innenohr, Herz- und Skelettmuskulatur, Pankreas, Niere und Leber. Obwohl es einer schwedischen Forschergruppe um Lars Ernster schon im Jahre 1959 gelang, Mitochondrien als Ursachen einer bis dahin unbekannten Erkrankung nachzuweisen (Luft-Krankheit [3, 4, 6, 7]), waren Untersuchungen der Mitochondrienaktivität bis Mitte der 1980er Jahre nur ein Thema in der Grundlagenforschung. Inzwischen gibt es eine eigenständige Gruppe von Krankheiten mit mitochondrialer Ursache, wie

- mitochondriale Enzephalomyopathie, Laktatazidose und schlaganfallähnliche Symptome (MELAS)

- Myoklonus-Epilepsie mit *"Ragged Red"*-Fasern (MERRF)

- mitochondriale neurogastrointestinale Enzephalopathie (MNGIE)

- Rhabdomyelose

- Carnitin-Palmitoyl-Transferase-II-Mangel

- Leigh-Syndrom

- Neuropathie, Ataxie und Retinitis pigmentosa (NARP)

- Lebersche hereditäre Optikus-Neuropathie (LHON)

- chronisch-progressive externe Ophthalmoplegie (CPEO)

- Kearns-Sayre-Syndrom (KSS)

Weitere Beispiele sind neurodegenerative Erkrankungen (z.B. Parkinson-Krankheit, Migräne), kardiovaskuläre Erkrankungen, Diabetes, Parodontitis oder Krebs.

Die Schulmedizin kennt für diese Krankheiten üblicherweise keine kurativen Maßnahmen. Die Aufgabe des Therapeuten sollte darin bestehen, den Energiehaushalt zu optimieren, Schädigungen der mtDNA zu verhindern bzw. defekte mtDNA durch normale DNA zu ersetzen sowie das Risiko für oxidativen Stress zu verringern. Dies gelingt durch Optimierung des Lebensstils und durch Zufuhr von Substanzen, die die Energiebildung verbessern und Belastung durch Radikale reduzieren.

Eine wichtige Bedeutung für die mitochondriale Medizin kommt der Substanz **Coenzym Q$_{10}$** zu, die nicht nur für die Energiegewinnung essenziell ist, sondern auch als Antioxidans wirkt. Aufgetretene Schäden an der mtDNA können mangels eines Reparatursystems üblicherweise nicht mehr behoben werden. Sie kumulieren und führen zu einem bioenergetischen Defizit. Coenzym Q$_{10}$ hebt sich von anderen Antioxidanzien ab, da es als einzige Substanz das bioenergetische Defizit zu beheben vermag. Coenzym Q$_{10}$ findet sich in allen Membranen, so z.B. in den Mitochondrien, im Golgi-Apparat sowie in den Plasmamembranen, und schützt diese Membranen vor Angriffen. Der Schutz der Zellbestandteile vor Sauerstoffradikalen durch Coenzym Q$_{10}$ ist elementar. Coenzym Q$_{10}$ ist das dominante und einzige vom Körper selbst synthetisierte (endogene) Antioxidans für die Lipidphase. Zudem ist es als einzige Substanz in der Lage, verbrauchtes Vitamin E in der Lipidphase zu regenerieren, nachdem es Sauerstoffradikale abgefangen hat. Auch dadurch wird der Zellschutz erhöht.

Eine weitere für die Energiegewinnung und Entsorgung von schädlichen Metaboliten essenzielle Substanz ist **L-Carnitin,** das die Nutzung langkettiger Fettsäuren für die Energiegewinnung durch Beta-Oxidation ermöglicht. Diese kann bei katabolen Stoffwechselsituationen bis zu 80 % der Gesamtenergiegewinnung betragen.

Da der Körper nur über einen begrenzten Mikronährstoff-Pool verfügt, führt dies dazu, dass sich verschiedene Stoffwechselleistungen, wie Radikalentsorgung, Energieversorgung und Membranstabilisierung verschlechtern, wenn Coenzym Q$_{10}$ und L-Carnitin in größeren Mengen verbraucht werden bzw. eine Unterversorgung auftritt.

Neben Coenzym Q$_{10}$ und L-Carnitin werden insbesondere auch Antioxidanzien wie z.B. Vitamin E und Vitamin C sowie Selen in optimaler Menge benötigt, um den durch Radikale ausgelösten oxidativen Stress und Schäden an der mtDNA zu verhindern oder zu reparieren. Auch Vitamin B$_1$ und B$_2$ sowie Nicotinamid und Alpha-Liponsäure haben einen therapeutischen Nutzen.

Hier beispielhaft eine Rezeptur zur Verbesserung der mitochondrialen Funktion:

Substanz	Dosierung	Evidenzstufe
Vitamin C	$3 \times 0{,}5\text{-}1$ g	II
Vitamin E	200-400 mg	II
Vitamin B$_1$	50-100 mg	II
Vitamin B$_2$	10-100 mg	II
Nicotinamid	50-75 mg	II
L-Carnitin	1-3 g	I
Coenzym Q$_{10}$	60-150 mg	I
Selen	100 µg	II
Alpha-Liponsäure	200-600 mg	II
Kreatin	80-150 mg/kgKG	II

Tab. 3.1: Rezeptur zur Verbesserung der mitochondrialen Funktion (Beispiel).

3.3. Immunologie

3.3.1. Immunsystem

Das Immunsystem dient der Auseinandersetzung mit Antigenen, z.B. Bakterien, Viren oder Pilze, außerdem Parasiten oder Fremdproteine. Diese haben eine Signalwirkung für die körpereigene Abwehr und lösen im Körper die entsprechende Immunreaktion aus.

Zunächst kommt es zu einer Entzündungsreaktion. Diese wird durch Ausschüttung von Gewebshormonen und Botenstoffen von Entzündungszellen ausgelöst. Eine zentrale Rolle übernimmt dabei Histamin, das z.B. aus Mastzellen freigesetzt wird. Unter Histaminwirkung werden die Kapillaren für Flüssigkeit permeabel, die austretende Flüssigkeit verursacht eine Gewebsschwellung, und es kommt zur Ausschüttung von Blutgerinnungsfaktoren. Die angelockten Monozyten erkennen und phagozytieren ("fressen") abgetötete Erreger. Zum unspezifischen Mechanismus der Immunabwehr zählt auch das sog. Komplementsystem, das aktiviert wird, wenn die unspezifischen Mechanismen das Infektionsgeschehen nicht eindämmen können.

3.3.2. Komplementsystem

Die Leber bildet sog. Komplementproteine. Es sind derzeit ca. 26 hitzeempfindliche Proteine (mit C_1, C_2, C_3 usw. bezeichnet) bekannt, die z.B. an Bakterien binden und für die Öffnung von grampositiven Membranporen sorgen, durch welche Flüssigkeit und Salze strömen. Durch diese Wirkung der Komplementproteine kommt es zur direkten Abtötung der Bakterien.

3.3.3. Spezifisches Immunsystem

Neben dem unspezifischen Immunsystem greift bei fortschreitenden Infektionen das spezifische Immunsystem ein. Diese spezifische Immunreaktion wird in eine zelluläre und eine humorale Immunreaktion differenziert. Bestimmte Zellen des Immunsystems, wie z.B. Leukozyten und die B- und die T-Lymphozyten, gehören zu dieser zellulären Abwehrstrategie. Diese Reaktionen sind effizienter als die unspezifischen und besitzen, durch eine Gedächtniskomponente, die Möglichkeit zur Minimierung der Reaktionszeit bei einem erneuten Angriff. Zur humoralen (gr. *humor*, Flüssigkeit) Immunreaktion werden die von B-Lymphozyten speziell gegen ein Antigen gebildeten Antikörper gerechnet. Die sog. B-Zellen können nach Stimulierung zu Plasmazellen werden und Antikörper (Immunglobuline, Ig) produzieren, die im Blut und der Lymphe zirkulieren und die fremden Antigene für die Phagozytose markieren und festhalten. Immunglobuline findet man auch in den Körpersekreten und auf der Oberfläche von B-Zellen. Dadurch können B-Lymphozyten auch direkt Antigene erkennen. Bei der humoralen Immunreaktion wirken auch löslichen Botenstoffen des Immunsystems (Zytokine) mit. Zu den löslichen Botenstoffen gehört u.a. auch das Interferon (Protein), das in verschiedenen Klassen sezerniert

wird. Interferone dienen als Signal für andere Körperzellen, sich auf eine Infektion vorzubereiten.

T-Zellen kommen als T-Helferzellen, T-Suppressorzellen und zytotoxische T-Zellen vor:

- T-Helferzellen nennt man wegen des CD4-Rezeptors auf ihrer Membran auch CD4-Zellen; sie erkennen präsentierte Antigene und aktivieren Makrophagen.
- T-Suppressorzellen besitzen den CD8-Rezeptor (CD8-Zellen); sie hemmen die Aktivität anderer Immunzellen.
- Zytotoxische T-Zellen erkennen Antigene, die über MHC-Klasse-I-Moleküle präsentiert werden, und töten Zellen, die dieses Antigen tragen.

3.3.4. Ablauf der humoralen Immunreaktion

Die Immunabwehr verläuft in verschiedenen Phasen:

■ Aktivierungsphase

Als Aktivierungsreiz gelten körperfremde Antigene (Fremdeiweiße). In seltenen Fällen können auch körpereigene maskierte oder veränderte körpereigene Proteine solche Entzündungen auslösen (Autoimmunität). Verschiedene Zellen wirken zusammen, z.B. Makrophagen, T-Helferzellen und T-Suppressorzellen.

■ Differenzierungsphase

In der folgenden Differenzierungsphase treffen aktivierte T-Helferzellen auf B-Zellen. Durch Kontakt mit spezifischen Antigenen werden die B-Lymphozyten zur Plasmazellen und werden zur Bildung von Immunglobulinen gegen das Antigen angeregt. Neben Plasmazellen werden aus stimulierten B-Lymphozyten B-Gedächtniszellen differenziert. Diese Zellen zirkulieren lebenslang im Organismus und dienen der schnelleren Differenzierung bei erneutem Antigenkontakt.

■ Effektorphase

Die Antikörper können an mehrere Antigene binden und führen so zu einem Netzwerk verbundener Antigenträger. Man nennt dies Agglutination und die Antigen-Antikörper-Reaktion. Durch die Agglutination entstehen sog. Immunkomplexe, die so groß werden können, dass sie z.B. im Blutplasma nicht mehr löslich sind und daher ausfallen. Nun wird das Komplementsystem aktiviert, die Makrophagen bauen die Immunkomplexe durch Phagozytose ab. Werden diese Abbaumechanismen durch zu viele Immunkomplexe überfordert, können die entzündlichen Vorgänge eine Gewebsschädigung hervorrufen.

Einen wesentlichen Teil der Immunabwehr stellt die Schleimhaut des Darms dar – mit 400 m² die größte Grenzfläche zwischen "Mensch und Außenwelt". Hier findet sich eine Vielzahl von Immunsystemen, die unterschiedlich in den einzelnen Darmabschnitten organisiert sind. Durch Störungen des darmassoziierten Immunsystems, der Darmschleimhaut und der Darmflora, die als Barrieren gegen Schädigungen von außen wirken, wird das Immunsystem massiv in seiner Wirkung beeinträchtigt.

Bei Allergien – also überschießenden Abwehrreaktionen des Organismus – können erhöhte Histaminspiegel auftreten, die bei disponierten Patienten zu allergischen Reaktionen führen können. Liegt eine Aktivitätseinschränkung histaminabbauender Enzyme vor (z.B. Diaminooxidase), können allergieähnliche Symptome (Pseudoallergie) entstehen.

Für die optimale Funktion des Immunsystems ist es zwingend erforderlich, dass Vitamine, Mineralstoffe, Spurenelemente und Aminosäuren in ausreichender Menge vorhanden sind. Diese Mikronährstoffe dienen im Immunsystem als Katalysatoren verschiedener an der Immunabwehr beteiligter Enzymsysteme.

3.4. Entzündung

Entzündung ist eine Reaktion eines Gewebes auf Verletzung. Grundsätzlich ist sie durch

- erhöhte Durchblutung, Rötung *(Rubor)*
- erhöhte Temperatur *(Calor)*
- Schwellung *(Tumor)*
- Schmerz *(Dolor)*

gekennzeichnet.

Eine Entzündung folgt häufig Infektionen und zeichnet sich durch einige untereinander verbundenen Prozessen aus.

3.4.1. Aktivierung von Mastzellen und Bildung von Zytokinen

Mastzellen befinden sich überwiegend in Geweben. Ihr Zytoplasma enthält Granula, die reich an Entzündungsmediatoren sind. Die Mastzellen

sind offenbar die wichtigsten Zellen während der Einleitung der Entzündung. Beispielsweise werden sie durch Lipopolysaccharide gramnegativer Bakterien (Rezeptor TLR-4) oder Peptidoglykane grampositiver Bakterien (Rezeptor TLR-2) aktiviert.

■ Tumor-Nekrose-Faktor-alpha (TNFα)

Zu den sog. proinflammatorischen (entzündungsfördernden) Zytokinen gehört TNFα, das bei Entzündungsprozessen von Monozyten freigesetzt wird. Alle Zellen, die in eine Entzündung mit einbezogen werden, haben Rezeptoren für TNFα und werden durch es aktiviert. Diese positive Rückkopplung verstärkt schnell die Immunreaktion.

■ Chemokine

Hierbei handelt es sich um chemotaktische Zytokine, d.h. sezernierte Proteine, die andere Leukozyten in den Bereich anziehen. Mehrere sind gekennzeichnet worden:

■ Reaktive Sauerstoffspezies (ROS = *reactive oxygen species)*

Diese werden durch aktivierte Phagozyten (Makrophagen und Neutrophile) produziert: Sie attackieren Mikroorganismen, können aber auch zu Gewebeverletzung führen. ROS werden in Kap. 3.5. im Detail beschrieben.

■ Histamin

Die Granula der Mastzellen sind mit Histamin geladen. Eine Mastzellreaktion kann deshalb Histamin freisetzen, dadurch die Durchblutung erhöhen und Proteinen den Weg in den interstitiellen Raum eröffnen. Eine rasche Freisetzung von Histamin ist im Wesentlichen für die Rötung und Schwellung im Rahmen einer Entzündung verantwortlich.

■ Interleukin-1 (IL-1)

Überwiegend Makrophagen bzw. Monozyten bilden das Zytokin IL-1. IL-1 führt zur Aktivierung von Lymphozyten und Endothelzellen und trägt, gemeinsam mit weiteren Zytokinen, zur Akuten-Phase-Reaktion einschließlich Fieber bei. IL-1 wird auch u.a. als endogenes Pyrogen (Fieber erzeugende Substanz) bezeichnet.

■ Leukotriene und Prostaglandine

Diese starken Entzündungsmediatoren (insbesondere Leukotriene der 4er Reihe) gehören zur Gruppe der Eicosanoide und sind Abkömmlinge der

Arachidonsäure (AA), einer ungesättigten Fettsäure mit 20 C-Atomen, die aus Phospholipidmembranen stammt. Der Metabolismus der Arachidonsäure erfolgt über die 5-Lipoxygenase, die zur Produktion von Leukotrienen beiträgt, und die Cyclooxygenase, die Prostaglandin H_2 (PGH_2) produziert. PGH_2) wiederum ist Vorläufersubstanz der Prostaglandine (2er-Reihe) sowie von Thromboxan (A2).

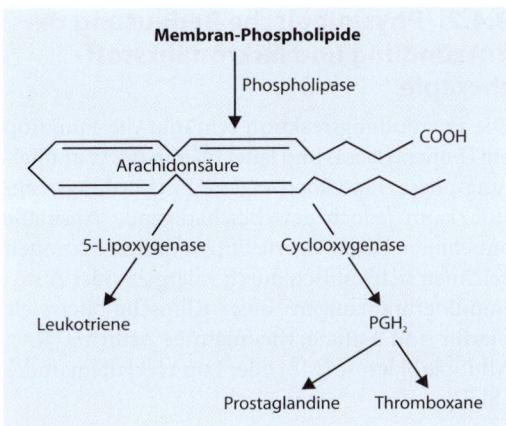

Abb. 3.2: Entstehung von Eicosanoiden aus Arachidonsäure.

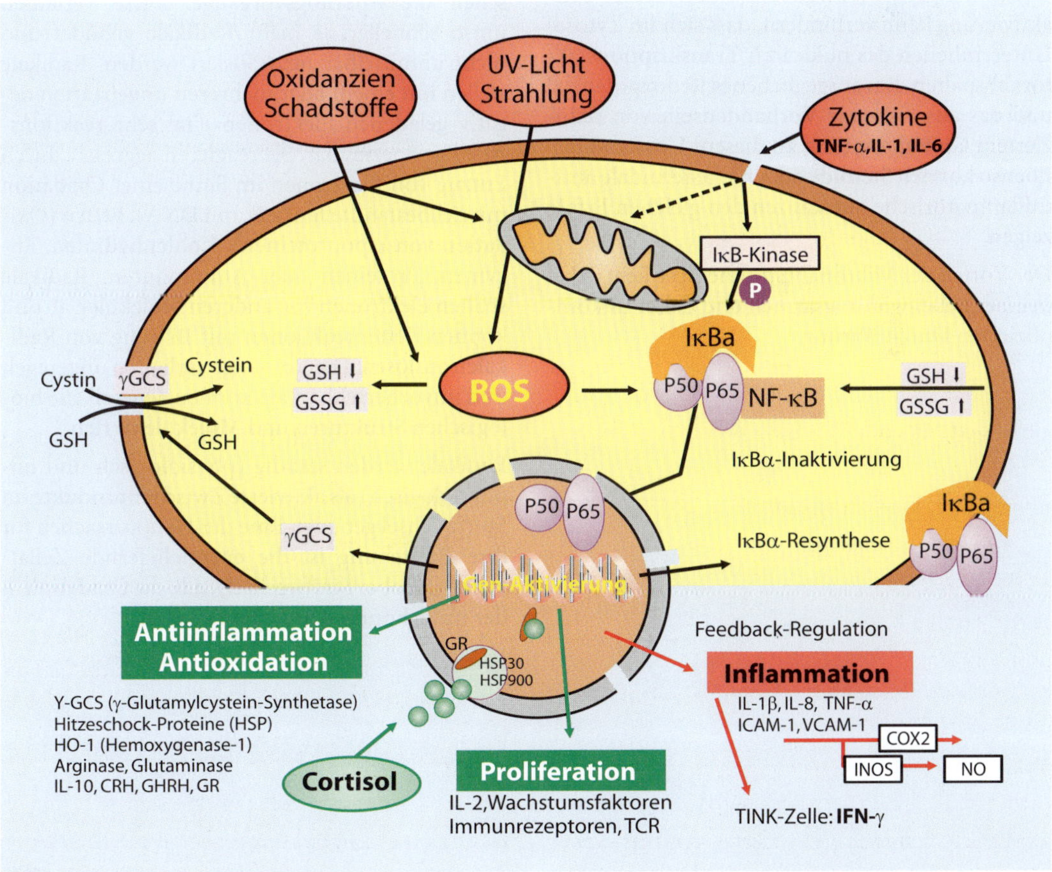

Abb. 3.3: Wirkprinzip der Antioxidanzien über NFκB.

3.4.2. Physiologische Bedeutung der Entzündung und Mikronährstofftherapie

Die Entzündungsreaktion schränkt die Funktion ein (Functio laesa) und leitet über in die Wundheilungsphase. Eine übersteigerte Entzündungsreaktion kann jedoch gewebeschädigende Ausmaße annehmen. Übersteigerte Entzündungsreaktionen zeichnen sich klinisch durch Allergien oder Autoimmunerkrankungen aus. Klinische Beispiele hierfür sind Asthma, rheumatoide Arthritis (RA), Multiple Sklerose (MS) oder Lupus erythematodes (SLE).

Das Hauptwirkungsprinzip der antiinflammatorischen Therapie besteht in der Reduktion des nukleären Trankskriptionsfaktors NFκB im Zytosol der Körperzelle. Die Aktivierung des nukleären NFκB unterliegt den Regulationsmechanismen des oxidativen Stresses. Die zur Aktivierung von Entzündungspromotoren führende nukleäre Genaktivierung kann verhindern, dass sich im Zytosol Untereinheiten des nukleären Transkriptionsfaktors abspalten. Ein ausgeglichenes Redoxpotenzial und das ausreichende Vorhandensein von reduziertem Glutathion trägt zu diesem Umstand bei. Ebenso können Steroide oder nichtsteroidale antiinflammatorische Substanzen den gleichen Erfolg zeigen.

Der Vorteil der Mikronährstofftherapie liegt dabei in einer nebenwirkungsarmen und daher unkomplizierten Durchführung.

3.5. Oxidativer Stress und antioxidatives Netzwerk

Bereits vor Millionen von Jahren waren die unterschiedlichen Lebensformen auf der Erde, die vom lebenswichtigen Sauerstoff abhingen, gezwungen, ein raffiniertes System zum Umgang mit dem Molekül Sauerstoff (O_2) und seinen Radikalen zu entwickeln.

Zwar leben die Menschen vom Sauerstoff, doch haben andererseits die aggressiven Sauerstoffformen, die Sauerstoffradikale, schädliche Wirkungen auf den Organismus. Sie sind stark reaktiv und unspezifisch. Die ROS (reaktive Sauerstoffspezies) können mit den Stoffen im Zellinneren oder mit Zellstrukturen zu reagieren und so zur Oxidation von Lipiden, zur Veränderung der Erbsubstanz und zur Denaturierung von Proteinen führen. In ähnlicher Weise wie beim Vorgang des Rostens bei Metallen begünstigen die Radikale beim Menschen die Alterungsvorgänge: Diese verlaufen umso schneller, je mehr Radikale gebildet und nicht unmittelbar neutralisiert werden. Radikale stellen mit einem oder mehreren ungepaarten negativ geladenen Elektronen eine sehr reaktionsfreudige Spezies dar. Sie reagieren aggressiv durch Entzug von Elektronen im Sinne einer Oxidation mit Zellbestandteilen (z.B. mit DNA), Fetten (Oxidation von Lipoproteinen), Kohlenhydraten, Enzymen, Proteinen oder Aminosäuren. Radikale spalten Elektronen von anderen Molekülen ab und können Kettenreaktionen mit Bildung von Radikalen auslösen. Die Vorgänge verlaufen ungeregelt und unvorhersehbar. Sie können generell alle biologischen Strukturen und Moleküle treffen.

Radikale werden ständig (physiologisch und unphysiologisch) als aktivierte Zwischenprodukte im Stoffwechsel gebildet. Eine der Hauptursachen für ihre Entstehung ist die energieliefernde Zellatmung (aerober Stoffwechsel), d.h. die Oxidation in der mitochondrialen Atmungskette.

Endogene Ursachen
• zelluläre Immunreaktionen (z.B. oxidativer Stoffwechsel der Phagozyten)
• Oxidation von Hämoglobin zu Methämoglobin
• Zwischenprodukte bei der Katecholaminsynthese und der Detoxifikation über das Cytochrom-P-450-System
• Endprodukte beim Abbau von Katecholaminen und von Hypoxanthin
• chronische Krankheiten
Exogene Ursachen
• Sonne und UV-Licht
• radioaktive Strahlung (umweltbedingt und iatrogen)
• Ozon
• Medikamente (z.B. Kontrazeptiva, Paracetamol, Antibiotika, Zytostatika)
• Zigaretten, Alkohol
• negativer psychischer Stress (sog. Distress)
• sonstige Umweltschadstoffe (z.B. Smog, Stickoxide, Autoabgase, Lösungsmittel, Pestizide und andere Chemikalien)
• Schwermetall-Metabolisierung

Tab. 3.2: Beispiele für die Entstehung freier Radikale.

Oxidativer Stress entsteht aus einem Missverhältnis zwischen Antioxidanzien und den freien Radikalen. Dies tritt bevorzugt immer dann auf, wenn nicht genügend Antioxidanzien zur Verfügung stehen um die anfallenden Radikale zu "entsorgen".

Es gibt demnach zwei einfache und zuverlässige Wege, oxidativen Stress zu vermeiden oder zu behandeln: die Menge an **Radikalen verringern** oder die Menge an **Antioxidanzien erhöhen**. Der erste Weg besteht vor allem in einer Optimierung des Lebensstils und des Stoffwechsels. Der zweite Weg führt über eine verstärkte Bildung körpereigener Antioxidanzien sowie eine erhöhte Zufuhr von Antioxidanzien durch Optimierung der Ernährung und ggf. durch Einsatz antioxidanzienhaltiger Produkte in oraler oder parenteraler Form.

3.5.1. Enzymatische und nichtenzymatische Antioxidanzien

Antioxidanzien reagieren mit Radikalen im Sinne einer Reduktion. Sie werden in enzymatische und niedermolekulare nichtenzymatische Antioxidan-

zien unterteilt. Alle Antioxidanzien zusammen bilden ein antioxidatives Netzwerk, das grundsätzlich in der Lage ist, oxidativen Stress zu verhindern. Die **enzymatischen** Antioxidanzien werden im Körper gebildet und benötigen häufig Mikronährstoffe als Cofaktoren. Die **nichtenzymatischen** Antioxidanzien müssen meistens dem Körper von außen zugeführt werden.

3.5.2. Studienergebnisse zu oxidativem Stress

Pflanzenkost mit Obst und Gemüse reduziert die oxidative Belastung: Eine vornehmlich aus pflanzlichen Nahrungsmitteln (Obst und Gemüse) bestehende Kost ist offenbar in der Lage, die Belastung durch oxidativen Stress zu reduzieren. Dies fanden die Untersucher einer Interventionsstudie mit insgesamt 246 gesunden Frauen, bei denen **zwei unterschiedliche Menükonzepte** von je 2 Wochen Dauer getestet wurden: Durchschnittlich nahmen die Frauen entweder 3,6 Portionen oder 9,2 Portionen Obst/Gemüse auf. Zuvor wurde eine 2-wöchige Vorbereitungsdiät mit 3 Portionen Obst/Gemüse eingehalten. Der Marker für die Lipidperoxidation, 8-Isoprostan-F2α, fiel unter hoher Obst- und Gemüsezufuhr signifikant stark, wobei die Gruppe mit der höchsten ursprünglichen Isoprostan-Ausscheidung den besten Effekt zeigte [9].

Die Gabe eines Mikronährstoff-Kombinationsprodukts führte in einer 16-wöchigen **placebokontrollierten Doppelblindstudie** von Cheng et al. [2] mit 34 Teilnehmern zu einem signifikanten Anstieg der Katalase- und Glutathionperoxidase-Aktivität und verbesserte den Status der antioxidativen Vitamine [2].

Bei Patienten mit akuter Pankreatitis (n=21) und kolorektalem Karzinom (n=14) sind die Plasmakonzentrationen von **Selen, Vitamin A und Vitamin C** signifikant niedriger als bei Kontrollprobanden (n=17). Dies war ein Ergebnis einer kontrollierten Studie [8], in der die Blutspiegel der Mikronährstoffe untersucht wurden. Auch bestimmte Marker für eine erhöhte ROS-Aktivität waren bei den Patienten im Vergleich zu den gesunden Probanden signifikant erhöht [8].

Bei Patienten mit COPD (chronisch-obstruktive Lungenerkrankung) sind die Spiegel an Antioxidanzien (wie Glutathion, Vitamin E) signifikant

Enzymatische Antioxidanzien	Funktion	Cofaktoren, Coenzyme
Katalasen (zytosolisch)	• Umwandlung von H_2O_2 in H_2O	• Eisen
Superoxiddismutasen (SOD) (mitochondrial, zytosolisch)	• Katalysierung der Superoxid-radikalumwandlung: O_2 in $H_2O_2 + O_2$	• Eisen (FE-SOD) • Mangan (Mn-SOD) • Zink/Kupfer (Cu-Zn-SOD)
Peroxidasen	• im Zellinneren Entfernung von H_2O_2 und anderen Peroxiden • Katalysierung der Reduktion von H_2O_2 zu H_2O • Verhinderung der Bildung von Hydroxylradikalen	• selenunabhängige Peroxidasen • benötigen Glutathion als Substrat
Glutathionperoxidase (membranständig, zytosolisch)	• notwendig für die Oxidation von reduziertem Glutathion	• Selen
Glutathionreduktase	• reduziert/regeneriert oxidiertes Glutathion	• benötigt Vitamin B_2 (Coenzym FAD *) • benötigt nicotinamid-abhängiges $NADPH_2$ (wird zu $NAD(P)^+$)
Glutathion-S-Transferase	• bildet mit Glutathion hydro-phile Konjugate • überträgt Methylgruppen von halogenierten C_1-Verbindun-gen (z.B. Methylbromid) auf Glutathion und fördert so die Elimination dieser Substanzen	• benötigt Glutathion als Coenzym
Nichtenzymatische Antioxidanzien	**Funktion**	
Vitamin C	wasserlösliches Antioxidans	
Vitamin E	fettlösliches Antioxidans; Bedarf steigt mit der Zufuhr an mehr-fach ungesättigten Fettsäuren!	
Vitamin A	fettlösliches Antioxidans	
Beta-Carotin	Carotinoid	
Lycopin	Carotinoid	
Lutein/Zeaxanthin	Xanthophylle (Gruppe der Carotinoide)	
Coenzym Q_{10}	Vitaminoid	
L-Cystein/N-Acetylcystein	Aminosäure/Mukolytikum, Antidot bei Paracetamolvergiftung	
Alpha-Liponsäure (Thioctsäure)	Fettsäure mit vitaminähnlichen Eigenschaften und starker anti-oxidativer Wirkung	
Selen	Cofaktor des Enzyms Glutathion-Peroxidase	
Zink	Cofaktor von zahlreichen Metalloenzymen	
Glutathion (Gamma-Glutamyl-Cysteinyl-Glycin)	wasserlösliches Antioxidans	

Tab. 3.3: Enzymatische und nichtenzymatische Antioxidanzien.
* FAD: Flavin-Adenin-Dinucleotid, aktive Form des Vitamin B_2.

niedriger als bei gesunden Kontrollpersonen. Die Untersuchung von Agacdiken et al. [1] mit 31 Studienteilnehmern ergab außerdem, dass eine Belastung zu signifikant erhöhtem oxidativem Stress und Lipidperoxidation führte, wie dies an einer Erhöhung des Malondialdehyd-Spiegels abzulesen war. Eine antioxidative Behandlung mit Vitamin C und E steigerte die Belastungsfähigkeit der COPD-Patienten signifikant [1].

Substanz	Dosierung	Stufe
Vitamin C	2-3 g	I
Vitamin E	600-1.200 mg	I
Beta-Carotin	10-15 mg	I
Zink	20-60 mg	I
Selen	100-200 µg	I
Coenzym Q_{10}	50-100 mg	I
Glutathion (reduziert)	200-400 mg	I
N-Acetylcystein	3×200 mg	I
Alpha-Liponsäure	600 mg	I
Lycopin	30 mg	I

Tab. 3.4: Rezeptur zur Behandlung von oxidativem Stress (Beispiel).

3.6. Onkologie

3.6.1. Phasen der Krebsentstehung

Trotz intensiver Bemühungen in der Wissenschaft fehlt bisher nur ein grundlegendes Verständnis des Entstehens und der Entwicklung von Krebserkrankungen. Fest steht lediglich, dass es sich um einen mehrstufigen Prozess handelt, der seinen Ursprung in der Veränderung oder Schädigung der genetischen Information in der Zelle hat. In der Folge wandeln sich normale Körperzellen in maligne (bösartige) Zellen um, was ein über mehrere Jahre andauernder Vorgang sein kann. Man unterscheidet bei der Krebsentstehung und -entwicklung drei Hauptphasen:

- **Initiation:** Diese besteht in einer beständigen Veränderung von Zellen, die auch auf Tochterzellen vererbt werden kann. Dabei wird die Erbinformation, z.B. durch Mutationen der DNA, verändert.

- **Promotion:** Hier wird nach erfolgter Initiation die Tumorentstehung verstärkt oder beschleunigt.

- **Progression:** Die durch Initiation und Promotion entstandenen gutartigen Geschwülste in bösartig wuchernde Tumoren umgewandelt, die sich durch ungehemmtes Zellwachstum und die Fähigkeit zur Absiedlung (Metastasenbildung) auszeichnen.

In diesem Geschehen können krankheitserregende Noxen einzelne chemische Stoffe, UV- oder Röntgenstrahlung sowie Viren oder auch eine Kombination aus chemischen und physikalischen Faktoren sein. In den genannten drei Phasen der Krebsentstehung werden sie folgendermaßen wirksam:

- **Initiation:** Auslösung direkter bzw. indirekter Schäden oder die Behinderung von körpereigenen Reparaturprozessen an der DNA

- **Promotion:** Begünstigung des Zellwachstums (Proliferation)

- **Progression:** Unterdrückung von Immunreaktionen und Begünstigung des Tumorwachstums

3.6.2. Beispiel eines Tumorsuppressorproteins: p53

DNA-Schäden sind häufig Ergebnisse einer Überforderung des antioxidativen Zellsystems: Ein Mangel an primären Antioxidanzien induziert einen sekundären Mangel im antioxidativen Enzymsystem der Zelle. Die Folge sind Einschränkung der Enzymaktivität und zunehmender Zellfunktionsverlust, der in der Folge zum Kontrollverlust auf Zellkerninformationsebene beiträgt. Ein solcher Kontrollverlust lässt sich diagnostisch durch die Funktion des p53 nachweisen. Mutationen im p53-Genom stellen die häufigste genetische Veränderung bei der Entwicklung und Progression menschlicher Tumoren dar. Bislang wurden 50 Typen solcher Tumoren beschrieben, die p53-Mutationen tragen. Etwa 50 % aller Krebspatienten weltweit zeigen p53-Mutationen. Die wichtigste Funktion des humanen p53-Tumorsuppressorproteins ist es, während der Zellteilung den Gesundheitszustand der Zelle zu kontrollieren. Man vermutet, dass das p53-Tumorsuppressorprotein in einem Proteinkomplex zusammen mit der Polymerase 1 an den DNA-Strängen entlang wandert und dieser kontrolliert. Auf diese Weise erkennt p53 fremde DNA und Fehler in DNA-Strängen, die spontan entstehen oder durch Strahlung und chemische Substanzen hervorgerufen werden können. Als Transkriptionsfaktor steuert p53 darüber hinaus die Bildung des p21-Zellzyklusproteins. p21 ist in der Lage, die induzierte Zellteilung zu stoppen. Eine solche Replikationsverzögerung bietet Reparaturenzymen Gelegenheit, DNA-Schäden zu beheben.

Als Indikator für oxidativen Stress an der DNA gilt 8-OHdG (8-Hydroxy-2'-deoxyguanosin), eine Substanz mit besonders hohem kanzerogenem Potenzial. Eine N-Glycosylase setzt bei Punktmutationen infolge des oxidativen Stresses an der DNA 8-Oxoguanin frei. Die unvollständige DNA-Reparatur kann zur Mutation beitragen und zur Tumorinitiation führen.

3.7. Latent metabolische Azidose

Das Altern macht sich beim Menschen durch einen zunehmenden Funktionsverlust bemerkbar, der in seinem Ausmaß jedoch sehr unterschiedlich sein kann. Die latente metabolische Azidose zeichnet sich durch einen normalen Blut-pH-Wert bei Mangel an Basenäquivalenten im Gewebe aus.

3.7.1. Ursachen von Azidosen

- **Endogen:** chronische Dysbiose; Fehlleistung endokriner Drüsen, wie z.B. Diabetes und Hepatopathie; Belegzellausfall, der zu reduzierter Basenflut beiträgt:
  $NaCl + CO_2 + H_2O \rightarrow NaHCO_3 + HCl$

- **Exogen:** Die heutige Durchschnittsernährung in der Bevölkerung trägt zur allgemeinen Übersäuerung bei. So gibt es in Bezug auf die Ernährung viele Unterschiede zwischen früher und heute: Vor 200 Jahren aßen die Menschen 300 kg Brot pro Kopf und Jahr. Heute werden 80 kg Brot pro Kopf und Jahr mit einem Vollkornanteil von 20 % verzehrt. Durchschnittlich wird heute doppelt so viel Fett wie notwendig zugeführt, nämlich 140 g pro Tag.

Weitere Ursachen für eine saure Stoffwechsellage sind:

Mangelnde körperliche Bewegung

Bedingt durch den Sauerstoffmangel, führt der unvollständige oxidative Abbau zur Anhäufung nichtflüchtiger organischer Säuren, wie, z.B. der Milchsäure, welche die Pufferreserven des Organismus beanspruchen.

Fehlernährung

Proteinreiche Kost und Alkalientzug durch übermäßige Phosphat- und Sulfatzufuhr tragen zur Azidose bei. Eine kohlenhydrat- und fettreiche Nahrung führt zur Bildung von Ketonsäuren, Milchsäure und anderen organischen Säuren. Im Speiseplan der Bevölkerung dominieren häufig "Säurelocker". Das sind Speisen, die bei der Verstoffwechselung Säuren freisetzen.

Im Gegensatz dazu sind primär vitaminreiche Lebensmittel (z.B. Zitrusfrüchte), auch wenn sie organische Säuren enthalten, nicht als sauer im Sinne des Stoffwechsels einzustufen.

Bei der Verstoffwechslung entstehen in der anaeroben Phase zunächst sog. ITM (intermediär toxische Metaboliten): Glukose → Enzyme: Zitronensäure, Alpha-Ketoglutarsäure, Brenztraubensäure, Bernsteinsaure, Oxalessigsäure, Milchsäure.

In der weiteren Verstoffwechselung entstehen in der aeroben Phase ITM + O_2 + Enzyme + Spurenelemente → H_2O + CO_2 + Energie.

Nur bei vollständiger Versorgung mit Spurenelementen und Enzymen werden alle Körpersäuren vollständig metabolisiert. Bei unzureichender O_2-Versorgung des Gewebes und bei Enzym- bzw. Katalysatorenmangel können die Energieträger nicht völlig verstoffwechselt werden. Es kommt dann zur Oxidation der ITM und nichtneutralisierte Säuren bleiben im Organismus zurück.

Bei Fettverbrennung werden z.B. Aceton, Acetessigsäure sowie Buttersäure (Ketonkörper) gebildet. Die Raffination und Konservierungsmittel entziehen den Nahrungsmitteln weiterhin Spurenelemente und Vitamine. Nichtflüchtige Säuren, wie Ketonsäuren und Milchsäure, können anders als flüchtige Carbonate nicht abgeatmet werden und werden als Säureträger ins Blut abgegeben. Hauptursache der Säureflut sind demnach raffinierte Zucker und Nahrungsmittel mit hohem Protein und Nukleinsäurenanteil (tierisches Eiweiß). Bei einer durchschnittlichen Ernährung (mit Fleischgerichten) werden 50-100 mmol Protonen pro Tag im Überschuss gebildet. Diese Protonen entstammen dem Proteinstoffwechsel, während die Kohlenhydrat- und Fettbilanz ausgeglichen ist.

- Umweltbelastungen: Diese führen zur reduzierten Ausscheidungskapazität von Protonen durch erhöhten Radikalstress.

3.7.2. Organe im Säure-Basen-Profil

▶ Der Magen als Regulationsorgan

Belegzellen des Magens produzieren mehr HCl als zur Verdauung notwendig.

$$NaCl + CO_2 + H_2O \rightarrow NaHCO_3 + HCl$$

Die großen Verdauungsorgane wie Leber, Gallenblase, Pankreas und Dünndarm sind ebenfalls an der Regulation des Säure-Basen Gleichgewichts beteiligt. Cave: Protonenpumpenhemmer reduzieren jedoch die Basenflut dieser Verdauungsorgane. Eine Blockade der Carboanhydrase führt zur funktionellen Schwäche der zur basischen Regulation geeigneten Organe. Dies bedeutet eine Schwächung des gesamten Organismus, da das "Funktionsventil Magenschleimhaut" gebremst wird. Wird die Säureflut der Belegzellen reduziert, dann muss bei Bestehen einer latenten Azidose HCl aus dem übersäuerten Organismus nachströmen.

■ Darmgärung

Der Dünndarm ist gegenüber dem Dickdarm weniger mit Bakterien besiedelt, dennoch ist das Aufsteigen der Bakterien in den Dünndarm möglich (*overgrowth syndrome*). Die Darmzotten stellen die Resorption bei hoher Säureexposition ein. Da durch entsteht Säuredurchfall, der besonders gern nach Festtagen auftritt. Es handelt sich hierbei um ein Notventil bei übermäßiger Säureflut infolge der Fehlernährung.

■ Die Leber als Regulationsorgan

In der Leber wird als Stoffwechselschritt ausgeführt:

$$2\,NH_4 + Bicarbonat \rightarrow Harnstoff$$

Harnstoff ist weder Säure noch Base und wird neutral ausgeschieden. Bei Bicarbonatmangel (latenter Azidose) wird NH_4 vor allem an Ketonsäure gebunden, zur Niere transportiert und dort wieder abgespalten (maximale Säurebilanz: 10.000-24.000 mmol H^+ pro Tag).

■ Die Niere als Regulationsorgan

Die Protonenausscheidungskapazität der Niere ist auf 450 mmol H^+ pro Tag begrenzt. Das reicht gerade aus, um die unter normalen Ernährungsbedingungen anfallenden nichtflüchtigen Säuren auszuscheiden. Die Nieren arbeiten also bei einer üblichen mitteleuropäischen Ernährungsweise am Rande ihrer Ausscheidungskapazität.

3.7.3. Klinik der chronisch-latenten metabolischen Azidose

Die chronische latente metabolische Azidose ist nicht eine, sondern *die* Zivilisationserkrankung schlechthin. Es handelt sich um das Stadium der Übersäuerung, in dem der Körper noch Säuren puffern kann, aber dabei bereits Basenreserven aus anderen Organen abbauen muss. Dies ist der Durchschnittszustand in der Bevölkerung. Es füllen sich die Depots mit sauren Valenzen, ohne dass dabei zunächst offenkundige Krankheitszeichen auftreten.

Die latent metabolische Azidose geht häufig mit einem intrazellulären Kaliummangel einher. Die Folgen einer latenten metabolischen Azidose werden im Bindegewebe deutlich: Das Verhältnis Kollagen zu Polysacchariden liegt im gesunden Bindegewebe bei etwa 95 % : 5 %. Bei der Azidose können pathologische Glykoproteine wie Amyloid mit einem Verhältnis von 42 %: 58 % auftreten. Das Amyloid verbindet sich in wechselnden Mengen mit anderen Molekülen. Zu diesen Proteinen gehören u.a. Immunglobuline, Lipoproteine, Albumine und Harnsäure. Mit diesen Stoffen entstehen eliminationspflichtige Zwischenprodukte und Endprodukte des Stoffwechsels (die häufig in der Laiensprache summarisch als "Stoffwechselschlacken" zusammengefasst werden.)

Ausdrucksformen des fehlgesteuerten Säure-Basen-Profils sind:

- Durchblutungsstörungen (arteriell und venös), Tinnitus, Spannungskopfschmerzen, Raynaud-Syndrom, Hämorrhoiden

- chronische Antriebsschwäche, rasche Ermüdbarkeit, ungenügende Erholung, depressive Verstimmung, Schlaflosigkeit, Schwangerschaftserbrechen, chronische Kopfschmerzen

- Muskelkrämpfe und Gelenkbeschwerden, Lumbalgien, Myogelosen, Fibromyalgie und Osteoporose

- weißliche Zungenbeläge, Parodontose, Karies, Mundgeruch; Brennen beim Stuhlgang, möglicherweise Candida-Mykosen des Darms. Die Fäulnisdyspepsie im Darm wird über die Lunge abgeatmet und erzeugt üblen Körper- und Mundgeruch.

- Abwehrschwäche

3.7.4. Therapie der Azidose

An erster Stelle steht die Vermeidung von "Säurespendern" in der Nahrung sowie eine erhöhte Zufuhr von "Basenspendern". Hier ist also eine Ernährungsumstellung häufig der wichtigste Schritt. Es wird an dieser Stelle bewusst auf die tabellarische Auflistung von basischen und säurespendenden Lebensmitteln verzichtet. Diese Tabellen sind nach Auffassung der Autoren im Zeitalter zunehmender Lebensmittelintoleranzen und Nahrungsmittelunverträglichkeiten sowie Allergien irrelevant. Zusätzlich hat sich die Verabreichung von Basenpulvern (☞ Tab. 3.5) und in schwereren Fällen die parenterale Zufuhr basischer Substanzen (z.B. Natriumhydrogencarbonat 8,4 % in physiologischer Kochsalzlösung) bewährt.

Bei einer manifesten metabolischen Azidose muss eine kausale Abklärung erfolgen: Individuelle Testung auf Nahrungsmittelunverträglichkeiten, Neurostressprofile usw. sind hier oft angezeigt. Häufig ist die latent metabolische Azidose Ausdruck einer Störung in diesem Bereich und übernimmt gleichzeitig eine Wegbereiterfunktion für viele andere Erkrankungen.

Substanzen	Dosierung
Natriumphosphat	10 g
Kaliumbicarbonat	10 g
Calciumcarbonat	100 g
Natriumbicarbonat	80 g

Tab. 3.5: Beispiel für ein Basenpulver.

Die Dosierung beträgt bis zu 3 × täglich 1 Teelöffel auf 250 ml lauwarmes Wasser. Grundvoraussetzung für die optimale Wirkung sind eine Anpassung des Lebensstils und eine Optimierung des Mikronährstoffhaushalts.

3.8. Long-latency deficiency diseases

Empfehlungen für die Aufnahme von Mikronährstoffen richten sich üblicherweise vor allem auf die Verhinderung von Mangelkrankheiten, sog. *short-latency deficiency diseases* (SLDD), wie z.B. Beri Beri, Pellagra, Rachitis.

Eine inadäquate Zufuhr von Mikronährstoffen ist aber auch an der Entstehung vieler bedeutender chronischer Krankheiten beteiligt. Schon die länger dauernde, gering erniedrigte Zufuhr eines Mikronährstoffs kann eine dieser sog. *long-latency deficiency diseases* (LLDD) fördern, wie z.B. Krebs, Herz-Kreislauf-Erkrankungen, Osteoporose oder Demenz, und sie kann zu mehr als einer dieser Krankheiten führen sowie Krankheiten durch mehr als einen Mechanismus anstoßen. Häufig besteht zudem gleichzeitig eine Unterversorgung mit mehreren essenziellen Substanzen und damit ein erhöhtes Risiko für mehrere dieser LLDD.

Oft dauert es viele Jahre, bis sich die Störungen manifestieren bzw. klinisch als "Krankheit" erkannt werden. Es ist deshalb besonders wichtig, frühzeitig eine inadäquate Zufuhr von bestimmten Mikronährstoffen zu erkennen. Dies ist am einfachsten durch eine ausführliche Ernährungs- und Lebensstilanamnese zu erreichen, da diese evtl. Missverhältnisse zwischen Zufuhr und Verbrauch aufzeigen kann. Zur Vermeidung einer LLDD muss die Zufuhrmenge von Mikronährstoffen logischerweise höher sein als die zur Vermeidung einer SLDD [5].

Neben einem Zuviel oder Zuwenig an bestimmten Makronährstoffen wird deshalb zunehmend auch eine Unterversorgung mit essenziellen Mikronährstoffen als wichtig für Gesundheit und optimale Leistungsfähigkeit erkannt. Wenn Zufuhr oder Neubildung zu gering sind, deckt der Körper seinen Bedarf an Mikronährstoffen zunächst, soweit möglich, aus seinen Mikronährstoffspeichern. Sind diese Speicher leer, kommt es in Anlehnung an das bereits genannte Modell nach Brubacher (☞ Kap. 2.1.) zunächst zu allgemeinen kleineren Einschränkungen der Befindlichkeit. In besonderen Situationen (z.B. größere akute Belastungen) folgen unspezifische Symptome und ein Leistungsabfall, weil die Reserven erschöpft sind und Stoffwechselvorgänge nicht mehr optimal ablaufen können. Später fallen auch die Blutspiegel unter die Norm, erste Mangelsymptome bzw. spezifische Beschwerden können auftreten. Anhaltende Unterversorgung führt schleichend zu einer Schwächung von Stoffwechsel und Organismus und bereitet den Boden für viele chronische Krankheiten.

3.8.1. Beispiel einer LLDD: Osteoporose

Die Problematik der LLDD sei am Beispiel der Osteoporose verdeutlicht. Die Osteoporose ist ein Hinweis auf eine langdauernde Calcium-Unterversorgung, denn der Knochen dient als Calcium-Speicher. Wenn in der Jugend über lange Zeit die Calcium-Zufuhr relativ erniedrigt liegt, kann die notwendige Knochenmasse nicht erreicht werden. Ist dann im Erwachsenenalter die Calcium-Zufuhr im Verhältnis zum obligatorischen Verlust unzureichend, kann die Skelettmasse nicht aufrechterhalten werden. Bei geringer Calcium-Zufuhr wird der Mineralstoff zusätzlich aus den Knochen mobilisiert und kann einen Skelettverlust um bis zu 3 % pro Jahr hervorrufen. Selbst bei einer gänzlich fehlenden Zufuhr an Calcium hat die Entwicklung einer Osteoporose aber eine hohe Latenz, und die Folgen fallen klinisch erst nach vielen Jahren auf. Um Frakturen zu vermeiden (oder ihre Anzahl zu reduzieren) ist also eine lebenslange ausreichende Versorgung mit Calcium notwendig.

Höhere Dosierungen an Vitamin D_3 erhöhen die Calcium-Resorption. Starker Mangel an Vitamin D führt zu Rachitis bzw. Osteomalazie. Wenn die Calcium-Aufnahme sinkt, steigt Parathormon (PTH) an, das die Calcitriol-Synthese anregt, die zur Erhöhung der Calcium-Resorption führt. Ein erhöhtes Parathormon kann aber auch zur Hypophosphatämie führen. Hypophosphatämie stört die Funktion von Osteoblasten und Chondroblasten und löst die charakteristischen histologischen Zeichen von Rachitis bzw. Osteomalazie aus. Eine langfristig gering erniedrigte Zufuhr an Vitamin D ist also an der Entstehung der LLDD Osteoporose beteiligt, und erst eine stark erniedrigte Zufuhr führt zudem zur SLDD Rachitis/Osteomalazie. Deshalb ist auf ausreichende Zufuhr von Vitamin D zu achten. Zufuhrmengen bzw. Blutspiegel, die eine Rachitis oder Osteomalazie verhindern, sind demnach zur Verhinderung der Osteoporose unzureichend.

3.8.2. Weitere Mechanismen: Calcium, Vitamin D und Folsäure

Nichtresorbiertes Calcium reduziert im Darm (durch Bildung von Calcium-Oxalat-Komplexen) z.B. die Resorption von Oxalat und damit bei sensiblen Patienten das Calciumoxalat-Steinrisiko. Die mitunter geforderte niedrige Calciumzufuhr überdeckt also nur die Neigung zur Steinbildung und beseitigt nicht das Problem. Auch hier ist die erniedrigte Calcium-Zufuhr mit verantwortlich für das klinische Auftreten von Gesundheitsproblemen *(short-latency deficiency disease)*.

Es besteht eine negative Korrelation zwischen Sonnenexposition bzw. Vitamin D_3 und verschiedenen Krebsarten (z.B. Prostatakrebs). Viele Organe haben Calcitriol-Rezeptoren. Viele von ihnen können 1-Alpha-Hydroxylase exprimieren und so selbst Calcitriol bilden. Calcitriol kann die Zelldifferenzierung induzieren und Zellproliferation kontrollieren. Geringe Vitamin-D-Unterversorgung über einen langen Zeitraum kann zur Krebsbildung im Sinne einer LLDD beitragen. Dieser Effekt ist unabhängig von einer Vitamin-D-Wirkung bei der Krebstherapie.

Eine auf starken Folsäuremangel hinweisende Krankheit ist die megaloblastäre Anämie *(short-latency deficiency disease)*. Neuralrohrdefekte, Krebskrankheiten oder die Folgen einer Homocysteinerhöhung *(long-latency deficiency diseases)* werden dagegen durch eine langfristig leicht erniedrigte Folsäurezufuhr gefördert, die aber ausreichend hoch ist, um eine Anämie (SLDD) zu vermeiden.

Literatur

1. Agacdiken A, Basyigit I, Özden M, et al. The effects of antioxidants on exercise-induced lipid peroxidation in patients with COPD. Respirology 2004;9(1):38-42.

2. Cheng T-Y, Zhu Z, Masuda S, et al. Effects of multinutrient supplementation on antioxidant defense systems in healthy human beings; J Nutr Biochem 2001;12(7): 388-95.

3. Ernster L, Ikkos D, Luft R. Enzymic activities of human skeletal muscle mitochondria: a tool in clinical metabolic research. Nature 1959;184:1851-4.

4. Ernster L, Luft R. In: Levine R, Luft R, editors. Advances in metabolic disorders. New York: Academic; 1964. p. 95-123.

5. Heaney RP. Long-latency deficiency disease: insights from calcium and vitamin D. Am J Clin Nutr 2003;78: 912-9.

6. Luft R, Ikkos D, Palmieri G, et al. A case of severe hypermetabolism of nonthyroid origin with a defect in the maintenance of mitochondrial respiratory control: a correlated clinical, biochemical, and morphological study. J Clin Invest 1962;41(9):1776-804.

7. Luft R. The development of mitochondrial medicine. Proc Natl Acad Sci U S A 1994;91(19):8731-8.

8. Musil F, Zadak Z, Solichova D, et al. Dynamics of antioxidants in patients with acute pancreatitis and in patients operated for colorectal cancer: a clinical study. Nutrition 2005;21(2):118-24.

9. Thompson HJ, Heimendinger J, Sedlacek S, et al. 8-Isoprostane F2alpha excretion is reduced in women by increased vegetable and fruit intake. Am J Clin Nutr 2005;82(4)768-76.

Einsatzgebiete für Mikronährstoffe

4. Einsatzgebiete für Mikronährstoffe

Ein besonderes Anliegen dieses Buches besteht darin, wichtige Einsatzgebiete (Indikationen) für die Mikronährstoffmedizin insbesondere unter dem Gesichtspunkt einer Anwendung in der therapeutischen Praxis und ihrer Absicherung durch aktuelle Forschungsergebnisse vorzustellen. Leider gibt es derzeit noch keine allgemein gültigen und anerkannten Leitlinien für die Umsetzung der Mikronährstoffmedizin. Mit den nachfolgenden Daten wird eine Grundlage für die Erstellung solcher Leitlinien geschaffen. Die genannten Präventiv- und Therapiekonzepte sind deshalb auf dem Boden der evidenzbasierten Medizin zusammengestellt.

In den Kapiteln zu einzelnen Anwendungsbereichen werden zunächst ausgewählte Daten zur **Epidemiologie und Ätiologie** vorgestellt. Dann wird der **Stellenwert** der Mikronährstoffmedizin bei diesen Indikationen kurz skizziert. Es folgt eine Besprechung von **Studien zum Einsatz von Mikro-**nährstoffen im jeweiligen Therapiegebiet, auch um theoretische Überlegungen abzusichern.

Aufgrund des Wissens über die Ätiologie und Pathophysiologie der besprochenen Krankheiten sowie auf Basis der Studienergebnisse und internationalen klinischen Erfahrungen wird eine Basisrezeptur zusammengestellt. Diese wurde unter Berücksichtigung der derzeit gültigen Evidenzklassen und der Umsetzungsempfehlungen konzipiert.

Die jeweils angegebenen Dosierungen gelten für die orale Gabe (bei parenteraler Anwendung kommen teilweise wesentlich höhere Dosierungen zum Einsatz). Bei Mineralstoffen und Spurenelementen sind üblicherweise die Mengen für die reine Substanz und nicht für die zugeführten Verbindungen vermerkt.

Bestimmte "Leitsubstanzen" sind üblicherweise – soweit vorhanden, mit einer durch Studien belegten Evidenz der Klassen 1 und 2 – an den Anfang der Rezepturvorschläge gestellt (Stufe I). Die Vor-

Grad	Evidenztyp	Interpretation für klinischen Alltag
1a	Evidenz aufgrund von Metaanalysen/systematischen Reviews von randomisierten, kontrollierten Studien	**Empfehlungsgrad A** hervorragend, unbedingt empfehlenswert, durch hervorragende Evidenz gestützt
1b	Evidenz aufgrund von mindestens einer randomisierten, kontrollierten Studie	
2a	Evidenz aufgrund Metaanalysen/systematischen Reviews von Kohortenstudien	**Empfehlungsgrad B** akzeptabel und sinnvoll, durch mäßige bis gute Evidenz gestützt
2b	Evidenz aufgrund mindestens einer gut angelegten, quasi experimentellen Studie (auch randomisierten kontrollierten Studien geringer Qualität)	
3a	Evidenz aufgrund Metaanalysen/systematischen Reviews von Fall-Kontroll-Studien	
3b	Evidenz aufgrund einzelner deskriptiver Studien, wie z.B. Vergleichsstudien, Korrelationsstudien und Fall-Kontroll-Studien	
4	Evidenz aufgrund von Fallberichten (auch Kohorten- und Fall-Kontroll-Studien geringer Qualität)	**Empfehlungsgrad C**
5	Expertenmeinung ohne kritische Bewertung	**Empfehlungsgrad D**

Tab. 4.1: Evidenzgrade von Studien oder Literaturdaten und Empfehlungen für die Umsetzung (modifiziert nach Levels of Evidence (März 2009), *Oxford Centre for Evidence-based Medicine* ☞ www.cebm.net/index.aspx ?o=1025).

schläge werden durch Substanzen ergänzt, die sich im Praxisalltag bewährt haben und die Wirkung der Leitsubstanzen auf der Grundlage von biochemischen und (patho-)physiologischen Überlegungen unterstützen (Stufe II).

> Zusätzlich sind bei den Rezepturen die 2 bis 5 jeweils wichtigsten Leitsubstanzen speziell durch ein Symbol gekennzeichnet (✓). Diese Leitsubstanzen sollten üblicherweise in jeder Rezeptur erscheinen und ausreichend hoch dosiert werden.

■ Anmerkungen

1. Neben der oralen Form werden Mikronährstoffe übrigens immer häufiger auch in der intensiveren und gerade im initialen Einsatz bei komplexen Störungen der Mikronährstoffversorgung noch wirksameren parenteralen Form angewendet. Entsprechende Rezepturen würden aber den Rahmen dieses Buches sprengen und werden ausführlich in einem anderen bereits vorliegenden Buch beschrieben [1].

2. Wie jede Wissenschaft ist auch die Medizin ständigen Entwicklungen und neuen Erkenntnissen unterworfen. Forschung und klinische Erfahrungen erweitern unser Wissen, insbesondere was die Behandlung und medikamentöse Therapie angeht. Soweit also in diesem Werk eine Dosierung und Anwendung erwähnt wird, darf der Leser darauf vertrauen, dass Autoren und Herausgeber große Sorgfalt darauf verwendet haben, dass diese Angaben dem Wissensstand zum Zeitpunkt der Fertigstellung des Buchs entsprechen. Für Angaben und Dosierungsanweisungen kann von den Autoren jedoch keine Gewähr übernommen werden. Jeder Benutzer ist angehalten, stets die individuellen Besonderheiten des Falls zu berücksichtigen und sich insbesondere zu vergewissern, dass es für die hier gegebenen Empfehlungen und Dosierungsbeispiele keine Gegenanzeigen gibt. Jede Dosierung oder Anwendung erfolgt nach wie vor auf eigenes Risiko des Benutzers. Die Autoren rufen an dieser Stelle auch jeden Benutzer dazu auf, ihnen auffallende Ungenauigkeiten ggf. mitzuteilen.

In der praktischen Arbeit mit Mikronährstoffen hat sich ein 3-stufiges Konzept mit Unterteilung in Primär-, Sekundär- und Tertiärprävention bewährt (☞ Tab. 4.2). Da außerdem auch in den Studien häufig entweder präventive oder therapeutische Zielsetzungen vorliegen, unterscheiden wird bei den vorgestellten Rezepturen (und den jeweiligen Dosierungen), soweit sinnvoll, nach präventiven und therapeutischen Indikationen.

■ Dosierungen

Bei den Dosierungsempfehlungen werden Sie meist "von ... bis"-Angaben finden bzw. werden Ihnen verschiedene Möglichkeiten angeboten. Die niedrigen Dosierungen sind vor allem für sekundärpräventive Indikationen und für subchronische Verläufe sowie für Patienten mit besonderen Risiken gedacht, während die höheren Dosierungen für therapeutische Anwendungen sowie für

Indikation	Produktart
Primärprävention (Ausgleich von Dysbalancen und Unterversorgung, Verhinderung von Mängeln)	Versorgung mit möglichst allen essenziellen Mikronährstoffen über eine optimierte Ernährung, soweit notwendig, Ergänzung durch Supplemente
Indikationen sind z.B. Vitalität und Gesundheit, Leistungsfähigkeit, Stabilisierung des Immunsystems, Vermeidung von oxidativem Stress, Vermeidung von lebensstilbeeinflussten Krankheiten	
Sekundärprävention (bei vorliegende Risiken)	Maßnahmen der Stufe 1. Neben evtl. Behandlung mit Arzneimitteln (pharmakologische Wirkung) zusätzlich Versorgung mit den für einzelne Indikationen sinnvollen Leitsubstanzen in geeigneter Dosierung in Form von ergänzenden bilanzierten Diäten (nutritive Wirkung)
Indikationen sind z.B. Alter, familiär-genetische Belastung, ungünstiger Lebensstil, bestehende chronische Erkrankungen, Einnahme von Medikamenten, Schwangerschaft, Wachstumsperiode	
Therapie (Tertiärprävention)	
Behandlung bestehender Krankheiten und Beeinflussung von Verlauf, Verschlechterung oder Folgen	

Tab. 4.2: Einteilung der Mikronährstofftherapieschemata.

Endpunkt, primärer	Hauptfragestellung (wichtig, um erforderliche Patientenzahl und Studiendauer zu planen, damit das Ergebnis statistische Signifikanz erreichen kann)
Endpunkte, sekundäre	Nebenfragestellungen
Intention to treat (ITT)	ITT-Population: Alle Studienteilnehmer, die das Medikament mindestens 1x eingenommen haben und für die nach der Eingangsuntersuchung mindestens eine weitere Visite mit entsprechenden Befunden dokumentiert wurde. Beschreibt Effekte unter praxisnahen Bedingungen.
Per protocol (PP)	PP-Population: Alle Studienteilnehmer mit protokollgemäßem Studienverlauf, d.h. alle Patienten, die die Studie prüfplankonform abgeschlossen haben. Beschreibt Effekte unter Idealbedingungen.
Median (= Zentralwert)	Liegt in der Mitte aller Werte: Der Median ist der Wert, der von höchstens der Hälfte aller Werte unterschritten und von höchstens der Hälfte aller Werte überschritten wird (im Gegensatz hierzu ist der Mittelwert die Summe aller Werte, geteilt durch die Anzahl aller Werte).
Morbidität	Häufigkeit einer Erkrankung, bezogen auf eine Gruppe von 1.000 oder 10.000 beobachteten Personen in einem bestimmten Zeitraum
Mortalität	Ausmaß der Todesfälle im Verhältnis zur Gesamtbevölkerung oder zu einzelnen Altersklassen; wird global durch Sterbeziffern oder Sterberaten ausgedrückt und durch Sterbetafeln spezifiziert
Kaplan-Meier-Kurven	Lebensdaueranalyse (Überlebenschancen werden beschrieben): Die Kurven geben an, nach welcher Zeit noch welcher Anteil der beobachteten Patienten am Leben war.
Randomisierte kontrollierte klinische Studie	"Goldstandard", um eine medizinische Intervention und ihren Effekt auf ein definiertes Enderganis ("Outcome") zu untersuchen. Eine Gruppe von Patienten wird nach dem Zufallsprinzip in zwei oder mehrere Gruppen aufgeteilt (randomisiert). Die eine Gruppe erhält das zu untersuchende Medikament (Verumgruppe), während die andere Gruppe Placebo (Placebo- oder Kontrollgruppe) oder eine Referenztherapie bekommt. Im Idealfall wissen weder der Patient noch der Prüfarzt, wer welche Therapie erhält (sog. Doppelblindstudie). Der große Vorteil der Randomisierung liegt darin, dass systematische Unterschiede zwischen den untersuchten Gruppen durch die Zufallsverteilung der Patienten weitgehend ausgeschlossen werden. Der Begriff "kontrolliert" bezieht sich darauf, dass die Resultate in der Interventionsgruppe mit denen der Kontrollgruppe verglichen werden.
Risiko, relatives	Verhältnis der Ereignisraten zwischen zwei Vergleichsgruppen. Beispiel: In einer Studie mit Patienten nach Myokardinfarkt stellt man fest, dass im Studienzeitraum bei 10 % der Teilnehmer mit Aspirin-Behandlung und bei 15 % der Patienten mit Placebo-Gabe ein Reinfarkt aufgetreten ist. Das relative Reinfarktrisiko für die Aspirin-Patienten beträgt also 10 % : 15 % = 0,67 oder 67 %. Ist das relative Risiko kleiner als 1, bedeutet dies, dass die Intervention das Risiko für den untersuchten "Outcome" (hier: Reinfarkt) reduziert.
Risikoreduktion, absolute	Die Differenz zwischen zwei Ereignisraten. Siehe Beispiel "relatives Risiko". Die absolute Risikoreduktion würde hier 15 % − 10 % = 5 % betragen.
Number needed to treat (NTT)	Anzahl von Patienten, die behandelt werden müssen, um ein Ereignis zu verhindern, das mit der Kontrollbehandlung (z.B. Placebo) eingetreten wäre. Die NTT bezieht sich immer auf einen bestimmten Zeitraum.
Odds	Die Odds geben die "Chance" an, mit der ein Ereignis eintritt. Beispiel: Ist die Wahrscheinlichkeit für ein Ereignis 50 %, dann ist die "Chance" (Odds) für dieses Ereignis 1 (umgangssprachlich "Chance von 1 : 1").
Odds Ratio	Beschreibt das Verhältnis zweier Odds zueinander. "Kein Unterschied" bedeutet eine Odds Ratio von 1. Ein Wert >1 beschreibt ein Risiko für ein Ereignis, ein Wert <1 beschreibt einen Schutz vor einem Ereignis. Die Odds Ratio liefert in der Regel andere Ergebnisse als das relative Risiko.
Outcome ("Endpunkt")	Gesamtergebnis; Veränderung des gegenwärtigen oder zukünftigen Gesundheitsstatus als Folge einer Intervention. Häufig verwendete Outcome-Maße sind Mortalität, Morbidität und gesundheitsbezogene Lebensqualität.
Statistische Signifikanz (p-Wert)	Der p-Wert sagt aus, wie groß die Wahrscheinlichkeit ist, dass der gemessene Unterschied lediglich zufallsbedingt ist. Ein p-Wert <0,05 bedeutet, dass die Wahrscheinlichkeit kleiner als 5 % ist, dass der gemessene Unterschied zwischen den beiden Vergleichsgruppen nur auf einem Zufall beruht.

Tab. 4.3: Begriffe in der Statistik zur Interpretation von Studienergebnissen.

akute und schwerere Erkrankungen geeignet erscheinen (☞ Hinweis). Soweit nicht besonders angegeben, können bei Kindern jeweils die niedrigeren Dosierungen empfohlen werden. Die Zusammensetzungen und Dosierungen der Basisrezepturen können und sollen vom Nutzer im Praxisalltag den jeweiligen individuellen Situationen – sowie aktuellen wissenschaftlichen Erkenntnissen folgend – ergänzt und angepasst werden.

■ **Hinweis**

Die Dosierungsempfehlungen stammen von erfahrenen Orthomolekularmedizinern. Es ist zu beachten, dass höhere Dosierungen nur bei entsprechendem Wissensstand des Therapeuten, angepasst an die individuelle Situation des jeweiligen Patienten und das Krankheitsstadium, eingesetzt werden dürfen. Da die Orthomolekularmedizin häufig als komplementäre Behandlungsform eingesetzt wird, müssen bei der Auswahl der Dosierung und der jeweils eingesetzten Substanzen auch alle sonstigen Therapiemaßnahmen berücksichtigt werden. Die Patienten bedürfen insbesondere bei längerer Anwendung und bei kritischen Substanzen (z.B. fettlösliche Vitamine, Mineralstoffe) einer engmaschigen Kontrolle von Blutspiegeln und klinischem Bild.

■ **Dosierungen für Kinder**

Insbesondere im primärpräventiven Bereich kann man sich bei der Dosierungsauswahl an den Empfehlungen der DGE für die unterschiedlichen Altersklassen orientieren [2]. Im therapeutischen Bereich haben sich aus der Erfahrung folgende Empfehlungen als "grobe Regel" für die wichtigsten Substanzgruppen bewährt (Angaben in Prozent der in den vorgestellten Rezepturen angegebenen Mengen).

Es muss bei der Umsetzung dieser Lehrinhalte im Praxisalltag berücksichtigt werden, dass in den einzelnen Rezepturen vor allem die für die jeweilige Indikation geeigneten "Leitsubstanzen" angeführt werden. Es ist aber stets auch für eine ausreichende bzw. optimale Zufuhr aller anderen essenziellen Mikronährstoffe zu sorgen, da sie sich gegenseitig ergänzen und Unterversorgung mit einzelnen Substanzen die Wirkung anderer Substanzen behindern kann – nach dem Motto: *"Die Kette ist immer nur so stark wie ihr schwächstes Glied."*

Am Schluss einiger Kapitel werden kurz weitere, vor allem ganzheitliche Methoden gezeigt, die in der gemeinsamen Verwendung mit Mikronährstoffen den Erfolg unserer Arbeit optimieren können.

Literatur

1. Böhm U. Mikronährstoff-Medizin: In Prävention und Therapie unter besonderer Berücksichtigung parenteraler Anwendungen. Heßdorf: Hartmann; 2005.

2. DGE/ÖGE/SGE/SVE. D-A-CH-Referenzwerte für die Nährstoffzufuhr. 1. Aufl. Frankfurt a.M.: Umschau/Braus; 2000

4.1. Mikronährstoffmangel-Syndrome

Es gibt eine Anzahl von Krankheiten und Syndromen mit teilweise lebensbedrohlichen Verläufen, die mit einem exakt definierten primären oder sekundären Mangel an einzelnen Mikronährstoffen verknüpft sind. Diese Krankheiten sind allgemein anerkannt und bedürfen keines zusätzlichen Nachweises durch spezielle Studien. Man kann sie in die sog. *Short-latency deficiency diseases* SLDD (die in diesem Kapitel vorwiegend angesprochen

Altersgruppe	Fettlösliche Vitamine	Wasserlösliche Vitamine	Mineralstoffe und Spurenelemente
Säuglinge ab 4 Monaten bis Kinder von 10 Jahren	A: 50-80 % D: 100-200 % E und K: 20-30 %	20-80 %	20-80 %
Jugendliche 10-20 Jahre	A: 80-100 % D: 00 % E und K: 0-80 %	100 %	80-100 %
Erwachsene ab 20. Lebensjahr	A, D, E und K: 100 %	100 %	100 %

Tab. 4.4: Dosierung von Mikronährstoffen bei Kindern.

werden) und die *Long-latency deficiency diseases* LLDD (☞ Kap. 3.8.) unterteilen.

Die wichtigsten Mikronährstoffmangel-Erkrankungen werden kurz vorgestellt (☞ Tab. 4.5).

Es sei darauf verwiesen, dass unter dem Begriff "Mikronährstoffmangel-Erkrankungen" hier nur echte Mangelerkrankungen mit ihren **spezifischen** Symptomen aufgelistet werden. Die häufiger auftretenden Unterversorgungen oder "Dysbalancen" an einzelnen Mikronährstoffen und die damit verbundenen **unspezifischen** Symptome werden hier nicht erfasst.

4.1.1. Epidemiologie

Die Häufigkeit der Mikronährstoffmangel-Erkrankungen schwankt sehr stark. Einige davon sind in unseren modernen westlichen Gesellschaf-

ten selten geworden (wie z.B. Skorbut, die Vitamin-C-Mangelkrankheit) und treten nur noch in Sonderfällen auf (z.B. bei chronischer Fehlernährung oder iatrogen bedingt). Andere aber gehören auch heute zum normalen medizinischen Alltag.

So leiden in Europa schätzungsweise 10 % aller Einwohner an **Eisenmangel,** 80 % davon sind Frauen im gebärfähigen Alter. Perniziöse bzw. megaloblastäre Anämien, die durch einen **Mangel an Vitamin B$_{12}$ und/oder Folsäure** verursacht werden, treten vor allem nach dem 60. Lebensjahr auf. Die Häufigkeit bei älteren Menschen liegt bei ca. 4 %. Etwa 22 Millionen Menschen leiden in Deutschland an eine Unterversorgung mit Jod.

Hypomagnesiämien finden sich bei 7-11 % der Bevölkerung und bei ca. 20 % der Patienten auf Intensivstationen. Genetisch bedingter Magnesium-

Mangelsyndrome	Substanzen
	Vitamine
Beri Beri	Vitamin B$_1$
Pellagra	Niacin/Nicotinamid
Perniziöse Anämie	Vitamin B$_{12}$
Megaloblastäre Anämie	Folsäure
Anwendung von Folsäure-Antagonisten (Methotrexat) bei rheumatoider Arthritis oder Chemotherapie, zur Palliativbehandlung des kolorektalen Karzinoms	Folsäure, Folinate
Rachitis	Vitamin D$_3$
Skorbut	Vitamin C
Vitamin-K-Mangelblutungen, nachgewiesener Vitamin-K-Mangel	Vitamin K
Nachgewiesener schwerer Vitaminmangel	wasserlösliche Vitamine
Dialyse	wasserlösliche Vitamine
	Mineralstoffe
Manifeste Osteoporose, Skelettmetastasen, Steroidtherapie (voraussichtlich mindestens 6 Monate)	Calcium und/oder Vitamin D$_3$
Hypoparathyreoidismus	Calcium >300 mg
Eisenmangelanämie (bei Schwangeren ab Hb 11,2 g/100 ml)	Eisen II
Schilddrüsenerkrankungen	Jod
Hypokaliämie	Kalium
Angeborenes Magnesiumverlusterkrankungen, nachgewiesener Magnesiummangel, erhöhtes Eklampsierisiko	Magnesium
Hypophosphatämie	Phosphatverbindungen
Enteropathische Akrodermatitis, Dialyse, Morbus Wilson	Zink
	Sonstige
Hepatisches (Prä-)Koma, episodische hepatische Enzephalopathie	Ornithinaspartat

Tab. 4.5: Wichtige Mikronährstoffmangel-Syndrome.

mangel kommt bei 0,1-1 % der Bevölkerung vor, d.h., dass in Deutschland etwa 80.000 bis 800.000 Personen betroffen sind.

Auch ein **Mangel an Vitamin D** ist häufig. So fand sich in verschiedenen Untersuchungen ein Vitamin-D-Mangel bei Studenten im Alter zwischen 18 und 29 Jahren in 32 % der Fälle, bei älteren Männer in 36 %, bei älteren Frauen in 47 %, bei Krankenhauspatienten in 57 % und bei Frauen in der Postmenopause mit Osteoporose sogar in den Sommermonaten bei 59 % der Fälle (Gesellschaft für Biofaktoren. Gesundheitliche Risiken der dunklen Jahreszeit nicht unterschätzen! Pressemitteilung Oktober 2005, www.gf-biofaktoren.de/Pressetextepdf/2005_Dunkle%20Jahreszeit.pdf).

4.1.2. Ätiologie

Ursachen für Mikronährstoffmangel-Erkrankungen sind zu geringe Zufuhr, zu geringe Resorption, nicht ausreichende Bildung bzw. erhöhter Bedarf oder erhöhte Verluste an bestimmten Mikronährstoffen. Auch genetische Polymorphismen können eine Rolle spielen.

Der hohe Stellenwert der Mikronährstoffmedizin ist bei diesen Erkrankungen unmittelbar ersichtlich: Die Behandlung mit den fehlenden Mikronährstoffen in teilweise hoher Dosierung stellt bei allen Mikronährstoffmangel-Erkrankungen die *"State-of-the-art"*-Therapie dar. Es gibt bei diesen Krankheiten heute üblicherweise keine Erfolg versprechenden Alternativen zum Einsatz von Mikronährstoffen.

Praxistipp:

Die bei diesen Mikronährstoffmangel-Erkrankungen zu ergänzenden Substanzen müssen üblicherweise bei Kassenpatienten auf Kassenrezept verordnet werden (Stand 2007). Es empfiehlt sich zuvor eine Rücksprache mit der entsprechenden Krankenkasse.

Zusätzlich zu den primär fehlenden Stoffen sollte daran gedacht werden, evtl. auch weitere – insbesondere synergistisch wirkende – Substanzen zu ergänzen, von denen anzunehmen ist, dass eine entsprechende Unterversorgung besteht.

4.2. Immunsystem

Eine möglichst optimale Funktion des Immunsystems ist eine der wichtigsten Voraussetzungen für Gesundheit und langes Leben. Anders ausgedrückt: Störungen im Immunsystem beeinflussen unsere Lebensqualität in vielfältiger Hinsicht und sind an vielen Krankheiten und ihrem Verlauf primär oder sekundär beteiligt. Dies beginnt mit einfachen Erkältungskrankheiten, die Arbeitsfähigkeit und Leistungsfähigkeit massiv beeinträchtigen können oder oft einfach "lästig" sind, bis hin zu schwersten bakteriellen und Virusinfektionen, therapieresistenten Allergien und Autoimmunprozessen oder zu Krebserkrankungen (☞ Kap. 4.3. Tumorerkrankungen). Hierbei bestehen enge Wechselbeziehungen zwischen Immunsystem und Entzündung, oxidativem Stress und Übersäuerung (☞ auch Kap. 3. Funktionskreisläufe).

Im Folgenden werden detailliert Studien und Rezepturen für die Prävention und Behandlung von Infektionen (Erkältung, Sinusitiden, Durchfallerkrankungen, Herpes, HIV), Komplikationen bei medizinischen Eingriffen (z.B. Sepsis) sowie von Allergien (inkl. Pollenallergie, atopische Dermatitis) und Nahrungsmittelunverträglichkeiten vorgestellt.

4.2.1. Epidemiologie

Infektionen stellen einen der häufigsten Gründe für ärztliche Maßnahmen dar und nehmen weltweit ständig zu. Im Jahr 1997 waren weltweit ein Drittel aller Todesfälle durch Infektionen verursacht.

In den Industrienationen erkrankt ein Mensch rund 6-mal pro Jahr an einer akuten **Atemwegsinfektion**, und zwar unabhängig vom Alter. Etwa zwei Drittel bis drei Viertel aller Atemwegsinfektionen werden durch Viren verursacht. Auf der Liste der 10 häufigsten Erreger stehen *Respiratory-Syncitial-*(RS-)Viren ganz oben, die fast alle Kinder im Laufe des ersten Lebensjahres infizieren. Im zweiten Lebensjahr liegt das Risiko für eine erneute RSV-Infektion bei rund 50 %. Mehr als 1 % aller Kinder im ersten Lebensjahr müssen aufgrund einer RSV-Infektion stationär behandelt werden. Das sind allein in Deutschland ca. 7.500 Kinder pro Jahr. Akute Atemwegsinfekte sorgen für 30-50 % krankheitsbedingter Arbeitsunfähigkeit und 60-80 % ausgefallener Schulzeiten.

An **Pneumonie** erkranken insgesamt 1-12 von 1.000 Personen pro Jahr, bei den über 65-Jährigen sind es 25-44 und bei den über 65-Jährigen in Altersheimen 68-114 Betroffene. Die Letalität beträgt bei ambulanten Patienten 1-5 % und bei stationär behandelten Patienten 6-24 %.

Bestimmte Bevölkerungsgruppen sind für Infektionen prädestiniert. So ist z.B. bei Diabetikern das allgemeine Infektionsrisiko deutlich um rund 70 % gegenüber Menschen ohne Diabetes erhöht. Auch bei Leistungssportlern sind Infektionsrisiko und Infektionsdauer signifikant bis zum 6fachen erhöht, abhängig auch von der Intensität der Belastung.

In Deutschland werden jährlich mehr als 5 Millionen operative Eingriffe an Patienten in Krankenhäusern und Einrichtungen für ambulantes Operieren durchgeführt. Postoperative **Wundinfektionen** stellen mit einem Anteil von ca. 16 % nach den nosokomialen Pneumonien und Harnwegsinfektionen die dritthäufigste nosokomiale Infektionsart in deutschen Akutkrankenhäusern dar. Jedes Jahr werde 75.000 Menschen von schwerer Sepsis und septischem Schock sowie weitere 79.000 Menschen von "normaler" **Sepsis** betroffen. 57.000 Patienten sterben daran, was bedeutet, dass Sepsis nach dem Herzinfarkt die dritthäufigste Einzeltodesursache darstellt.

Daten aus den USA zeigen, dass der Anteil an **Klinikinfektionen** von 1975 bis 1995 um 36 % angestiegen ist. Heute erwerben 5-15 % der Krankenhauspatienten und 25-50 % der Patienten in Intensivpflegestationen eine nosokomiale Infektion. Krankenhausinfektionen sind in den USA im Jahr für 44.000-98.000 Todesfälle verantwortlich. Im Zeitraum von 1980 bis 1992 hat dort die Todesursache "Infektion" um 58 % zugenommen.

Im Jahre 2006 lebten in Europa 740.000 und in Deutschland 56.000 **HIV/AIDS**-Patienten. Im gleichen Jahr gab es in Deutschland 2.700 Neuinfektionen.

Herpesviren sind weit verbreitet. Man geht davon aus, dass weltweit etwa 50-95 % der Bevölkerung mit HSV-1 und 5-50 % mit HSV-2 infiziert sind. Etwa 30 % der Infizierten haben rezidivierende Infektionen und ca. 1 % erleiden etwa 1-mal pro Monat eine Reaktivierung einer latenten Herpesinfektion.

In Deutschland treten pro Winter ("Atemwegssaison") 14,5 Millionen Fälle von akuter oder **chronischer Sinusitis** auf. An Infektionen der ableitenden **Harnwege** erkranken etwa 50 % aller Frauen mindestens einmal in ihrem Leben. Bei Männern sind Harnwegsinfekte vor dem 50. Lebensjahr eher selten und werden danach häufiger (vor allem wegen zunehmender Prostataerkrankungen).

Weltweit versterben jährlich 4,5-6 Millionen Kinder an **Durchfall**erkrankungen. Die Reisediarrhoe gilt als die häufigste Befindlichkeitsstörung bei Reisenden. Man geht davon aus, dass etwa jeder 3. bis 4. Reisende eine Durchfallproblematik entwickelt. Das Risiko hängt sehr vom Hygienestandard des Reiselands ab. Ein hohes Risiko mit einer Inzidenz von 20 % bis 50 % wird in den Entwicklungsgebieten Asiens, Lateinamerikas und Afrikas angegeben, wohingegen das Risiko bei Reisen nach Mitteleuropa, Australien und Nordamerika bei unter 5 % liegt.

Im Bereich der Allergien ist die **allergische Rhinokonjunktivitis** mit einer Lebenszeitprävalenz von über 20 % eine der häufigsten Erkrankungen, wobei ungefähr die Hälfte der Betroffenen auf Gräserpollen reagiert. In Deutschland fand sich von 1990 (10 %) bis 1998 (17 %) ein Anstieg der Häufigkeit um ca. 70 %. Es besteht eine hohe Komorbidität mit Asthma, Nahrungsmittelallergien, atopischer Dermatitis, Sinusitis u.a. Das Risiko, an Asthma zu erkranken, ist bei Patienten mit allergischer Rhinitis 3,2-mal höher als in der Normalbevölkerung.

Von einer **atopischen Dermatitis** (Neurodermitis) waren im Jahre 1964 ca. 1,1-3,1 % der deutschen Bevölkerung betroffen. Bis heute hat sich die Zahl mindestens um den Faktor 3 erhöht, so dass man davon ausgehen kann, dass ca. 2,5-3,4 % der Erwachsenen und ca. 11,3-12,9 % der Vorschulkinder an atopischer Dermatitis leiden.

In Deutschland leiden ca. 2-8 % der Bevölkerung an einer **Nahrungsmittelallergie**. Hinzu kommen die Patienten mit **Lactoseintoleranz, Fructosemalabsorption** und ähnlichen Erkrankungen.

Für die **Zöliakie** (Gluten- oder Gliadin-Intoleranz) findet sich mit verfeinerter serologischer Diagnostik in Mitteleuropa eine Prävalenz von ca. 1:100 bis 1:1.000. Die Lactoseintoleranz betrifft nach neueren Schätzungen bis zu 15-20 % der Europäer, und Fructoseintoleranz bzw. Fructosemalabsorption tritt mit einer Häufigkeit von ca. 1 : 20.000 auf.

Rund 1 % der Bevölkerung leiden an einer Histaminintoleranz, in 80 % der Fälle sind Frauen davon betroffen.

4.2.2. Ätiologie

Zu einer **Störung oder Schwächung des Immunsystems** kommt es infolge angeborener oder erworbener Belastungen (z.B. infolge von Krankheiten) sowie durch Belastungen aus dem Lebensumfeld (z.B. Nikotinabusus), durch medizinische Maßnahmen, durch Entzündungen, Übersäuerung oder oxidativen Stress. Es kann aber bereits bei normaler Funktion des Immunsystems durch akute oder chronische Überforderung zum Auftreten von immunbedingten Krankheiten kommen, die bei einer optimalen Funktion des Immunsystems vermieden oder hinausgezögert werden könnten. Bei geschwächtem Immunsystem können auch durch die körpereigene, normalerweise völlig harmlose Keimflora Krankheitserscheinungen ausgelöst werden.

Infektionen stellen eine Durchbrechung oder Überforderung der körpereigenen Immunabwehr durch unterschiedliche Mikroorganismen, wie Bakterien, Pilze, Parasiten oder Viren, oder durch pathogene Proteine (sog. Prionen) dar. Ob es zu einer Vermehrung der Keime im Organismus kommt und wie heftig die Infektion verläuft, hängt natürlich von der Pathogenität und Virulenz des Erregers ab, daneben aber auch von der Genetik und der aktuellen Disposition des Betroffenen, vom Verhältnis zwischen dem Erreger und dem Immunsystem sowie von individuellen Faktoren, wie Alkoholkonsum und soziales Umfeld (*"Nicht der Keim macht die Krankheit, sondern das Milieu."*). Deshalb sind unterschiedliche Menschen in unterschiedlichen Situationen unterschiedlich häufig z.B. von Erkältungen, Pneumonien, Herpes-Infektionen, Sinusitiden, Urogenitalinfekten, Diarrhoen oder Sepsis (einer komplexen systemischen inflammatorischen Wirtsreaktion auf eine Infektion) betroffen.

Auch bei **Allergien** ist das Abwehrsystem des Körpers durch verschiedene Mechanismen gestört oder überfordert. Es kommt zu falschen bzw. zu starken Reaktionen des Immunsystems, welche die Beschwerden auslösen. Allergien entwickeln sich, wenn das Immunsystem durch wiederholten Kontakt mit einem natürlichen oder künstlichen Stoff "allergisiert" wurde.

Die wichtigsten Symptome der **atopischen Dermatitis** sind Juckreiz, flächenhafte Entzündung der meist zarten und ausgetrocknet wirkenden Haut der Hände, Ellenbeugen, Kniekehlen, des Halses, der Schulterregion sowie manchmal auch des Gesichts. Nicht selten ist die atopische Dermatitis mit Heuschnupfen und manchmal mit Asthma bronchiale gekoppelt. Die Krankheit verläuft in Schüben und kann für Jahre völlig abheilen. Als Hauptursachen werden neben genetischen Faktoren vor allem der Lebensstil (z.B. Stress und veränderte Ernährungsgewohnheiten) sowie verstärkte Hygienemaßnahmen genannt.

Die verschiedenen **Nahrungsmittelunverträglichkeiten** sind durch angeborene oder erworbene Störungen im Stoffwechsel bedingt. Bei Lactoseintoleranz fehlt das Enzym Lactase, so dass ungespaltener Milchzucker in den Dickdarm gelangt, wo er von Darmbakterien vergärt wird. Dies hat verschiedene Beschwerden zur Folge, wie Durchfall, Blähungen und Krämpfe. Eine **Histaminintoleranz** entsteht durch ein Ungleichgewicht zwischen anfallendem Histamin und Histaminabbau. Das wichtigste Enzym für den Histaminmetabolismus ist die Diaminooxidase (DAO). Nach der Aufnahme von histaminreicher Nahrung, Alkohol, Histamin freisetzenden oder DAO blockierenden Arzneimitteln können bei ungenügendem Histaminabbau Beschwerden auftreten: Es kommt zu Kopfschmerzen, Diarrhoe, Dysmenorrhoe, Hypotonie, Arrhythmien, Urtikaria, Juckreiz, Flush-Symptomatik oder Asthmaanfällen.

Bei **Fructoseintoleranz** handelt es sich um eine Erkrankung infolge autosomal-rezessiver Mutation der Fructose-1-Phosphat-Aldolase, die zu einer Lebererkrankung, zu Störungen in den Nierentubuli und vor allem zu Erbrechen nach Fructosegabe führen kann.

Bei der **Zöliakie** handelt es sich ursächlich um ein Wechselspiel zwischen genetischen Faktoren und Immunreaktionen des Körpers, die sich speziell im Darm abspielen und die Darmschleimhaut schädigen.

4.2.3. Mikronährstoffe zur nutritiven Unterstützung des Immunsystems

Seit Jahrzehnten ist bekannt, dass Fehl- oder Unterernährung die Funktionsfähigkeit des Immunsystems beeinträchtigen kann. Doch auch in einer

	Vitamin A	Vitamin C	Vitamin E	Vitamin D$_3$	Zink	Beta-Carotin	Selen, Kupfer, Mangan
Lymphozytenproliferation und -aktivierung		↑	↑		↑		
Makrophagenaktivierung		↑		↑	↑		
Phagozytose	↑	↑	↑		↑		↑
Proinflammatorische Zytokine (TNFα, IL-1β, IL-6)			↓				
Freie Radikale	↓	↓	↓			↓	↓
Krebsrisiko	↓	↓	↓	↓			↓

Tab. 4.6: Eigenschaften wichtiger Mikronährstoffe in Bezug auf das Immunsystem [26, 29, 36, 54, 72, 82, 86].

allgemein ausreichenden Ernährungssituation kann der – häufig unerkannte – erhöhte Bedarf an Vitaminen und Spurenelementen das Immunsystem erheblich schwächen (☞ Tab. 4.6). Mit ihren ernährungsphysiologischen Eigenschaften und Merkmalen können Mikronährstoffe mannigfaltige Einflüsse auf das Immunsystem haben.

So kann durch einen **Vitamin-A**-Mangel die Antikörperproduktion gegenüber bestimmten bakteriellen Antigenen abnehmen. In Tierversuchen reduzierte sich die Zahl der Granulozyten, B-Zellen und natürlichen Killerzellen [9]. Weiterhin fördert ein Mangel an Vitamin A Entzündungsreaktionen, und in experimentellen Studien konnte gezeigt werden, dass dieses Vitamin verschiedene Typen von Entzündungsreaktionen hemmen kann [15].

Tierexperimente und Studien bei Menschen legen nahe, dass ein **Vitamin-B$_6$**-Defizit sowohl die humorale als auch die zellvermittelte Immunantwort nachteilig beeinflusst. So verändert ein Vitamin-B$_6$-Mangel die Differenzierung und Reifung von Lymphozyten, reduziert die Überempfindlichkeitsreaktion vom verzögerten Typ und kann die Antikörperproduktion vermindern [66]. Eine Vitamin-B$_6$-Aufnahme oberhalb des empfohlenen RDA (Recommended dietary allowance; 2,1-2,7 mg pro Tag) erhöhte dagegen in einer aktuellen Studie signifikant die Lymphozytenproliferation und könnte daher einen positiven Einfluss auf die Immunantwort ausüben [51].

Die physiologische Funktion verschiedener Zelltypen des Immunsystems ist von einer ausreichenden **Vitamin-C**-Zufuhr abhängig. Da Vitamin C eine ausgeprägte antioxidative Kapazität besitzt, schützt es viele Gewebetypen. Vitamin C spielt eine wichtige Rolle für die Immunfunktion, die Modulation der Widerstandskraft gegenüber Infektionserregern und kann das Risiko, den Schweregrad und die Länge von Infektionskrankheiten reduzieren sowie die Genesung beschleunigen [88].

Eine besonders hohe Vitamin-C-Konzentration findet sich in neutrophilen Granulozyten, wo das Vitamin die intrazellulären Kompartimente wie z.B. die Zellmembran der Phagozyten vor der schädigenden Wirkung der Sauerstoffradikale schützt [9]. Durch eine Vitamin-C-Supplementierung lässt sich außerdem die Proliferation der T-Lymphozyten verstärken und die Aktivität der Leukozyten und natürlichen Killerzellen verbessern [88].

Darüber hinaus konnte in mehreren Fall-Kontroll-Studien eine Reduktion des Magenkrebsrisikos durch hohe Vitamin-C-Aufnahmen festgestellt werden. Dies wird u.a. auf die Neutralisierung der kanzerogenen Nitrosamine durch dieses Vitamin zurückgeführt [48].

Vitamin C ist zudem für den Ablauf von Heilungsprozessen wichtig, da es Zellen der spezifischen Immunabwehr in ihrer Funktion unterstützt (☞ Abb. 4.1) [61]. Außerdem begünstigt Vitamin C die Eisenresorption im Darm und beeinflusst so den Eisentransport und die Eisenspeicherung [9].

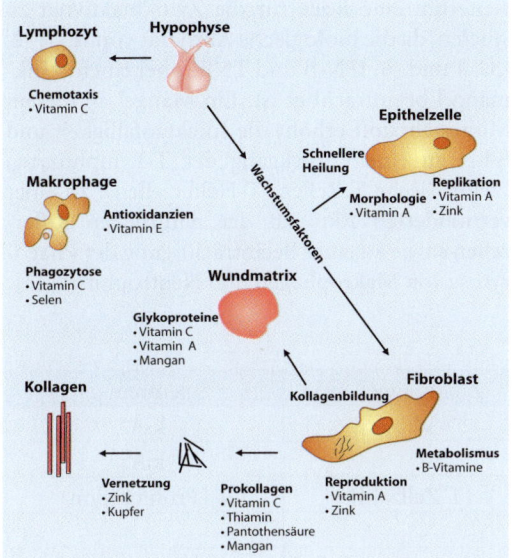

Abb. 4.1: Beteiligung von Mikronährstoffen an wichtigen Stoffwechselprozessen (nach [16]).

Vitamin E hat antioxidative Wirkung und schützt dadurch die Gewebe und die Blutzellen. Für die Funktion von Immunzellen sind ausreichende Vitamin-E-Spiegel notwendig. Vitamin E verbessert sowohl die humorale als auch die zelluläre Immunantwort sowie die Phagozytose [86]. Zahlreiche Studien belegen einen positiven Effekt einer Vitamin-E-Gabe auf die Immunfunktion älterer Menschen. So zeigte sich ein Zusammenhang zwischen der Höhe des Vitamin-E-Plasmaspiegels und dem Ablauf einer Überempfindlichkeitsreaktion vom verzögerten Typ (Typ-IV-Reaktion) an der Haut sowie dem Ansprechen auf eine Hepatitis-B-Impfung. Darüber hinaus deuten verschiedene klinische Studien und Tierstudien darauf hin, dass sich durch ergänzende Vitamin-E-Gaben die Widerstandsfähigkeit im Alter, vor allem gegenüber Virusinfektionen der oberen Atemwege einschließlich einer Influenza, verbessern lässt [58].

Für die immunmodulatorischen Effekte von Vitamin E sind vermutlich zwei Mechanismen verantwortlich: Zum einen wirkt Vitamin E indirekt, indem es die Produktion immunsuppressiver Faktoren wie PGE_2 reduziert, zum anderen unterstützt es die Teilungsfähigkeit sowie die Interleukin-2-Produktion naiver T-Zellen [58].

Die Antioxidanzien ergänzen sich gegenseitig in ihrer Wirkung. So kann Vitamin E, das bei der In-aktivierung der Sauerstoffradikale selbst oxidiert und damit wirkungslos wird, durch Vitamin C wieder reduziert und somit zur aktiven Form "recycelt" werden [13]. Vitamin C wiederum wird durch die selenhaltige Glutathionperoxidase reduziert [25].

Als letztes Glied in der Kette fungiert das Enzym Superoxiddismutase (SOD), das als Cofaktor Zink benötigt [1].

Vitamin A hat viele wichtige Eigenschaften, ohne die die grundlegenden Funktionen des Körpers nicht aufrechtzuerhalten sind: Es reguliert die Zellteilung sowie das Gewebewachstum. Zudem unterstützt es die Barrierefunktion der Haut und Schleimhaut und spielt eine wichtige Rolle für die adaptive Immunität, da es für die Entwicklung von T-Helferzellen und B-Zellen benötigt wird [9].

Das Carotinoid Beta-Carotin ist als Provitamin A ein Vorläufer von Vitamin A. Durch seine antioxidative Kapazität ist es in der Lage, aggressive Sauerstoffradikale abzufangen, die Körperzellen vor ihren schädlichen Einflüssen zu schützen und einer Krebsentstehung vorzubeugen [82].

Die **Carotinoide** können beispielsweise einen Beitrag zum Schutz gegen die schädlichen, oxidativen Einflüsse des Ozons leisten. Ozon führt u.a. zur Bildung freier Radikale, die das Lungengewebe angreifen, und zu einer signifikanten Reduktion von Carotinoiden im Plasma. Carotinoid-Gaben können die Carotinoid-Konzentrationen im Plasma und in Lungenmakrophagen erhöhen und daher ihrem Abfall bei Ozonbelastung entgegenwirken [76]. Weiterhin steigert Beta-Carotin die Immunabwehr und schwächt die Hautreaktionen bei Lichtdermatosen [9].

Das Spurenelement **Selen** schützt als Bestandteil der antioxidativ wirkenden Glutathionperoxidasen und Thioredoxinreduktasen Gewebe vor oxidativem Stress. So ist die Glutathionperoxidase z.B. sehr wichtig für den Abbau von Lipidperoxiden. Weiterhin sind mittlerweile mehr als 20 Selenoproteine identifiziert worden, die im zellulären und Schilddrüsenstoffwechsel sowie bei der Immunfunktion mitwirken [6].

Durch Beeinflussung der Phagozytose unterstützt Selen die Elimination pathogener Mikroorganismen [6]. Es ist für zahlreiche Funktionen des Immunsystems von Bedeutung (☞ Tab. 4.7) und leistet damit auch einen Beitrag für die Immunabwehr von entarteten Zellen. In zahlreichen Studien konnte gezeigt werden, dass eine Selenaufnahme mit einem verringerten Krebsrisiko (z.B. Darm- und Prostatakrebsrisiko) einhergeht [29, 45].

Zink ist ein wichtiger Cofaktor von mehr als 300 Metalloenzymen, die ohne Zink nicht funktionieren würden [24]. Es unterstützt die Entwicklung und Integrität des Immunsystems (☞ Abb. 4.2 + Tab. 4.7). So ist Zink z.B. für die Aktivierung von Thymodulin (Thymushormon), welches die Lymphozytenreifung reguliert, essenziell. Zink scheint weiterhin eine Rolle für die Zytokinaktivität zu spielen, da die biologische Aktivität von IL-1, -2, -3, -4 und -6, IFN-β und TNF-α bei einem Zinkmangel beeinträchtigt ist. Ein Mangel an diesem Mikronährstoff erhöht die Infektanfälligkeit und führt zu einem Rückgang der T-Lymphozyten (zytotoxische T-Zellen, T-Helferzellen), zu einer verminderten Aktivität der natürlichen Killerzellen sowie zu einer Beeinträchtigung der Phagozytose von Makrophagen und Neutrophilen [43].

	Zinkmangel	Selenmangel
Anergie (= fehlende Reaktion auf ein Antigen)	✓	k.A.
Thymusatrophie	✓	k.A.
Lymphozyten	↓ (T-Zellzahl)	↓ (Proliferation)
T-Helferzellen-Aktivität	↓	
Antikörperproduktion		↓ (IgG, IgM)
Phagozytose	↓	↓
Aktivität natürlicher Killerzellen	↓	

Tab. 4.7: Immunfunktion bei Mangel an bestimmten Spurenelementen [6, 24, 43]. ✓: tritt auf; ↓: erniedrigt.

Substanz	Funktionen und Wirkungen: Schwerpunkt "Immunsystem"
Arginin	• wichtigste Aminosäure für das Immunsystem, vor allem für die zelluläre Immunreaktion • für die Bildung von NO (Stickstoffmonoxid) unerlässlich, das gefäßaktive Wirkungen hat, aber auch als Immunregulator von Makrophagen sezerniert wird • NO wirkt zytotoxisch, antimikrobiell und regt die neutrophilen Leukozyten an • Arginin vor allem wichtig in der Immunonutrition, insbesondere bei älteren Menschen • dient der allgemeinen Immunstabilisierung • *Cave:* Bei Herpes simplex sollte kein Arginin substituiert werden, sondern besser Lysin (akut 3 × 1 g, präventiv: 500 mg pro Tag)
Glutamin	• ebenfalls in der Immunonutrition eingesetzt • dient vor allem Zellen mit hoher Mitoserate (Schleimhautzellen, Lymphozyten) als Energiesubstrat • fördert das darmassoziierte Immunsystem • bindet Stickstoff, fördert die Glukoneogenese, wirkt antikachektisch, verhindert die bakterielle Translokation und erhöht die Wirkung von Methotrexat
Cystein (bzw. Glutathion aus Glutaminsäure, Cystein und Glycin)	• Glutathion mit dem Bestandteil Cystein reduziert die schädlichen Wirkungen von oxidativem Stress • das Wachstum immunkompetenter Zellreihen ist glutaminabhängig • Cystein wirkt antikachektisch • N-Acetylcystein erhöht die intrazelluläre Glutaminkonzentration

Tab. 4.8: Wirkung von Aminosäuren auf das Immunsystem.

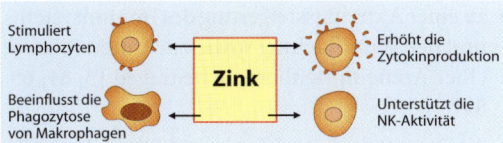

Abb. 4.2: Funktionen von Zink innerhalb der Immunabwehr [7, 24, 43].

Eisenmangel gehört zu den häufigsten ernährungsbedingten Defiziten. Eisen ist essenzieller Bestandteil des Enzyms Myeloperoxidase, welches Granulozyten für die Phagozytose benötigen [26, 86]. Bei Kindern mit Eisenmangel ist die Zahl der immunkompetenten T-Zellen stark verringert und die Infektanfälligkeit erhöht [86]. Eine aktuelle Studie mit älteren Frauen zeigte, dass Eisenmangel mit einer Störung der zellvermittelten und angeborenen Immunität einhergeht [2]. Eisen ist darüber hinaus für den Transport von Sauerstoff essenziell, da jedes Hämoglobinmolekül aus 4 Untereinheiten mit je einer Hämgruppe besteht, die ein zentrales Eisenatom enthält [77]. Als Cofaktor von Peroxidasen und Katalasen trägt Eisen zur Eliminierung schädlicher Peroxide bei [30].

Kupfer ist als Bestandteil vieler Metalloproteine an verschiedenen Stoffwechselreaktionen beteiligt. Dazu gehören die Atmungskette (Cytochrom-C-Oxidase), die antioxidative Abwehr (Superoxiddismutase, Coeruloplasmin) sowie der Auf- und Abbau von Katecholaminen (Dopamin-β-Hydroxylase, Monoaminoxidase) und die Bildung des Bindegewebes (Lysyloxidase). Da das Spurenelement eine wichtige Position im Eisenstoffwechsel einnimmt, ist es für die Hämoglobinsynthese und damit für den Sauerstofftransport von Bedeutung [30, 37].

Ebenso wichtig für die Funktion des Immunsystems sind **Substanzen aus dem Bereich des Eiweißstoffwechsels**. So konnten für bestimmte Aminosäuren das Immunsystem schützende und stärkende Effekte nachgewiesen werden (☞ Tab. 4.8 + 4.9).

4.2.4. Oxidativer Stress: Bedrohung durch freie Radikale

Neben Schadstoffen, Bakterien und Viren wird der Organismus auch durch die Bildung freier Radikale gefährdet. Diese reagieren durch ungepaarte Elektronen sehr leicht mit anderen Molekülen und wirken auf diese Weise gewebe- und zellschädi-

gend (☞ Abb. 4.3). So beeinträchtigen sie die korrekte Faltung wichtiger Proteine, oxidieren die Lipidmembran von Zellen und schädigen die Erbsubstanz. Die Summe dieser Effekte wird als **oxidativer Stress** bezeichnet.

■ Die Entstehung von freien Radikalen

- Freie Radikale können einerseits endogen als Produkte des Stoffwechsels entstehen, vor allem bei entzündlichen Prozessen wie z.B. bei chronischen Atemwegserkrankungen (Asthma, chronisch-obstruktive Lungenerkrankung, COPD) und Lebererkrankungen (Hepatitis).

- Andererseits entstehen freie Radikale exogen durch Umweltschadstoffe, Ozon, energiereiche Strahlung (z.B. Röntgen- oder Sonnenstrahlen), bestimmte Medikamente und Rauchen.

Um sich vor freien Radikalen und ihren schädlichen Auswirkungen zu schützen, kann der Organismus auf zwei antioxidative Systeme zurückgreifen:

- Antioxidative Enzyme werden vom Körper selbst gebildet. Für die Synthese wird eine ausreichende Versorgung mit den Spurenelementen Selen, Kupfer, Eisen, Zink und Mangan benötigt.

- Nichtenzymatische Antioxidanzien müssen mit der Nahrung aufgenommen werden. Hierzu gehören vor allem die Vitamine C, E und die sekundären Pflanzenstoffe, wie z.B. Carotinoide und Bioflavonoide.

Damit dem Körper jederzeit eine ausreichende Menge an antioxidativen Systemen zur Verfügung steht, ist eine regelmäßige Zufuhr der dafür notwendigen Mikronährstoffe, wie z.B. der Vitamine C, E und der sekundären Pflanzenstoffe (Carotinoide und Bioflavonoide) sowie der Spurenelemente (Selen, Zink, Mangan und Kupfer) notwendig (☞ Abb. 4.4). Eine Studie von Cheng et al. [23] zeigte, dass eine kurzfristige Versorgung mit Vitaminen und Mineralstoffen (über 16 Wochen) den antioxidativen Status verbesserte und die Aktivität antioxidativer Enzyme erhöhte. Auch die Resistenz der roten Blutkörperchen gegenüber Peroxidationsprozessen konnte signifikant verstärkt werden.

Auch durch eine 3-monatige Behandlung mit 800 IE Vitamin E und 1.000 mg Vitamin C pro Tag konnte bei 49 HIV-Patienten der oxidative Stress

reduziert werden, was die Autoren durch die Abnahme der Lipidperoxidation, des Malondi-
aldehyds und des Pentans feststellten [3].

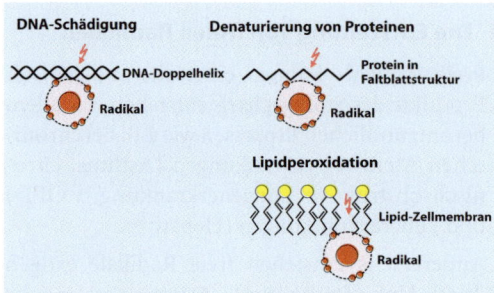

Abb. 4.3: Effekt von freien Radikalen auf DNA, Proteine und Lipide.

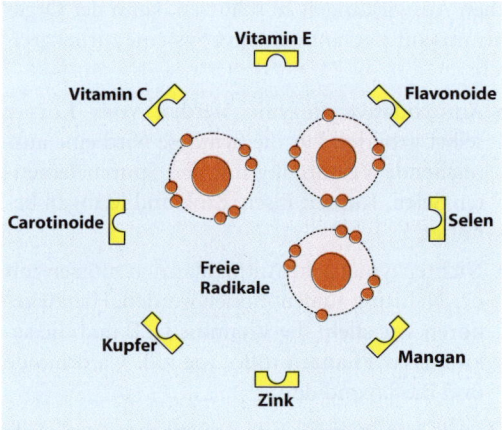

Abb. 4.4: Antioxidanzien als Radikalfänger.

■ Mikronährstoffe zur ernährungs-
medizinischen Unterstützung

Mikronährstoffe unterstützen das Abwehrsystem
und helfen, die Gesundheit zu erhalten. So wurde
in prospektiven Studien nachgewiesen, dass die
Supplementierung von Vitamin- und Spuren-
element-Kombinationen das Infektionsrisiko vermindern kann [8, 22, 46]. Doch auch Patienten,
die bereits erkrankt sind, können von einer erhöhten Zufuhr profitieren, denn eine Supplementierung von Mikronährstoffen kann:

• den durch eine akute Krankheit oder die Einnahme bestimmter Medikamente erhöhten Bedarf ausgleichen [18[

• zu einer Aktivitätssteigerung des Immunsystems
und der Wundheilung sowie zur Unterstützung
einer Arzneimitteltherapie beitragen [3, 61, 65,
84]

• Arzneimittelnebenwirkungen abschwächen [65]

• die Antikörperreaktion nach einer Grippeimpfung positiv beeinflussen [22, 53]

■ Einzelne Studienergebnisse: Abwehr von
Influenza und Erkältungskrankheiten

Dass **Beta-Carotin** bei älteren Menschen eine **große Rolle für die Immunfunktion** spielt, beobachteten van der Horst-Graat et al. [80] in ihrer kontrollierten Studie mit 650 Teilnehmern. Die Personen
mit hohen Beta-Carotin-Spiegeln erkranken rund
30 % seltener an akuten Atemwegserkrankungen
als diejenigen mit niedrigeren Spiegeln. Grund dafür war die generelle antioxidative Wirkung und
die bessere Immunreaktion durch die immunmodulierende Wirkung des Beta-Carotins.

Schließlich kann bei Sportlern die Vitamingabe als
Präventionsmaßnahme bei Erkältungen eingesetzt
werden. In der Metaanalyse mit 55 Studien, die u.a.
in der Cochrane-Datenbank publiziert wurde,
stellt sich heraus, dass >200 mg Vitamin C pro Tag
gegenüber Placebo bei Menschen in der Kälte und
unter körperlicher Belastung die Erkältungshäu-
figkeit um 50 % senken können. In anderen Studien war die Erkältungsdauer bei Kindern um
18 % und bei Erwachsenen um 8 % reduziert. Hatte sich die Erkältung bereits eingestellt, so dauerte
die Erkrankung unter 8 g Vitamin C pro Tag
durchschnittlich 2,5 statt 3,5 Tage [27].

Die Gruppe um Meydani [59, 60] befasste sich in
ihren placebokontrollierten Doppelblindstudien
speziell mit den Effekten von Vitamin E. In der
Studie aus dem Jahr 1997 konnten sie durch eine
Gabe von 800 mg Vitamin E pro Tag bei gesunden
Probanden die Immunreaktion verbessern, und
bei Infektionen der oberen Atemwege führt die Behandlung von 617 älteren Patienten mit 200 IE
Vitamin E zu einer deutlichen Abnahme der Infektionen, insbesondere der Erkältungen.

Es findet sich ebenfalls eine inverse Beziehung zwischen **Vitamin-D-Spiegel** und Häufigkeit von **Erkältungskrankheiten**. Laut einer 3-jährigen Studie
mit 208 Afro-Amerikanerinnen in der Postmenopause [4] konnte die Gabe von 800 IE Vitamin D_3
(mit Erhöhung der Dosis auf 2.000 IE im 3. Jahr der

Studie) das Risiko für eine Influenza- oder Erkältungserkrankung hochsignifikant reduzieren. So war bei den Frauen, die kein Vitamin D erhalten hatten, das Erkrankungsrisiko auf das 3fache erhöht. Grund dafür ist laut Aloia die immunmodulierende und antiinflammatorische Wirkung von Vitamin D. Das Vitamin stimuliert außerdem die Bildung antimikrobiell wirksamer Peptide in den Monozyten.

Junge Männer mit erniedrigten **Vitamin-D-Spiegeln** sind an signifikant mehr Tagen an Atemwegsinfektionen erkrankt als Männer mit normalen Vitaminkonzentrationen, und Raucher haben deutlich niedrigere Vitamin-D-Spiegel als Nichtraucher. Diese Ergebnisse berichten Laaksi et al. [52] nach ihrer 6-monatigen klinischen Studie mit 800 Teilnehmern.

Bei Kindern können Infektionen der unteren Atemwege durch die Gabe von 10 mg Zink täglich um 45 % reduziert werden, so die placebokontrollierte Doppelblindstudie von Sazawal et al. [68].

Vitamin C führte in einer weiteren Doppelblindstudie aus dem Jahr 2002 [81] mit 100 Teilnehmern zu einer signifikant geringeren Häufigkeit von Erkältungskrankheiten und zu einer kürzeren Dauer der schweren Symptome.

Virusinfektionen der Atemwege können in ihrer Inzidenz durch eine Kombination aus Probiotika, Vitaminen und Mineralstoffen um 13,6 % gegenüber Placebo gesenkt werden. Dies war das wesentliche Studienergebnis von Winkler et al. [87], die zwischen 3 bis 5,5 Monate lang 477 Studienteilnehmer mit der Mikronährstoffkombination oder Placebo behandelt hatten. Darüber hinaus wurden in der Verumgruppe die Gesamtsymptome um 19 %, die Influenzasymptome um 25 % und die Tage mit Fieber um 54 % reduziert. Die Zahl der Leukozyten, Lymphozyten (einschließlich CD_4^+- und CD_8^+-Zellen) und Monozyten waren in der Verumgruppe signifikant erhöht.

Zu Darminfektionen mit Durchfall kommt es häufig in fremden Ländern in Form einer Reisediarrhoe. Dabei lässt sich durch die prophylaktische Gabe von 250-1.000 mg *Saccharomyces boulardii*, einer Hefepilzkultur, die Inzidenzrate einer Reisedurchfallerkrankung dosisabhängig und signifikant reduzieren. Dieses Ergebnis ermittelten Kollaritsch et al. [50] in einer placebokontrollierten Doppelblindstudie mit 3.000 Probanden.

Speziell Probiotika sind in der Lage, potenzielle Krankheitserreger in der Nase signifikant zu vermindern (um 19 %, p<0,001). Für diese Untersuchung hatten Glück u. Gebbers [34] 209 Teilnehmer 28 Tage lang unter Placebokontrolle behandelt. Die Maßnahme bestand in der Gabe eines fermentierten Milchprodukts mit den Spezies *Lactobacillus GG*, *Streptococcus thermophilus*, *Lactobacillus acidophilus* und *Bifidobacterium*. Offenbar kann sich die Stimulation der B-Lymphozyten im Darm auf das gesamte Immunsystem und so auch auf die Abwehr gegenüber Krankheitserregern in den oberen Atemwegen auswirken.

4.2.5. Diätetische Behandlung von Infektionskrankheiten

Vitamine und Spurenelemente spielen für die Funktionen des Immunsystems eine essenzielle Rolle. Daher steigt bei Infektionen der Bedarf an Mikronährstoffen stark an. Zahlreiche Studien zeigen, dass eine optimale Versorgung mit diesen Substanzen die Therapie von Infektionen und die Abwehr gegenüber Erregern unterstützen kann. Antioxidanzien fangen zudem schädliche freie Radikale ab, die bei Infektionskrankheiten vermehrt produziert werden, und können auf diese Weise den Krankheitsverlauf positiv beeinflussen. In einer Interventionsstudie konnte durch die Einnahme einer **Mikronährstoffkombination** (Orthomol Immun®) der allgemeine Gesundheitszustand und die Abwehrkraft des Immunsystems verbessert werden [40]. So erhöhten sich nach 4-monatiger Mikronährstoffgabe die Vitalität um 39,5 %, die Lebensqualität um 29,6 % und der allgemeine Gesundheitszustand verbesserte sich um 31,7 %. Innerhalb der Referenzwerte zeigte die Blutuntersuchung eine signifikante Vermehrung von immunaktiven Zellen und eine signifikante Verbesserung des Immunstatus. Der Krankenstand konnte mit Hilfe der Mikronährstoffkombination im Vergleich zum Vorjahr signifikant um 75,6 % reduziert werden (p<0,001) (☞ Abb. 4.5). In der Kontrollgruppe erhöhte sich sogar die Zahl der Krankheitstage. Ein Rückgang der Erkältungskrankheiten um 48,6 % im Vergleich zum Vorjahr wurde ebenfalls verzeichnet [40].

In einer placebokontrollierten Doppelblindstudie wurde der präventive Effekt einer Mikronährstoffsupplementierung auf eine Gruppe von Probanden im Alter >65 Jahre untersucht (☞ Abb. 4.6). In der Verum-Gruppe verbesserte sich innerhalb des Beobachtungszeitraums (1 Jahr) der Immunstatus deutlich (Anstieg der T- und NK-Zellen, erhöhte Aktivität dieser Immunzellen, vermehrte Interleukin-2-Produktion und verstärkte Antikörperreaktion). Im Vergleich zur Placebo-Gruppe konnte die Anzahl der durch Infektionen verursachten Krankheitstage mehr als halbiert werden[21].

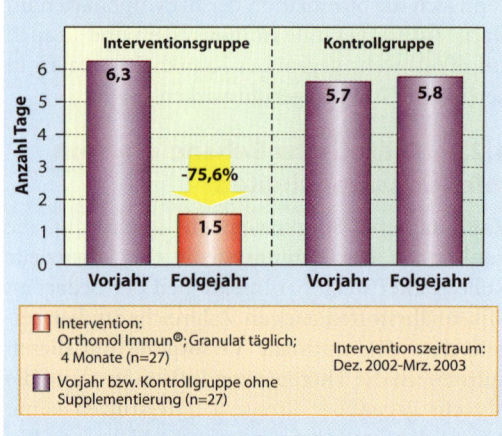

Abb. 4.5: Krankenstand (Krankheitstage im Vergleich Vorjahr zu Folgejahr; p<0,001) [40].

In einer weiteren Studie mit gleichem Design bewirkte die 12-monatige Gabe einer Mikronährstoffkombination bei 50- bis 65-Jährigen eine signifikant höhere Antikörperreaktion nach Grippeimpfung und eine Abnahme der grippalen Infekte [22]. Auch Jain [46] zeigte, dass die 12-monatige Gabe einer Mikronährstoffkombination die Krankheitstage aufgrund von Atemwegserkrankungen signifikant reduzierte (14±2 Tage vs. 29±4 Tage in der Placebo-Gruppe; p<0,03). Darüber hinaus nahm die Supplement-Gruppe über den beobachteten Zeitraum geringere Mengen Antibiotika ein (Supplement-Gruppe: 27±4 Tage vs. Placebo-Gruppe: 58±5 Tage; p<0,02).

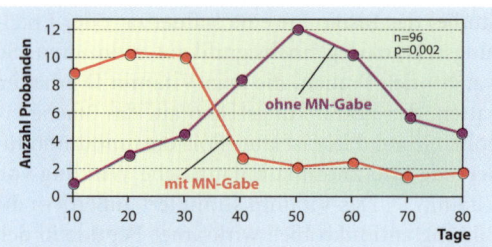

Abb. 4.6: Infektionsbedingte jährliche Krankheitstage mit Gabe von Mikronährstoffen oder Placebo bei älteren Patienten [21]).

Die Inzidenzrate von Infektionen wurde in der 1-jährigen, placebokontrollierten Doppelblindstudie von Barringer et al. [8] durch ein Multivitamin- und Mineralstoffprodukt signifikant gesenkt. Sie betrug in der Verumgruppe (n=78) 43 % gegenüber 73 % unter Placebo (n=80; p<0,001). Bei Diabetikern (n=51) war der Effekt noch stärker ausgeprägt mit einer Inzidenz von 17 % gegenüber 93 % (p<0,001).

Die über 183 Tage laufende Doppelblindstudie von Langkamp-Henken et al. [53] zeigte, dass eine Kombination aus Antioxidanzien, Zink und Selen bei älteren Menschen (n=66) deutlich die Immunfunktion verbesserte (anhand eines höheren Antikörpertiters nach **Grippeschutzimpfung**) und signifikant die Anzahl der Tage mit Symptomen aufgrund von Infektionen der oberen Atemwege verkürzte. So waren in der Verumgruppe deutlich weniger Personen von Atemwegsinfektionen betroffen und klagten nur insgesamt an 78 Tagen über Symptome im Vergleich zu 156 Tagen in der Kontrollgruppe.

Bei Sportlern besteht ein erhöhtes Infektionsrisiko. Dies wird vor allem auf den oxidativen Stress bei starken körperlichen Anstrengungen zurückgeführt. Auch die Produktion körpereigener Kortikosteroide, die die Aktivität des Immunsystems dämpfen, steigt bei körperlicher Hochleistung. Der präventive Nutzen von Antioxidanzien wurde in placebokontrollierten Studien eindeutig nachgewiesen. So sank die Infektionsrate von Sportlern nach Einnahme von Vitamin C um rund 50 % [39].

Bei der Betrachtung von Infekten im **Urogenitaltrakt** fand man in einer placebokontrollierten Doppelblindstudie 1999 [33], dass die Gabe von Zink und Selen und/oder Vitaminen (Vitamin C,

E, Beta-Carotin) die Häufigkeit solcher Infekte signifikant senken konnte.

4.2.5.1. Diätetische Behandlung von Erkältungskrankheiten, Infektionen der Atemwege und andere Viruserkrankungen

El-Kadiki et al. führten 2005 eine Metaanalyse durch, in der sie 8 randomisierte kontrollierte Studien analysierten, die sich mit der Behandlung von Infektionen durch Mikronährstoffe befassten. Sie fanden, dass die mittlere Anzahl von Krankheitstagen aufgrund von Infektionen durch die Einnahme von Multivitamin- und Mineralstoffprodukten signifikant um 17,5 Tage reduziert werden konnte [31].

Auch mit einer Zinkgabe lassen sich die Symptome einer **Erkältungskrankheit** signifikant verkürzen, fanden Mossad et al. [62] in einer placebokontrollierten Doppelblindstudie mit Zinkgluconat-Lutschtabletten (je 1 alle 2 h). Bei den Patienten, die die Zink-Lutschtabletten erhalten hatten (n= 50), war die Zeit bis zur vollständigen Auflösung der Symptome signifikant kürzer als bei den Patienten, die das Placebo erhalten hatten (n=50), nämlich 4,4 Tage gegenüber 7,6 Tage (Medianwerte, p<0,001).

Auch Meydani et al. [57] hatten 2007 bei 998 älteren Heimbewohnern die Serumzinkspiegel untersucht und die Werte mit der Dauer und Inzidenz einer **Pneumonie** in Beziehung gebracht. Im Rahmen der 1-jährigen placebokontrollierten Studie hatten die Teilnehmer Vitamine und Mineralstoffe einschließlich Zink erhalten. Die Gruppe wurde anhand der Zinkwerte in eine Untergruppe mit hohen und niedrigen Zinkspiegeln eingeteilt. Die Autoren fanden heraus, dass bei hohen Zinkspiegeln seltener Antibiotika verordnet werden mussten bzw. sich die Dauer der Antibiotikatherapie verkürzte. Umgekehrt kam es bei Zinkmangel zu einer Verminderung der Lymphozytenzahl, der Natural-Killer- und T-Helferzellen.

Bei einer **schweren Pneumonie** kann die zusätzliche Gabe von 20 mg Zink pro Tag – neben der üblichen Antibiotikatherapie – zu einer Verbesserung der klinischen Symptome (−30 %) sowie zu einer schnelleren Erholung mit Verkürzung des Krankenhausaufenthalts (−25 %) führen. Diese Ergebnisse wurden von Brooks et al. [19] bei einer Gruppe von 270 Kleinkindern placebokontrolliert ermittelt.

In mehreren klinischen Studien wurde nachgewiesen, dass Vitamin-A-Gaben Morbidität und Mortalität bei verschiedenen Infektionskrankheiten, darunter Masern, Pneumonie, Malaria und HIV-Infektion, deutlich senken [70]. Tierversuche zeigen, dass Selen- und Vitamin-E-Mangel die Virulenz von Viren erhöhen kann. Als Wirkmechanismus werden genetische Veränderungen des Erregers durch den Überschuss freier Radikale angenommen [12].

Einem **Herpes** labialis kann man lokal mit einer Zinkcreme begegnen. So fanden Godfrey et al. [35] in ihrer placebokontrollierten Doppelblindstudie, dass die Symptome unter der Anwendung von Zink gegenüber Placebo signifikant schwächer waren und die Dauer der Beschwerden signifikant verkürzt war.

Proteolytische Enzyme zeigten bei **Zoster**, einer Infektion durch das Varicella-Zoster-Virus (zählt zu den neuro-dermatotropen Herpesviren), eine identische Wirkung wie Aciclovir auf segmentale Schmerzen und Hautläsionen. Dieses positive Studienergebnis fanden Untersucher einer kontrollierten multizentrischen Studie mit 192 Patienten, die sie 2 Wochen lang mit der Enzymtherapie behandelt hatten [14].

Chronische Erkrankungen oder Infektionen, wie eine **Pankreatitis** [56] oder **Virushepatitis**, gehen mit hohem oxidativem Stress einher [67, 89]. Hohe Vitamin E Gaben zur Unterstützung der Behandlung von Hepatitis-B- und -C-Infektionen führten dementsprechend in zwei prospektiven Doppelblindstudien zu verbesserten klinischen Parametern: ALT (=Alanin-Aminotransferase = GPT), AST (=Aspartat-Aminotransferase = GOT) bzw. nur ALT [5, 84]. Auch die chronische Pankreatitis konnte durch eine ergänzende Antioxidanzien-Gabe (Vitamin E, Beta-Carotin, Selen) verbessert werden [56]. Eine weitere Untersuchung zeigte, dass Patienten mit chronisch-aktiver Hepatitis, Leberzirrhose und Leberzellkarzinom niedrige Serumspiegel des antioxidativ wirksamen Vitamin C aufweisen [89].

4.2.5.2. Einfluss von Mikronährstoffen auf die HIV-Infektion

HIV-Infizierte und AIDS-Patienten haben einen gesteigerten Bedarf an Mikronährstoffen. Die Patienten weisen einen erhöhten oxidativen Stress auf.

Zusätzlich geht die AIDS-Erkrankung mit einer Fehlfunktion des Immunsystems und einer Mangelernährung einher. Die Spiegel von Vitamin A, B_6, B_{12}, C, E, von Beta-Carotin und Selen sind bei diesen Patientengruppen häufig erniedrigt [3, 54]. Die Zufuhr dieser Mikronährstoffe wirkt immunmodulierend und steigert die zelluläre Abwehr [54]. Die Gabe von Vitamin C und E reduzierte in Studien den oxidativen Stress und die Viruslast [3, 54]. Eine In-vitro-Studie zeigte darüber hinaus, dass Vitamin C die Proliferation der mit HIV infizierten Zellen hemmt [38].

Fawzi et al. [32] belegten, dass sich durch die nutritive Wirkung von Multivitaminen die Progression einer HIV-Infektion verlangsamen lässt: Während der Studie von 71 Monaten (Median) fanden die Untersucher heraus, dass unter der Multivitamin-Gabe (Vitamin-B-Komplex plus Vitamin C und E) bei HIV-positiven Schwangeren das Risiko für HIV-assoziierte Symptome deutlich reduziert wird. Zu diesen Symptomen zählen Mundsoor, Ulzera oder Aphthen, Schluckbeschwerden, Übelkeit und Erbrechen, Erschöpfung und Hautausschlag. Zudem führte die Einnahme des Multivita-

minprodukts zu signifikant höheren $CD4^+$- und $CD8^+$-Zellzahlen. Aufgrund der signifikanten Reduktion der Viruslast (um 0,18 Log_{10}-Stufen) konnte die Zeit bis zum Ausbruch von AIDS oder bis zum Tod um ca. 30 % verlängert werden.

Nach Ergebnissen von Hurwitz et al. in einer placebokontrollierten Doppelblindstudie [42] konnte Selen in einer Tagesdosis von 200 µg die Selenspiegel signifikant anheben und als einfache, kostengünstige und sichere Therapie bei den untersuchten 262 HIV-Infizierten die Viruslast niedrig und die T-Zellzahl (CD4) hochhalten.

In einer Studie mit 97 HIV-infizierten Erwachsenen untersuchten Skurnick et al. [75] das Mikronährstoffprofil der Patienten. Gegenüber Kontrollpersonen hatten HIV-Patienten niedrigere mittlere Spiegel an Magnesium (95 % gegenüber 9 % bei Kontrollen), Carotinoiden, Cholin und Glutathion. 29 % der Patienten, die Vitaminsupplemente erhielten, haben dennoch subnormale Spiegel an einem oder mehreren Antioxidanzien.

Das Auftreten einer Mykobakterien-Infektion (wie Tuberkulose) bei 44 HIV-positiven Drogen-

Substanz	Funktionen und Wirkungen: Schwerpunkt HIV
N-Acetylcystein	• normalisiert die proliferative Aktivität der $CD4^+$-Zellen • wirkt virustatisch und reduziert die durch Zytokine stimulierte HIV-Vermehrung
Carnitin	• wirkt nicht nur auf das Herz-Kreislauf-System und das Nervensystem, sondern beeinflusst auch die Funktion immunkompetenter Zellen • steigert die Phagozytoseleistung der Granulozyten, aktiviert die T-Lymphozyten und in gewissem Maße auch die B-Lymphozyten • bei HIV-Infektion kommt es zu einer Verminderung der mononukleären Zellen • als Ursache eines Carnitinmangels kommen gastrointestinale Störungen, renale Verluste sowie der Einsatz des Virostatikums Zidovudin in Betracht → Carnitinmangel beeinflusst den Energie- und Fettstoffwechsel und führt zu mitochondrialen und immunologischen Funktionsstörungen
Tryptophan	• beeinflusst die Antikörperreaktion positiv • dient als Vorstufe von Melatonin, das die Aktivität der Monozyten sowie die Interleukin-1-Produktion erhöht
Taurin	• besonders hohe Konzentrationen in Leukozyten • erhöht die Aktivität der natürlichen Killerzellen • erhöht die Freisetzung von Interleukin 1 • hemmt das Tumorwachstum
Threonin	• fördert die thymusabhängige Immunreaktion
Glycin	• wirkt antineoplastisch • hat regulierenden Einfluss auf Entzündungsprozesse

Tab. 4.9: Besondere Aspekte von Aminosäuren/Aminosäurederivaten bei HIV [63].

abhängigen, die 2 Jahre lang untersucht wurden [73], ist bei einer niedrigen $CD4^+$-Zellzahl (<200/mm³), bei Mangelernährung und niedrigem Selenspiegel (<136 µg/l) auf das 13fache signifikant erhöht. Selen kommt offenbar bei der Entstehung dieser Krankheiten eine wichtige Funktion zu.

Bei 24 HIV-infizierten Kindern im Alter über 5 Jahre korrelieren unabhängig voneinander – neben niedrigen $CD4^+$-Zellen – nur niedrige Selenspiegel (<85 µg/l) signifikant mit der Sterblichkeit (RR 5,96) [20]. Außerdem sterben Kinder mit niedrigen Selenspiegeln früher.

Gleichfalls korrelierten – neben der Mangelernährung – bei HIV-positiven Drogenkonsumenten Defizite an Vitamin A (RR 3,23), Vitamin B_{12} (RR 8,33), Zink (RR 2,29) und vor allem Selen (RR 19,9), jeder für sich und unabhängig von der Zahl der CD4-Zellen, mit der Mortalität. Diese Daten wurden von Baum et al. [10] bei 125 Patienten im Zeitraum von 3,5 Jahren ermittelt.

In einer über 18 Monate laufenden Studie war bei 108 HIV-positiven homosexuellen Probanden ein Mangel an Vitamin A und Vitamin B_{12} mit dem Abfall der CD4-Zellen verbunden, und eine Normalisierung der Vitamin-A- und -B_{12}-Spiegel sowie des Zinks ging entsprechend mit höheren CD4-Zellzahlen einher. Außerdem erlaubten niedrige Vitamin-B_{12}-Spiegel die Prognose einer schnelleren Krankheitsprogression [11].

Semba und Mitarbeiter [69] behandelten 181 HIV-infizierte Kinder in einer placebokontrollierten Doppelblindstudie mit Vitamin A (60 mg Retinoläquivalent). Unter dieser Supplementierung betrug die Sterblichkeitsrate 20,6 % gegenüber 32,9 % unter Placebo (RR 0,54). Die Kinder, die Vitamin A erhalten hatten, hatten außerdem weniger Husten (OR 0,47) und chronische Durchfälle (OR 0,48).

Bei 40 HIV-positiven Personen unter hochaktiver antiretroviraler Therapie (HAART), die zusätzlich 12 Wochen lang ein Mikronährstoffprodukt (mit N-Acetylcystein, Selen, Zink, Kupfer, Chrom, Alpha-Liponsäure, Vitaminen A, C, D, E und B-Vitaminen) einnahmen, kam es gegenüber Placebo zu einem signifikanten Anstieg der CD4-Lymphozytenzahl [49].

4.2.6. Diätetische Behandlung von Allergien

Bei einer Allergie ist die Reaktionsbereitschaft des Immunsystems krankhaft erhöht. Kontakt mit dem auslösenden Antigen führt zur überschießenden Bildung von IgE-Antikörpern bzw. zeitverzögert zur Abgabe von Lymphokinen aus spezifisch sensibilisierten T-Lymphozyten. Aus Mastzellen freigesetztes Histamin löst typische Symptome wie Schwellungen, Quaddeln und Juckreiz aus.

Im Tierversuch lassen sich durch hohe Vitamin-E-Dosierungen allergische Symptome unterdrücken [90]. Zudem wirkt Vitamin C als Gegenspieler des Histamins. So besitzen Personen mit niedrigem Vitamin-C-Spiegel erhöhte Histaminkonzentrationen im Plasma.

Bei Patienten mit Histaminintoleranz verursachen Lebensmittel wie Rotwein oder Käse, die dieses biogene Amin enthalten, Kopfschmerzen und andere Allergiesymptome. Als Ursache gilt eine verringerte Aktivität des Histamin abbauenden Enzyms Diaminoxidase. Neben einer histaminarmen Diät bessert eine erhöhte Zufuhr von Vitamin B_6 die Symptome, da es die Aktivität der Diaminoxidase erhöht [47].

Die allergische Reaktion bei einer **Pollenallergie** oder ein Asthmaanfall treten womöglich nur auf, wenn neben den Pollen auch hochreaktive Sauerstoffverbindungen in der Schleimhaut vorhanden sind und zu Entzündungsreaktionen führen. Diese ROS werden in den Atemwegen vom Enzym NADPH-Oxidase aus Pollen gebildet [17].

In einer placebokontrollierten Doppelblindstudie [71] erhielten 112 Pollenallergiker zusätzlich zur üblichen antiallergischen Therapie 800 IE Vitamin E. Damit ließ sich die Gesamtsymptomatik um 23 % reduzieren.

Bei Kindern mit allergischem **Asthma** kommt es nach Ozonexposition zu einem Anstieg von Interleukin 6 (IL-6). Erhielten in einer Studie 117 Kinder 4 Monate lang 50 mg Vitamin E und 250 mg Vitamin C pro Tag, so verhinderte dies signifikant im Vergleich zu Placebo die Erhöhung von IL-6, einem Marker für Entzündungsvorgänge [74].

Auch tägliche Infusionen einer Fettemulsion auf Omega-3-Fettsäurebasis brachten in einer placebokontrollierten Studie mit 22 Patienten [55] eine wirksame Verbesserung des Schweregrads der **atopischen** Dermatitis.

Als einzelne essenzielle Fettsäure verbessert Gamma-Linolensäure in den meisten Studien den Hautzustand von Patienten mit **atopischer Dermatitis**. Es scheint hier bei betroffenen Atopikern eine vererbte Abweichung im Stoffwechsel der Omega-6-Fettsäuren vorzuliegen, d.h., die Umwandlung von Linolsäure zu Gamma-Linolensäure ist vermindert [41].

Die Möglichkeit der lokalen Behandlung bei Hauterkrankungen wie **atopischer Dermatitis oder sonstiger Ekzeme** mit Gamma-Linolensäure ist allgemein bekannt, aber auch eine Creme mit Vitamin B_{12} kann sich günstig auf die Erkrankung auswirken. So behandelten Stücker und Mitarbeiter [78] in einer placebokontrollierten Doppelblindstudie 49 Ekzempatienten 8 Wochen lang mit einer Vitamin-B_{12}-Creme 2-mal täglich. Durch die Therapie sank der Punktwert für die Dermatitis, in den sowohl Ausdehnung als auch Schweregrad der Hautläsionen mit einbezogen wurden, signifikant stärker ab als in der Placebogruppe.

Auch Probiotika und Präbiotika, d.h. unverdauliche, den Ballaststoffen ähnliche Substanzen, leisten einen wichtigen Beitrag zur Funktion des Immunsystems. Wenn Probiotika in ausreichender Menge lebend den menschlichen Dickdarm erreichen, schützen sie durch ihre direkte und indirekte Wirkung vor pathogenen Mikroorganismen und modulieren das darmassoziierte Immunsystem. Präbiotika erhöhen Stuhlgewicht und -frequenz und beeinflussen das Wachstum von Mikroorganismen im Darm.

Die Bakterienspezies *Lactobacillus paracasei* 33 (LP-33) verbesserte im Vergleich zu Placebo signifikant die Lebensqualität von Patienten mit ganzjähriger **allergischer Rhinitis**. Die insgesamt 80 Teilnehmer einer Doppelblindstudie [85] hatten 30 Tage lang entweder die Laktobazillen oder Placebo erhalten.

Bei Kindern mit akuter Exazerbation einer **atopischen Dermatitis** (mit eitriger Infektion durch *Staphylococcus aureus*, Alter 1,5 bis 10 Jahre) sind die Urinkonzentrationen eines Markers für oxidative DNA-Schädigung (8-Hydroxy-2'-Deoxyguanosin, 8-OHdG), von Acrolein-Lysin-Produkten (= Marker für Lipidperoxidation) und oxidative Bilirubinmetaboliten signifikant im Vergleich zu Kontrollprobanden erhöht [79]. Die Untersucher der Studie fanden heraus, dass eine Behandlung

des oxidativen Stress, die mit einer signifikanten Reduktion von 8-OHdG und Acrolein-Lysin-Produkten einhergeht, eine Option zur Therapie der atopischen Dermatitis sein kann.

Die Gabe sowohl von *Bifidobacterium lactis* Bb12 als auch *Lactobacillus* GG führt bei Kindern mit **atopischer Dermatitis** nach 2 Monaten zu einer signifikanten Besserung des Hautbefunds [44]. Gleichzeitig sank bei den 27 Patienten in der placebokontrollierten Studie der Spiegel des löslichen CD_4 im Serum und des eosinophilen Protein X im Urin ab.

Viljanen et al. [83] behandelten 230 Kinder mit **atopischer Dermatitis** und Kuhmilchunverträglichkeit entweder mit *Lactobacillus* GG (LGG) oder einer Kombination aus *Lactobacillus* GG, *Lactobacillus rhamnosus* LC 705, *Bifidobacterium breve* Bb99 und *Propionibacterium freudenreichii* ssp. *shermanii* JS ("Mix") bzw. mit Placebo. Durch die Behandlung mit den probiotischen Kulturen wurde über die Darmschleimhaut eine Immunmodulation erzielt: Es wurden höhere CRP-Werte als unter Placebo verzeichnet, außerdem stiegen die IL-6-Werte an. Der Spiegel des löslichen E-Selectins war unter "Mix" mit 91,6 ng/ml höher als unter LGG oder Placebo. Die "Mix"-Anwendung induzierte einen signifikanten Anstieg der Plasma-IL-10-Spiegel (p=0,016). Die Autoren schließen, dass die Probiotika systemisch erkennbare geringgradige Entzündungsvorgänge auslösten, die die klinische Wirkung der Probiotika bei atopischer Dermatitis und Kuhmilchunverträglichkeit erklären können.

Bei Milchunverträglichkeit (Lactoseintoleranz) führt die Zufuhr von Milch zu signifikanten Veränderungen der Immunreaktion. *Lactobacillus* GG modulierte im Vergleich zu Placebo die unspezifische Immunreaktion bei den betroffenen Patienten und verhinderte den Anstieg der Expression der Rezeptoren CR1, FcγRI und FcαR in Neutrophilen und von CR1, CR3 und FcαR in Monozyten. Bei Gesunden hat dieser Lactobazillus einen immunstimulierenden Effekt [64].

Zur diätetischen Ergänzung von Probiotika und Fischöl während Schwangerschaft und Stillzeit und Auswirkung auf kindliche Allergien (☞ Kap. 4.10.).

4.2.7. Rezepturbeispiele zur Stützung des Immunsystems

Substanz	Dosierung	Stufe und Bemerkungen
Vitamin C ✓	500-2.000 mg	I
Vitamin D	3-10 µg	II
Vitamin E	100-800 mg	I
Beta-Carotin	4-5 mg	I
Selen	100-200 µg	I
Zink ✓	10-30 mg	I
L-Arginin	1-6 g	I
Probiotika	$2\text{-}5 \times 10^9$ KBE	I

1 Prävention von Infekten bzw. Stärkung des Immunsystems (inkl. Atemwegs- und Urogenitalinfekte, Infekte bei Sportlern und Diabetikern).

Substanz	Dosierung	Stufe und Bemerkungen
Vitamin C ✓	1-3 g	I
Vitamin E ✓	100-800 mg	I
Vitamin A	0,6-1,5 mg	II
Zink ✓	15-30 mg	II
Selen	100-200 µg	II
Vitamin B_1	5-40 mg	II
Vitamin B_2	5-40 mg	II
Vitamin B_6	4-25 mg	II
Pantothensäure ✓	10-30 mg	II
Omega-3-Fettsäuren	2-6 g	II
Coenzym Q_{10} ✓	90-120 mg	II
Aminosäuren insb. L-Glutamin und L-Arginin	3-8 g	I
Probiotika	$2\text{-}5 \times 10^9$ KBE	I

2 Prävention von Komplikationen bei diagnostischen und therapeutischen Eingriffen sowie allgemeine Maßnahmen zur Operationsvorbereitung (Verbesserung der Regeneration, Reduzierung von Komplikationen).

Praxistipp:

- Vor schwereren Operationen ist die parenterale Zufuhr in erhöhten Dosierungen zu empfehlen. Dies gilt besonders für Vitamin C Infusionen.
- Rauchen erhöht die Komplikationsrate nach Operationen.
- Eine nachhaltige Immuntherapie zielt auf die Stabilisierung des Th1:Th2-Verhältnisses. Es stehen Immuntest zur Verfügung, welche in vitro die Ansprechbarkeit in der Immunmodulation diesbezüglich individuell überprüfen (siehe auch Böhm U, Muss C, Pfisterer M. Rationelle Diagnostik in der Orthomolekularen Medizin. Stuttgart: Hippokrates; 2004).

Substanz	Dosierung	Stufe und Bemerkungen
Omega-3-Fettsäuren ✓	1-6 g	I
Probiotika ✓	$2\text{-}5 \times 10^9$ KBE	I
Vitamin C	500-2.000 mg	II
Vitamin E	100-800 mg	II; immunregulierend und antiinflammatorisch
Calcium	500 mg	II; reduziert die allergischen Reaktionen
Magnesium	250 mg	II; reduziert die Allergiebereitschaft
Zink	30 mg	II; wirkt immunregulierend
Selen	100-200 µg	II
L-Glutamin	500 mg	II; unterstützt die Synthese der Schleimhaut, die als Barriere für Nahrungsmittelallergien wirkt *("Leaky gut")*
Gamma-Linolensäure	2 g	II; wirkt entzündungshemmend
Pantothensäure	10-30 mg	II; wird zu Coenzym A ungewandet, das für die intestinale Schleimbildung, einen wichtigen Faktor für die Integrität der Darmschleimhaut, sorgt

3 Prävention von Allergien allgemein (inkl. atopische Dermatitis).

Praxistipps:

Bei Neurodermitis zählen Hautpflege, Stressmanagement, Klimatherapie und Aufenthalt in der Sonne zu den nichtmedikamentösen Basismaßnahmen. Eine Optimierung des Säure-Basen-Haushalts und der Darmflora ist anzustreben. Besonders hilfreich hat sich die Therapie mit Nachtkerzenöl erwiesen sowie das Vermeiden von Nahrungsmitteln, gegen die eine Unverträglichkeit besteht. Leitparameter einer gestörten Darmflora im Sinne eines *"Leaky gut"* ist das Alpha-1-Antitrysin in Stuhlproben (Muss C, Schütz B, Kirkamm R. Alpha-1-Antitrypsin als objektiver Verlaufsparameter bei entzündlichen Darmerkrankungen. Ärztez Naturheilverf 2002;43(4); 218-25.). Das *"Leaky-gut"*-Syndrom spricht auf die Therapie mit L-Glutamin 200 mg an (Muss 2004).

Substanz	Dosierung	Stufe und Bemerkungen
Probiotika ✓	$2\text{-}5 \times 10^9$ KBE	I

4 Prävention von Diarrhoen (inkl. Reisemedizin und Antibiotikatherapie, auch bei *Helicobacter-pylori*-Therapie).

Substanz	Dosierung	Stufe und Bemerkungen
Vitamin C ✓	1-2 g	I; retardierte Form günstig
Zink ✓	$5 \times 10\text{-}15$ mg	I
Selen	100-400 µg	aktiviert die natürlichen Killerzellen, unterstützt Phagozytose und T-Zellfunktion
Probiotika	$2\text{-}5 \times 10^9$ KBE	I; bei Virusinfektionen des Respirationstrakts
L-Arginin	1,5 g	I; bei interstitieller Zystitis

5 Therapie von akuten und chronisch rezidivierenden Infekten (inkl. Pneumonie und Zystitis).

Praxistipp:

Zur Harnansäuerung bei (rezidivierenden) Harnwegsinfekten ist der Einsatz von D,L-Methionin 500 mg nützlich. Als besonders wertvoll hat sich ferner die Gabe von Brunnenkresse erwiesen. Die Durchspülung der Harnwege wird durch Goldrutenkraut (Solidago virgaurea) unterstützt.

Substanz	Dosierung	Stufe und Bemerkungen
Vitamin A ✓	2.500-7.500 IE	I; schützt Haut und Schleimhäute (Verdauungs- und Atmungstrakt)
Vitamin B_6	100 mg	I; wichtig für die Umwandlung Methionin $\Rightarrow$ Cystein
Vitamin B_{12}	5-15 µg	I
Vitamin C ✓	2 g	I; erhöht die Immunfunktion und kann v.a. die Vermehrung der Viren hemmen; höhere Dosen sollten i.v. verabreicht werden; Dosierung von 7,5-30 g alle 3 Tage empfohlen
Vitamin D	3-10 µg	I
Vitamin E ✓	100-800 IE	I
Magnesium	300-500 mg	I
Kupfer	0,5-4 mg	I
Chrom	30-150 µg	I
Cystein und NAC	0,5-1,5 g	I
Glutathion	50-250 mg	I
Cholin	4 g	I
Beta-Carotin	4 mg	I
Alpha-Liponsäure	600 mg	I
Zink ✓	30-90 mg	I; wichtig für die T-Zellfunktion; steuert Thymulinwirkung
Selen ✓	100-400 µg	I
L-Carnitin	500 mg	II; steigert die Phagozytoseleistung der Granulozyten, aktiviert die T- und B-Lymphozyten
L-Arginin	2.000 mg	II; regt die Leukozytenproduktion an
L-Glutamin	4-10 g	II; bei HIV-induzierter Enteropathie empfohlen; bei Wasting-Symptomatik ist die Dosis bis auf 20 g pro Tag zu erhöhen, ggf. als Glycyl-Glutamin

6 Therapie bei HIV-Infektion bzw. AIDS.

> **Praxistipps:**
> - **N-Acetylcystein (NAC)** sollte in Abhängigkeit vom Glutaminspiegel dosiert werden (450 µmol/l: 3-4 g; 450-500 µmol/l: 2-3 g, 500-600 µmol/l: 1-2 g pro Tag.
> - Positive Wirkung auf das Immunsystem werden auch bei **Neem-Extrakten** (Niembaum Azadirachta indica) beschrieben. Die Extrakte (z.B. 150 mg) verbessern die Bildung von Leukozyten, Gamma-Interferon und Lymphozyten. Neem wirkt jedoch nur zur Prophylaxe, nicht zur Therapie auf infizierte Zellen. Weiterhin wirken die Phenole als Inhaltsstoffe des Niembaums entzündungshemmend.
> - **Pau Pereira** hemmt in vitro die DNA-Replikation von herpetiformen (intrazellulären) Viren. Weiterhin wirkt es auf die Transkriptase der Erythroblastoseviren oder auf HIV 1. Empfohlene Tagesdosis für bestimmte AIDS-Stadien: 400-800 mg
> - **Lapacho:** Rinde des roten Lapacho-Baumes Iperoxo wird traditionell bei schweren Immundefekten innerlich (z.B. Teezubereitung) und äußerlich angewendet. Tagesdosis z.B. 300 mg Rindenextrakt.
> - **Uncaria tomentosa**: Wurzeln und Rinde dieser Lianenpflanze, sog. Katzenkralle, zeigen eine antivirale, entzündungshemmende Wirkung. Tagesdosis 1-5 g
> - **Reishi** (japanischer Pilz, bot. *Ganoderma lucidum*): Pilzextrakte werden zur Steigerung der Immunachse TH1 angewendet, haben antioxidative Wirkung. Empfohlene Tagesdosis: 200-400 mg.

Substanz	Dosierung	Stufe und Bemerkungen
Vitamin C	3-5 g	II
Zink ✓	30-60 mg	I
Proteolytische Enzyme ✓	150-300 mg	I
Vitamin B$_6$	10-40 mg	II
Selen	100-400 µg	II; aktiviert die natürlichen Killerzellen, Phagozytose und T-Zellfunktion
L-Lysin ✓	1.000-2.000 mg	II; Viren bauen Lysin fälschlicherweise in ihre DNA ein; besonders Vegetarier leiden häufig an einem Mangel; regt Magensaftproduktion an

7 Therapie von Herpesinfektionen.

Praxistipps:
Lokalbehandlung mit Melissensalbe (z.B. Lomaherpan®). Achten auf zuckerarme Ernährung und zusätzlich Enzymgaben z.B. Bromelain.

Substanz	Dosierung	Stufe und Bemerkungen
Vitamin C ✓	3-5 g	II
Zink ✓	30-60 mg	II; auch Zink kann zu einer Erhöhung der Infektabwehr führen
Selen	100-400 µg	II; aktiviert die natürlichen Killerzellen, Phagozytose und T-Zellfunktion

8 Therapie von Sinusitiden.

Praxistipps:
Kombinationsbehandlung mit Cystein 600 mg und lokalen Auflagen mit warmen Bockshornklee.

Substanz	Dosierung	Stufe und Bemerkungen
Vitamin C ✓	500-2.000 mg	I
Vitamin E	800-1.200 mg	I
Selen ✓	200-2.000 µg	I
Cystein/NAC	0,5-1,5 g	I
Kupfer	0,4-4 mg	I

9 Therapie in der Intensivmedizin (u.a. Sepsis).

Substanz	Dosierung	Stufe und Bemerkungen
Vitamin C ✓	250 mg	I
Vitamin E	50 mg	I
Vitamin B$_{12}$	5-15 µg	I
Omega-3-Fettsäuren ✓	1-6 g	I
Gamma-Linolensäure	1-2 g	II
Proteolytische Enzyme	50-300 mg	II
Probiotika ✓	$2\text{-}5 \times 10^9$ KBE	I

10 Therapie von Allergien allgemein (insbesondere Pollenallergie und atopische Dermatitis).

Substanz	Dosierung	Stufe und Bemerkungen
Vitamin C ✓	1-3 g	II
Vitamin E	600-1200 mg	II
Vitamin B$_{12}$	5-15 µg	II
Vitamin B$_6$	4-25 mg	II
Zink ✓	15-30 mg	II
Omega-3-Fettsäuren	2-6 g	II
L-Glutamin ✓	1-2 g	II
Probiotika ✓	$2\text{-}5 \times 10^9$ KBE	II

11 Therapie von Nahrungsmittelunverträglichkeiten und -allergien (wie Zöliakie bzw. Sprue, Glutenintoleranz, Lactoseunverträglichkeit, Intoleranz für Histamin, Fructose, Galactose, Saccharose und Sorbit).

Praxistipps:

- Die wichtigste Maßnahme besteht darin, unverträgliche Nahrungsmittel zu meiden bzw. nur in Intervallen zu sich zu nehmen (Rotationsdiät).
- Eine Optimierung des Säure-Basen-Haushalts ist anzustreben; ggf. müssen (auch wegen der einzuhaltenden Diät und einer möglichen Malabsorption, wie z.B. bei Sprue) fehlende Mikronährstoffe supplementiert werden.
- Näheres zur Histaminintoleranz ☞ Kap. 4.14.

Literatur

1. Adam O. Anti-inflammatory diet in rheumatic disease. Eur J Clin Nutr 1995;49:703-17.

2. Ahluwalia N, Sun J, Krause D, et al. Immune function is impaired in iron-deficient, home-bound, older women. Am J Clin Nutr 2004;79(3):516-21.

3. Allard JP, Aghdassi E, Chau J, et al. Effects of vitamin E and C supplementation on oxidative stress and viral load in HIV-infected subjects. AIDS 1998;12(13):1653-9.

4. Aloia JF, Li-Ng M. Epidemic influenza and vitamin D [Comment]. Epidemiol Infect 2007;135(7):1095-6, author reply 1097-8.

5. Andreone P, Fiorino S, Cursaro C, et al. Vitamin E as treatment for chronic hepatitis B: results of a randomized controlled pilot trial. Antiviral Res 2001;49(2):75-81.

6. Arthur JR, McKenzie RC, Beckett GJ. Selenium in the immune system. J Nutr 2003;133(5 Suppl 1):1457-9.

7. Aydemir TB, Blanchard RK, Cousins RJ. Zinc supplementation of young men alters metallothionein, zinc transporter, and cytokine gene expression in leukocyte populations. Proc Natl Acad Sci U S A 2006;103(6):1699-704.

8. Barringer TA, Kirk JK, Santaniello AC, et al. Effect of a multivitamin and mineral supplement on infection and quality of life. Ann Intern Med 2003;138(5):365-71.

9. Bässler KH, Golly I, Loew D, et al. Vitamin-Lexikon. 3. Aufl. München: Urban & Fischer; 2002.

10. Baum MK, Shor-Posner G, Lai S, et al. High risk of HIV-related mortality is associated with selenium deficiency. J Acquir Immune Defic Syndr Hum Retrovirol 1997;15(5):370-4.

11. Baum MK, Shor-Posner G, Lu Y, et al. Micronutrients and HIV-1 disease progression. AIDS 1995;9(9):1051-6.

12. Beck MA. Selenium and host defence towards viruses. Proc Nutr Soc 1999;58(3):707-11.

13. Biesalski HK, Grimm P, Nowitzki-Grimm S. Taschenatlas der Ernährung. 1. Aufl. Stuttgart: Thieme; 2002. S. 199.

14. Billigmann P. Enzymtherapie - eine Alternative bei der Behandlung des Zoster. Fortschr Med 1995;113(4):43-8.

15. Blomhoff R, Blomhoff HK. Overview of retinoid metabolism and function. J Neurobiol 2006;66(7):606-30.

16. Blot WJ, Li JY, Taylor PR, et al. Nutrition intervention trials in Linxian, China: supplementation with specific vitamin/mineral combinations, cancer incidence, and disease-specific mortality in the general population. J Natl Cancer Inst 1993;85(18):1483-92.

17. Boldogh I, Bacsi A, Choudhury BK, et al. ROS generated by pollen NADPH oxidase provide a signal that augments antigen-induced allergic airway inflammation. J Clin Invest 2005;115(8):2169-79.

18. Bratman S, Harkness R. The Natural Pharmacist: Drug-herb-vitamin interactions bible. Roseville, CA: Prima Lifestyles; 2001.

19. Brooks WA, Yunus M, Santosham M, et al. Zinc for severe pneumonia in very young children: double-blind placebo-controlled trial. Lancet 2004;363(9422):1683-8.

20. Campa A, Shor-Posner G, Indacochea F, et al. Mortality risk in selenium-deficient HIV-positive children. J Acquir Immune Defic Syndr Hum Retrovirol 1999; 20(5):508-13.

21. Chandra RK. Effect of vitamin and trace-element supplementation on immune responses and infection in elderly subjects. Lancet 1992;340(8828):1124-7.

22. Chandra RK. Influence of multinutrient supplement on immune responses and infection-related illness in 50-65 year old individuals. Nutr Res 2002;22(1-2):5-11.

23. Cheng T, Zhu Z, Masuda S, et al. Effects of multinutrient supplementation on antioxidant defense systems in healthy human beings. J Nutr Biochem 2001;12(7): 388-95.

24. Dardenne M. Zinc and immune function. Eur J Clin Nutr 2002;56(Suppl 3):S20-3.

25. Darlington LG, Stone TW. Antioxidants and fatty acids in the amelioration of rheumatoid arthritis and related disorders. Br J Nutr 2001;85(3):251-69.

26. Dietl H. Forum Immunologie 1999;2:IV.

27. Douglas RM, Hemilä H, Chalker E, et al. Vitamin C for preventing and treating the common cold. Cochrane Database Syst Rev 2007;(3):CD000980.

28. Douglas RM, Hemilä H. Vitamin C for preventing and treating the common cold. PLoS Med 2005;2(6): E168.

29. Duffield-Lillico AJ, Dalkin BL, Reid ME, et al. Selenium supplementation, baseline plasma selenium status and incidence of prostate cancer: an analysis of the complete treatment period of the Nutritional Prevention of Cancer Trial. BJU Int 2003;91(7):608-12.

30. Ekmekcioglu C. Spurenelemente auf dem Weg ins 21. Jahrhundert – zunehmende Bedeutung von Eisen, Kupfer, Selen und Zink. J Ernährungsmed 2000;2(2):18-23.

31. El-Kadiki A, Sutton AJ. Role of multivitamins and mineral supplements in preventing infections in elderly people: systematic review and meta-analysis of randomised controlled trials. BMJ 2005;330(7496):871-4.

32. Fawzi WW, Msamanga GI, Spiegelman D, et al. A randomized trial of multivitamin supplements and HIV disease progression and mortality. N Engl J Med 2004; 351(1):23-32.

33. Girodon F, Galan P, Monget A-L, et al. Impact of trace elements and vitamin supplementation on immunity and infections in institutionalized elderly patients. Arch Intern Med 1999;159(7):748-54.

34. Glück U, Gebbers JO. Ingested probiotics reduce nasal colonization with pathogenic bacteria (Staphylococcus aureus, Streptococcus pneumoniae, and beta-hemolytic streptococci). Am J Clin Nutr 2003;77(2):517-20.

35. Godfrey HR, Godfrey NJ, Godfrey JC, et al. A randomized clinical trial on the treatment of oral herpes with topical zinc oxide/glycine. Altern Ther Health Med 2001; 7(3):49-56.

36. Gorham ED, Garland CF, Garland FC et al. Vitamin D and prevention of colorectal cancer. J Steroid Biochem Mol Biol 2005;97(1-2):179-94.

37. Hahn H, Ströhle A, Wolters M. Ernährung – Physiologische Grundlagen, Prävention, Therapie. Stuttgart: Wissenschaftliche Verlagsgesellschaft mbH, 2005;154-6.

38. Harakeh S, Jariwalla RJ, Pauling L. Suppression of human immunodeficiency virus replication by ascorbate in chronically and acutely infected cells. Proc Natl Acad Sci U S A 1990;87(18):7245-9.

39. Hemilä H. Vitamin C and common cold incidence: a review of studies with subjects under heavy physical stress. Int J Sports Med 1996;17(5):379-83.

40. Hofmeister M. Auswirkungen von alimentären Ergänzungsmitteln auf die Gesundheit. Ernähr Med 2005; 20(3):115-22.

41. Horrobin DF. Essential fatty acid metabolism and its modification in atopic eczema. Am J Clin Nutr 2000; 71(1 Suppl.):367S-72S.

42. Hurwitz BE, Klaus JR, Llabre MM et al. Suppression of human immunodeficiency virus type 1 viral load with selenium supplementation: a randomized controlled trial. Arch Intern Med 2007;167(2):148-54.

43. Ibs KH, Rink L. Zinc-altered immune function. J Nutr 2003;133(5 Suppl 1):1452S-6S.

44. Isolauri E, Arvola T, Sütas Y, et al. Probiotics in the management of atopic eczema. Clin Exp Allergy 2000; 30(11):1604-10.

45. Jacobs ET, Jiang R, Alberts DS, et al. Selenium and colorectal adenoma: results of a pooled analysis. J Natl Cancer Inst 2004;96(22):1669-75.

46. Jain AL. Influence of vitamins and trace-elements on the incidence of respiratory infection in the elderly. Nutr Res 2002;22(1-2):85–87.

47. Jarisch R, Wantke F. Wine and headache. Int Arch Allergy Immunol 1996;110(1):7-12.

48. Jenab M, Riboli E, Ferrari P, et al. Plasma and dietary vitamin C levels and risk of gastric cancer in the European Prospective Investigation into Cancer and Nutrition (EPIC-EURGAST). Carcinogenesis 2006;27(11):2250-7.

49. Kaiser JD, Campa AM, Ondercin JP, et al. Micronutrient supplementation increases CD4 count in HIV-infected individuals on highly active antiretroviral therapy: a prospective, double-blinded, placebo-controlled trial. J Acquir Immune Defic Syndr 2006;42(5):523-8.

50. Kollaritsch H, Holst H, Grobara P, et al. Prophylaxe der Reisediarrhoe mit *Saccharomyces boulardii*. Ergebnisse einer plazebokontrollierten Doppelblindstudie. Fortschr Med 1993;111(9):152-6.

51. Kwak HK, Hansen CM, Leklem JE, et al. Improved vitamin B-6 status is positively related to lymphocyte proliferation in young women consuming a controlled diet. J Nutr 2002;132(11):3308-13.

52. Laaksi J, Ruohola J-P, Tuohimaa P, et al. An association of serum vitamin D concentrations <40 nmol/l with acute respiratory tract infection in young Finnish men; Am J Clin Nutr 2007;86(3):714-7.

53. Langkamp-Henken B, Bender, BS, Gardner EM, et al. Nutritional formula enhanced immune function and reduced days of symptoms of upper respiratory tract infection in seniors. J Am Geriatr Soc 2004;52(1):3-12.

54. Liang B, Chung S, Araghiniknam M, et al. Vitamins and immunomodulation in AIDS. Nutrition 1996;12(1):1-7.

55. Mayser P, Mayer K, Mahloudjian M, et al. A double-blind, randomized, placebo-controlled trial of n-3 versus n-6 fatty acid-based lipid infusion in atopic dermatitis. JPEN J Parenter Enteral Nutr 2002;26(3)151-8.

56. McCloy R. Chronic pancreatitis at Manchester, UK. Focus on antioxidant therapy. Digestion 1998;59(Suppl. 4):36-48.

57. Meydani SN, Barnett JB, Dallal GE. et al. Serum zinc and pneumonia in nursing home elderly. Am J Clin Nutr 2007;86(4):1167-73.

58. Meydani SN, Han SN, Wu D, et al. Vitamin E and immune response in the aged: molecular mechanisms and clinical implications. Immunol Rev 2005;205(1):269-84.

59. Meydani SN, Leka LS, Fine BC, et al. Vitamin E and respiratory tract infections in elderly nursing home residents: a randomized controlled trial. JAMA 2004; 292(7):828-36.

60. Meydani SN, Meydani M, Blumberg JB, et al. Vitamin E supplementation and in vivo immune response in healthy elderly subjects. A randomized controlled trial. JAMA 1997;277(17):1380-6.

61. Meyer NA, Muller MJ, Herndon DN. Nutrient support of the healing wound. New Horiz 1994;2(2):202-14.

62. Mossad SB, Macknin ML, Medendorp SV, et al. Zinc gluconate lozenges for treating the common cold. A randomized, double-blind, placebo-controlled study. Ann Intern Med 1996;125(2):81-8.

63. Patrick L. Nutrients and HIV: part three - N-acetyl-cysteine, alpha-lipoic acid, L-glutamine, and L-carnitine. Altern Med Rev 2000;5(4):290-305.

64. Pelto L, Isolauri E, Lilius EM, et al. Probiotic bacteria down-regulate the milk-induced inflammatory response in milk-hypersensitive subjects but have an immunostimulatory effect in healthy subjects. Clin Exp Allergy 1998;28(12):1474-9.

65. Prasad KN, Kumar A, Kochupillai V, et al. High doses of multiple antioxidant vitamins: essential ingredients in improving the efficacy of standard cancer therapy. J Am Coll Nutr 1999;18(1):13-25.

66. Rall LC, Meydani SN. Vitamin B_6 and immune competence. Nutr Rev 1993;51(8):217-25.

67. Reiter A, Steltzer H. Antioxidative Strategien bei Patienten mit schweren Lebererkrankungen. Aktuel Ernährungsmed 2004;29(1):15-24.

68. Sazawal S, Black RE, Jalla S, et al. Zinc supplementation reduces the incidence of acute lower respiratory infections in infants and preschool children. A double-blind, controlled trial. Pediatrics 1998;102(1 Pt 1):1-5.

69. Semba RD, Ndugwa C, Perry RT, et al. Effect of periodic vitamin A supplementation on mortality and morbidity of human immunodeficiency virus-infected children in Uganda: a controlled clinical trial. Nutrition 2005;21(1):25-31.

70. Semba RD. Vitamin A and immunity to viral, bacterial and protozoan infections. Proc Nutr Soc 1999;58(3):719-27.

71. Shahar E, Hassoun G, Pollack S. Effect of vitamin E supplementation on the regular treatment of seasonal allergic rhinitis. Ann Allergy Asthma Immunol 2004; 92(6):654-8.

72. Shankar AH, Prasad AS. Zinc and immune function: the biological basis of altered resistance to infection. Am J Clin Nutr 1998;68(2 Suppl):447S-63S.

73. Shor-Posner G, Miguez MJ, Pineda LM, et al. Impact of selenium status on the pathogenesis of mycobacterial disease in HIV-1-infected drug users during the era of highly active antiretroviral therapy. J Acquir Immune Defic Syndr 2002;29(2):169-73.

74. Sienra-Monge JJ, Ramirez-Aguilar M, Moreno-Macias H, et al. Antioxidant supplementation and nasal inflammatory responses among young asthmatics exposed to high levels of ozone. Clin Exp Immunol 2004; 138(2):317-22.

75. Skurnick JH, Bogden JD, Baker H, et al. Micronutrient profiles in HIV-1-infected heterosexual adults. J Acquir Immune Defic Syndr Hum Retrovirol 1996; 12(1):75-83.

76. Steck-Scott S, Arab L, Craft NE, et al. Plasma and lung macrophage responsiveness to carotenoid supplementa-

tion and ozone exposure in humans. Eur J Clin Nutr 2004;58(12):1571-9.

77. Stryer L. Biochemie. 5. Aufl. Heidelberg: Spektrum Akademischer Verlag; 1994. S. 166.

78. Stücker M, Pieck C, Stoerb C, et al. Topical vitamin B$_{12}$ - a new therapeutic approach in atopic dermatitis: evaluation of efficacy and tolerability in a randomized placebo-controlled multicentre clinical trial. Br J Dermatol 2004;150(5):977-83.

79. Tsukahara H, Shibata R, Ohshima Y, et al. Oxidative stress and altered antioxidant defenses in children with acute exacerbation of atopic dermatitis. Life Sci 2003; 72(22):2509-16.

80. van der Horst-Graat JM, Kok FJ, Schouten EG. Plasma carotenoid concentrations in relation to acute respiratory infections in elderly people. Br J Nutr 2004;92(1): 113-8.

81. Van Straten M, Josling P. Preventing the common cold with a vitamin C supplement: a double-blind, placebo-controlled survey. Adv Ther 2002;19(3):151-9.

82. VERIS Research Summary. The role of antioxidants in cancer prevention and treatment summary. December 1999.

83. Viljanen M, Pohjavuori E, Haahtela T, et al. Induction of inflammation as a possible mechanism of probiotic effect in atopic eczema-dermatitis syndrome. J Allergy Clin Immunol 2005;115(6):1254-9.

84. von Herbay A, Stahl W, Niederau C, et al. Vitamin E improves the aminotransferase status of patients suffering from viral hepatitis C: a randomized, double-blind, placebo-controlled study. Free Radic Res 1997;27(6): 599-605.

85. Wang MF, Lin HC, Wang YY, et al. Treatment of perennial allergic rhinitis with lactic acid bacteria. Pediatr Allergy Immunol 2004;15(2):152-8.

86. Watzl B, Hänsch GM, Pool-Zobel BL. Ernährung und Immunsystem. Ernähr Umsch 1994;41(10):368-77.

87. Winkler P, de Vrese M, Laue C, et al. Effect of dietary supplement containing probiotic bacteria plus vitamins and minerals on common cold infections and cellular immune parameters. Int J Clin Pharmacol Ther 2005; 43(7):318-26.

88. Wintergerst ES, Maggini S, Hornig DH. Immune-enhancing role of vitamin C and zinc and effect on clinical conditions. Ann Nutr Metab 2006;50(2):85-94.

89. Yamamoto Y, Yamashita S, Fujisawa A, et al. Oxidative stress in patients with hepatitis, cirrhosis, and hepatoma evaluated by plasma antioxidants. Biochem Biophys Res Commun 1998;247(1):166-70.

90. Zheng K, Adjei AA, Shinjo M, et al. Effect of dietary vitamin E supplementation on murine nasal allergy. Am J Med Sci 1999;318(1):49-54.

4.3. Tumorerkrankungen

Der Einsatz von Mikronährstoffen bei Tumorerkrankungen stellt – insbesondere im Zusammenhang mit der Stärkung des Immunsystems, der Eindämmung der Folgen von Entzündung und Übersäuerung oder von freien Radikalen (☞ Kap. 3. Funktionskreisläufe) – eine besondere Herausforderung für die Mikronährstofftherapie dar.

Hier werden Studien für die Prävention und Therapie von Tumorerkrankungen im Bereich Lunge, Magen-Darm-Trakt, Urologie (Blase), Hämatologie und Haut (Melanom) vorgestellt. Abschließend werden Möglichkeiten aufgezeigt, wie die Mikronährstoffmedizin die Nebenwirkungsrate anderer Therapiemaßnahmen reduzieren und ihre Wirkung verbessern kann.

Hormonabhängige Tumorerkrankungen, wie der Prostatakrebs beim Mann und der Brust- und Endometriumkrebs bei der Frau, werden in Kap. 4.10. und 4.11. behandelt.

4.3.1. Epidemiologie

Mehr als 11 Millionen Menschen pro Jahr erkranken weltweit an Krebs. Im Jahr 2020 erwartet die WHO 16 Millionen Neuerkrankungen jährlich. Dies bedeutet eine Zunahme um ca. 45 %. Jährlich sterben 7 Mio. Menschen an Krebs, eine Zahl, die 12,5 % aller Todesfälle auf der Welt ausmacht.

In Deutschland stellen die Tumorkrankheiten (sog. bösartige Neubildungen) neben den Herz-Kreislauf-Erkrankungen die zweithäufigste Todesursache. Im Jahre 2006 wurden hier 436.500 Krebsneuerkrankungen gemeldet, was eine Zunahme von ca. 7 % gegenüber dem Jahre 2000 bedeutet. Die 5-Jahresüberlebensrate betrug in Deutschland für die Periode 2000-2004 bei Frauen 60 % und bei Männern 53 % (Robert-Koch-Institut [73]).

Zu den häufigsten Krebsarten zählen Tumoren des Bronchialsystems (ca. 5 % aller Todesursachen) sowie Tumoren des Dickdarms und der Brustdrüse (je 2,1%) (Statistisches Bundesamt, Stand 2008 [80]). Daneben sind vor allem Tumoren von Prostata, Blase, Magen, Gebärmutter und Eierstöcken sowie Leukämien erwähnenswert.

Bei Männern sind Karzinome von Prostata, Dickdarm und Lunge am häufigsten, bei Frauen Karzinome von Brustdrüse, Dickdarm und Lunge. Die Häufigkeit (Prävalenz) des Prostatakarzinoms hat seit 1983 um 50 % (!) zugenommen, Tendenz weiterhin steigend.

4.3.2. Ätiologie

Bei der Entstehung von bösartigen Tumoren wirken in unterschiedlicher Häufigkeit endogene und exogene Ursachen zusammen. Genetische Faktoren sind insgesamt nur für 5,5 % der Krebserkrankungen verantwortlich, können aber bei einzelnen Tumoren häufiger auftreten, so z.B. bei Karzinomen von Prostata (15,3 %), Dickdarm (10,1 %) und Brustdrüse (8,3 %).

Nach einer Langzeitstudie aus dem Jahr 2000 [43] ist die niedrige Aktivität von Lymphozyten mit einem erhöhten Krebsrisiko verbunden, oder anders ausgedrückt: Eine hohe **Aktivität des Immunsystems** senkt das Krebsrisiko.

Auch Entzündungen und Infektionen spielen eine wesentliche Rolle bei der Krebsentstehung. Der größte Teil der bösartigen Tumoren ist auf exogen vermittelte Umwelt- und Lebensstilfaktoren zurückzuführen, wie z.B. Belastung durch physikalische und chemische Noxen, physischer und psychischer Stress, medizinisch begründete Maßnahmen (z.B. ionisierende Strahlung), Übergewicht und falsche Ernährung oder Missbrauch von Alltagsdrogen (wie Nikotin und Alkohol).

Als Risikofaktoren für die Entstehung des Prostatakarzinoms sind z.B. neben den genetischen Faktoren Übergewicht, Ernährung mit einem hohem Fettanteil (insbesondere an Omega-6-Fettsäuren), Alkohol, Bewegungsmangel und geringe sexuelle Aktivität anerkannt.

Da der Körper über eine Vielzahl von kaskadenartig ablaufenden und sich gegenseitig ergänzender Reparaturmechanismen verfügt, kommt es üblicherweise zum Ausbruch von Krebsleiden nur dann, wenn diese Mechanismen komplett versagen. Für den Erfolg dieser Reparaturmaßnahmen sind unter anderem ein gut funktionierender Stoffwechsel, eine feine Abstimmung der humoralen und zellulären Komponenten des Immunsystems, die Beeinflussung von Entzündung und latenter Azidose sowie die Verringerung des Auftretens freier Radikale bedeutsam.

4.3.3. Stellenwert der Mikronährstoffmedizin

Aus vielen Gründen spielen Mikronährstoffe eine bedeutsame Rolle in der Prävention und Behandlung von Krebskrankheiten. Sie können unter bestimmten Bedingungen das Auftreten von bösartigen Tumoren verhindern oder hinauszögern, sie können zur begleitenden Behandlung von Krebs eingesetzt werden und sogar andere Behandlungsmethoden positiv beeinflussen. So können sie z.B. die Wirkung von Operation, Chemotherapie und Strahlentherapie verstärken und ihre Nebenwirkungen verringern.

Umgekehrt können eine bereits bestehende Unterversorgung und Dysbalancen von Mikronährstoffen das Risiko für das Auftreten von Krebserkrankungen erhöhen und zu einer schlechteren Wirkung anderer schulmedizinischer Krebstherapien führen.

Besonders hervorzuheben ist der positive Einfluss der Mikronährstoffmedizin auf Stoffwechsel, Immunsystem, entzündliche Prozesse und freie Radikale, da

- eine Krebserkrankung auch auf der Basis einer Schwäche oder Überforderung der körpereigenen Reparaturmechanismen und des Immunsystems entsteht, die unter anderem durch oxidativen Stress und Entzündungsprozesse gefördert oder ausgelöst werden können und denen häufig eine unzureichende Mikronährstoffversorgung zugrunde liegt

- Entzündungen und freie Radikale per se Tumorerkrankungen auslösen oder ihre Entwicklung und Progression fördern können

- die Patienten nach intensiver klassischer Therapie (mit Operation, Chemo- oder Strahlentherapie) häufig mit einem geschädigten und supprimierten Immunsystem, erhöhter oxidativer Belastung und mit einer Mikronährstoffunterversorgung in die Nachsorge entlassen werden

Es erscheint in all diesen Fällen notwendig, eine spezifische bzw. individualisierte Mikronährstofftherapie einzuleiten. Aus zahlreichen Studien scheint sich die Funktion der *Natural-Killer*-Zellen als wichtiges Entscheidungskriterium für eine Immuntherapie herauszukristallisieren.

■ Besonderheiten des Vitamin C in der Onkologie

Unter den Mikronährstoffen spielt Vitamin C eine herausragende Rolle in der Krebstherapie. Dabei kommen zwei unterschiedliche Wirkungsmechanismen des Vitamins zum Tragen:

- **Antioxidative Wirkung:** Es besteht hinreichende Evidenz dafür, dass Vitamin C in oraler und parenteraler Form durch seine antioxidative Wirkung in der unterstützenden onkologischen Therapie eingesetzt werden sollte. Es führt zu einer Verringerung von Nebenwirkungen, zu einer Verbesserung der Wirkung der üblichen Therapie sowie zu einer Verbesserung der Lebensqualität.

- **Zytotoxische Wirkung:** Es zeigte sich bei hochdosierter parenteraler Gabe schon in frühen Publikationen eine gute zytotoxische Wirkung. Bei oraler Gabe in randomisierten Studien fand man diese Wirkungen jedoch nicht (z.B. [18]) Dies lässt sich dadurch erklären, dass bei oraler Zufuhr die aufgenommenen Vitamin-C-Mengen zu niedrig sind, um ausreichend hohe Plasmaspiegel über einen ausreichend langen Zeitraum für eine zytotoxische Wirkung im Sinne von Apoptose zu erreichen. Neuere Untersuchungen zeigen nun eine ausreichende Evidenz dafür, dass Vitamin C parenteral in pharmakologischen Dosierungen ausreichende Wirkspiegel erreicht und vor allem in der Kombination mit anderen Wirkstoffen bei verschiedensten Tumorformen in der First-Line-Chemotherapie nützlich ist [71, 13, 30] – ohne dass dabei eine systemische Toxizität zu befürchten wäre.

4.3.4. Reduktion des Krebsrisikos – Unterstützung der Tumortherapie

Es ist den Autoren ein ganz besonders Anliegen zu vermitteln, dass die Mikronährstoffmedizin keinen Ersatz für andere erfolgreiche therapeutische Maßnahmen darstellen kann. Sie ist aber als unverzichtbarer Baustein in einem integrativen onkologischen Konzept aus klassischer Medizin und ganzheitlichem Vorgehen anzusehen, der die Therapieerfolge verbessern und die Nebenwirkungen reduzieren kann. Sie darf nicht erst dann zum Einsatz kommen, wenn die anderen Maßnahmen versagt haben, sondern schon in der Prävention und zu einem möglichst frühen Zeitpunkt in der Therapie. Sie dient in diesem Zusammenhang sowohl als Ergänzung zur schulmedizinischen Behandlung als insbesondere auch zur Behandlung therapierefraktärer Fälle und in der palliativen Onkologie.

Die seit Jahrzehnten vorliegenden Berichte über positive Wirkungen, insbesondere der antioxidativ wirksamen Mikronährstoffe, wurden in den letzten Jahren mehrfach durch kontrollierte Studien erhärtet.

Lebensweise und Ernährung sind, neben Umwelteinflüssen und genetischer Disposition, wichtige Faktoren für das Entstehen von Krebs. Schätzungen gehen davon aus, dass die westliche Ernährungsweise für etwa 40 % aller Tumorerkrankungen verantwortlich ist. Sie zeichnet sich durch eine einseitige, fettreiche Kost aus, die relativ arm an Ballaststoffen, mehrfach ungesättigten Fettsäuren, Vitaminen und Spurenelementen ist [66]. Ein unzureichender Verzehr von Früchten und Gemüse ist mit einem höheren Krebsrisiko verbunden. Dies mag mit der entsprechend ungenügenden Versorgung mit Vitaminen und Spurenelementen zusammenhängen. Ein Defizit an Eisen, Zink, Folsäure, Vitamin B_6, B_{12} und C kann zur Schädigung der DNA führen und somit die Krebsentstehung fördern [3].

Eine Vielzahl epidemiologischer Studien konnte darüber hinaus einen Zusammenhang zwischen dem Mangel an bestimmten Antioxidanzien, Spurenelementen (z.B. Selen) oder Vitaminen und dem Erkrankungsrisiko für verschiedene Krebsarten nachweisen. So korrelierten Defizite der Vitamine A, C, E oder der Carotinoide ebenso mit der Krebshäufigkeit wie eine Mangelversorgung mit den Vitaminen D_3, B_6, B_{12} und Folsäure (☞ Tab. 4.10) [89]. Zahlreiche Studien zeigten, dass Vitamin C zur Prävention von Blasen-, Brust-, Gebärmutterhals- und Darmkrebs sowie einer Reihe von weiteren Tumoren beiträgt [47].

Ein erhöhtes Darmkrebsrisiko konnte bei Vitamin-D-Mangel nachgewiesen werden [3]. Weitere Studien mit gefährdeten Personen zeigen ein signifikant reduziertes Risiko für bestimmte Tumorerkrankungen bei hohem Mikronährstoffkonsum:

- Eine Ernährungsinterventionsstudie in Linxian (China) mit 30.000 Personen zeigte, dass die tägliche Einnahme von Beta-Carotin, Vitamin E und Selen das in dieser Region stark erhöhte

Mikronährstoffe	Vorkommen	Eigenschaften und Merkmale
Vitamin B₁ (Thiamin)	Schweinefleisch, Getreideprodukte	Optimierung der Zellfunktion, wichtig für den Energiestoffwechsel
Vitamin B₂ (Riboflavin)	Käse, Fleisch, Fisch	Optimierung der Zellfunktion, wichtig für den Energiestoffwechsel
Pantothensäure	Fleisch, Fisch, Käse, Ei	Optimierung der Zellfunktion, wichtig für den Energiestoffwechsel
Nicotinamid	Fleisch, Fisch, Pilze, Getreideprodukte	wichtig für den Energiestoffwechsel
Vitamin B₆ (Pyridoxin)	Fleisch, Fisch, Gemüse (Rosenkohl, Avocado)	Optimierung der Zellfunktion, wichtig für den Energiestoffwechsel
Vitamin B₁₂ (Cyanocobalamin)	Fleisch, Leber, Niere, Milch, Fisch	wichtig für die Blutbildung
Folsäure	grünes Gemüse	Förderung des Zellaufbaus
Biotin	Ei, Fisch, Innereien	Optimierung der Zellfunktion
Vitamin K₁	grünes Gemüse (Grünkohl, Brokkoli)	wesentlicher Faktor im Blutgerinnungssystem, unterstützt den Knochenstoffwechsel
Vitamin D₃	Fisch, Milch	unterstützt den Knochenaufbau
Vitamin C	Obst, Gemüse (Paprika, Brokkoli)	Antioxidans, Unterstützung des Immunsystems, trägt zur Regeneration von Vitamin E bei, ist für die Synthese von Kollagen erforderlich
Vitamin A	Leber, Karotten, Tunfisch, Käse	Unterstützung der Zellteilung und Zellfunktion, wichtig für das Immunsystem
Vitamin E	Pflanzen- und Fischöle, Nüsse, Eier, Innereien, Gemüse und Obst	Antioxidans, Unterstützung des Immunsystems
Carotinoide	Gemüse und Obst	antioxidative Eigenschaften, Unterstützung des Immunsystems
Bioflavonoide	Gemüse und Obst	antioxidative Eigenschaften, unterstützen als natürliche Antioxidanzien die Wirkung von Vitamin C
Selen	Seefisch, Fleisch, Ei, Getreideprodukte	Bestandteil antioxidativer Enzyme, Unterstützung des Immunsystems
Zink	Fleisch, Fisch, Käse	
Kupfer	Leber, Nüsse	
Mangan	Getreideprodukte	
Eisen	Fleisch	wichtig für die Blutbildung und den Sauerstofftransport im Blut
Jod	Seefisch	wichtiger Einfluss auf die Schilddrüsenfunktion

Tab. 4.10: Vorkommen der Mikronährstoffe und ihre Eigenschaften und Merkmale, insbesondere im Zusammenhang mit Krebserkrankungen.

Risiko für Speiseröhren- und Magenkrebs erheblich senken konnte. Die Mortalität durch beide Krebsarten nahm um ca. 20 %, die Zahl der Erkrankungen um 10 % ab [9]. Die Gesamtmortalität sowie die Mortalität aufgrund von zerebrovaskulären Erkrankungen waren ebenfalls erniedrigt.

- Die tägliche Aufnahme der Vitaminkombination A, C und E führte nach Abtragung von kolorektalen Polypen zu einer geringeren Rezidivrate [94].

- Eine aktuelle Metaanalyse von 14 Studien, die insgesamt 351.077 Personen (davon 8.816 Krebspatienten und 342.261 gesunde Probanden) umfasste, wies nach, dass die tägliche Aufnahme von 1.000 IE (= 25 µg) Vitamin D das Darmkrebsrisiko um 50 % senkt [31].

- Larsson et al. [52] beobachteten über einen Zeitraum von durchschnittlich 14,8 Jahren 61.433 schwedische Frauen zwischen 40 und 76 Jahren, die zu Studienbeginn keine Anzeichen einer Krebserkrankung aufwiesen. Zu Beginn der Studie (1987-90) und 1997 wurde mit Hilfe eines Fragebogens die mit der Nahrung aufgenommene Vitamin-B$_6$-Menge sowie der Alkoholkonsum ermittelt. Nach durchschnittlich 14,8 Jahren wurden 805 Dickdarmkrebsfälle registriert. Die Langzeitaufnahme von Vitamin B$_6$ war signifikant und invers mit dem Dickdarmkrebsrisiko verbunden.

- Eine prospektive Kohortenstudie (Nurses' Health Study) ergab, dass Folsäure einem durch regelmäßigen Alkoholkonsum erhöhten Brustkrebsrisiko entgegenwirkt. Frauen, die Alkohol zu sich nahmen, zeigten ein 50 % geringeres relatives Brustkrebsrisiko, wenn sie täglich mindestens 600 µg Folsäure zu sich nahmen. Die hohe Folsäurezufuhr erfolgte dabei meist durch Multivitaminprodukte [98].

- Andere Studien belegen, dass eine hohe Folsäureaufnahme bzw. hohe Blutspiegel dieses Vitamins mit einem geringeren Rückfallrisiko für kolorektale Adenome verbunden waren (34 % bzw. 39 % Reduktion). Auch ein niedriger Homocysteinspiegel und eine hohe Vitamin-B$_6$-Aufnahme waren mit einer geringeren Rezidivrate verbunden [56].

- In einer aktuellen Pilotstudie erzielte die 6-monatige Gabe von Folsäure (3 × 5 mg pro Tag) bei Patienten mit einer präkanzerösen Kehlkopfleukoplakie positive Effekte. Bei 72 % der behandelten Patienten verkleinerte sich die präkanzeröse Kehlkopfleukoplakie um mindestens die Hälfte oder verschwand sogar vollständig. Nach Meinung der untersuchenden Wissenschaftler könnten Folsäureprodukte daher zur Sekundärprävention bei solchen Risikofällen eingesetzt werden [2].

Personen, die unter einer Krebserkrankung leiden, weisen einen erhöhten oxidativen Stress und niedrige Antioxidanzienkonzentrationen auf. Dies wurde unter anderem für Brust-, Gebärmutterhals- und Darmkrebs [60, 79, 97] nachgewiesen. Die Autoren vermuten, dass oxidativer Stress die Krebsentstehung beeinflusst. Diese Patienten weisen demnach einen erhöhten Antioxidanzienbedarf auf. So kann die nutritive Einnahme von Antioxidanzien oxidativen Schäden z.B. durch eine gesteigerte Lipidperoxidation entgegenwirken [79, 97]. Antioxidanzien können durch ihre ernährungsphysiologischen Eigenschaften [66]:

- die Effizienz der Chemotherapie, der Strahlentherapie und Hyperthermie verstärken

- die Genexpression von Onkogenen in Krebszellen reduzieren

- die Differenzierung von Krebszellen induzieren

- die körpereigene Abwehr stärken

- die Toxizität der Krebstherapie mildern

4.3.5. Mikronährstoffe in der Onkologie

Chemo- und Strahlentherapie setzen darauf, die Unterschiede zwischen normalem Gewebe und unkontrolliert wachsenden Tumoren zu nutzen, um möglichst selektiv die Krebszellen zu zerstören. Zahlreiche Untersuchungen weisen darauf hin, dass Mikronährstoffe:

- **unterschiedlich auf Krebszellen und normale Zellen wirken**
  In kultivierten Nager- und humanen Krebszellen induziert die Behandlung mit antioxidativen Vitaminen (Vitamine C und E) sowie Beta-Carotin die Zelldifferenzierung und hemmt das Zellwachstum. Die zugrunde liegenden Mechanismen sind komplex. Vitamin A und E erhöhen beispielsweise wachstumshemmende Signale (z.B. durch Hemmung der Proteinkinase C) und führen zu einer Reduktion der Onkogenexpres-

sion (wie z. B. von c-myc und H-ras). Vitamin E erhöht darüber hinaus die Produktion und Freisetzung des Wachstumshemmers TGF-β, und reduziert die Phosphorylierung und Aktivität des Transkriptionsfaktors E2F, der eine zentrale Position in der Zellproliferation einnimmt [68]. Beta-Carotin hemmt beispielsweise das Wachstum von Zelllinien aus humanen Prostatakarzinomen [95]. In vitro induzieren die Vitamine D, E und K sowie Beta-Carotin in vielen Tumorzelllinien den "programmierten Zelltod" (Apoptose), während dieser Effekt an gesunden Zellen nicht zu beobachten ist [16]. Die stärkste proapoptotische Wirkung erzielt dabei eine Kombination aus Vitamin C und E.

- **die Wirkung von Standardtherapien unterstützen**
Erste Ansätze zeigen, dass einzelne antioxidative Vitamine oder die Kombination aus mehreren Vitaminen verstärkt die wachstumshemmende Wirkung von Strahlentherapie, Chemotherapie sowie der Hyperthermie-Behandlung unterstützen [68]. Eine ganze Anzahl von Zell- und Tierversuchen weisen darauf hin, dass die Vitamine A, C, E und Beta-Carotin den wachstumshemmenden Effekt vieler Zytostatika (wie z.B. Cisplatin) oder der Strahlentherapie verstärken [17, 68].
Weiterhin bewirken Vitamin A und Tamoxifen synergistisch die Apoptose von kultivierten Brustkrebszellen [92]. Auch Prasad et al. [67] stellten fest, dass die Wachstumshemmung von menschlichen Melanomzellen durch Chemotherapeutika wie Cisplatin sowie Decarbazin und Tamoxifen durch die zusätzliche Gabe von Vitamin C allein, die Kombination aus Beta-Carotin, einem Vitamin-E- und -A-Derivat sowie die Kombination aus Vitamin C, Beta-Carotin sowie dem Vitamin-E- und -A-Derivat verstärkt werden kann. Die kombinierte Gabe von mehreren Vitaminen war dabei am wirkungsvollsten. Diese Mikronährstoffe unterstützen sich gegenseitig in ihrer Funktion. So stellt z.B. Vitamin C die antioxidative Kapazität von Vitamin E wieder her [7].

- **vielen unerwünschten Effekten der Krebstherapie entgegenwirken**
Im Tierversuch reduzieren die Vitamine C und E die Toxizität der Zytostatika Doxorubicin und Bleomycin für gesunde Zellen [68]. Normale Körperzellen scheinen weitaus geringere Antioxidanzienspiegel zu akkumulieren als Krebszellen, so dass normale Zellen vor den wachstumshemmenden Effekten der Standardkrebstherapie geschützt werden, während die hohen Antioxidanzienspiegel in den Krebszellen die beschriebenen wachstumshemmenden Signale sowie Differenzierungen auslösen. Die Toxizität der Chemotherapie kann aufgrund dieser selektiven Wirkungen herabgesetzt werden [68].

- **Nebenwirkungen der Therapie abschwächen**
Chemo- oder Strahlentherapie belasten das Immunsystem stark. Auch eine möglicherweise notwendige Tumoroperation fordert das Immunsystem. Die Mikronährstoffe werden dann unter anderem für die Wundheilung benötigt. Gleichzeitig kann die Aufnahme und Resorption von Nährstoffen durch Appetitlosigkeit, Erbrechen und Durchfall reduziert sein. Daher sollte die Tumorbehandlung durch eine ausreichend dosierte Zufuhr von Mikronährstoffen unterstützt werden, die die Erholung des Immunsystems fördern, die Abwehr von Infektionen erleichtern und die Wundheilung begünstigen (☞ Abb. 4.7).

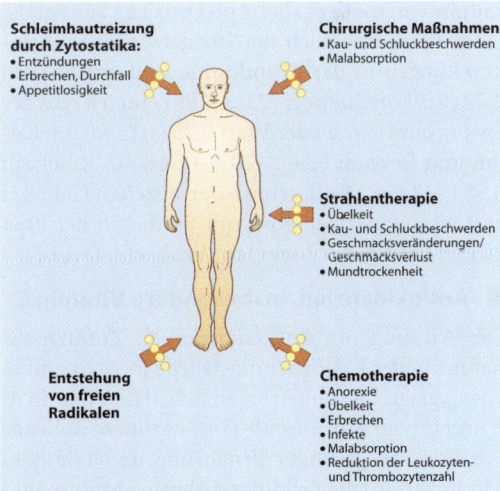

Abb. 4.7: Einflüsse der Tumortherapie auf den Ernährungsstatus.

4.3.6. Studien zur Wirkung der Mikronährstoffe bei Tumorkrankungen

■ Krebserkrankungen allgemein: Krebsrisiko

Im Zusammenhang mit Krebserkrankungen oder dem Krebsrisiko spielt der Anteil von Obst und Gemüse in der Ernährung eine große Rolle: Eine erhöhte Aufnahme von **Gemüse und Obst** mit den darin enthaltenen Mikronährstoffe schützen laut 74 % der vorliegenden Studien vor Krebs im Bereich **Magen, Speiseröhre, Lunge, Mundhöhle, Kehlkopf, Bauchspeicheldrüse oder Dickdarm.** Dies ergab ein Übersichtsartikel, der 206 epidemiologische Studien und 22 Tierstudien zum Thema sichtete [81].

Eine der beliebtesten Obstsorten, der **Apfel,** besitzt eine hohe **antioxidative Kapazität,** unterdrückt die Proliferation von Krebszellen, reduziert die Lipidperoxidation und den Cholesterinspiegel. Interessanterweise hat ein Apfel von 100 g die gleiche **antioxidative** Aktivität wie 1.500 mg Vitamin C, wobei ein Extrakt aus ganzen Äpfeln in vitro dosisabhängig das Wachstum von Kolon- und Leberkrebszellen hemmte [23].

Äpfel enthalten eine Reihe von sekundären Pflanzenstoffen, darunter Quercetin, Catechine oder Phloridzin. Dabei schwankt der Gehalt der Wirkstoffe stark je nach Apfelsorte und nach Reifegrad [11].

Für die Zufuhr von >1 **Apfel** im Vergleich zu einer Zufuhr von weniger als 1 Apfel pro Tag beträgt die Odds Ratio bezüglich der Inzidenz von Krebserkrankungen **in der Mundhöhle und am Rachen** 0,79 (Risikoreduktion −21 %). Für einen Krebs der Speiseröhre beträgt der Wert 0,75 (−25 %), im Kolon und Rektum 0,80 (−20 %) und am Kehlkopf 0,58 (−42 %). Die Ergebnisse ermittelten Gallus et al. [26] in einer Fall-Kontroll-Studie, in der über 14.000 Teilnehmer 1 Jahr lang beobachtet wurden.

■ Antioxidanzien, insbesondere Vitamin C

Die Wirkung von **Antioxianzien** als Zusatzmaßnahme in der Krebstherapie wurde in vitro und in vivo gezeigt. Zum einen ergab sich, dass Vitamin A, E und C oder Carotinoide (insbesondere in Kombination mit gesunder Ernährung und Lifestyle-Modifikation) die Zelldifferenzierung fördern und das Tumorzellwachstum durch komplexe Mechanismen hemmen. Außerdem wird durch die Auf-nahme dieser Mikronährstoffe der wachstumshemmende Effekt von Bestrahlung, Chemotherapie oder Hyperthermie auf Tumorzellen verstärkt. Schließlich reduzieren die Antioxidanzien auch die Toxizität verschiedener Standardtherapeutika auf normale Zellen [68].

Bei einer über 13.000 Probanden umfassenden placebokontrollierten Doppelblindstudie senkten **Antioxidanzien** (Beta-Carotin 6 mg, Zink 20 mg, Selen 100 µg, Vitamin C 100 mg, Vitamin E 30 mg) innerhalb von 7,5 Jahren signifikant das Krebsrisiko (relatives Risiko 0,69) und die Gesamtmortalität (relatives Risiko 0,63) bei Männern, dagegen nicht bei Frauen. Die Männer hatten generell niedrigere Blutspiegel an Antioxidanzien [39].

Das Risiko für **maligne Melanome** ist bei den höchsten gegenüber den niedrigsten Plasmaspiegeln von Beta-Carotin (OR 0,9), Alpha-Tocopherol (OR 0,7), für Gesamt-Carotinoide (OR 0,7) und für Gesamt-Vitamin E (OR 0,7) reduziert. Dies fanden Stryker et al. [82] in ihrer Studie mit 452 Probanden.

In einer Studie mit 19.496 Teilnehmern zeigten die **Vitamin-C**-Plasmaspiegel eine inverse Beziehung zur Krebssterblichkeit bei Männern (EPIC-Norfolk Study [49]). Das Sterberisiko war im höchsten Quintil der Vitamin-C-Aufnahme halb so hoch wie im niedrigsten ($p < 0,0001$). Eine Erhöhung der Vitamin-C-Spiegels um 20 µmol/l (etwa gleichwertig mit 50 g mehr Obst und Gemüse pro Tag) ging mit einer 20 %igen Reduktion der Gesamtmortalität einher ($p < 0,0001$).

Allgemein kann **Vitamin C** Krebszellen gezielt abtöten, während gesunde Zellen nicht geschädigt werden: Es dient in der unmittelbaren Umgebung von Zellen als sog. Prodrug für die Bildung von Wasserstoffperoxid, das den Tod der Krebszellen herbeiführt. Dabei hängt die Wirkung auch von der Darreichungsform ab: Vitamin C muss für ausreichende Konzentrationen so hoch dosiert werden, dass es nur per Infusion verabreicht werden kann [14].

Für die Tatsache, dass **Vitamin C** in hoher parenteraler Dosierung zytotoxisch bzw. chemotherapeutisch wirkt, spricht der Überblick über Studiendaten aus dem Jahr 1995 [72]. Bereits in einer frühen randomisierten Doppelblindstudie von Moertel et al. [57] wurde gezeigt, dass bei fortgeschrittener Krebserkrankung **Vitamin C** in ausreichend hohen Mengen Tumorzellen selektiv, ähnlich wie andere Zytostatika, zerstören kann.

◼ Selen

Aus der Gruppe der Cofaktoren in antioxidativen Enzymen spielt Selen eine bedeutende Rolle. So fand sich in einer Studie mit 1.312 Teilnehmern [15], die 8 Jahre lang behandelt wurden, unter der Gabe von 200 µg Selen eine signifikante Reduktion der **Krebsmortalität** um 50 % und der **Krebsneuerkrankungsrate** um 37 %. Im Einzelnen wurde die Inzidenz des Lungenkrebses durch die Selengabe signifikant um 45 % und die des Dickdarmkrebses um 58 % reduziert.

Bei Patienten mit aggressivem **B-Zell-Non-Hodgkin-Lymphom** unter Chemotherapie mit Anthracyclin und/oder Strahlentherapie korrelierten die Serumselenspiegel positiv mit der Ansprechrate (Odds Ratio 0,62) und Langzeitremission nach Erstbehandlung sowie mit der Gesamtüberlebenszeit (Hazard Ratio 0,76 für 0,2 µmol/l Anstieg) [53].

◼ Vitamin D und Vitamin-D-Analoga

Niedrige Vitamin-D-Spiegel sind – nach der prospektiven *"Health Professionals' Follow-up Study"* mit 47.800 Teilnehmern (über 14 Jahre) – mit einem erhöhten Risiko für **Krebs** und der Mortalitätsrate bei Männern verbunden, insbesondere für Krebserkrankungen des **Magen-Darm-Trakts** [29]. Eine Erhöhung des Vitamin-D-Spiegels um 25 nmol/l ist mit einer 17 %igen Reduktion des Gesamtkrebsrisikos und eine 45 %igen Senkung der Krebsmortalität im Magen-Darm-Trakt verbunden.

1,25-Dihydroxyvitamin D_3 hemmt das Wachstum verschiedener Krebszelltypen, kann aber auch eine Hyperkalzämie induzieren. Ein nicht hyperkalzämisch wirkendes Vitamin-D-Analogon ist Paricalcitol (19-nor-1,25-Dihydroxyvitamin D_2), es besitzt **antikanzerogene Aktivität** (d.h., es hemmt die Proliferation der Zellen und induziert eine Apoptose) bei Leukämie-, Myelom- und Kolonkarzinomzellen [50].

Ein weiteres 1,25-Dihydroxyvitamin-D_3-Analogon, EB1089, besitzt antiproliferative bzw. apoptoseinduzierende Wirkung auf **maligne Zellen.** Es beeinflusst dosisabhängig auch Myelomzellen, u.a. via G_1-Phase des Zellzyklus, p38-Kinase und ERK (=Extracellular Signal Regulated Kinase)-Aktivität [61].

Den antiproliferativen Effekt von Vitamin-D-Analoga können Glukokortikoide potenzieren und dabei das Hyperkalzämierisiko reduzieren. Eine andere Möglichkeit, um den intratumorösen Effekt der Vitamin-D-Analoga zu optimieren, besteht darin, ihren Katabolismus zu blockieren. Die Kombination von Calcitriol und Ketoconazol (ein Hemmstoff des abbauenden Enzyms 24-Vitamin-D-Hydroxylase) erhöht z.B. bei androgenunabhängigem Prostatakarzinom die Überlebensrate signifikant (23,5 vs. 16,4 Monate) [84].

◼ Calcium und Vitamin D

Das Rektumkarzinomrisiko ist stark abhängig von der **Calcium-Zufuhr** (relatives Risiko 0,59 bei hoher vs. niedriger Zufuhr) und der Vitamin-D_3-Zufuhr (0,76 hohe vs. niedrige Zufuhr). Mit einer hohen Aufnahme von Calcium und Vitamin D_3 gemeinsam wurde eine Risikosenkung um 45 % erzielt. Diese Ergebnisse berichteten Zheng et al. [99] nach einer 9-jährigen epidemiologischen Studie mit 34.702 Frauen in der Postmenopause.

Mit der Supplementierung von Calcium (Calciumcarbonat oder Calciumgluconolactat) lag die Zahl der Rezidive bei kolorektalen Adenomen signifikant niedriger als in der Vergleichsgruppe (relatives Risiko 0,80). Dies ergab die Metaanalyse von Shaukat et al. [77], die 3 Studien mit 1.485 Teilnehmern umfasste.

Auch bei gutartigen Adenomen des Dickdarms liegen Nachweise dazu vor, dass sich die **Calcium- und Vitamin-D**-Aufnahme umgekehrt zur Häufigkeit dieser Adenome verhält [36].

Einer Metaanalyse zufolge [32] reduzieren eine hohe **Vitamin-D-Gabe** (>25 µg/Tag) bzw. Serumspiegel von 33 ng/ml oder mehr 25-Hydroxy-Vitamin D das **Dickdarmkrebsrisiko** um gut 50 %.

Diese signifikante Beziehung zwischen hohe Aufnahme bzw. hohen Serumspiegeln von **Vitamin D** und dem Risiko für **kolorektale Krebserkrankungen** bestätigten ebenfalls Grant u. Garland in ihrem Übersichtsartikel [34].

Vitamin D beeinflusst die Entwicklung eines **Pankreaskarzinoms** (relatives Risiko 0,59 bei der Gruppe mit der höchsten vs. niedrigsten Aufnahme). Dieses Ergebnis wurde in den beiden großen epidemiologischen Studien, der *"Health Professio-*

nals' Follow-up Study" mit 46.771 Männern und der *"Nurses' Health Study"* mit 75.427 Frauen, ermittelt [78].

■ Einzelne Tumorarten

▶ Lungenkrebs

In einer Fall-Kontroll-Studie [37] konnten hohe Vitamin-B_6-Spiegel das Lungenkrebsrisiko um die Hälfte (Odds Ratio 0,51) senken.

Außerdem wurde das **Lungenkrebsrisiko** im Laufe einer 8-jährigen Studie mit 3.409 Teilnehmern mit steigender Verzehrsmengen von **Isoflavonen** (deutlicher als für Phytosterine) um bis zu 46 % reduziert [76].

Signifikante protektive Effekte bezüglich des Lungenkrebses wurden in einer 6,3 Jahre laufenden prospektiven Kohortenstudie mit Männern für Folsäure und Vitamin C gefunden [91].

Bei menschlichen Lungenepithelkrebszellen (H460) induzierte Alpha-Liponsäure reaktive Sauerstoffspezies und erhöhte dadurch – über einen prooxidativen mitochondrialen Effekt – die Apoptose der Zellen [58].

▶ Tumoren des Magen-Darm-Trakts

Probanden, die Vitamin-A-haltige Supplemente einnehmen, hatten in der *Netherlands Cohort Study* (6,3 Jahre mit 120.852 Teilnehmern) [10] ein um 60 % erniedrigtes **Risiko für Magenkrebs**. Außerdem fand sich eine umgekehrte Relation zwischen Vitamin-C-Aufnahme und Magenkrebs (relatives Risiko 0,7 für die Gruppe mit der höchsten vs. niedrigsten Aufnahme).

Das **Risiko für Magenkrebs** korrelierte in einer japanischen Untersuchung [86] umgekehrt mit den Blutspiegeln der **Antioxidanzien** Beta-Carotin (relatives Risiko 0,31), Vitamin E (0,89), Alpha-Carotin (0,67), Lycopin (0,56) und Vitamin C (0,61).

Ein besonderer Zusammenhang besteht zwischen Krebserkrankungen und **Argininmangel**: Krebspatienten haben (wahrscheinlich durch die erhöhte Aktivität des Enzyms Arginase im Tumor) deutlich niedrigere Argininspiegel als Kontrollpersonen. Dieser Mangel ist spezifisch für Krebskrankheiten. Er führt zu weiteren Stoffwechselstörungen, zu einer verminderten Energieaufnahme und damit zur Kachexie [90].

Nach einer placebokontrollierten Doppelblindstudie mit 85 Patienten nach Krebsoperation [19] im oberen Magen-Darm-Trakt wurden durch **Arginin, Omega-3-Fettsäuren** und RNA klinische, immunologische und metabolische Parameter signifikant verbessert.

Folsom u. Hong [25] fanden in ihrer prospektiven 17-jährigen Studie mit 35.196 Teilnehmerinnen, dass **Magnesium** signifikant das **Dickdarmkrebsrisiko** reduzierte.

Das Risiko für die Entwicklung eines **kolorektalen Tumors** ist bei Frauen nach Tseng et al. (Fall-Kontroll-Studie [85]) umgekehrt proportional zur Zufuhr an **Eisen, Folsäure und Vitamin C**. Dabei ist Folsäure der beste Schutzfaktor. Bei Männern ist eine hohe Zufuhr an Calcium und Vitamin E mit einem reduzierten Risiko verbunden, wobei sich das Vitamin am stärksten (relatives Risiko 0,35) auswirkt.

Es wurde nachgewiesen, dass **Alpha-Liponsäure** oder ihre reduzierte Form Dihydroliponsäure durch einen prooxidativen (mitochondrialen) Mechanismus bei menschlichen Kolonkrebszellen (HAT-29) effektiv die Apoptose induziert [93].

▶ Blasen- und Nierenkrebs

Einflussfaktoren für die Entstehung von Blasenkrebs wurden in einer 4-jährigen Fall-Kontroll-Studie [40] mit 446 Probanden untersucht. Unter Einbeziehung von Faktoren, wie Rauchen und Alter der Teilnehmer, wurde die Odds Ratio für **Carotinoide** als protektive Substanzen gegen die Blasenkrebsentwicklung bestimmt: Die Werte lagen für Alpha-Carotin bei 0,22 (Risikoreduktion −78 %), für Lutein bei 0,42 (−58 %), für Lycopin bei 0,94 (−6 %) und für Beta-Cryptoxanthin bei 0,90 (−10 %). Die Ergebnisse der Studie weisen darauf hin, dass Carotinoide vor Blasenkrebs schützen können.

Auch bei diesem urologischen Krebs konnten hohe Dosierungen der Vitamine A (40.000 IE), B_6 (100 mg), C (2 g), E (400 IE) sowie Zink (90 mg) deutlich die Rezidivrate bei Patienten verringern, die eine intravesikale Bacillus-Calmette-Guérin-(BCG-)Immuntherapie erhaltenhatten. In einer Doppelblindstudie mit 65 Blasenkrebspatienten [51] lag die 5-Jahres-Wahrscheinlichkeit eines Rezidivs bei 41 % im Vergleich zu 91 % bei Patienten, die keine Mikronährstoffgabe erhalten hatten.

Der Verzehr von **fettem Seefisch** (wie Makrelen, Hering, Sardinen, Lachs) mit viel Omega-3-Fettsäuren und Vitamin D mindestens 1-mal pro Woche reduzierte in einer 15-jährigen Studie (n= 61.433 Frauen) *(Swedish Mammography Cohort Study* [96]) das **Nierenkrebsrisiko** signifikant (Odds Ratio 0,56) im Vergleich zur Kontrollgruppe. Bei einer solchen Ernährung für mehr als 10 Jahre sank das Risiko noch deutlicher ab (Odds Ratio 0,26). Der Zusammenhang ließ sich für magere Fischsorten nicht bestätigen.

■ Hämatologische Neoplasien und malignes Melanom

Eine epidemiologische Untersuchung (Daten von 1964 bis 2000 [65]) zeigte, dass sich **Vitamin-D-Spiegel** jahreszeitabhängig verhalten. Die Jahreszeit der Diagnose ist auch ein strenger prognostischer Faktor für **Morbus Hodgkin** mit ca. 20 % weniger tödlich verlaufenden Fällen im Herbst im Vergleich zum Winter (relatives Risiko 0,78). Die Überlebenszeit ist bei Patienten unter 30 Jahren mit Diagnosestellung im Herbst um mehr als 60 % verlängert (relatives Risiko 0,36). Die erhöhten Vitamin-D-Spiegel können sich offenbar günstigen auf die konventionelle Therapie auswirken.

Beim Risiko für die Entstehung von **Non-Hodgkin-Lymphomen** ergab sich ein umgekehrter Zusammenhang zwischen der Aufnahme von **mehrfach ungesättigten Fettsäuren, Linolsäure** sowie **Vitamin D** (Odds Ratio jeweils 0,6). Dabei war dieser Effekt bei Frauen starker aufgeprägt. Die Fall-Kontroll-Studie von Polesel et al. [64] lief 3 Jahre mit 674 Probanden.

Zellen von Myelomen und **B-Zell-Lymphomen** reagieren empfindlich auf **Vitamin K$_2$**. Die entsprechende Wachstumshemmung erfolgt u.a. über Apoptose und Aktivierung von Caspase-3. Vitamin K$_2$ stellt eine gute Behandlungsoption für Myelompatienten dar, insbesondere solche, die aufgrund von Alter oder Komplikationen nicht für eine intensive Chemotherapie geeignet sind [87].

Bei 58 Kindern mit **akuter lymphatischer Leukämie (ALL)** und malignem Lymphom [74] finden sich gegenüber Kontrollen in Haarproben erniedrigte Konzentrationen an Magnesium sowie signifikant erniedrigte Spiegel an Zink. Auch die Zinkspiegel im Serum sind erniedrigt.

Bei malignem Melanom und kutanen T-Zell-Lymphomen fanden Deffuant et al. [21] erniedrigte

Serumselenspiegel in Abhängigkeit vom Stadium der Krankheit: Sie sind bei Tumorrezidiven signifikant niedriger als bei Tumoren ohne Rezidiv. Auch Reinhold et al. [70] hatten bei Patienten mit malignem Melanom signifikant niedrigere Selenspiegel gegenüber den Kontrollpersonen gefunden, die mit dem zunehmenden Schweregrad der Krebserkrankung korrelierten.

Nach der In-vitro-Studie von Kang et al. [46] induziert **Vitamin C** die Apoptose von Melanomzellen. Ebenfalls in vitro untersuchten Malafa et al. [55] die Wirkung von **Vitamin E** auf Melanomzellen. Das Vitamin förderte den Ruhezustand und hemmte die Angiogenese bei diesen Krebszellen. Außerdem unterdrückte es signifikant die Expression von VEGF (Endothel-Wachstumsfaktor), VEGF-Rezeptor 1 und VEGF-Rezeptor 2 in Melanomen.

Polymorphismen des Vitamin-D-Rezeptor-Gens sind mit Anfälligkeit und Prognose bezüglich eines malignen Melanom verbunden. Die vorliegenden Daten (Fall-Kontroll-Studie [41]) legen nahe, dass das antiproliferativ wirkende Calcitriol (1,25(OH)$_2$D$_3$), der Ligand des Vitamin-D-Rezeptors (VDR), einen protektiven Einfluss gegenüber dem malignen Melanom besitzt.

■ Einfluss von begleitender Mikronährstoffgabe auf Wirkung und Nebenwirkung von Chemo- und Strahlentherapie

Mikronährstoffe können sich auf unterschiedliche, positive Weise auf die Therapiemaßnahmen bei Krebserkrankungen auswirken. Beispielsweise wird im Vergleich zur alleinigen Standardtherapie eine Chemotherapie und/oder Bestrahlung bei kleinzelligem **Lungenkarzinom** besser vertragen, wenn man zusätzlich Antioxidanzien (Vitamine, Spurenelemente) bzw. Fettsäuren verabreicht [44]. Darüber hinaus wurde mit dieser Supplementierung die Überlebenszeit verlängert.

■ Mikronährstoffgabe bei Chemotherapie

Im Jahr 2007 veröffentlichten Block et al. [8] ein systematisches Review zu der Frage, inwieweit sich Antioxidanzien bei einer Chemotherapie auswirken. In keiner der 19 analysierten randomisierten, kontrollieren Studien hatten **Antioxidanzien**, wie Glutathion, Melatonin, Vitamin A, Vitamin C, N-Acetylcystein, Vitamin E, Ellagsäure) die Effektivität der **Chemotherapie verringert**. Die Antioxidanziengabe führte häufig zu verlängerten Überlebenszeit, verbessertem Ansprechen des Tumors auf die Therapie und zu geringerer Toxizität.

Insgesamt 136 Lungenkrebspatienten mit nicht-kleinzelligem Lungenkarzinom (NSCLC), die zusätzlich zu Paclitaxel und Carboplatin hochdosierte Antioxidanzien (**Vitamin C, Vitamin E und Beta-Carotin**) erhielten, wiesen – im Vergleich zur alleinigen Chemotherapie – eine längere Überlebenszeit (durchschnittlich 11 vs. 9 Monate) und eine höhere 1-Jahres- bzw. 2-Jahresüberlebensrate auf (39,1 % vs. 32,9 % bzw. 15,6 % vs. 11,1 %) [62].

Bei multiplem Myelom verbessert die zusätzliche Gabe von **Vitamin C** die Wirkung von Arsentrioxid in der First-line-Chemotherapie [2].

In einer kontrollierten klinischen Studie mit 70 Patienten [54], die unter fortgeschrittenen nicht-kleinzelligen **Lungenkarzinomen** litten, erzielte man mit Melatonin, zusätzlich zur Therapie mit Cisplatin und Etoposid verabreicht, eine verbesserte Ansprechrate des Tumors (11 von 34 vs. 6 von 35 Patienten), eine signifikant höhere 1-Jahres-Überlebensrate (bei 15/34 vs. 7/36; p<0,05) und signifikant geringere Nebenwirkungen (Myelosuppression, Neuropathie, Kachexie). Somit verbesserte Melatonin die Effektivität der Chemotherapie und reduzierte ihre Toxizität.

Auf die besondere Rolle von Melatonin weist eine epidemiologische Untersuchung mit Stewardessen hin. Diese erkranken im Vergleich zur Normalbevölkerung signifikant häufiger an malignem Melanom und Brustkrebs (standardisierter Inzidenzquotient SIR 2,15 bzw. 1,40). Mitursache sind wahrscheinlich hochenergetische **Neutronenbestrahlung** und Störungen der **Melatoninproduktion** durch Verschiebungen des zirkadianen Rhythmus (Melatonin hemmt Melanomzellen und wirkt antiöstrogen). Diese Ergebnisse berichten die Autoren einer Metaanalyse, in die sie 7 Studien mit 16.635 Stewardessen aufnahmen [12].

Bei 103 Kindern mit **akuter lymphoblastischer Leukämie (ALL)** führte – über eine 6-monatige Beobachtungszeit – eine höhere Vitamin-C-Zufuhr zu weniger Zeitverzögerung bis zur Erreichung einer intensiveren Chemotherapiestufe, zu geringerer Toxizität und kürzeren Krankenhausaufenthalten [48]. Eine höhere **Vitamin-E**-Aufnahme reduzierte die Infekthäufigkeit und eine höhere Beta-Carotinaufnahme war mit einem geringeren Toxizitätsrisiko verbunden. Viele Kinder mit ALL

nehmen Antioxidanzien und Vitamin A in geringerer Menge auf, als dies im *National Health and Nutrition Examination Survey* für die USA empfohlen wird: Sie erreichen für Vitamin E nur 66 %, für Gesamtcarotinoide 30 %, für Beta-Carotin 59 % und für Vitamin A nur 29 % der empfohlenen Verzehrsmenge.

In einer placebokontrollierten Doppelblindstudie mit 70 Patienten [20] wurde die durch Fluorouracil induzierte intestinale Toxizität durch 18 g **Glutamin** über 15 Tage, zusätzlich zur Chemotherapie, reduziert: Dauer und Ausprägung der Diarrhoe waren verringert (AUC 1,9 vs. 4,5), außerdem konnte der Verbrauch an Loperamid signifikant (p=0,002) verringert werden.

Die durch Oxaliplatin induzierte Neurotoxizität bei fortgeschrittenem **Kolonkarzinom** ließ sich durch eine Infusion mit 1 g Calciumgluconat und 1 g Magnesiumsulfat vor und nach der Oxaliplatin-Gabe in Inzidenz und Stärke signifikant reduzieren. Dies ergab eine retrospektive Studie mit 161 Patienten mit fortgeschrittenem kolorektalen Karzinom [27].

Unter Chemotherapie mit Cisplatin und Paclitaxel fanden sich in einer kontrollierten Studie [5] bei 31 Krebspatienten signifikant weniger periphere Neuropathien (25 % vs. 73 %; relatives Risiko 0,34), wenn sie zusätzlich mit 2 × 300 mg **Vitamin E** behandelt wurden. Auch der Schweregrad der Neuropathie war mit einem Punktwert für periphere Neuropathie von 3,4 (vs. 11,5) deutlich geringer als bei den Patienten, die kein Vitamin E erhalten hatten.

Die durch Oxaliplatin verursachte periphere Polyneuropathie, die bei 80-95 % der betroffenen Patienten auftritt, wurde in einer Studie mit 15 Patienten [28] durch die wöchentliche Infusion von 600 mg **Alpha-Liponsäure** (für 3-5 Wochen) bei 53 % (8/15 Patienten) im Schweregrad effektiv reduziert.

In einer experimentellen Studie an der Ratte [63] reduzierte **L-Carnitin** die durch Paclitaxel und Cisplatin bedingte Neurotoxizität signifikant, ohne dass die Wirkung der Zytostatika beeinträchtigt wurde.

Auch bei Adriamycin-bedingter Kardiomyopathie kann **Propionyl-L-Carnitin** im Tiermodell (Ratten) vollständig die Hemmung der mitochondrialen Beta-Oxidation der langkettigen Fettsäuren kompensieren und vor der Lipidperoxidation in Herzzellmembranen schützen [75]. Dabei wird die zytotoxische Aktivität von Adriamycin nicht gehemmt.

Die durch Anthracyclin hervorgerufene Kardiotoxizität bei **lymphoplastischer Leukämie** oder **Non-Hodgkin-Lymphom** konnte in einer placebokontrollierten Studie mit Kindern[42] durch die Gabe von **Coenzym Q$_{10}$** erfolgreich behandelt werden: Es fand sich ein messbarer protektiver Effekt auf die Herzfunktion gegenüber der alleinigen Anthracyclin-Therapie.

Die Therapie mit **Cyclophosphamiden** führt zu einer Kardiomyopathie infolge Fettstoffwechselstörungen (Cholesterin, Triglyceride, LDL-, VLDL-, HDL-Cholesterin, freie Fettsäuren). Auch hier wirkte **Alpha-Liponsäure** signifikant positiv und führte die pathologischen Veränderungen im Fettstoffwechsel nahezu bis zum Normbereich zurück [59].

Häufig führt die Chemotherapie zu einer Stomatitis. Werden während und nach der Chemotherapie im Rahmen einer placebokontrollierten klinischen Studie [4] 2 × 2 g **Glutamin** verabreicht, so reduzieren sich signifikant Dauer und Schweregrad der Stomatitis und die Lebensqualität der Patienten wird erhöht.

In einer Studie mit 50 Patienten [35] wurden täglich 4 g **L-Carnitin** 7 Tage lang verabreicht. Bei diesen Patienten, die unter der Chemotherapie mit Ifosfamid oder Cisplatin niedrige Carnitinspiegel und eine Erschöpfung *("Fatigue")* aufwiesen, führte die Supplementierung zu einem normalen Carnitinspiegel und zu einer Verbesserung der Lebensqualität und speziell der therapiebedingten Erschöpfung, wie sie anhand des Fragebogens *"Functional Assessment of Cancer Therapy Fatigue"* festgestellt wurde (Erhöhung des Punktwerts von im Mittel 19,7 auf 34,9). Dieses bessere Befinden hielt bis zum nächsten Chemotherapiezyklus an.

Auch Gramignano et al. [33] führten bei Patienten mit fortgeschrittenen Krebserkrankungen eine Behandlung der therapiebedingten Erschöpfung mit L-Carnitin durch. Die Behandlung mit 3 × 2 g L-Carnitin reduziertes signifikant die Beschwerden und verbesserte die Lebensqualität.

■ Mikronährstoffgabe bei Strahlentherapie

In einer In-vitro-Untersuchung an Blasenkrebs- und Lungenkrebszelllinien ergab sich eine erhöhte Wirkung der Bestrahlung, wenn im Kulturmedium **All-Trans-Retinolsäure** vorhanden war [22].

Im Rahmen einer chronischen **Strahlenenteritis** kommt es zu verstärkter Radikalbildung, dabei sind die Plasmaselenspiegel und die GSHPx-(Glutathionperoxidase-)Aktivität reduziert. Das **Antioxidanziendefizit** ist mitverantwortlich für die Aufrechterhaltung der Entzündung und Immunaktivierung. Selen und GSHPx-Aktivität korrelieren negativ mit Neopterin und Tumornekrosefaktor-α. Dies ergab die Untersuchung von Reimund et al. [69] mit 23 Patienten.

Bei Patienten mit fortgeschrittenes Rektumkarzinom wurden in einer Studie [38] 2.000 µg **Selen** bei jedem Zyklus mit 5-Fluorouracil und 400 µg Selen bei Bestrahlung der Tumorregion und der Lymphknoten verabreicht. Diese unterstützende Selensupplementierung verbesserte die Lebensqualität und wirkte insbesondere günstig auf Durchfall, Dysurie, Schmerzen, Appetitlosigkeit, Übelkeit und Erbrechen.

Das **Probiotikum** *Lactobacillus rhamnosus* reduzierte bei Patienten, die wegen eines malignen Tumors eine Strahlentherapie erhalten mussten, gegenüber Placebo hochsignifikant die auftretenden Durchfälle (n=206) [88].

In einer anderen placebokontrollierten Doppelblindstudie mit 54 Patienten, die unter einer Krebserkrankung der Mundhöhle und des Nasenrachenraums litten [24], konnte die Mundspülung mit 400 mg Vitamin E in Lösung die Inzidenz der strahleninduzierten Mukositis (um 36 %) und die Schmerzintensität (Stufe 2-3: 10,7 % der Fälle vs. 53,8 % unter Placebo) reduzieren.

4.3.7. Rezepturbeispiele bei Tumorerkrankungen

■ Ernährung bei Karzinomen

Die Ernährung der Karzinompatienten sollte auf komplexe Kohlenhydrate abgestimmt sein (600-800 g täglich). Während Karzinompatientinnen nur zu 40 % einen Gewichtsverlust erleiden, tritt dieser bei Patienten mit Bronchial-Magen-, Pankreas- und Prostatakarzinom in bis zu 60-80 % der Fälle auf. Die Fettzufuhr sollte bei 15-30 % der Energiezufuhr liegen. Zu meiden sind leichtver-

Substanz	Dosierung	Stufe und Bemerkungen
Vitamin C ✓	100-200 mg	I
Vitamin E	30-600 IE	I
Beta-Carotin	6 mg	I; nicht bei Rauchern
Zink ✓	20 mg	I
Selen ✓	100-200 µg	I
Vitamin A	5.000 IE	II
Vitamin D$_3$	400 µg	II
Calcium	750 mg	II
Magnesium	400 mg	II
L-Arginin	200 mg	II
Ungesättigte Fettsäuren	300 mg	II
Glutamin	200 mg	II
Coenzym Q$_{10}$	30 mg	II
L-Carnitin	500 mg	II
Phytoöstrogene (Isoflavone)	40-60 mg	II
Lycopin	6-10 mg	II

1 Prävention von Krebs allgemein.

Praxistipps:
• Obst und Gemüse hochdosiert sind als Basismaßnahme sowohl in der Krebsprävention allgemein als auch zur Prävention einzelner Tumoren unverzichtbar (Stufe I).
• Die Zufuhr des Selens sollte sich nach dem individuellen Bedarf und Vorkommen im Organismus orientieren. Eine Vollblutuntersuchung ermöglicht repräsentative Langzeitspiegel

Substanz	Dosierung	Stufe und Bemerkungen
Vitamin E ✓	30-600 mg	I
Lycopin ✓	6-10 mg	I
Selen ✓	100-200 µg	I
Fischöl ✓	0,5-3 g	I
Phytoöstrogene ✓ (Isoflavone)	40-100 mg	I
Folsäure	0,6-1 mg	I
Zink	20-30 mg	II

2 Prävention des Prostatakarzinoms.

Praxistipp:	
Prävention des Prostatakarzinoms über eine optimierte Ernährung ("Food-Cocktail"):	
Wirkstoffe	Lebensmittel-Beispiele
Vitamin E	Olivenöl, Weizenkeimöl, Weizenkeime, Sesam
Selen	Vollkornprodukte, Seefisch, Rotbarsch
Lycopin	Tomatensaft
Zink	Weizenkeime, Nüsse
Phytoöstrogene	Sojajoghurt

Substanz	Dosierung	Stufe und Bemerkungen
Folsäure ✔	0,6-1 mg	I
Cystein/NAC	0,5-1,5 g	I
Phytoöstrogene (Isoflavone) ✔	40-100 mg	I
Carotinoide	25 mg	I
Lycopin ✔	6-10 mg	I
Omega3-Fettsäuren ✔	0,5-3 g	I
Niacin	100 mg	II
Selen	100-200 µg	II
Zink	20-30 mg	II

3 Prävention des Mammakarzinoms.

> **Praxistipp:**
> 3-Indol-Carbinole reduzieren das Karzinomrisiko durch Einflussnahme auf den Östrogenmetabolismus (2:16-OH-Metabolismus). Das Risiko lässt sich individuell durch Messung dieser Ausscheidungsrate individuell im Urin der Patientin bestimmen.

Substanz	Dosierung	Stufe und Bemerkungen
Vitamin A	5.000 IE	I
Vitamin C ✔	200 mg	I
Phytoöstrogene (Isoflavone) ✔	40-100 mg	I
Selen	100-200 µg	II

4 Prävention des Uteruskarzinoms (Endometrium, Zervix).

Substanz	Dosierung	Stufe und Bemerkungen
Vitamin C ✔	1-2 g	I
Folsäure ✔	0,6-1 mg	I
Vitamin B_6	100 mg	I
Phytoöstrogene (Isoflavone)	40-100 mg	I
Selen	100-200 µg	II

5 Prävention des Lungenkarzinoms.

Substanz	Dosierung	Stufe und Bemerkungen
Vitamin C	500-3.000 mg	I
Folsäure	0,5-1 mg	I
Eisen	8-30 mg	I
Vitamin D_3 ✔	400 µg	I
Calcium	0,5-1 g	I
Selen	100-200 µg	I
Magnesium	0,3-0,5 g	I
Vitamin E	200-600 mg	II

6 Prävention kolorektaler Karzinome.

Substanz	Dosierung	Stufe und Bemerkungen
Vitamin A	5.000 IE	I
Vitamin C ✓	50-200 mg	I
Vitamin E ✓	30-600 mg	I
Carotinoide	25 mg	I
Lycopin ✓	6-10 mg	I
Selen	100-200 µg	II

7 Prävention des Magenkarzinoms.

Praxistipp:

Eine perniziöse Anämie mit Vitamin-B_{12}-Mangel gilt als Risikofaktor für die Entstehung von Magenkrebs. Sie muss diagnostiziert und ggf. behandelt werden.

Substanz	Dosierung	Stufe und Bemerkungen
Carotinoide ✓	25 mg	I
Lycopin ✓	6-10 mg	I
Selen	100-200 µg	II

8 Prävention des Blasenkarzinoms.

Substanz	Dosierung	Stufe und Bemerkungen
Carotinoide ✓	25 mg	I
Eisen	8-30 mg	I
Folsäure ✓	0,5-1 mg	I
Selen	100-200 µg	II

9 Prävention von Leukämien (hämatologische Neoplasien).

Praxistipp:

Die Empfehlungen gelten insbesondere auch für Schwangere, um Leukämien bei den Kindern zu verhindern.

Substanz	Dosierung	Stufe und Bemerkungen
Vitamin C ✓	1.000-3.000 mg	I
Vitamin E ✓	500-2.500 IE	I
Vitamin A	5.000-25.000 IE	I
Carotinoide	5-25 mg	I
Arginin	3-6 g	I
Vitamin K	30-120 µg	II
Vitamin D_3	800 µg	II
Selen ✓	100-1.000 µg	II
Proteolytische Enzyme	150-300 mg	II
Probiotika	$2\text{-}5 \times 10^9$ KBE	II

10 Therapie von Krebs allgemein (und von nicht vorgestellten Tumoren).

> **Praxistipp:**
>
> Ein limitierender Faktor für den Erfolg jeglicher Krebstherapie besteht im Auftreten einer Kachexie. Es ist neben einer ausreichenden Zufuhr von Mikronährstoffen auch für eine optimierte Aufnahme von Makronährstoffen aus vollwertiger Nahrung oder ergänzend in Form hochwertiger, konzentrierter Supplemente (z.B. Zufuhr der wichtigsten anabol wirkenden Aminosäuren in Reinform) Sorge zu tragen. Bezüglich Vitamin C hat sich die Ergänzung der oralen Zufuhr durch parenterale Gabe in der Krebstherapie allgemein und in der Behandlung einzelner Tumore bewährt (üblicherweise 2 × pro Woche 7,5-30 g).

Substanz	Dosierung	Stufe und Bemerkungen
Vitamin E ✓	50-400 mg	I
Omega-3-Fettsäuren ✓	100 mg	I
Phytoöstrogene (Isoflavone) ✓	60-100 mg	I; Hemmung des Krebswachstums
Lycopin	10 mg	I; insbesondere auch vor Prostatektomie
Vitamin C ✓	1.000-2.000 mg	II
Selen ✓	100-1.000 µg	II

11 Therapie des Prostatakarzinoms.

Substanz	Dosierung	Stufe und Bemerkungen
Vitamin C ✓	1-2 g	I
Glutathion	50-250 mg	I
Arginin	30 g	I; bei Chemotherapie
Phytoöstrogene (Isoflavone)	60-100 mg	I
Selen ✓	100-1.000 µg	II

12 Therapie des Mammakarzinoms.

Substanz	Dosierung	Stufe und Bemerkungen
Vitamin E ✓	600-1.200 mg	I
Proteolytische Enzyme	150-300 mg	I; bei Strahlentherapie
Vitamin C ✓	1-2 g	II
Selen ✓	100-1.000 µg	II

13 Therapie des Uteruskarzinoms (Endometrium-, Zervixkarzinom).

Substanz	Dosierung	Stufe und Bemerkungen
Glutathion ✓	50-250 mg	I; zusätzlich zur Cisplatintherapie
Vitamin C ✓	1-2 g	II
Selen ✓	100-1.000 µg	II

14 Therapie des Ovarialkarzinoms.

Substanz	Dosierung	Stufe und Bemerkungen
Alpha-Liponsäure	600 mg	I
Vitamin C ✔	6 g	I; bei Therapie mit Paclitaxel und Carboplatin, bei Strahlentherapie
Vitamin E ✔	1 g	I; bei Therapie mit Paclitaxel und Carboplatin, bei Strahlentherapie
Beta-Carotin	60 mg	I; bei Therapie mit Paclitaxel und Carboplatin, bei Strahlentherapie
Melatonin	0,3-3 mg	I; bei Therapie mit Cisplatin und Etoposid
Selen ✔	100-200 µg	II
Vitamin B$_6$	0,4-2 mg	II
Folsäure	0,4-1 mg	II

15 Therapie des Lungenkarzinoms.

Substanz	Dosierung	Stufe und Bemerkungen
Calcium	1.000 mg	I; auch bei Oxaliplatin-Therapie
Magnesium	0,3-0,5 g	I; bei Oxaliplatin-Therapie
Alpha-Liponsäure ✔	600 mg	I
Selen ✔	400-2000 µg	I; bei Strahlen- und/oder 5-Fluorouracil-Therapie
Vitamin C ✔	1-2 g	II
Vitamin D$_3$	800 µg	II
Folsäure	0,5-1 mg	II
Zink	20-30 mg	II; Mangel erhöht das Risiko an Speiseröhrenkrebs zu erkranken
Vitamin A	5.000-10.000 IE	II; reguliert das gesunde Zellwachstum in der Mundhöhle und im Verdauungstrakt
Carotinoide	25 mg	II; reguliert das gesunde Zellwachstum in der Mundhöhle und im Verdauungstrakt

16 Therapie kolorektaler Karzinome.

Praxistipp:

Die Zufuhr von Rohfasern und Probiotika übt einen Schutz sowohl für die intestinale Funktion und das Darmepithel als auch das darmassoziierte Immunsystem (GALT) aus.

Substanz	Dosierung	Stufe und Bemerkungen
Arginin ✔	3-6 g	I; bei Operation
Omega-3-Fettsäuren ✔	1-6 g	I; bei Operation
Vitamin C ✔	1-2 g	II
Vitamin E	600-1.200 mg	II
Vitamin D ✔	10-40 µg	II
Selen ✔	100-1.000 µg	II
Carotinoide	5-25 mg	II

17 Therapie des Magenkarzinoms.

Substanz	Dosierung	Stufe und Bemerkungen
Vitamin A	5.000-20.000 IE	I
Vitamin B_6 ✓	200 mg	I
Vitamin C ✓	1-2 g	I
Vitamin E ✓	500-2.500 IE	I
Zink ✓	15-100 mg	I; besonders im kachektischen Zustand ist eine Dosiserhöhung notwendig
Selen ✓	100-1.000 µg	II

18 Therapie des Blasenkarzinoms.

Substanz	Dosierung	Stufe und Bemerkungen
Vitamin C ✓	1-2 g	I; auch bei Therapie mit Arsentrioxid
Vitamin E ✓	600-1.200 mg	I
Beta-Carotin	5-25 mg	I
Coenzym Q_{10} ✓	30-120 mg	I; bei Therapie mit Anthracyclin
Selen	100-1.000 µg	II
L-Arginin	1-6 g	II

19 Therapie von Leukämien (hämatologische Neoplasien).

Substanz	Dosierung	Stufe und Bemerkungen
Vitamin C ✓	2-4 g	II; Apoptose und antioxidative Wirkung
Vitamin D_3 ✓	10-40 µg	II; Apoptose, Zellproliferationshemmung, Knochenschutz
Vitamin K_2 ✓	30-120 µg	II; Apoptose, Zellproliferationshemmung
Vitamin E	200-400 mg	II; Antioxidans
Coenzym Q_{10}	30-120 mg	II; Antioxidans, Energie
Selen	100-200 µg	II; Antioxidans, Immunsystem
Zink	10-30 mg	II; Immunsystem
Strontiumranelat	1-2 g	I; Knochenschutz

20 Therapie des Plasmozytoms (syn. multiples Myelom).

Praxistipp:

- Vitamin C sollte möglichst hochdosiert kurmäßig in parenteraler Form zur Anwendung kommen.
- Ab Stadium III des Plasmozytoms sind wegen Freisetzung aus den Knochen die Serumcalciumspiegel häufig erhöht (paraneoplastische Hyperkalzämie mit Spiegeln >12 mg/dl). In diesem Fall kein Calcium geben, Calciumspiegel kontrollieren und bei Hyperkalzämie Vitamin-D-Gabe anpassen.
- Thymus- und Misteltherapie werden beim Plasmozytom kritisch gesehen.

Substanz	Dosierung	Stufe und Bemerkungen
Vitamin C ✓	1-2 g	II
Vitamin D₃ ✓	10-40 µg	II
Vitamin K₂ ✓	30-120 µg	II
Coenzym Q₁₀	30-120 mg	I; bei Therapie mit Anthracyclin
Zink	10-30 mg	II
Selen	100-1.000 µg	II
Magnesium	0,3-0,5 g	II

21 Therapie von Lymphomen (Non-Hodgkin- und Hodgkin-Lymphome).

Substanz	Dosierung	Stufe und Bemerkungen
Vitamin C	1-2 g	II
Vitamin E	600-1.200 mg	II
Vitamin D	10-40 µg	II
Selen	100-500 µg	II

22 Therapie des malignen Melanoms.

Substanz	Dosierung	Stufe und Bemerkungen
Coenzym Q₁₀ ✓	100 mg	II; verbessert die Mitochondrienatmung
Dimethylglycin (DMG)	gemäß Angabe in der Packungs- beilage	II; verbessert die zelluläre Atmung
Histidin	100 mg	II; soll die Hautimmunität und Schutzfunktion gegenüber UV-Strahlung stärken
Selen	200 µg	II
Vitamin A	5.000-10.000 IE	II; zusammen mit Beta Carotin
Vitamin B	100 mg	II; B-Vitamine hochdosiert, da sie Zellteilung gesunder Zellen essenziell sind
Vitamin C	5.000 mg	II; in mehreren Einzelgaben aufteilen
Vitamin E	1.000 IE	II; unterstützt die Gewebsreparatur

23 Therapie des malignen Melanoms (nach [6]).

Praxistipp:

- In USA werden weiterhin Superoxiddismutase, Quercetin und Beta-1,3-Glucan empfohlen. Haifischknorpel hat angeblich einen tumorinhibierenden Effekt und soll sogar in manchen Fällen einen reversiblen Einfluss auf das Tumorwachstum ausüben. Para-Aminobenzoesäure (25 mg pro Tag) soll ebenfalls gegen Hautkrebs schützen. Als topisches Mittel wird Dimethylsulfoxid (DMSO) empfohlen [6].
- Die Behandlung mit Mikronährstoffen muss mindestens 3 Monate durchgeführt werden, bis Ergebnisse sichtbar sind, bis zur kompletten Repigmentierung können 1-2 Jahre vergehen.
- Bei Kindern fanden sich therapeutische Wirkungen bei einer topischen Anwendung von Calcipotriol (Vitamin-D-Form). Auch eine topische Anwendung von L-Phenylalanin kann sinnvoll sein.
- Als Basistherapie haben sich UV-Bestrahlungen (z.B. PUVA bzw. UVB-Lichttherapie) etabliert.
- Eine Kombination mit Ginkgo 120 mg kann synergistisch wirken.

Substanz	Dosierung	Stufe und Bemerkungen
Vitamin C ✓	1-3 g	I
Vitamin E ✓	600-1.200 mg	I; auch bei Therapie mit Cisplatin oder Paclitaxel
Vitamin A	0,6-1,5 mg	I
Carotinoide	5-25 mg	I
Selen ✓	100-1.000 µg	I; auch bei Therapie mit 5-Fluorouracil sowie bei Strahlentherapie
Alpha-Liponsäure	600 mg	I; bei Therapie mit Cyclophosphamiden oder Oxaliplatin
Glutamin	4-18 g	I; auch bei 5-Fluorouracil-Therapie
L-Carnitin	4-6 g	I; auch bei Therapie mit Adriamycin, Paclitaxel, Ifosfamid oder Cisplatin
Calciumgluconat	1 g	I; bei Therapie mit Oxaliplatin (Neurotoxozität)
Magnesiumsulfat	1 g	I; bei Therapie mit Oxaliplatin (Neurotoxozität)
Probiotika	$2\text{-}5 \times 10^9$ KBE	I; bei Strahlentherapie

24 Prävention von Nebenwirkungen onkologischer Therapiemaßnahmen (Chemotherapie, Strahlentherapie, Operation) bzw. Verstärkung ihrer Wirkung.

dauliche Kohlenhydrate, die mit einer Erhöhung des Insulinspiegels einhergehen. Ferner sollte rotes Fleisch und eine hohe NaCl-Zufuhr (>6 g pro Tag). vermieden werden. Phytaminreiche Ernährung (Obst und Gemüse), Knoblauch und Kohlgemüse sind antioxidativ wirksam und haben über die Inhaltsstoffe (3-Indol-Carbinol) einen hemmenden Effekte auf die metabolische Aktivierung (Phase I: CYP450) und steigern die Eliminierung von Kanzerogenen (Phase II: GSH-Transferase).

Literatur

1. Almadori G, Bussu F, Navarra P, et al. Pilot phase IIA study for evaluation of the efficacy of folic acid in the treatment of laryngeal leucoplakia. Cancer 2006;107(2):328-36.

2. Amadori S, Fenaux P, Ludwig H, et al. Use of arsenic trioxide in haematological malignancies: insight into the clinical development of a novel agent. Curr Med Res Opin 2005;21(3):403-11.

3. Ames BN, Wakimoto P. Are vitamin and mineral deficiencies a major cancer risk? Nat Rev Cancer 2002;2(9):694-704.

4. Anderson PM, Schroeder G, Skukbitz KM. Oral glutamine reduces the duration and severity of stomatitis after cytotoxic cancer chemotherapy. Cancer 1998;83(7):1433-9.

5. Argyriou AA, Chroni E, Koutras A, et al. Vitamin E for prophylaxis against chemotherapy-induced neuropathy. Neurology 2005;64(1):26-31.

6. Balch P, Balch J. Prescription for nutritional healing. 3rd edition, New York (NY): Avery; 2000.

7. Biesalski HK, Grimm P, Nowitzki-Grimm S. Taschenatlas der Ernährung. 1. Aufl. Stuttgart: Thieme; 2002. S. 199.

8. Block KI, Koch AC, Mead MN, et al. Impact of antioxidant supplementation on chemotherapeutic efficacy: A systematic review of the evidence from randomized controlled trials. Cancer Treat Rev 2007;33(5):407-18.

9. Blot WJ, Li JY, Taylor PR, et al. Nutrition intervention trials in Linxian, China: supplementation with specific vitamin/mineral combinations, cancer incidence, and disease-specific mortality in the general population. J Natl Cancer Inst 1993;85(18):1483-92.

10. Botterweck AA, van den Brandt PA, Goldbohm RA. Vitamins, carotenoids, dietary fiber, and the risk of gastric carcinoma: results from a prospective study after 6.3 years of follow-up. Cancer 2000;88(4):737-48.

11. Boyer J, Liu RH. Apple phytochemicals and their health benefits. Nutr J 2004;3:5.

12. Buja A, Mastrangelo G, Perissinotto E, et al. Cancer incidence among female flight attendants: a meta-analysis of published data. J Womens Health (Larchmt) 2006;15(1):98-105.

13. Casciari JJ, Riordan NH, Schmidt TL, et al.: Cytotoxicity of ascorbic acid lipoic acid and other antioxidants in hollow fibre in vitro tumours. Br J Cancer 2001;84:1544-50.

14. Chen Q, Espey MG, Krishna MC, et al. Pharmacologic ascorbic acid concentrations selectively kill cancer

cells: action as a pro-drug to deliver hydrogen peroxide to tissues. Proc Natl Acad Sci U S A 2005;102(38):13604-9.

15. Clark LC, Combs GF Jr, Turnbull BW, et al. Effects of selenium supplementation for cancer prevention in patients with carcinoma of the skin. A randomized controlled trial. Nutritional Prevention of Cancer Study Group. JAMA 1996;276(24):1957-63.

16. Cole WC, Prasad KN. Contrasting effects of vitamins as modulators of apoptosis in cancer cells and normal cells: a review. Nutr Cancer 1997;29(2):97-103.

17. Conklin KA. Dietary antioxidants during cancer chemotherapy: impact on chemotherapeutic effectiveness and development of side effects. Nutr Cancer 2000; 37(1):1-18.

18. Creagan ET, Moertel CG, O'Fallen JR, et al. Failure of high-dose vitamin C (ascorbic acid) therapy to benefit patients with advanced cancer. N Engl J Med 1979; 301(13):687-90.

19. Daly JM, Lieberman MD, Goldfine J, et al. Enteral nutrition with supplemental arginine, RNA, and omega-3 fatty acids in patients after operation: immunologic, metabolic, and clinical outcome. Surgery 1992;112(1): 56-67.

20. Daniele B, Perrone F, Gallo C, et al. Oral glutamine in the prevention of fluorouracil induced intestinal toxicity: a double blind, placebo controlled, randomised trial. Gut 2001;48(1):28-33.

21. Deffuant C, Celerier P, Boiteau HL, et al. Serum selenium in melanoma and epidermotropic cutaneous T-cell lymphoma. Acta Derm Venereol 1994;74(2):90-2.

22. Duchesne GM, Hutchinson LK. Reversible changes in radiation response induced by all-trans retinoic acid. Int J Radiat Oncol Biol Phys 1995;33(4):875-80.

23. Eberhardt MV, Lee CY, Liu RH. Antioxidant activity of fresh apples. Nature 2000;405(6789):903-4.

24. Ferreira PR, Fleck JF, Diehl A, et al. Protective effect of alpha-tocopherol in head and neck cancer radiation-induced mucositis: a double-blind randomized trial. Head Neck 2004;26(4):313-21.

25. Folsom AR, Hong CP. Magnesium intake and reduced risk of colon cancer in a prospective study of women. Am J Epidemiol 2006;163(3); 232-5.

26. Gallus S, Talamini R, Giacosa A, et al. Does an apple a day keep the oncologist away? Ann Oncol 2005;16(11): 1841-4.

27. Gamelin L, Boisdron-Celle M, Delva R, et al. Prevention of oxaliplatin-related neurotoxicity by calcium and magnesium infusions: a retrospective study of 161 patients receiving oxaliplatin combined with 5-fluorouracil and leucovorin for advanced colorectal cancer. Clin Cancer Res 2004;10(12 Pt 1):4055-61.

28. Gedlicka C, Scheithauer W, Schüll B, et al. Effective treatment of oxaliplatin-induced cumulative polyneuropathy with alpha-lipoic acid. J Clin Oncol 2002;20(15): 3359-61.

29. Giovannucci E, Liu Y, Rimm EB, et al. Prospective study of predictors of vitamin D status and cancer incidence and mortality in men. J Natl. Cancer Inst 2006; 98(7):451-9.

30. González MJ, Miranda-Massari JR, Mora EM, et al. Orthomolecular oncology review: ascorbic acid and cancer 25 years later. Integr Cancer Ther 2005;4(1):32-44.

31. Gorham ED, Garland CF, Garland FC et al. Vitamin D and prevention of colorectal cancer. J Steroid Biochem Mol Biol 2005;97(1-2):179-94.

32. Gorham ED, Garland CF, Garland FC, et al. Optimal vitamin D status for colorectal cancer prevention: a quantitative meta analysis. Am J Prev Med 2007;32(3): 210-6.

33. Gramignano G, Lusso MR, Madeddu C, et al. Efficacy of L-carnitine administration on fatigue, quality of life and nutritional status in 12 advanced cancer patients undergoing anticancer therapy. Nutrition 2006;22(2):136-45.

34. Grant WB, Garland CF. A critical review of studies on vitamin D in relation to colorectal cancer. Nutr Cancer 2004;48(2):115-23.

35. Graziano F, Bisonni R, Catalano V, et al. Potential role of levocarnitine supplementation for the treatment of chemotherapy-induced fatigue in non-anaemic cancer patients. Br J Cancer 2002;86(12):1854-7.

36. Hartman TJ, Albert PS, Snyder K, et al. for the Polyp Prevention Study Group. The association of calcium and vitamin D with risk of colorectal adenomas. J Nutr 2005; 135(2): 252-9.

37. Hartman TJ, Woodson K, Stolzenerg-Solomon R, et al. Association of the B-vitamins pyridoxal 5'-phosphate (B_6), B_{12}, and folate with lung cancer risk in older men. Am J Epidemiol 2001;153(7):688-94.

38. Hehr T, Hoffmann W, Bamberg M. Zur Rolle von Natriumselenit als Adjuvans in der Strahlentherapie des Rektumkarzinoms. Med Klin (Munich) 1997;92(Suppl. III):48-9.

39. Hercberg S, Galan P, Preziosi P, et al. The SU.VI. MAX Study: a randomized, placebo-controlled trial of the health effects of antioxidant vitamins and minerals. Arch Intern Med 2004;164(21):2335-42.

40. Hung RJ, Zhang ZF, Rao JY, et al. Protective effects of plasma carotenoids on the risk of bladder cancer. J Urol 2006;176(3): 1192-7.

41. Hutchinson PE, Osborne JE, Lear JT, et al. Vitamin D receptor polymorphisms are associated with altered pro-

gnosis in patients with malignant melanoma. Clin Cancer Res 2000;6(2):498-504.

42. Iarussi D, Auricchio U, Agretto A, et al. Protective effect of coenzyme Q_{10} on anthracyclines cardiotoxicity: control study in children with acute lymphoblastic leukemia and non-Hodgkin lymphoma. Mol Aspects Med 1994;15(Suppl.):s207-12.

43. Imai K, Matsuyama S, Miyake S, et al. Natural cytotoxic activity of peripheral-blood lymphocytes and cancer incidence: an 11-year follow-up study of a general population. Lancet 2000;356(9244):1795-9.

44. Jaakkola K, Lähteenmäki P, Laakso J, et al. Treatment with antioxidant and other nutrients in combination with chemotherapy and irradiation in patients with small-cell lung cancer. Anticancer Res 1992;12(3):599-606.

45. Jensen CD, Block G, Buffler P, et al. Maternal dietary risk factors in childhood acute lymphoblastic leukemia (United States). Cancer Causes Control 2004;15(6):559-70.

46. Kang JS, Cho D, Kim YI, et al. Sodium ascorbate (vitamin C) induces apoptosis in melanoma cells via the down-regulation of transferrin receptor dependent iron uptake. J Cell Physiol 2005;204(1):192-7.

47. Kelly FJ. Oxidative stress: its role in air pollution and adverse health effects.Occup Environ Med 2003;60(8):612-6.

48. Kennedy DD, Tucker KL, Ladas ED, et al. Low antioxidant vitamin intakes are associated with increases in adverse effects of chemotherapy in children with acute lymphoblastic leukemia. Am J Clin Nutr 2004;79(6):1029-36.

49. Khaw KT, Bingham S, Welch A, et al. Relation between plasma ascorbic acid and mortality in men and women in EPIC-Norfolk prospective study: a prospective population study. European Prospective Investigation into Cancer and Nutrition. Lancet 2001;357(9257):657-63.

50. Kumagai T, O'Kelly J, Said JW, et al. Vitamin D2 analog 19-nor-1,25-dihydroxyvitamin D2: antitumor activity against leukemia, myeloma, and colon cancer cells. J Natl Cancer Inst 2003;95(12):896-905.

51. Lamm DL, Riggs DR, Shriver JS, et al. Megadose vitamins in bladder cancer: a double-blind clinical trial. J Urol 1994;151(1):21-6.

52. Larsson SC, Giovannucci E, Wolk A. Vitamin B_6 intake, alcohol consumption, and colorectal cancer: a longitudinal population-based cohort of women. Gastroenterology 2005;128(7):1830-7.

53. Last KW, Cornelius V, Delves T, et al. Presentation serum selenium predicts for overall survival, dose delivery, and first treatment response in aggressive non-Hodgkin's lymphoma. J Clin Oncol 2003;21(12):2335-41.

54. Lissoni P, Paolorossi F, Ardizzoia A, et al. A randomized study of chemotherapy with cisplatin plus etoposide versus chemoendocrine therapy with cisplatin, etoposide and the pineal hormone melatonin as a first-line treatment of advanced non-small cell lung cancer patients in a poor clinical state. J Pineal Res 1997;23(1):15-9.

55. Malafa MP, Fokum FD, Smith L, et al. Inhibition of angiogenesis and promotion of melanoma dormancy by vitamin E succinate. Ann Surg Oncol 2002;9(10): 1023-32.

56. Martinez ME, Henning SM, Alberts DS. Folate and colorectal neoplasia: relation between plasma and dietary markers of folate and adenoma recurrence. Am J Clin Nutr 2004;79(4):691-7.

57. Moertel CG, Fleming TR, Creagan ET, et al. High-dose vitamin C versus placebo in the treatment of patients with advanced cancer who have had no prior chemotherapy. A randomized double-blind comparison. N Engl J Med 1985;312(3):137-41.

58. Moungjaroen J, Nimmannit U, Callery PS, et al. Reactive oxygen species mediate caspase activation and apoptosis induced by lipoic acid in human lung epithelial cancer cells through Bcl-2 down-regulation. J Pharmacol Exp Ther 2006;319(3):1062-9.

59. Mythili Y, Sudharsan PT, Sudhahar V, et al. Protective effect of DL-alpha-lipoic acid on cyclophosphamide induced hyperlipidemic cardiomyopathy. Eur J Pharmacol 2006;543(1-3):92-6.

60. Palan PR, Woodall AL, Anderson PS, et al. Alpha-tocopherol and alpha-tocopheryl quinone levels in cervical intraepithelial neoplasia and cervical cancer. Am J Obstet Gynecol 2004;190(5):1407-10.

61. Park WH, Seol JG, Kim ES, et al. Induction of apoptosis by vitamin D3 analogue EB1089 in NCI-H929 myeloma cells via activation of caspase 3 and p38 MAP kinase. Br J Haematol 2000;109(3):576-83.

62. Pathak AK, Bhutani M, Guleria R, et al. Chemotherapy alone vs. chemotherapy plus high dose multiple antioxidants in patients with advanced non small cell lung cancer. J Am Coll Nutr 2005;24(1):16-21.

63. Pisano C, Pratesi G, Laccabue D, et al. Paclitaxel and cisplatin-induced neurotoxicity: a protective role of acetyl-L-carnitine. Clin Cancer Res 2004;9(15):5756-67.

64. Polesel J, Talamini R, Montella M, et al. Linoleic acid, vitamin D and other nutrient intakes in the risk of non-Hodgkin lymphoma: an Italian case-control study. Ann Oncol 2006;17(4):713-8.

65. Porojnicu AC, Robsahm TE, Ree AH, et al. Season of diagnosis is a prognostic factor in Hodgkin's lymphoma:

a possible role of sun-induced vitamin D. Br J Cancer 2005;93(5):571-4.

66. Prasad KN, Cole W, Hovland P. Cancer prevention studies: past, present, and future directions. Nutrition 1998;14(2):197-210; disc. 237-8.

67. Prasad KN, Hernandez C, Edwards-Prasad J, et al. Modification of the effect of tamoxifen, cisplatin, DTIC, and interferon-alpha 2β on human melanoma cells in culture by a mixture of vitamins. Nutr Cancer 1994; 22(3):233-45.

68. Prasad KN, Kumar A, Kochupillai V, et a. High doses of multiple antioxidant vitamins: essential ingredients in improving the efficacy of standard cancer therapy. J Am Coll Nutr 1999;18(1):13-25.

69. Reimund J-M, Duclos B, Hirth C, et al. Chronic radiation enteritis: The importance of selenium monitoring. Nutr Clin Metab 1999;13(2):99-104.

70. Reinhold U, Biltz H, Bayer W, et al. Serum selenium levels in patients with malignant melanoma. Acta Derm Venereol 1989;69(2):132-6.

71. Riordan HD, Huminghake RB, Riordan NH, et al. Intravenous ascorbic. Protocol for its application and use. Puerto Rico Health Sci J 2003;22:287-90.

72. Riordan NH, Riordan HD, Meng X, et al. Intravenous ascorbate as a tumor cytotoxic chemotherapeutic agent. Med Hypotheses 1995;44(3):207-13.

73. Robert-Koch-Institut (RKI). Krebs in Deutschland 2003-2004. Häufigkeiten und Trends. 6. überarb. Aufl., Gesundheitsberichterstattung des Bundes. RKI; 2008.

74. Sahin G, Ertem U, Duru F, et al. High prevalence of chronic magnesium deficiency in T cell lymphoblastic leukemia and chronic zinc deficiency in children with acute lymphoblastic leukemia and malignant lymphoma. Leuk Lymphoma 2000;39(5-6):555-62.

75. Sayed-Ahmed MM, Salman TM, Gaballah HE, et al. Propionyl-L-carnitine as protector against adriamycin-induced cardiomyopathy. Pharmacol Res 2001;43(6): 513-20.

76. Schabath MB, Hernandez LM, Wu X, et al. Dietary phytoestrogens and lung cancer risk. JAMA 2005; 294(12):1493-504.

77. Shaukat A, Scouras N, Schünemann HJ. Role of supplemental calcium in the recurrence of colorectal adenomas: a metaanalysis of randomized controlled trials. Am J Gastroenterol 2005;100(2):390-4.

78. Skinner HG, Michaud DS, Giovannucci E, et al. Vitamin D intake and the risk for pancreatic cancer in two cohort studies. Cancer Epidemiol Biomarkers Prev 2006; 15(9):1688-95.

79. Skrzydlewska E, Sulkowski S, Koda M, et al. Lipid peroxidation and antioxidant status in colorectal cancer. World J Gastroenterol 2005;11(3):403-6.

80. Statistisches Bundesamt, Stand 2008. Verfügbar unter: http://www.destatis.de/jetspeed/portal/cms/Sites/ destatis/Internet/DE/Navigation/Statistiken/Gesundheit/ Gesundheit.psml → Todesursachen [16. Juni 2010]

81. Steinmetz KA, Potter JD. Vegetables, fruit, and cancer prevention: a review. J Am Diet Assoc 1996;96(10): 1027-39.

82. Stryker WS, Stampfer MJ, Stein EA, et al. Diet, plasma levels of beta-carotene and alpha-tocopherol, and risk of malignant melanoma. Am J Epidemiol 1990;131(4):597-611.

83. Thompson JR, Gerald PF, Willoughby MLN, et al. Maternal folate supplementation in pregnancy and protection against acute lymphoblastic leukaemia in childhood: a case-control study. Lancet 2001;358(9297): 1935-40.

84. Trump DL, Muindi J, Fakih M, et al. Vitamin D compounds: clinical development as cancer therapy and prevention agents. Anticancer Res 2006;26(4A):2551-6.

85. Tseng M, Murray SC, Kupper LL, et al. Micronutrients and the risk of colorectal adenomas. Am J Epidemiol 1996;144(11):1005-14.

86. Tsubono Y, Tsugane S, Gey KF. Plasma antioxidant vitamins and carotenoids in five Japanese populations with varied mortality from gastric cancer. Nutr Cancer 1999;34(1):56-61.

87. Tsujioka T, Miura Y, Otsuki T, et al. The mechanisms of vitamin K2-induced apoptosis of myeloma cells. Haematologica 2006;91(5):613-9.

88. Urbancsek H, Kazar T, Mezes I, et al. Results of a double-blind, randomized study to evaluate the efficacy and safety of Antibiophilus in patients with radiation-induced diarrhoea. Eur J Gastroenterol Hepatol 2001; 13(4): 391-6.

89. VERIS Research Summary. The role of antioxidants in cancer prevention and treatment summary. December 1999.

90. Vissers YL, Dejong CH, Luiking YC, et al. Plasma arginine concentrations are reduced in cancer patients: evidence for arginine deficiency? Am J Clin Nutr 2005; 81(5):1142-6.

91. Voorrips LE, Goldbohm RA, Brants HA, et al. A prospective cohort study on antioxidant and folate intake and male lung cancer risk. Cancer Epidemiol Biomarkers Prev 2000;9(4)357-65.

92. Wang Y, He QY, Chen H, et al. Synergistic effects of retinoic acid and tamoxifen on human breast cancer cells: proteomic characterization. Exp Cell Res 2007; 313(2):357-68.

93. Wenzel U, Nickel A, Daniel H. Alpha-lipoic acid induces apoptosis in human colon cancer cells by increasing mitochondrial respiration with a concomitant O2-*-generation. Apoptosis 2005;10(2):359-68.

94. White E, Shannon JS, Patterson RE. Relationship between vitamin and calcium supplement use and colon cancer. Cancer Epidemiol Biomarkers Prev 1997;6(10): 769-74.

95. Williams AW, Boileau TW, Zhou JR, et al. Beta-carotene modulates human prostate cancer cell growth and may undergo intracellular metabolism to retinol. J Nutr 2000;130(4):728-32.

96. Wolk A, Larsson SC, Johansson JE, et al. Long-term fatty fish consumption and renal cell carcinoma incidence in women. JAMA 2006;296(11):1371-6.

97. Yeh CC, Hou MF, Tsai SM, et al. Superoxide anion radical, lipid peroxides and antioxidant status in the blood of patients with breast cancer. Clin Chim Acta 2005;361(1-2):104-11.

98. Zhang S, Hunter DJ, Hankinson SE, et al. A prospective study of folate intake and the risk of breast cancer. JAMA 1999;281(17):1632-7.

99. Zheng W, Anderson KE, Kushi LH, et al. A prospective cohort study of intake of calcium, vitamin D, and other micronutrients in relation to incidence of rectal cancer among postmenopausal women. Cancer Epidemiol Biomarkers Prev 1998;7(3): 221-5.

4.4. Herz-Kreislauf-Erkrankungen

Das primäre Problem bei kardiovaskulären Prozessen besteht neben der Optimierung der Funktion von Herz und Gefäßen in der Vermeidung oder dem Hinausschieben der Arteriosklerose. All diese Aufgaben stellen eine Herausforderung für den Mikronährstofftherapeuten dar.

Hier sollen zunächst die zentralen Krankheitsbilder, koronare Herzkrankheit (KHK), Herzinfarkt, periphere arterielle Verschlusskrankheit (pAVK) und Schlaganfall (Apoplex), besprochen werden. Außerdem wird der präventive und therapeutische Einsatz der orthomolekularen Ernährungsmedizin bei Herzrhythmusstörungen, Herzinsuffizienz, Hypertonie, Fettstoffwechselstörungen, Veränderungen von Homocystein und Lipoprotein a (Lp(a)), Erhöhung von CRP (C-reaktives Protein; Entzündung), bei oxidativem Stress sowie bei diagnostischen und therapeutischen Eingriffen im Zusammenhang mit kardiovaskulären Erkrankungen begründet. Abschließend verweisen wir auf die Möglichkeiten der Kombination mit anderen – vorwiegend präventiven – Maßnahmen.

4.4.1. Epidemiologie

Erkrankungen des Herz-Kreislauf-Systems stellen die Hauptodesursache in Deutschland dar – mit über 46 % Todesfällen im Jahr 2002. Unter den 10 häufigsten Todesursachen entfällt 2004 ein großer Teil auf die KHK (über 10 % aller Todesursachen, entsprechend ca. 82.500 Fällen pro Jahr), den Herzinfarkt (ca. 7,5 %), die Herzinsuffizienz (ca. 6 %) und den Schlaganfall (ca. 4 %).

Bei Männern kommt es im gesamten Verlauf ihres Lebens (sog. Lebenszeitprävalenz) in 3,3%, bei Frauen in 1,7% der Fälle zu nichttödlichen Herzinfarkten, wobei pro Jahr ca. 190.000 neue Fälle hinzukommen.

Die periphere arterielle Verschlusskrankheit (pAVK) hat eine Prävalenz von ca. 20 % bei den über 65-Jährigen, die Herzinsuffizienz von bis zu 3 % bei den über 75-Jährigen.

1,55 % der Männer und 1,73 % der Frauen werden von einem Apoplex getroffen, das bedeutet, dass in Europa ca. 1,1 Millionen Menschen pro Jahr einen Schlaganfall erleiden. Hier kommt es pro Jahr zu 230.000 neuen Fällen, und 50 % der Erkrankten bleiben arbeitsunfähig.

Zu den 5 am häufigsten in Deutschland gestellten Diagnosen gehören Hypertonie (18-30 % der Bevölkerung sind betroffen), Fettstoffwechselstörungen (laut nationalem Gesundheitssurvey 1998 sind 35-40 % betroffen) und KHK (nach verschiedenen Schätzungen bei ca. 4 % der Bevölkerung). Antihypertonika und Lipidsenker stehen auch aus diesem Grund an der Spitze der 10 am häufigsten verordneten Pharmaka.

Neben der Häufigkeit des Einsatzes von Arzneimitteln ist natürlich die Anzahl von medizinischen Interventionen interessant. So wurden allein in Deutschland in den 80 herzchirurgischen Zentren im Jahr 2007 insgesamt 157.203 Herzoperationen durchgeführt, das sind um 5,4% mehr als 2006 (www.idw-online.de/pages/de/news282537). Im Einzelnen 2006: ca. 65.000 Bypass-Operationen, ca. 20.000 Herzklappenoperationen, ca. 291.000 Ballondilatationen und ca. 249.000 Stentimplantationen (www.aerzteblatt.de/v4/archiv/artikel.asp?src=heft&id=57272).

4.4.2. **Ätiologie**

Als Hauptursachen für die Entstehung und das Fortschreiten von kardiovaskulären Erkrankungen gelten heute verschiedene, sich gegenseitig verstärkende Risikofaktoren sowie in geringerem Umfang eine genetische Veranlagung. Als wichtige klassische, zum Teil beeinflussbare Risiken sind eine ungünstige Ernährungsweise (unter anderem mit einem hohen Anteil an gesättigten Fettsäuren und zu viel Zucker), das metabolische oder "Insulinresistenzsyndrom" – mit Übergewicht, ungünstiger Körperfettverteilung, Diabetes Typ 2, Hypertonie und Fettstoffwechselstörungen – sowie Nikotin- und Alkoholabusus, Bewegungsmangel und – in beschränktem Maße – das Alter anerkannt.

Zu den neueren beeinflussbaren Risikofaktoren zählen eine erhöhte Belastung mit freien Radikalen und verschiedenen Umweltschadstoffen, Entzündungen (z.B. durch Chlamydien), erhöhte Spiegel von Homocystein, Lp(a) und asymmetrischem Dimethylarginin (ADMA; verbunden mit einem relativen Mangel an Stickstoffmonoxid und Arginin) sowie Störungen der Mitochondrienfunktion und psychischer Stress (z.B. durch Lärm), insbesondere wenn er mit einer Depression verknüpft ist.

Dieser Zusammenhang wurden beispielsweise auch in der großen INTERHEART-Studie mit 11.119 Herzinfarktpatienten im Vergleich zu 13.648 Kontrollprobanden in 52 Ländern beleuchtet [114]. Den Studienergebnissen zufolge waren sog. psychosoziale Stressoren mit einem erhöhten Infarktrisiko verbunden und für 32,5 % der Infarktrisiken verantwortlich.

Eine Depression führte zu einem 1,56fach, mäßiger und starker Stress zu einem 1,54fach und Depression und Stress gemeinsam zu einem 2,67fach erhöhten Risiko, einen Herzinfarkt zu erleiden.

Grundsätzlich fanden die Untersucher der INTERHEART-Studie 9 Herz-Kreislauf-Risikofaktoren, die für ingesamt 90 % der Fälle von Herzinfarkt verantwortlich waren [163]:

- Rauchen (20 Zigaretten täglich erhöhen das Risiko um den Faktor 4)
- Quotient Apolipoprotein B/Apolipoprotein A_1
- geringer Obst- und Gemüseverzehr
- Hypertonie

- Diabetes mellitus
- abdominale Adipositas
- Bewegungsmangel
- psychosoziale Faktoren
- Alkoholkonsum

Zigarettenrauch und der Quotient Apo B : Apo A_1 gemeinsam machten mehr als 2/3 des Herzinfarktrisikos aus. Dagegen wirkte sich ein maßvoller Alkoholkonsum günstig auf das Infarktrisiko aus.

Zur Beeinflussung der erkannten Risikofaktoren und daher zur Herz-Kreislauf-Prävention sind verschiedene Maßnahmen, z.B. eine Umstellung der Ernährung, von Bedeutung.

Die sog. "Mittelmeerdiät", eine besondere Kostform, bei der essenzielle Fettsäuren, Fisch, Tomaten und weitere Obst- und Gemüsesorten einen großen Anteil ausmachen, hat sich auch in Studien als vorteilhaft erwiesen. So kann etwa bei 772 Probanden eine Ergänzung des Speiseplans durch Olivenöl (1 l pro Woche) plus einer Auswahl von Nüssen (z.B. 30 g Walnüsse pro Tag) das Herz-Kreislauf-Risiko um 50 % gegenüber einer allein fettarmen Kost reduzieren [39]. Im Einzelnen wirkte sich gerade diese Kost mit Verzehr von Nüssen auf Blutdruck, Blutzucker, Triglyceride und vaskuläre Entzündungsmarker positiv aus.

Eine gemüsereiche fettarme Kost, die 120 Studienteilnehmer 4 Wochen lang verzehrten, war in der Lage, Blutfettwerte deutlicher zu senken (Gesamtcholesterin −17,6 mg/dl, LDL-Cholesterin −13,8 mg/dl) als eine herkömmliche fettarme Kost (Gesamtcholesterin −9,2 mg/dl, LDL-Cholesterin −7,0 mg/dl) [45].

In der Kombination kann eine mediterrane Kost mit regelmäßiger körperlicher Bewegung, mäßigem Alkoholgenuss und Verzicht aufs Rauchen das Risiko für Herz-Kreislauf-Erkrankungen und die Gesamtmortalität um über 50 % senken. Dies wurde in einer europäischen Studie mit 1.507 Männern und 832 Frauen (70-90 Jahre) festgestellt [76].

Moderater Alkoholgenuss zeigte ebenfalls einen günstigen Einfluss in einer prospektiven Untersuchung mit 483 Patienten nach Stentimplantation in den Koronararterien [165]. Die Untergruppe, die einen CRP-Wert von ≥0,68 mg/dl aufwies, zeigten für den kombinierten Studienendpunkt (erneute stationäre Aufnahme wegen instabiler

Angina pectoris, nichttödlicher Herzinfarkt und Herztod) eine signifikant niedrigere Inzidenz (p<0,001) als die Gruppe mit einem CRP-Wert von <0,68 mg/dl

4.4.3. Stellenwert der Mikronährstoffmedizin

Da im Vordergrund aller Bemühungen im Zusammenhang mit kardiovaskulären Erkrankungen eine Vermeidung ihres Auftretens und eine Verlangsamung ihres Fortschreitens stehen muss, haben präventive Konzepte eine weitaus höhere Priorität als alle Reparaturmaßnahmen. Die präventive Kardiologie und Angiologie stellt eine wichtige Indikation für den Einsatz von Mikronährstoffen dar.

Sie können einerseits die klassischen Risikofaktoren, wie Hypertonie oder Fettstoffwechselstörungen, gut beeinflussen, insbesondere in Kombination mit verschiedenen Lebensstilmaßnahmen. Andererseits wirken sie gut auf die "neueren" Risikofaktoren, wie Lipidperoxidation und oxidativen Stress, erhöhtes Homocystein, Entzündungspro-

zesse, Störungen der Mitochondrienfunktion oder des Stickstoffmonoxidhaushalts (☞ Tab. 4.11). Mikronährstoffe können daher begleitend und unterstützend zu anderen Maßnahmen in der Therapie kardiovaskulärer Erkrankungen erfolgreich eingesetzt werden.

Die Mikronährstoffmedizin zielt also auf

- Verhinderung der Entstehung von Gefäßschäden (Primärprävention)
- Verhinderung des Fortschreitens bestehender Gefäßschäden (Sekundärprävention)
- besseren Umgang mit Folgen der Arteriosklerose (Tertiärprävention)

Ihre Hauptwirkungen in Prävention und Therapie kardiovaskulärer Erkrankungen bestehen in der Beeinflussung von oxidativem Stress und von Entzündungsprozessen sowie in der Verbesserung von Stoffwechsel, Gefäßfunktion (z.B. Endothelfunktion) und Energiegewinnung.

Klassische Risikofaktoren	Beeinflussung durch Mikronährstoffe
LDL-/HDL-Cholesterin	Verbesserung durch Vitamine C, E, Nicotinamid/Niacin, Magnesium, Omega-3-Fettsäuren ($\rightarrow$Triglyceride)
Hypertonie	Blutdrucksenkung durch Vitamine C, E, Coenzym Q_{10}, Omega-3-Fettsäuren, Kalium, (Magnesium $\rightarrow$ für Herzrhythmusstörungen)
Diabetes	Blutzuckersenkung durch Vitamin C, Zink, Chrom
Übergewicht	bei kalorienreduzierter Diät. Bedarf an Mikronährstoffen nicht gedeckt
Rauchen	erhöhter Bedarf an Antioxidanzien (z.B. Vitamin C), Vitamin B_6, Folsäure u.a.
Neuere Risikofaktoren	Beeinflussung durch Mikronährstoffe
Lipidperoxidation	Antioxidanzien (z.B. Vitamin C und E, Alpha-Liponsäure sowie sekundäre Pflanzenstoffe) reduzieren Menge an Oxidationsprodukten
Oxidativer Stress	Senkung durch Vitamine C, E, Selen, Zink, Beta-Carotin und andere sekundäre Pflanzenstoffe, Alpha-Liponsäure
Homocystein	Senkung durch Vitamine B_6, B_{12}, Folsäure (Metabolisierung!)
NO-Mangel/ADMA *	Verbesserung durch L-Arginin, Kakaopolyphenole, Resveratrol
Mitochondrien/Alter	Antioxidanzien, Coenzym Q_{10}, L-Carnitin, Alpha-Liponsäure u.a.
Entzündung (CRP)	Vitamine C, E, Alpha- und Beta-Carotin, Omega-3-Fettsäuren u.a. (Enzyme)
Lipoprotein (a)	Senkung durch Vitamin C, Nicotinamid/Niacin, Omega-3-Fettsäuren, L-Carnitin
Fibrinogen	Senkung durch Vitamine C, E, Omega-3-Fettsäuren

Tab. 4.11: Mikronährstoffe und Beeinflussung kardiovaskulärer Risikofaktoren.
* asymmetrisches Dimethylarginin.

4.4.4. Studien zur Wirkung der Mikronährstoffe bei Herz-Kreislauf-Erkrankungen

Ernährung hat einen wesentlichen Einfluss auf die Entwicklung von Herz-Kreislauf-Erkrankungen. Als kardioprotektiv gilt eine Ernährungsweise mit viel pflanzlicher Kost wie Obst und Gemüse sowie Vollkornprodukten und fetten Meeresfischen (wie z.B. bei der mediterranen Kost). Diese Lebensmittel sind reich an herz- und gefäßaktiven Mikronährstoffen. Die *"Lyon Diet Heart"*-Studie erbrachte den Nachweis, dass Herzinfarktpatienten nach einer Umstellung auf mediterrane Kost ein um 50-70 % geringeres Risiko für eine erneute Herzerkrankung hatten [79]. Eine weitere Studie mit Patienten mit hohem kardiovaskulären Risiko belegte, dass nach Umstellung auf eine mediterrane Kost die zellulären Lipidwerte sowie die LDL-Oxidation signifikant absinken [43]. Auch die CORA-Studie, eine große Fall-Kontroll-Studie, belegt eindrucksvoll, dass Frauen in kardiovaskulärer Hinsicht massiv von einer mikronährstofffreichen Ernährungsweise profitieren [167]. Darüber hinaus kam eine Metaanalyse zu dem Ergebnis, dass 3 bis 5 Portionen Obst und Gemüse am Tag (ca. 240-400 g) das Risiko eines Schlaganfalls um 11 % verringerten. Von besonderer Bedeutung war die Beobachtung, dass bei mehr als 5 Portionen täglich (>400 g) ein um 26 % verringertes Risiko vorlag [52].

■ Das Problem

Die Deutschen verzehren im Durchschnitt nur etwa die Hälfte der von der Deutschen Gesellschaft für Ernährung (DGE) empfohlenen Menge an Obst und Gemüse (rund 300 g statt ca. 650 g) [33]. Die Versorgung weiter Bevölkerungsschichten mit Mikronährstoffen ist demnach nicht optimal. Deutlich unter den Empfehlungen liegt die Versorgung mit den Vitaminen D_3, E, Folsäure und Pantothensäure sowie dem Spurenelement Jod [11, 33]. So erreicht beispielsweise laut aktuellem Ernährungsbericht der DGE die Bevölkerung rund 55 % der empfohlenen Folsäurezufuhr [33].

■ Fazit

Da Herz-Kreislauf-Patienten einen erhöhten Mikronährstoffbedarf aufweisen, ist eine Supplementierung zu empfehlen, um eine ausreichende Versorgung mit den in Obst, Gemüse und Fisch enthaltenen Vitaminen, sekundären Pflanzenstoffen, Mineralstoffen und Omega-3-Fettsäuren sicherzustellen. Insbesondere Personen mit Herz-Kreislauf-Erkrankungen und erhöhtem kardiovaskulärem Risiko haben einen erhöhten Bedarf an diesen Mikronährstoffen. Für diese Personen empfehlen sich Mikronährstoffkombinationen, die – entsprechend dem orthomolekularen Prinzip – herz- und gefäßgesunde Nährstoffe enthalten.

Solche Kombinationen sollten im Wesentlichen die Mikronährstoffe laut Tab. 4.12 enthalten.

Zu den Mikronährstoffen mit herzaktiven ernährungsphysiologischen Eigenschaften, die die Funktion von Herz und Gefäßen unterstützen können, zählen insbesondere Omega-3-Fettsäuren, B-Vitamine, Antioxidanzien, Magnesium und verschiedene Spurenelemente. Sekundäre Pflanzenstoffe, wie z.B. gemischte Carotinoide sowie oligomere Proanthocyanidine (OPC), sind starke Radikalfänger und schützen die Gefäße vor Arteriosklerose. Polyphenole aus roten Weintrauben und Kakao unterstützen die Gefäßfunktion, und Coenzym Q_{10} sowie L-Carnitin sind maßgeblich an der Energiegewinnung der Herzmuskelzellen beteiligt.

4.4.4.1. Sekundäre Pflanzenstoffe

■ Polyphenole

Die Polyphenole Resveratrol und oligomere Proanthocyanidine kommen in hohen Mengen in Obst und Getränken pflanzlichen Ursprungs wie z.B. roten Weintrauben vor. Der Verzehr dieser verschiedenen polyphenolreichen Lebensmittel zeigt dieselben günstigen Effekte. Sie alle können antithrombotisch, antiatherogen und blutdrucksenkend wirken und die Endothelfunktion positiv beeinflussen [136]. Eine Reihe von Studien belegt, dass Polyphenole die Gefäßfunktion verbessern, die Produktion vasodilatierender Substanzen wie z.B. NO unterstützen und eine antioxidative Wirkung besitzen [136]. Aufgrund dieser positiven Effekte tragen polyphenolreiche Nahrungsmittel zur Gesundheit des Herzens und der Gefäße bei. So konnte z.B. in der INTERHEART-Studie, an der rund 30.000 Personen kontinentübergreifend teilnahmen, gezeigt werden, dass moderater Weinkonsum das Herzinfarktrisiko reduziert [163]. Diese positive Wirkung des Weins schreiben Wissenschaftler u.a. den Polyphenolen (z.B. Proanthocyanidine), einer Untergruppe der sekundären Pflanzenstoffe, zu [31].

Mikronährstoffe	Vorkommen
Sekundäre Pflanzenstoffe	
Polyphenole	
Resveratrol	v.a. in roten Trauben
OPC	u.a. in Traubenkernen
Kakaopolyphenole	Kakao
Bioflavonoide	Obst und Gemüse
Carotinoide (Lutein, Lycopin, Beta-Carotin usw.)	Obst und Gemüse
Essenzielle Fettsäuren	
Omega-3-Fettsäuren	fetter Seefisch
Vitaminoide	
Coenzym Q_{10}	Fleisch, Pflanzenöle
L-Carnitin	Schaf-, Lamm-, Rind- und Schweinefleisch
B-Vitamine	
Folsäure	Weizenkeime, Vollkornprodukte, grünes Blattgemüse
B_6	Vollkornprodukte, Fleisch, Fisch, Gemüse (Rosenkohl, Avocado,...)
B_{12}	Fleisch, Milch, Milchprodukte, Fisch (Tunfisch, Lachs usw.)
Antioxidanzien	
Vitamin C	Obst und Gemüse (Paprika, Brokkoli usw.)
Vitamin E	pflanzliche Speiseöle, Getreidekeime, Nüsse
Spurenelemente und Mineralstoffe	
Selen	Meeresfisch, Fleisch
Zink	Fleisch, Fisch, Milch, Vollkornprodukte
Mangan	Getreideprodukte, Nüsse
Kupfer	Nüsse, Vollkornprodukte, Hülsenfrüchte
Magnesium	Vollkornprodukte, Hülsenfrüchte, Nüsse

Tab. 4.12: Herzaktive Mikronährstoffe und ihr Vorkommen [118].

▶ Resveratrol

Resveratrol hemmt als Antioxidans unter anderem die Lipidperoxidation und wirkt auf diese Weise antiatherogen [16, 100]. Neben den antioxidativen Effekten ließen sich im Tiermodell auch kardioprotektive Effekte nachweisen [62], die vermutlich auf die Hemmung der Thrombozytenaggregation zurückzuführen sind [100]. Das war das Ergebnis einer Studie mit 19 Herz-Kreislauf-Patienten mit Aspirin-Resistenz, die von der Resveratrol-Einnahme durch die verminderte Blutplättchenaggregation profitierten [134]. Resveratrol unterstützt darüber hinaus die Endothelfunktion.

So zeigten Tier- und In-vitro-Studien, dass Resveratrol die Produktion und Aktivität der endothelialen NO-Synthase erhöht, die NO-Freisetzung stimuliert und damit eine vasodilatierende Wirkung aufweist [87, 151]. In einer Doppelblindstudie bei Nichtrauchern verringerte der Konsum eines Glases alkoholhaltigen oder dealkoholisierten Rotweins die schädliche Wirkung des gleichzeitig inhalierten Zigarettenrauchs auf die Gefäßfunktion (☞ Abb. 4.8) [103]. Darüber hinaus zeigten Karatzi et al. [70], dass der Konsum dealkoholisierten oder normalen Weins den zentralen systolischen Blutdruck von KHK-Patienten signifikant senken kann.

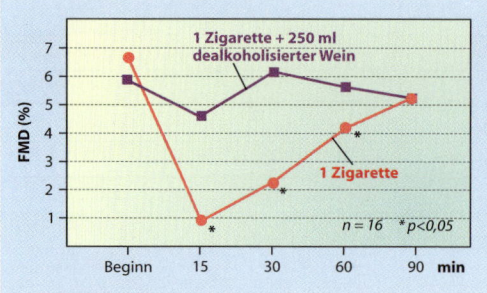

Abb. 4.8: Effekte von Zigarettenrauch und dealkoholisiertem Rotwein auf die Gefäßfunktion (FMD = flussvermittelte Vasodilatation der *A. brachialis*, Parameter für die Endothelfunktion); FMD (%): prozentuale Veränderung des Durchmessers der *A. brachialis* [103].

▶ Oligomere Proanthocyanidine

Oligomere Proanthocyanidine (OPC) sind starke Radikalfänger und wirken somit antiatherogen. Ihre antioxidativen Effekte ließen sich unter anderem im Tiermodell belegen [20]. Interessanterweise erkranken Menschen in Südfrankreich seltener an KHK als Menschen in anderen Industrienationen, obwohl sie sich fettreicher und nicht gerade energiearm ernähren. In diesem Zusammenhang wird auch von dem *"French Paradox"* gesprochen. Wissenschaftler führen dieses Phänomen auf die antiatherogene Wirkung der Polyphenole, insbesondere der Proanthocyanidine (OPC), in der mediterranen Kost zurück [26].

▶ Kakaopolyphenole

Bereits seit dem 18. Jahrhundert werden dem Kakao herzschützende Eigenschaften nachgesagt. In den letzten Jahren konnte dies mit verschiedenen Studien wissenschaftlich untermauert werden. Kakao und dunkle Schokolade sind im Gegensatz zu weißer oder Vollmilchschokolade reich an Flavonoiden, einer Subklasse der Polyphenole. Diesen werden gesundheitsfördernde Wirkungen zugesprochen. Die positiven Effekte begründen Wissenschaftler zum einen mit den antioxidativen Eigenschaften dieser Polyphenole [54, 72, 152]. Sie schützen LDL-Cholesterin beispielsweise vor Oxidation und minimieren damit einen der wichtigsten Risikofaktoren für Herz-Kreislauf-Erkrankungen [8, 147, 152]. Zum anderen unterstützt Kakao die Endothelfunktion (☞ Abb. 4.9) [44, 140, 148]. Endothelzellen spielen eine Schlüsselrolle für den Gefäßschutz. Über die Abgabe von Stickstoffmonoxid bewirken sie eine Erschlaffung

der glatten Gefäßmuskulatur und damit eine Erweiterung der Blutgefäße. Die im Kakao enthaltenen Flavonoide unterstützen die Bildung von Stickstoffmonoxid [140] und verbessern auf diese Weise die Endothelfunktion [54, 148]. Flammer et al. [44] untersuchten die Wirkung von flavonoidreicher Schokolade auf die Herzkranzgefäße von Patienten nach Herztransplantation. Zwei Stunden nach dem Verzehr von 40 g dunkler flavonoidreicher Schokolade zeigte sich eine signifikante Vergrößerung des Koronardurchmessers von 2,36 mm auf 2,51 mm (p<0,01),während dieser in der Kontrollgruppe unverändert blieb. Die endothelabhängige Reaktion der Koronararterien nach CP-T *(Cold Pressure Test;* zur klinische Prüfung der Vasomotorik während und nach Eintauchen einer Hand für einige Minuten in Eiswasser) verbesserte sich ebenfalls signifikant durch den Schokoladenkonsum (☞ Abb. 4.9) [44]. Kakaopolyphenole reduzieren darüber hinaus die Thrombozytenaggregation [44, 54, 72], verbessern den arteriellen Blutfluss und wirken so Gefäßerkrankungen entgegen [50, 54].

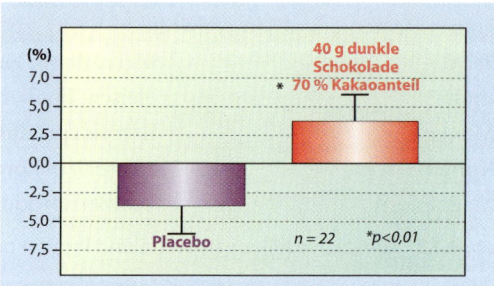

Abb. 4.9: Reaktion der Herzkranzgefäße 2 Stunden nach Schokoladen- bzw. Placebokonsum, gemessen als prozentuale Veränderung des Durchmessers der Herzkrankgefäße nach CP-T *(Cold Pressure Test)* [44].

Zahlreiche Studien belegen zudem die blutdrucksenkende Wirkung von Kakao [17, 50, 51, 140, 141]. So fanden Buijsse et al. [17] heraus, dass bei Männern mit besonders hohem Kakokonsum mit Polyphenolen der systolische Blutdruck signifikant niedriger war als bei Männern, die nur wenig Kakaopolyphenole aufnahmen. Das Risiko, an Herz-Kreislauf-Erkrankungen zu sterben, war ebenfalls unter der höchsten Kakaoaufnahme um 50 % signifikant geringer [17]. Die Arbeitsgruppe um Taubert et al. beobachtete, dass die tägliche Einnahme von 30 mg Kakaopolyphenolen innerhalb von 18 Wochen den diastolischen und systolischen Blutdruck von Hypertonikern signifikant zu senken vermochte und die Produktion des gefäßerweiternden Stickstoffmonoxids erhöhte [140].

Darüber hinaus verbessert der Konsum von **Kakaopolyphenolen** die Insulinsensibilität von gesunden Personen und Bluthochdruckpatienten [50, 51] und beeinflusst die Blutfettwerte (LDL- und HDL-Cholesterin) positiv [8]. Somit kann Kakao über mannigfaltige Wirkungsmechanismen das Risiko für Herz-Kreislauf-Erkrankungen verringern. Auch Ding et al. [35] konnten mit ihrer Metaanalyse nachweisen, dass der Konsum von Kakaoflavonoiden (Vergleich höchstes vs. niedrigstes Terzil) das KHK-Sterblichkeitsrisiko um 19 % senkt.

Eine weitere wichtige Gruppe von Pflanzenstoffen, die einen nachgewiesenen Effekt auf die Blutfettwerte besitzt, sind Sojaprotein bzw. Sojaisoflavone. Letztere zählen übrigens zu den wichtigsten Phytoöstrogenen (☞ auch diätetische Behandlung von Wechseljahresbeschwerden, Kap. 4.10.). Diese lipidsenkenden Wirkungen wurden bereits in kontrollierten Doppelblindstudien (z.B. [53]) und in einigen Metaanalysen (u.a. [5, 128, 139]) bewertet.

In der placebokontrollierten Studie von He et al. [53] konnte die Aufnahme von 40 g Sojaprotein täglich für 12 Wochen bei 302 Studienteilnehmern den Blutdruck durchschnittlich um 4,31 mmHg (syst.) und 2,76 mmHg (diast.) senken. Betrachtete man allein die Hypertoniker in der Studie, so wurde ihr Blutdruck um systolisch 7,88 mmHg und diastolisch 5,27 mmHg gesenkt [53].

Hinsichtlich der positiven Wirkugen der Sojainhaltsstoffe auf Fettstoffwechsel bzw. Herz-Kreislauf-Risikofaktoren sind gleichfalls die Isoflavone untersucht worden. In einer epidemiologischen Studie von Wiseman et al. [157] war die Aufnahme von Sojaisoflavonen mit der signifikanten Reduktion von Markern des oxidativen Stress verbunden. Außerdem ergab sich eine erhöhte Resistenz des LDL-Cholesterins gegenüber der Oxidation, ein wichtiger grundlegender Mechanismus der Atherosklerose.

Eine moderate Zufuhr von Sojaprotein mit Isoflavonen (entsprechend 56 mg täglich) erhöhte das HDL-Cholesterin um 4 % und das Apolipoprotein A1 um 6 % [117].

Aus den vorliegenden Metaanalysen zu Sojaprotein bzw. -isoflavonen sei hier auf die von Taku et al. aus dem Jahr 2007 verwiesen. In dieser Analyse von 11 randomisierten Studien fanden die Untersucher, dass die Isoflavone die Gesamtcholesterin- und besonders LDL-Cholesterinspiegel signifikant senken können. Dabei wirken Sojaprotein und -isoflavone vermutlich synergistisch [139].

■ Bioflavonoide

Bioflavonoide sind gelb-orangefarbene Farbstoffe, Bitterstoffe und Gerbstoffe pflanzlicher Herkunft. Sie gehören zu den sekundären Pflanzenstoffen und sind vielfach wirksame Antioxidanzien. So unterstützen sie beispielsweise die Wirkung von Vitamin C [146]. Insbesondere die Citrusbioflavonoide können die Oxidation von LDL-Cholesterin vermindern und damit einen der wichtigsten Risikofaktoren für Herz-Kreislauf-Erkrankungen minimieren [19]. Ferner senken Bioflavonoide über die Hemmung der Thrombozytenaggregation die Gefahr der Thrombenbildung und die Entstehung arteriosklerotischer Plaques in der Gefäßwand [19, 154]. Buschmann et al. fanden darüber hinaus eine inverse Beziehung zwischen der Bioflavonoidaufnahme und der Häufigkeit von KHK sowie tödlich verlaufender Herzinfarkte. Abschließend lässt sich also feststellen, dass eine hohe Bioflavonoidaufnahme sowohl das Risiko für kardiovaskuläre Erkrankungen als auch die Sterblichkeit verringert.

■ Carotinoide

Den Nutzen der antioxidativ wirksamen Carotinoide verdeutlichten Ergebnisse der EURAMIC (*European community multicenter study on Antioxidants, Myocardial Infarction, and breast Cancer*)-Studie. Menschen mit einer hohen Beta-Carotin-Konzentration im Fettgewebe erlitten bis zu 40 % weniger Herzinfarkte [71]. Auch für Frauen zeigte die *Women's Health Study* mit 40.000 Frauen, dass hohe Serumspiegel des Carotinoids Lycopin mit einer niedrigeren KHK-Neuerkrankungsrate einhergehen [122]. Männern mit niedrigem Lycopinspiegel haben dagegen ein mehr als 3fach erhöhtes KHK-Risiko [112]. Darüber hinaus korrelierte die Carotinoid-Konzentration (Lutein, Zeaxanthin, Beta-Cryptoxanthin und Alpha-Carotin) bei Frauen und Männern invers mit der Dicke der Gefäßwand (Intima-Media-Dicke). Eine erhöhte Carotinoid-Konzentration scheint

demnach der Arteriosceroseentwicklung entge-
genzuwirken [38]. Weiterhin belegte eine kontrollierte Studie an 68 Patienten mit akutem ischämi-
schem Schlaganfall einen inversen Zusammenhang zwischen den niedrigen Alpha- und Beta-
Carotin-Spiegeln und dem Entzündungsmarker
CRP sowie dem Auftreten neurologischer Schäden
[24].

4.4.4.2. Omega-3-Fettsäuren

Unter den essenziellen Fettsäuren sind die Omega-
3-Fettsäuren von besonderer Bedeutung für das
kardiovaskuläre System. Wie zahlreiche Studien –
etwa prospektive Kohorten- und klinische Interventionsstudien – belegen, vermindern Omega-3-
Fettsäuren die Risiken eines Herzinfarkts und anderer arteriosklerotisch bedingter Herz-Kreislauf-
Erkrankungen. Auch die zugrunde liegenden Mechanismen sind heute weitgehend geklärt: Omega-
3-Fettsäuren vermindern die Blutviskosität, reduzieren die Thrombozytenaggregation, verbessern
die Endothelfunktion [86], senken den Blutdruck
[124, 125, 142] und vermindern Entzündungsreaktionen [124, 125].

Weiterhin werden ihnen antiarrhythmische Effekte zugeschrieben [21]. Eine placebokontrollierte
Studie mit 160 Patienten nach einer Bypass-Operation zeigte, dass die Gabe von Omega-3-Fett-
säuren das Risiko für postoperatives Vorhofflim-
mern bei diesen Patienten signifikant (um −75 %)
verringerte und darüber hinaus die stationäre
Krankenhausverweildauer verkürzte [21].

Epidemiologische Studien belegen die große Bedeutung der Omega-3-Fettsäuren für die Reduktion des KHK-Risikos [61, 66]. So verminderte
sich bei der *Nurses' Health Study,* in die rund
80.000 Frauen aufgenommen wurden, durch eine
fischreiche Ernährung mit einem hohen Omega-
3-Fettsäureanteil das Risiko für die koronare Herzkrankheit (KHK) um 21-34 % [61] und für Schlaganfall um 17-52 % [66]. Beeindruckend sind hierbei auch die Ergebnisse einer Studie mit rund
41.600 Japanern. Trotz des traditionell hohen
Fischkonsums in Japan bewirkten höhere Gaben
von Omega-3-Fettsäuren eine weitere Verringerung des KHK-Risikos [65].

Herausragend ist der Stellenwert der Fettsäuren in
der Sekundärprävention. So zeigt eine Interventionsstudie, dass eine Supplementierung von
Omega-3-Fettsäuren das Fortschreiten der Koro-

narsklerose verlangsamt [149]. Vier weitere Interventionsstudien wiesen nach, dass die Gabe von
Omega-3-Fettsäuren in der Sekundärprävention
das Risiko für ein zweites Koronarereignis signifikant senkte [10, 48, 91, 126]. So verminderte sich
in der GISSI-Prevenzione-Studie, an der über
11.000 Patienten teilnahmen, nach Herzinfarkt die
Anzahl der Fälle von plötzlichen Herztod um 45 %
(☞ Abb. 4.10) [48]. Diese kardioprotektiven Eigenschaften der Omega-3-Fettsäuren haben die
American Heart Association (AHA) dazu bewo-
gen, in ihren Leitlinien wöchentlich mindestens
zwei Mahlzeiten mit fettem Fisch (z.B. Makrele,
Lachs, Thunfisch) zu empfehlen [79]. Das entspricht einer Menge von 300 mg Omega-3-Fett-
säuren. Patienten, die an einer koronaren Herzkrankheit leiden, sollten den Verzehr an Omega-3-
Fettsäuren (Eicosapentaen- und Docosahexaensäure) auf 1 g pro Tag erhöhen. Fetter Kaltwasser-
fisch ist dabei zu bevorzugen oder es sind entsprechende Supplemente einzunehmen. Die Europäische Gesellschaft für Kardiologie (ESC) hat sich
den Empfehlungen der AHA angeschlossen. Sie
empfiehlt in ihren Leitlinien zur Sekundärprävention nach Herzinfarkt zusätzlich zur Standardtherapie eine Einnahme von Omega-3-Fettsäure-
reichem Fischöl.

Da die erforderliche Menge über einen längeren
Zeitraum nur schwer mit der Nahrung aufgenommen werden kann,wird eine Supplementierung
von Omega-3-Fettsäuren empfohlen. Fettreicher
Fisch enthält zudem erhöhte Mengen an Schwermetallen, wie z.B. Quecksilber, polychlorierte Bi-
phenyle (PCB) und Dioxin, die den gesundheitsfördernden Nutzen einschränken [79].

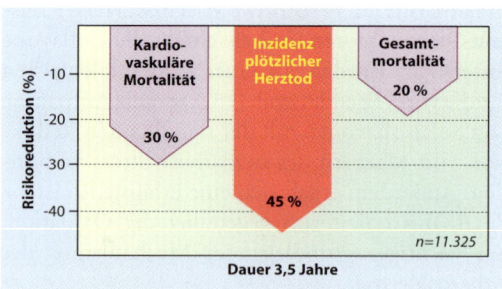

Abb. 4.10: GISSI-Prevenzione-Studie; Gabe von 1 g
Omega-3-Fettsäuren nach Herzinfarkt [48].

Eine weitere große, über 14 Jahre laufende Studie mit 45.722 Männern [98] verzeichnete bei einer Aufnahme von 1 g mittellangen Omega-3-Fettsäuren täglich – unabhängig von der Zufuhr von Omega-6-Fettsäuren – eine Reduktion des Risikos eines nichttödlichen Herzinfarkts um 58 % und der KHK allgemein um 47 %.

In einer 15-jährigen epidemiologischen Studie von Laaksonen et al. [81] fand sich eine Reduktion des Risikos, an einer Herz-Kreislauf-Erkrankung zu sterben, durch die höhere Aufnahme sowohl von Linolsäure (−61 %) als auch mehrfach ungesättigten Fettsäuren (−62 %).

Besonders interessant im Zusammenhang mit kardiovaskulären Erkrankungen ist auch die Alpha-Linolensäure, eine langkettige, mehrfach ungesättigte Fettsäure, die besonders reichlich in Leinöl vorkommt. Bei 76.763 Teilnehmerinnen der *Nurses' Health Study* war eine hohe Aufnahme dieser besonderen Fettsäure mit einer signifikant (−40 %) reduzierten Mortalitätsrate aufgrund eines plötzlichen Herztods verbunden [2].

In einer weiteren kleineren Untersuchung mit Herz-Kreislauf-Risikopatienten fanden Zhao et al. [166], dass eine Alpha-Linolensäure-reiche Kost (mit Walnüssen und Leinöl) im Vergleich zur üblichen amerikanischen Ernährungsweise das Gesamtcholesterin um ca. 11 %, das LDL-Cholesterin um ca. 12 % und die Triglyceride um ca. 18 % senkte. Nach 6 Wochen dieser Diät fiel auch das C-reaktive Protein signifikant (p<0,01) ab.

Supplementiert man Alpha-Linolensäure bei Patienten mit Fettstoffwechselstörungen, so kann dies signifikant das C-reaktive Protein (CRP) senken. In der klinischen Studie mit 76 Patienten [106] konnte so das CRP um durchschnittlich 38 % gesenkt werden (p=0,0008).

Olivenöl ist ebenfalls ein wertvolles Speiseöl, das im Wesentlichen Omega-9- und in geringerem Maße Omega-6-Fettsäuren liefert. Dabei trägt aber auch der Phenolanteil des Öls zur positiven Wirkung bei, denn bei einem entsprechend hohen Anteil an Phenol kann Olivenölverzehr oxidiertes LDL-Cholesterin ebenso wie oxidativen Stress reduzieren und das HDL-Cholesterin erhöhen. Dies zeigte eine kontrollierte Doppelblindstudie aus dem Jahr 2004 [93].

Werden zusätzlich Omega-3-Fettsäuren während einer lipidsenkenden Therapie mit Simvastatin aufgenommen, so können damit signifikant – im Vergleich zur Simvastatin-Therapie allein – Triglyceride um 31,1 % und das Gesamtcholesterin um 6,3 % gesenkt werden [37, 60]. Außerdem wurde unter der 2-monatigen kombinierten Gabe von Statin und Omega-3-Fettsäuren das Verhältnis Gesamtcholesterin : HDL sowie das hochsensitive C-reaktive Protein (hsCRP, 38,5 %) verbessert [60]. Schließlich stellten Davidson et al. [37] in einer 8-wöchigen placebokontrollierten Doppelblindstudie fest, dass die Tagesdosis von 4 g Omega-3-Fettsäuren, die 254 Patienten mit Hypertriglyzeridämie zusätzlich zur Simvastatin-Therapie (40 mg/Tag) gegeben wurde, eine stärkere Senkung der Triglyceride bewirkte (29,5 % vs. 6,3 % unter alleiniger Statintherapie). Außerdem sank der VLDL-Spiegel um 27,5 % (vs. 7,2 %) und das HDL-Cholesterin nahm um 3,4 % zu (vs. Abfall −1,2 %). Alle genannten Unterschiede zwischen den beiden Gruppen waren statistisch signifikant.

4.4.4.3. Vitamine des B-Komplexes

Für das Herz-Kreislauf-System sind die Vitamine B_6, B_{12} und Folsäure ebenfalls bedeutsam, da sie in den Homocysteinstoffwechsel eingreifen. Homocystein ist ein Metabolit des Aminosäurestoffwechsels und überhöhte Homocysteinspiegel werden für etwa 10 % des kardiovaskulären Gesamtrisikos verantwortlich gemacht. Ein Großteil der Herz-Kreislauf-Patienten weist erhöhte Homocysteinwerte und damit ein höheres Arterioseriskio auf. Zwei Metaanalysen, die mehr als 90 retrospektive und prospektive Studien einschlossen, belegen darüber hinaus einen kausalen Zusammenhang zwischen krankhaft erhöhten Homocysteinwerten und degenerativen Gefäßerkrankungen [150]. Demnach könnte eine Senkung erhöhter Homocysteinwerte um 3-5 µmol/l durch Vitaminergänzung eine Reduktion des relativen Risikos für Herz-Kreislauf-Erkrankungen um ca. 10 % und in Hochrisikogruppen bis zu 25 % bewirken [132]. Die D-A-CH-Liga Homocystein empfiehlt, bei der Behandlung von Herz-Kreislauf-Patienten einen Plasma-Homocysteinwert von unter 10 µmol/l anzustreben [132]. Erhöhte Homocysteinwerte können durch eine Supplementierung von Folsäure [129] und den Vitaminen B_6 und B_{12} effektiv gesenkt werden. Das zeigte beispielsweise eine Metaanalyse aus 12 randomisierten kontrollierten Studien (*Homocysteine Lowering Trialists' Collabora-*

tion 1998 [59]). Auch die *Nurses' Health Study,* eine prospektive Kohortenstudie mit rund 80.000 Krankenschwestern, belegt, dass die regelmäßige nutritive Zufuhr von Vitamin B_6 und Folsäure das Risiko für koronare Herzkrankheit (KHK) deutlich mindert [111]. Der Homocysteinabbau erfolgt durch Enzyme, die für ihre katalytische Aktivität die Vitamine B_6 und B_{12} benötigen. Ferner sind sie auf Folsäure angewiesen, die als Methylgruppendonor dient.

Auch in der Sekundärprävention ist die diätetische Behandlung mit den Vitaminen B_6, B_{12} und Folsäure effektiv. So verringern diese Vitamine signifikant die Homocysteinspiegel und Restenoseraten von Patienten nach erfolgreicher koronarer Angioplastie [121]. Die *Swiss Heart Study* bestätigte den positiven Einfluss der B-Vitamin-Gabe bei Patienten nach perkutaner transluminaler Koronarangioplastie (PTCA). In dieser Studie wurden in der B-Vitamin-Gruppe, verglichen mit der Placebo-Gruppe, 7,4 % weniger Todesfälle, Herzinfarkte und erneute Gefäßstenosen registriert. Dies war vor allem auf eine verringerte Restenoserate zurückzuführen [120].

Die *"International Task Force for Prevention of Coronary Heart Disease"* [64] und die D-A-CH-Liga Homocystein empfehlen daher bei erhöhten Homocysteinspiegeln eine Supplementierung von Folsäure, Vitamin B_6 und B_{12} [133].

In den vergangenen Jahren haben Studien (NORVIT, VISP, HOPE-2) die Wirksamkeit der B-Vitamin-Gabe für die Reduktion des Herz-Kreislauf-Risikos in Frage gestellt. Anders als erwartet, konnte in den oben genannten Studien kein oder nur ein eingeschränkter Nutzen einer Supplementierung von B-Vitaminen nachgewiesen werden. Dies führen Experten auf ein fehlerhaftes Studiendesign zurück [104].

Bei näherer Betrachtung der Studiendurchführung fallen die folgenden Kritikpunkte auf:

- Die Untersuchungen wiesen Mängel bei den Einschlusskriterien, der Patientenselektion, der Endpunkterfassung, der Vitamin-Dosierung und der statistischen Auswertung auf [133].

- Die Einschlusskriterien und Rahmenbedingungen waren nicht geeignet, den zugrunde liegenden Primärparameter, die Homocysteinsenkung, zu untersuchen. So erfolgte während der VISP- und HOPE-2-Studie die Einführung der nationalen Folsäureanreicherung der Lebensmittel in den USA und Kanada, und in der NORVIT-Studie nahm ein Teil der Patienten bereits vor Studienbeginn Vitaminsupplemente ein. Daher konnte zu Studienbeginn keine nennenswerte Erhöhung der Homocysteinspiegel nachgewiesen werden [133].

- In der VISP-Studie wurde keine ausreichende Patientenselektion hinsichtlich der Vitamin-B_{12}-Malabsorption oder zusätzlicher Vitamin-Gaben vorgenommen, wodurch es zu einer Fehlinterpretation kam [104, 133].

- In der HOPE-2-Studie wurden mehrere Endpunkte zusammengefasst. Dadurch wurde überdeckt, dass einige Endpunkte, allein betrachtet, durchaus signifikant verbessert wurden [133].

Eine umfassende Stellungnahme [133] hat die D-A-CH-Liga Homocystein verfasst, die auf der Homepage (www.dach-liga-homocystein.org) zu finden ist. Bei der VISP- bzw. der HOPE-2-Studie wurden auch Subgruppenanalysen durchgeführt. Hier zeigte sich übereinstimmend eine signifikante Senkung der kombinierten Endpunkte (Schlaganfall, KHK, Tod; VISP) bzw. des alleinigen Schlaganfallrisikos (HOPE-2) um 21 % bzw. 25 % durch die Supplementierung der B-Vitamine [55, 130, 133].

Auch Yang et al. [162] zeigten anhand einer Kohortenstudie, dass eine konsequente Folsäureanreicherung von Mehlprodukten in den USA und in Kanada die Schlaganfallsterblichkeit landesweit senkte und damit rund 13.000 Todesfälle (USA) bzw. rund 2.800 Todesfälle (Kanada) pro Jahr durch Schlaganfall verhindert wurden [133]. Dies wurde in Ländern, die keine Folsäureanreicherung durchgeführt hatten (England und Wales), nicht festgestellt [162]. In diesem Zusammenhang wird auch in Deutschland immer wieder eine landesweite Folsäureanreicherung von Lebensmitteln diskutiert, weil die durchschnittliche Folsäureaufnahme weitaus geringer ist, als den Empfehlungen entspricht.

Der Zusammenhang zwischen Homocysteinsenkung durch Folsäuresupplementierung und Schlaganfallrisiko wurde ebenfalls in einer neuen Metaanalyse aus dem Jahr 2007 untersucht [153]. In dieser Zusammenfassung von 8 randomisierten Studien ergab sich insgesamt eine Apoplex-Risikoreduktion um fast 20 %, wobei dieser Effekt mit der Länge der Folsäuresubstitution ansteigt (>3 Jahre: −29 %).

Da jedoch in Deutschland vorerst nicht mit einer solchen Maßnahme zu rechnen ist, sollte Folsäure – insbesondere bei Patienten mit erhöhten Homocysteinspiegeln – supplementiert werden.

Diese Empfehlung erscheint auch für Dialysepatienten sinnvoll, deren häufigste Todesursache kardiovaskulären Ursprungs ist. Eine placebokontrollierte Doppelblindstudie belegte, dass sich durch regelmäßige Folsäuregaben die Homocysteinspiegel von Dialysepatienten bereits nach wenigen Monaten effektiv senken ließen, womit vermutlich auch das kardiovaskuläre Risiko reduziert werden könnte [3].

Die Bedeutung einer homocysteinsenkenden Therapie fanden Vermeulen u. Mitarb. [145] bei 158 Patienten mit subklinischer Atherosklerose. Nach 2-jähriger Supplementierung von Folsäure und Vitamin B_6 beobachteten sie eine Abnahme der pathologischen Belastungs-EKG-Testergebnisse (−60 %).

In der großen prospektiven *Framingham-Heart*-Studie, eine 8-jährigen Kohortenstudie mit 2.491 Teilnehmern, sagten erhöhte Homocysteinspiegel unabhängig das Risiko für die Entwicklung einer Herzinsuffizienz bei Erwachsenen voraus. Das Risiko war bei Männern auf das 1,84fache, bei Frauen auf das 1,93fache gegenüber Personen mit normal hohen Homocysteinwerten erhöht [144]. Außerdem kann die Folsäuregabe die durch Nitroglycerin induzierte Dysfunktion des Endothels sowie eine Nitrattoleranz reduzieren [49].

4.4.4.4. Sonstige Vitamine

Neben den Vitaminen des B-Komplexes fanden Wissenschaftler in klinischen Studien ebenfalls einen aufschlussreichen Zusammenhang mit dem Vitamin-D-Spiegel und dem Schlaganfallrisiko. In der Studie von Poole et al. [105] fand man bei der Mehrzahl der 44 untersuchten Schlaganfallpatienten (im Vergleich zu 96 gesunden Probanden) einen erniedrigten Vitamin-D-Spiegel, so dass sich Vitamin D hier als Risikomarker für Schlaganfälle darstellte.

Durch die 9-monatige Gabe von Vitamin D_3 + 500 mg Calcium (gegenüber Placebo + Calcium) ergab sich bei 93 Patienten mit Herzinsuffizienz eine Verbesserung der Zytokinprofile, insbeson-

dere durch Erhöhung des Interleukin-10-Spiegels. Bei diesem IL-10 handelt es sich um ein antiinflammatorisches Zytokin. Im Vergleich zu Placebo stieg der Spiegel des proinflammatorischen Tumornekrosefaktors-α (TNF-α) nicht an [119].

4.4.4.5. Antioxidanzien

Antioxidanzien können freie Radikale neutralisieren und den Organismus so vor oxidativem Stress schützen. Da freie Radikale maßgeblich an der Arterioskleroseprogression beteiligt sind [7], wirkt sich das Abfangen dieser aggressiven Sauerstoffverbindungen günstig auf den Krankheitsprozess aus. Vitamin C (Ascorbinsäure) ist das wichtigste Antioxidans im wässrigen Milieu des Organismus. Je niedriger die Blutspiegel des Vitamin C, desto höher ist das Risiko für kardiovaskuläre Erkrankungen und Schlaganfall [46]. Im Rahmen einer prospektiven Kohortenstudie beobachteten Forscher über 16 Jahre das Ernährungsverhalten von rund 85.000 Krankenschwestern. Sie stellten fest, dass eine gute Versorgung mit Vitamin C, einschließlich einer Vitamin-C-Supplementierung, das KHK-Risiko signifikant um 27 % senken konnte. Die alleinige Vitamin-C-Aufnahme über die Ernährung – ohne Multivitaminergänzung – bewirkte eine schwache, aber nicht signifikante Senkung des KHK-Risikos um −28 % (☞ Abb. 4.11) [101].

Auch in der Sekundärprävention kommt Vitamin C eine besondere Bedeutung zu. So scheint eine Supplementierung von Vitamin C bei Patienten mit Herzrhythmusstörungen das frühzeitige Wiederauftreten der Erkrankung nach erfolgter elektrischer Kardioversion signifikant zu verringern. Weiterhin können Entzündungsmarker (Anzahl weißer Blutkörperchen und CRP) gesenkt und damit die Entzündungsprozesse reduziert werden [77]. Darüber hinaus zeigte eine placebokontrollierte Doppelblindstudie mit 30 Typ-2-Diabetikern, dass nach 1-monatiger Ascorbinsäure-Gabe (500 mg/d) der Blutdruck sank und sich die Steifigkeit der Arterien verbesserte (p<0,01). Durch die Supplementierung ließe sich damit auch das kardiovaskuläre Risiko von Diabetikern verringern [99].

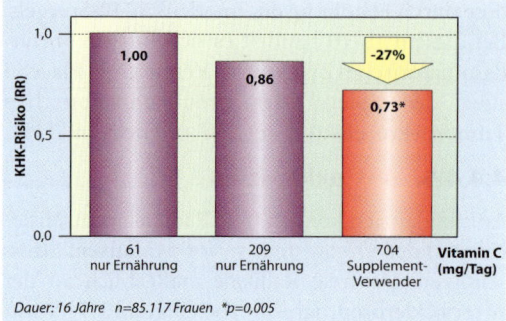

Abb. 4.11: KHK-Risiko (RR) in Abhängigkeit von der Vitamin-C-Aufnahme [101].

Reid et al. [108] stellten bei Patienten, die nach Karotisendarteriektomie eine rezidivierende Karotisstenose aufwiesen, signifikant niedrigere Vitamin-C- und Beta-Carotin-Konzentrationen im Vergleich zu denjenigen fest, die keine Restenosen aufwiesen [108].

Vitamin E ist das wichtigste fettlösliche Antioxidans in Zellen und Geweben und schützt Membranen vor Lipidperoxidation. Speziell im kardiovaskulären Bereich unterbindet es die Oxidation von LDL-Cholesterin und bremst damit einen wichtigen Schrittmacher der Arteriosklerose.

In der Prävention kardiovaskulärer Erkrankungen hat sich die Supplementierung von Vitamin E bewährt, wie bedeutende Präventionsstudien mit Zehntausenden von Patienten belegen [88, 110, 131]. So zeigen z.B. die *Nurses' Health Study* mit 87.245 Frauen und die *Health Professionals' Follow-up*-Studie mit 39.910 Männern, dass die tägliche Aufnahme von 100-200 IE Vitamin E das KHK-Risiko signifikant senkt [110, 131].

Die Studienergebnisse zum Einsatz von Antioxidanzien in der Sekundärprävention sind widersprüchlich. In der placebokontrollierten CHAOS *(Cambridge Heart Anti-Oxidant Study)*-Studie konnte durch die Gabe von 400 IE und 800 IE Vitamin E pro Tag die Zahl nichttödlicher Myokardinfarkte verringert werden [135]. In der placebokontrollierten SPACE-Studie [13] erhielten 196 Dialysepatienten mit Herz-Kreislauf-Erkrankungen 800 IE Vitamin E oder Placebo. Dabei wurde der kombinierte Studienendpunkt aus tödlichem und nichttödlichem Herzinfarkt, Schlaganfall, peripherer arterieller Verschlusskrankheit und instabiler Angina pectoris signifikant um 54 % reduziert.

Andere Untersuchungen wie die HOPE *(The Heart Outcomes Prevention Evaluation Study)*-Studie zeigten für Vitamin E keine protektiven Effekte [164]. Dagegen konnten Salonen et al. in der ASAP (Antioxidant Supplementation in Atherosclerosis Prevention)-Studie nachweisen, dass die Supplementierung von 136 IE Vitamin E und 250 mg Vitamin C die Arterioskleroseprogression signifikant senkt [116]. Salonen weist ausdrücklich auf die Notwendigkeit einer kombinierten Gabe von Vitamin C und E hin:

"When vitamin E works as an antioxidant, it is oxidized to a harmful radical, which needs to be reduced back to α-tocopherol, eg., by vitamin C. [...] Thus, it is conceivable that in most completed and ongoing antioxidant supplementation trials, a wrong kind of supplement is given."
("Wirkt Vitamin E als Antioxidans, so wird es zu einem schädlichen Radikal oxidiert, das wieder zu Alpha-Tocopherol reduziert werden muss, z.B. durch Vitamin C. [...] So ist nachvollziehbar, dass in den meisten abgeschlossenen und noch laufenden Studien mit Supplementierung eines Antioxidans das falsche Supplement verabreicht wurde.")

In dieser Studie verringerte die Kombination dieser antioxidativen Vitamine über 6 Jahre (2 × 136 IE Vitamin E und 2 × 250 mg Vitamin C) signifikant die Zunahme der Intima-Media-Stärke der Karotis bei Personen mit erhöhten Cholesterinspiegeln (☞ Abb. 4.12). Die Auswirkungen der Vitamineinnahme war am deutlichsten bei Personen, die zu Beginn der Studie niedrige Vitamin-C-Plasmaspiegel aufwiesen oder bereits Plaques in der Karotis ausgebildet hatten [116].

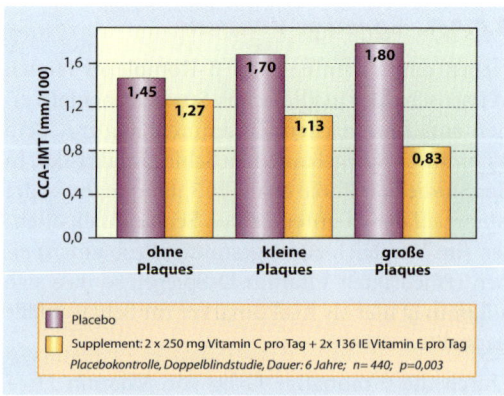

Abb. 4.12: Arterioskleroseprogression anhand des durchschnittlichen Dickenwachstums der Intima-Media der A. carotis [116].

Eine Reihe von Studien weisen einen positiven Einfluss dieser Kombination auf arteriosklerotische Veränderungen und demnach auf Herz-Kreislauf-Erkrankungen nach [22]. Für die diätetische Therapie von Herz-Kreislauf-Erkrankungen ist die Kombinationsgabe von Vitamin C und E sinnvoll, da Vitamin C zur Regeneration der antioxidativen Funktion von Vitamin E beiträgt [12].

Auch nach einer Herztransplantation vermindert die Gabe von Vitamin C und E wirkungsvoll das Fortschreiten der Arteriosklerose (2×500 mg Vitamin C und 400 IE Vitamin E pro Tag) [40].

Bei Schlaganfallpatienten erhöht die kombinierte Gabe von Vitamin C und E (727 mg Vitamin E, 500 mg Vitamin C) signifikant die antioxidative Kapazität ($p<0,003$), verringert den oxidativen Stress und hemmt Entzündungsreaktionen [143].

Bypass-Operationen gehen mit einem signifikanten Abfall der antioxidativen Kapazität und erhöhtem oxidativen Stress einher. Dadurch werden Zellschädigungen und Entzündungsreaktionen ausgelöst, die zu einer Verschlechterung der Herzfunktion führen können [80]. Danova et al. belegen mit ihrer Studie eindrucksvoll, dass auch eine Woche nach einer solchen Operation noch ein signifikanter Abfall der antioxidativen Kapazität zu beobachten ist. Darüber hinaus fand das Forschungsteam heraus, dass diese Patienten bereits vor der Operation einen geringen antioxidativen Status besitzen. Somit führt die ständig erhöhte Produktion von Sauerstoffradikalen bei Patienten mit Herzproblemen vermutlich bereits präoperativ zu einer Erschöpfung der Antioxidanzien-Reserven. Aus diesen Gründen erscheint die Supplementierung der antioxidativen Vitamine C und E bei Bypass-Patienten ratsam [28].

In einer früheren placebokontrollierten Doppelblindstudie von Duffy et al. [36] wurde durch die regelmäßige, einen Monat dauernde Supplementierung von Vitamin C (nach einer Bolusgabe von 2 g für 30 Tage 500 mg Vitamin C pro Tag) der Blutdruck bei Hypertonikern gesenkt.

4.4.4.6. Mineralstoffe

Magnesium ist neben Kalium der wichtigste intrazelluläre Mineralstoff. Von allen Organen enthält das Herz die höchste Magnesiumkonzentration. Magnesium greift regulierend in die Erregungsleitung am Herzen ein und hat eine besondere Bedeutung für die Regulation des Blutdrucks. So leiden viele Hypertoniker und KHK-Patienten an Magnesiummangel [137, 155].

Eine Metaanalyse bestätigte die blutdrucksenkende Wirkung einer Magnesium-Supplementierung [69]. Epidemiologische Studien belegen ebenfalls einen Zusammenhang zwischen schlechter Magnesiumversorgung und erhöhtem Blutdruck bzw. erhöhtem kardiovaskulärem Risiko [6, 160]. So stieg beispielsweise durch eine magnesiumarme Ernährung das Risiko für Herzrhythmusstörungen – in Form von supraventrikulären und ventrikulären Extrasystolen – signifikant an [75]. Eine Magnesiumgabe kann begleitend zur Pharmakotherapie bei Herzrhythmusstörungen und Herzinsuffizienz eingesetzt werden [137, 158].

In einer Doppelblindstudie erhielten 187 KHK-Patienten, die zuvor in der Mehrzahl niedrige intrazelluläre Magnesiumspiegel aufgewiesen hatten, entweder 365 mg Magnesium pro Tag oder Placebo. Nach 6-wöchiger Behandlung konnten die Patienten in der Verumgruppe signifikant länger auf dem Laufband oder Fahrrad belastet werden und hatten signifikant seltener belastungsabhängige Brustschmerzen [123].

Einige frühe klinische Studien mit Hypertonikern wiesen nach, dass durch eine Magnesium-Supplementierung der Blutdruck gesenkt werden kann [159, 156]. In einer japanischen Untersuchung ergaben sich zusätzlich günstige Effekte auf den Fettstoffwechsel [67].

Umgekehrt gehen niedrige Magnesiumspiegel bei pAVK-Patienten im Vergleich mit Patienten mit normalen Magnesiumspiegeln mit häufigeren Schlaganfällen oder einer Karotisstenose einher [4].

4.4.4.7. Spurenelemente

Für das Herz-Kreislauf-System sind auch die essenziellen Spurenelemente Selen, Zink, Mangan und Kupfer von besonderer Bedeutung. Alle vier Spurenelemente sind zentrale Bestandteile antioxidativer Enzyme, die Herz und Gefäße vor oxidativem Stress schützen. Zu diesen Enzymen zählen die Glutathionperoxidasen (Selen) und Superoxiddismutasen (Zink, Mangan und Kupfer). Beispielsweise kann eine Unterversorgung mit Selen das Risiko für eine Herzinsuffizienz erhöhen, insbesondere wenn weitere Mikronährstoffe wie Vitamin E fehlen [158].

4.4.4.8. Aminosäuren

Bei der Therapie der Herz-Kreislauf-Erkrankungen wurden die Aminosäuren bisher nur wenig beachtet. Sie sollten aber durchaus Berücksichtigung finden. Besonders interessant sind Arginin, Cystein, Taurin, Lysin, Tryptophan und Tyrosin sowie die Aminosäurenderivate L-Carnitin und Coenzym Q_{10} (sog. Vitaminoide)(☞ Tab. 4.13).

Gerade den Aminosäuren Arginin und Taurin kommt eine immer größere Bedeutung in der diätetischen Behandlung kardiovaskulärer Erkrankungen zu. Studien lassen vermuten, dass die Aminosäuren den Herzmuskelstoffwechsel sowie die endotheliale Dysfunktion verbessern.

■ L-Arginin

L-Arginin ist die Ausgangssubstanz für die Bildung von Stickstoffmonoxid (NO), das als Vasodilatator eine Weitstellung der Blutgefäße bewirkt. NO blockiert in der Gefäßwand zudem proarteriosklerotische Effekte und wirkt damit antiatherogen [14]. So ist die Bildung und die biologische Wirksamkeit von NO in arteriosklerotisch veränderten Arterien vermindert. Durch eine exogene Zufuhr von L-Arginin lässt sich jedoch die endogene NO-Produktion steigern. Es ist daher anzunehmen, dass die Aminosäure auf diese Weise das Endothel schützen kann [96]. Diese Vermutung wurde durch eine Studie belegt, in der die 4-wöchige Supplementierung von L-Arginin die endotheliale Funktion von Bluthochdruckpatienten mit mikrovaskulärer Angina pectoris verbesserte [102]. Die mit kardiovaskulären Erkrankungen einhergehende endotheliale Dysfunktion könnte somit durch Arginin-Supplementierung verbessert werden [96].

Die Wirkung einer 14-tägigen Supplementierung von L-Arginin bei stabiler Angina pectoris wurde in einer placebokontrollierten Doppelblindstudie aus dem Jahr 2002 [94] geprüft. Dabei fanden die Wissenschaftler heraus, dass sich die Belastbarkeit auf dem Fahrradergometer um 20 % gegenüber der Placebo-Gruppe besserte. Außerdem wurde die flussvermittelte Vasodilatation und die Lebensqualität signifikant (p=0,004 bzw. p=0,04) verbessert. Ähnlich gute Ergebnisse erzielte man bei einer Gruppe von pAVK-Patienten [15]. Bei

ihnen konnten durch die tägliche Gabe von L-Arginin i.v. gegenüber der Placebo-Gruppe die schmerzfreie Gehstrecke, die Gesamtgehstrecke und die flussvermittelte Vasodilatation nach 3-wöchiger Therapie signifikant gebessert werden. Nach Stent-Implantation verminderte sich durch 600 mg L-Arginin pro Tag die Rate der Restenosen signifikant gegenüber Placebo (8,7 % vs. 20,8 %) [138]. Die Bedeutung dieses Effekts lässt sich besonders ermessen, wenn man die Ergebnisse einer placebokontrollierten Studie aus dem Jahr 2004 [25] heranzieht. Hier beobachtete man bei Typ-2-Diabetikern nach Stent-Implantation durch die zusätzliche Gabe von Rosiglitazon, einem modernen Antidiabetikum mit positiven Wirkungen auf das Herz-Kreislauf-System, eine Restenoserate von 17,6 % im Vergleich zu 38,2 % in der Gruppe der Patienten, die kein Rosiglitazon erhalten hatten.

■ Taurin

Taurin ist ein Abbauprodukt der schwefelhaltigen Aminosäuren Methionin und Cystein. Es liegt größtenteils in freier, ungebundener Form vor (als "freie Aminosäure") und ist die am höchsten konzentrierte Aminosäure im Herzen. Taurin spielt daher eine wichtige Rolle für den Herzmuskel und wirkt sich positiv auf die Herzleistung aus [96].

Auch die Bedeutung von N-Acetylcystein als Vorstufe des Taurins wurde in Studien belegt. Beispielsweise behandelten in einer placebokontrollierten Studie Marenzi et al. [92] 354 Herzinfarktpatienten zunächst mit einer intravenösen Bolusdosis von 600 mg oder 1.200 mg N-Acetylcystein vor der primären Koronarintervention. Aufgrund des Eingriffs sind diese Patienten kontrastmittelbedingt einem erhöhten Risiko einer Nierenfunktionsstörung ausgesetzt. Nach dem Eingriff erhielten die Patienten 2 Gaben von je 600 mg bzw. 1.200 mg N-Acetylcystein oral. Durch diese Behandlung kam es zu signifikant weniger Fällen mit einem Kreatininanstieg um >25 % (p<0,001), und zwar in 15 % (600 mg) bzw. 8 % (1.200 mg) der Fälle im Gegensatz zu 33 % in der Placebo-Gruppe. Darüber hinaus fand sich in der Placebo-Gruppe eine Mortalitätsrate von 11 % gegenüber 4 % (600 mg) bzw. 3 % (1.200 mg) in der mit N-Acetylcystein behandelten Gruppe.

Die Bedeutung der Aminosäure Taurin in der diätetischen Behandlung kardiovaskulärer Erkrankungen belegten mehrere Studien. So weist Taurin eine membranstabilisierende, antioxidative Aktivität auf und schützt die membrangebundenen Fettsäuren vor Oxidation [95]. Im Tierversuch bewahrt Taurin darüber hinaus das Herz vor Schäden durch Reperfusion und oxidativen Stress. Diesem Effekt liegt vermutlich die antioxidative Aktivität des Taurins zugrunde [107]. Weitere In-vitro-Studien sowie Humanstudien zeigten, dass eine Taurin-Supplementierung die Endothelfunktion günstig beeinflusst [42] und vor mikrovaskulären Gefäßkomplikationen bei Diabetes mellitus schützen kann [95].

Eine multizentrische epidemiologische Studie (WHO-CARDIAC-Studie [161]) in 16 Ländern untersuchte die Taurinausscheidung im Harn im Zusammenhang mit der Mortalität aufgrund der koronaren Herzkrankheit. Dabei fanden die Autoren dieser WHO-Studie, dass die Taurinausschei-

dung eine signifikante inverse Beziehung zur KHK-Mortalität aufweist.

4.4.4.9. Vitaminoide

Vitaminoide sind lebenswichtige Substanzen mit vitaminähnlichen Eigenschaften, die der Körper in begrenzten Mengen selbst herstellen kann. Zu den Schlüsselsubstanzen des kardialen Energiestoffwechsels zählen die Vitaminoide L-Carnitin und Coenzym Q_{10}. Beide Mikronährstoffe spielen eine bedeutende Rolle für den Herzstoffwechsel, sind maßgeblich an der Energiegewinnung der Herzmuskelzellen beteiligt und können die Leistungsfähigkeit des Herzmuskels verbessern – insbesondere dann, wenn sie gemeinsam supplementiert werden. So erhöht das Mikronährstoff-Duo bei Herzkrankheiten, die auf Durchblutungsstörungen beruhen, die Belastungstoleranz. Bei Herzinsuffizienz führen die Vitaminoide zu einer signifikanten Besserung klinischer Symptome (Stei-

Substanz	Funktionen und Wirkungen bei kardiovaskulären Erkrankungen
Aminosäuren	
Arginin	wirkt auf das arterielle Gefäßsystem, da es als Vorstufe von Stickstoffmonoxid (NO) seine Bildung in der Gefäßwand fördert. NO wirkt gefäßerweiternd, hemmt die Thrombozytenaggregation, senkt den Blutdruck und fördert die Durchblutung. NO gilt als Schlüsselmolekül bei der Pathogenese kardiovaskulärer Erkrankungen. Darüber hinaus besitzt NO antiatherogene Eigenschaften: Es hemmt die Lipidperoxidation, senkt das Gesamtcholesterin sowie das LDL-Cholesterin und verhindert die Entwicklung von Intimaverdickungen.
N-Acetyl-cystein	spielt als Antioxidans eine wichtige Rolle bei allen NO vermittelten Prozessen. Es verstärkt die Wirkung der ACE-Hemmer, verhindert die Entwicklung einer Nitrattoleranz und normalisiert den Fettstoffwechsel, indem es den Lp(a)-Spiegel senkt. Als wichtigstes Abbauprodukt von Cystein gilt Taurin.
Taurin	hat antioxidative Wirkung und wirkt daher antiarteriosklerotisch, wirkt sich positiv auf die Herzleistung aus; außerdem antiarrhythmisch, blutdrucksenkend, membranstabilisierend (magnesiumähnlich) und hat einen Magnesium-Einspareffekt
Lysin	hat eine kardiovaskuläre Schutzfunktion, da es als Baustein des Gefäßkollagens dient. Weiterhin senkt es das atherogene Potenzial von Lp(a) und kann die Freisetzung von abgelagertem Lp(a) bewirken. Lysin ist ein wichtiger Faktor für die Carnitinsynthese. Carnitin dient dem Transport der freien Fettsäuren, fördert den Abtransport toxischer Stoffwechselendprodukte, hat einen nitrateinsparenden Effekt, senkt die Serumlipidwerte und wirkt als Antioxidans.
Tryptophan und Tyrosin	wirken blutdrucksenkend. Insbesondere in Kombination mit Vitamin B_6 findet eine vermehrte Bildung antihypertensiv wirkender Tryptophanmetabolite statt
Vitaminoide	
Coenzym Q_{10}	unentbehrlicher Baustein der Atmungskette, Antioxidans
L-Carnitin	transportiert Fettsäuren in die Mitochondrien zur Energiegewinnung

Tab. 4.13: Besondere Aspekte von Aminosäuren und Vitaminoiden bei kardiovaskulären Erkrankungen.

gerung der Ejektionsfraktion, Besserung des NYHA-Stadiums. Bei den NYHA-Stadien handelt es sich um eine Schweregradeinteilung der Herzinsuffizienz nach den Kategorien der *New York Heart Association* (NYHA).

■ L-Carnitin

L-Carnitin ist eine körpereigene Substanz mit vielfältigen physiologischen Funktionen. Sie setzt sich aus den Aminosäuren Lysin und Methionin zusammen [34]. Das Vitaminoid spielt eine wichtige Rolle bei der kardialen Energiebereitstellung und im Herzstoffwechsel. Es trägt damit zur besseren Funktionsfähigkeit des gesunden und erkrankten Herzens bei [109]. L-Carnitin transportiert als Acyl-Carnitin Fettsäuren durch die Mitochondrienmembran in das Zytosol [34]. Da die Fettsäuren eine wichtige Energiequelle für das menschliche Herz darstellen, kann ein Mangel an Carnitin zu Funktionsstörungen des Herzens führen.

Zusätzlich unterstützt Carnitin das Ausschleusen von Stoffwechselprodukten und senkt somit die intrazelluläre Konzentration zellschädigender Substanzen, wie z.B. Acylester oder freie Radikale [109].

Erniedrigte Carnitinspiegel können z.B. bei ischämischen Herzkrankheiten (z.B. KHK) oder Diabetes mellitus auftreten [89, 109]. Dieser Mangel kann negative Auswirkungen auf die Herzfunktion nach sich ziehen. So führen bei ischämischen Herzerkrankungen Störungen der Fettsäureoxidation und des Carnitinstoffwechsels zu Schädigungen des Herzgewebes [89].

Auch die Carnitinspiegel im Herzmuskel sind bei Herzmuskelerkrankungen, chronischer Herzinsuffizienz und Herzmuskelhypertrophie in der Regel stark erniedrigt [109].

Klinische Studien zeigen, dass die ernährungsmedizinische Behandlung kardiovaskulärer Erkrankungen wie KHK, Herzrhythmusstörungen, Herzinsuffizienz und Hyperlipidämien mit Carnitin sehr effektiv ist. So konnte z.B. bei Personen mit Herzinsuffizienz durch Carnitingabe die Belastungstoleranz sowie die linksventrikuläre Auswurfleistung des Herzens verbessert werden [109]. Mehrere Studien belegen, dass sich unter einer nutritiven Supplementierung von L-Carnitin die Herzleistung von Patienten mit Herzinsuffizienz verbessern lässt. So führte in einer placebokontrollierten Studie die diätetische Gabe von Carnitin

(2×1 g pro Tag) bei diesen Patienten zu einer deutlichen klinischen Besserung (messbar anhand der NYHA-Stadien) [47].

Die Gabe von L-Carnitin (2 g pro Tag) verbesserte in einer Studie von Iyer et al. [68] gegenüber Placebo signifikant die Belastungstoleranz und die Zeit bis zur Rückbildung von ST-Veränderungen bei Patienten mit chronischer stabiler Angina pectoris.

Hiatt et al. [56] behandelten über 6 Monate 155 Patienten mit arterieller Verschlusskrankheit mit Propionyl-L-Carnitin (2 g pro Tag). Danach war die maximale Gehzeit signifikant um 54 % (vs. 25 % unter Placebo) verlängert. Ähnliche Verbesserungen fanden sich auch bei der schmerzfreien Gehstrecke und der gesundheitsbezogenen Lebensqualität.

Außerdem reduziert in einer Studie mit 94 Diabetikern und Patienten mit Hypercholesterinämie L-Carnitin den Plasma-Lipoprotein(a)-Spiegel [32].

■ Coenzym Q$_{10}$ (Ubichinon)

Coenzym Q$_{10}$ ist als integraler Bestandteil und maßgeblicher Elektronen-Carrier der mitochondrialen Atmungskette direkt an der ATP-Produktion beteiligt (☞ Abb. 3.1, Kap. 3.2.2.) [27]. Bei Patienten mit Herzinsuffizienz sowie Erkrankungen des Herzmuskels ist der Coenzym-Q$_{10}$-Gehalt im Herzmuskel deutlich erniedrigt [97]. Auch Patienten mit Hypercholesterinämie weisen unter einer Behandlung mit Statinen häufig erniedrigte Coenzym-Q$_{10}$-Spiegel auf [82]. Denn die Statine hemmen nicht nur die Cholesterinsynthese, sondernh beeinträchtigen auch die Bildung von Coenzym Q$_{10}$, da beide Produkte auf der gleichen Vorstufe basieren [97]. Dies könnte der Grund für die häufig beschriebenen muskulären Nebenwirkungen einer Statintherapie sein [97, 115]. So zeigten verschiedene Studien, dass während einer Statintherapie neben der erwünschten Senkung der Gesamtcholesterin-, LDL- und Triglycerid-Werte auch die Coenzym-Q$_{10}$-Spiegel abnahmen [97, 115]. Die Behandlung mit Atorvastatin (80 mg) führte nach 30-tägiger Einnahme zu einer Verringerung der Coenzym-Q$_{10}$-Spiegel um rund die Hälfte [115]. Dieser Effekt konnte bereits nach 14 Tagen beobachtet werden (☞ Abb. 4.13) [115].

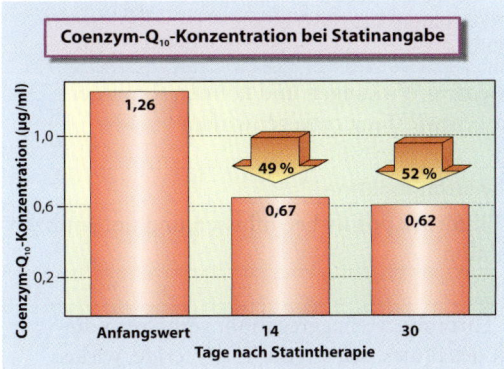

Abb. 4.13: Einfluss der Atorvastatingabe (80 mg/Tag) auf die Coenzym-Q_{10}-Konzentration (µg/ml) im Blut; n=34; *p<0,001.

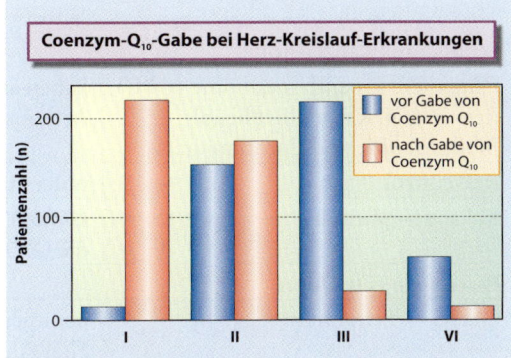

Abb. 4.14: Bessere Herzleistung durch Coenzym Q_{10}; n=424; 8 Jahre; 75-600 mg Coenzym Q_{10} pro Tag; Ø 242 mg Coenzym Q_{10}.

Zwei weitere Statine, Pravastatin und Lovastatin, senkten die Coenzym-Q_{10}-Spiegel nach 18-monatiger Behandlung um rund 20 % bzw. 29 % [97]. Deshalb ist bei einer längerfristigen Statin-Einnahme die Supplementierung von Coenzym Q_{10} sinnvoll, um den günstigen cholesterinsenkenden Effekt der Statine nicht mit einer Coenzym-Q_{10}-Verringerung zu "erkaufen". Eine aktuelle Studie von Caso et al. [23] belegt, dass die 30-tägige Supplementierung von Coenzym Q_{10} den Schweregrad der durch Statin-Einnahme hervorgerufenen Muskelschmerzen signifikant um 40 % reduzieren kann. Darüber hinaus empfanden die Patienten weniger schmerzbedingte Einschränkungen während ihrer Alltagsaktivitäten [23].

Die Bedeutung von Coenzym Q_{10} bei der Therapie kardiovaskulärer Erkrankungen zeigte sich gleich in mehreren Studien: Unter der Behandlung mit Coenzym Q_{10} besserten sich klinische Parameter der Ejektionsfraktion, der Belastungstoleranz und des NYHA-Stadiums [57, 167]. In einer 6-jährigen Langzeitstudie mit Patienten mit geschwächtem Herzmuskel (dilatativer Kardiomyopathie) erhöhte die zusätzlich zur Pharmakotherapie verabreichte diätetische Gabe von Coenzym Q_{10} (100 mg/d) die Überlebensrate [83, 84]. Bei Patienten mit unterschiedlichen kardiovaskulären Erkrankungen bewirkte die Coenzym-Q_{10}-Supplementierung zudem eine signifikant niedrigere Einstufung der Herzinsuffizienz nach der NYHA-Skala (☞ Abb. 4.14) [83]. Weiterhin verbesserte die Supplementierung von Coenzym Q_{10} deutlich bereits vorliegende Arrhythmien [9, 127].

Singh et al. fanden gleichfalls innerhalb von 3 Tagen nach Herzinfarkt durch die Gabe von Coenzym Q_{10} weniger Störungen der linksventrikulären Funktion sowie aller kardialer Ereignisse einschließlich Herztod und nichttödlicher Herzinfarkt [127].

Die Gruppe um Keogh [74] setzte Coenzym Q_{10} erfolgreich bei Patienten mit Herzinsuffizienz (NYHA-Klasse II und III) ein. Danach ergaben sich deutliche Besserungen in der NYHA-Klassifizierung gegenüber der Placebo-Gruppe.

Auch bezüglich einer Senkung des systolischen Blutdrucks [18] und der Linderung von Muskelschmerzen aufgrund einer Statintherapie bei Patienten mit Fettstoffwechselstörungen [73] wirkte sich Supplementierung von Coenzym Q_{10} vorteilhaft aus. Die Muskelschmerzen als bekannte Nebenwirkung der Statintherapie (s. oben) lagen in dieser Studie bei etwa 10,5 % der Patienten vor.

Bei Patienten, die 2 Wochen vor einem geplanten Herzeingriff Coenzym Q_{10} erhalten hatten, verbesserten sich die mitochondriale Atmung und die Myokardtoleranz gegenüber oxidativem Stress, gleichzeitig wurde das mitochondriale Malondialdehyd reduziert [113].

4.4.4.10. Mikronährstoffe – in Kombination besonders effektiv

Im klinischen Alltag hat sich der nutritive Einsatz von Mikronährstoffen sowohl in der Prävention als auch in der diätetischen Behandlung von Herz-Kreislauf-Erkrankungen längst bewährt. Gut dokumentierte epidemiologische Daten untermauern diese positiven Erfahrungen. Allerdings stehen

Mikronährstoffe	Nutritive Eigenschaften und Merkmale
Sekundäre Pflanzenstoffe	
Oligomere Proanthocyanidine (OPC), Resveratrol, Kakaopolyphenole, Bioflavonoide und Carotinoide	haben antioxidative Wirkungen und können somit der Arterioskleroseentwicklung entgegenwirken
Resveratrol	unterstützt die Gefäßfunktion
Kakaopolyphenole	können den Blutdruck positiv beeinflussen und unterstützen die Gefäßfunktion
Essenzielle Fettsäuren	
Omega-3-Fettsäuren	hemmen die Thrombozytenaggregation, verbessern die Fließfähigkeit des Blutes, senken die Triglyceride, wirken antihypertensiv, antiarrhythmisch und antiinflammatorisch
Vitaminoide	
L-Carnitin und Coenzym Q_{10}	spielen eine bedeutende Rolle für den Herzstoffwechsel und sind maßgeblich an der Energiegewinnung der Herzmuskelzellen beteiligt; Coenzym Q_{10} wirkt zusätzlich antioxidativ
Vitamine	
Vitamin C und E	haben antioxidative Wirkungen und können somit der Arterioskleroseentwicklung entgegenwirken, Vitamin C trägt zur Regeneration von Vitamin E bei
Vitamin B_1, B_2, Nicotinamid (Niacin), Pantothensäure und Biotin	Optimierung der Zellfunktion, wichtig für den Energiestoffwechsel
Folsäure, Vitamin B_6, B_{12}	senken gemeinsam den Homocysteinspiegel, spielen so eine große Rolle für die Gefäßfunktion und können sich vorteilhaft bei Arteriosklerose auswirken
Mineralstoffe, Spurenelemente	
Magnesium	stabilisiert Zellmembranen und reguliert die Erregungsleitung am Herzen
Zink, Selen, Mangan, Kupfer	Cofaktoren antioxidativer Enzyme
Jod	wichtiger Einfluss auf die Schilddrüsenfunktion
Aminosäuren	
L-Arginin	wirkt vasodilatatorisch
Taurin	hat antioxidative Wirkung und wirkt daher antiarteriosklerotisch, wirkt sich positiv auf die Herzleistung aus
N-Acetylcystein	ist ein Bestandteil des Glutathions und hat dadurch antioxidative Eigenschaften

Tab. 4.14: Mikronährstoffe im Zusammenhang mit Herz-Kreislauf-Erkrankungen.

die Ergebnisse großer Interventionsstudien, wie z.B. von einzelnen Antioxidanzien, oft im Widerspruch zur klinischen Erfahrung. Solche Studien werden der Komplexität und der multifaktoriellen Genese von Herz-Kreislauf-Erkrankungen nicht gerecht. Es setzt sich daher allmählich die Erkenntnis durch, dass große Endpunktstudien mit Einzelsubstanzen nicht geeignet sind, die kardiovaskuläre Wirksamkeit von Mikronährstoffen angemessen zu untersuchen.

In den vergangenen Jahren hat aus diesem Grund in der Wissenschaft ein Umdenken begonnen. In neueren Studien werden Mikronährstoffe oft nicht mehr isoliert, sondern zunehmend als Kombinationen eingesetzt [40, 116, 143], da sich die Wirkspektren verschiedener kardiovaskulär wirksamer

Mikronährstoffe auf diese Weise sinnvoll ergänzen. Dies wird besonders deutlich bei der Kombination von Vitamin C und E [116]. So kann z.B. Vitamin E, das bei der Inaktivierung der Sauerstoffradikale selbst oxidiert und dadurch wirkungslos wird, durch Vitamin C und Coenzym Q_{10} wieder reduziert und somit zur aktiven Form recycelt werden [12]. Vitamin C wiederum wird durch die selenhaltige Glutathionperoxidase (GSH) reduziert [29]. Als letztes Glied in dieser Kette fungiert das Enzym Superoxiddismutase (SOD), das als Cofaktor Zink benötigt [1].

Eine Reihe von Studien bestätigen die Vorzüge einer Kombination von Mikronährstoffen [40, 116]. So belegt die SHEEP-Studie mit rund 3.000 Patienten ein um 21 % (Männer) bzw. 34 % (Frauen) geringeres kardiovaskuläres Risiko bei regelmäßiger Einnahme von Multivitaminen im Vergleich zur Kontrollgruppe (p=0,03 bzw. p=0,01) [58].

In einer weiteren Studie ließ sich durch eine kombinierte Zufuhr wichtiger Mikronährstoffe der Blutdruck von Patienten mit Typ-2-Diabetes mellitus (ohne manifeste Hypertonie) signifikant senken. Interessanterweise beeinflusste nur die kombinierte Gabe von Vitamin C, Vitamin E, Magnesium und Zink den Blutdruck positiv, während die isolierte Vitamin- oder Mineralstoffergänzung keinen Effekt ergab [41]. Diese Ergebnisse zeigen, dass sich die Wirkspektren der einzelnen Mikronährstoffe effektiv ergänzen.

Mikronährstoffkombinationen eignen sich darüber hinaus ideal zur Ergänzung einer Pharmakotherapie oder interventionellen Koronartherapie. Eine umfassende Kombination aus sekundären Pflanzenstoffen (Resveratrol, OPC und Kakaopolyphenolen), Vitaminen, Mineralstoffen, Spurenelementen, Omega-3-Fettsäuren und Vitaminoiden (L-Carnitin, Coenzym Q_{10}) deckt nicht nur den erhöhten Mikronährstoffbedarf von Herz-Kreislauf-Patienten, sondern kompensiert auch die negativen Folgen bestimmter medizinischer Therapien auf den Mikronährstoffhaushalt.

4.4.5. Rezepturbeispiele bei Herz-Kreislauf-Erkrankungen

Substanz	Dosierung	Stufe und Bemerkungen
Vitamin C ✓	500-3.000 mg	I, Stent-Implantation
Vitamin E ✓	400-800 IE	I, nach Herztransplantation, bei Dialysepat. zur Prävention einer KHK
Vitamin B_6	10 mg	I, bei PTCA und erhöhtem Homocystein
Vitamin B_{12}	400 µg	I, bei PTCA und erhöhtem Homocystein
Folsäure	1 mg	I, bei PTCA und erhöhtem Homocystein
Coenzym Q_{10}	300 mg	I, vor Herzoperationen
N-Acetylcystein	600-1.200 mg	I, vor Kontrastmittelgabe
L-Arginin ✓	0,6-2 g	I, Stent-Implantation
Omega-3-Fettsäuren ✓	2-4 g	I, bei Bypass-Operation, nach Herztransplantation

1 Nutritive Unterstützung bei diagnostischen und therapeutischen Eingriffen (z.B. Angiographie, PTCA, Stent, Bypass-Operation, Transplantation, Dialyse).

Praxistipp:

Reduktion von Gewicht und Insulinresistenz sind unbedingt anzustreben: Eine dauerhafte Absenkung des diastolischen Blutdrucks um 7,5 mmHg bzw. 10 mmHg senkt das Schlaganfallrisiko um 46 % bzw. 56 % und das KHK-Risiko um 29 % bzw. 37 % [90].

Substanz	Dosierung	Stufe und Bemerkungen
Vitamin C ✓	0,5-2 g (500-1.000 mg)	I-II, Hypertonie: schützt die Gefäße vor oxidativem Stress und erhöhter Lipidperoxidation
Vitamin E	200-600 mg (400-800 mg)	II, auch Hypertonie; (I, Herzinsuffizienz)
Vitamin D_3 ✓	3-10 µg (bis 50 µg)	I, bes. Schlaganfall; (I, Herzinsuffizienz)
Vitamin B_1	10-40 mg	II, Herzinsuffizienz
Vitamin B_2	10-40 mg	II, Herzinsuffizienz
Vitamin B_6	25 mg	I, Herzrhythmusstörungen; Hyperhomocysteinämie
Vitamin B_{12}	5-15 µg	I, bei Hyperhomocysteinämie
Folsäure	1.000 µg	I, Hypertonie ($\rightarrow$ Hyperhomocysteinämie)
Pantothensäure	10-30 mg	II, Herzinsuffizienz
Nicotinamid	50-500 mg	II, Herzinsuffizienz
Calcium	500 mg	I, Herzinsuffizienz
Kalium	1-2 g	II, Herzrhythmusstörungen
Magnesium ✓	300-500 mg	I-II, bes. bei pAVK (Herzrhythmusstörungen, Herzinsuffizienz)
L-Arginin ✓	0,6-6 g (3-6 g)	I, bes. bei pAVK; (I, Herzinsuffizienz)
Prolin	200 mg	II
L-Lysin	200 mg	II
Taurin	0,5-4 g	I, auch Herzinsuffizienz
Kreatin	20 g	I, Herzinsuffizienz
L-Carnitin	2 g (3 × 1 g)	I, bes. bei pAVK; (I, Herzinsuffizienz)
Coenzym Q_{10} ✓	30-120 mg (150 mg)	I, Hypertonie: kardioprotektive Wirkung; (I, Herzinsuffizienz)
Alpha-Liponsäure	600 mg	I, bes. bei CRP-Erhöhung
Melatonin	0,3-3 mg	I, bei nächtlich erhöhten Blutdruckwerten
Omega-3-Fettsäuren ✓	2-4 g	I, Hypertonie
Alpha-Linolensäure	1-2 g	I, bes. bei CRP-Erhöhung
Carotinoide	5-25 mg	I, bes. Schlaganfall
Isoflavone	30-100 mg	I, Hypertonie
L-Prolin	200 mg	II
L-Lysin	200 mg	II

2 KHK, Angina pectoris und Herzinfarkt, Herzrhythmusstörungen.

Literatur

1. Adam O. Anti-inflammatory diet in rheumatic disease. Eur J Clin Nutr 1995;49:703-17.

2. Albert CM, Oh K, Whang W, et al. Dietary-linolenic acid intake and risk of sudden cardiac death and coronary heart disease. Circulation 2005;112(21):3232-8.

3. Alvares Delfino VD, de Andrade Vianna AC, Mocelin AJ, et al. Folic acid therapy reduces plasma homocysteine levels and improves plasma antioxidant capacity in hemodialysis patients. Nutrition 2007;23(3):242-7.

4. Amighi J, Sabeti S, Schlager O, et al. Low serum magnesium predicts neurological events in patients with advanced atherosclerosis. Stroke 2004;35(1):22-7.

5. Anderson JW, Johnstone BM, Cook-Newell ME. Meta-analysis of the effects of soy protein intake on serum lipids. N Engl J Med 1995;333(5):276-82.

6. Ascherio A, Rimm EB, Giovannucci EL, et al. A prospective study of nutritional factors and hypertension among US men. Circulation 1992;86(5):1475-84.

7. Ashfaq S, Abramson JL, Jones DP, et al. The relationship between plasma levels of oxidized and reduced thiols and early atherosclerosis in healthy adults. JAMA 2006; 47(5):1005-11.

8. Baba S, Natsume M, Yasuda A, et al. Plasma LDL and HDL cholesterol and oxidized LDL concentrations are altered in normo- and hypercholesterolemic humans after intake of different levels of cocoa powder. J Nutr 2007;137(6):1436-41.

9. Baggio E, Gandini R, Plancher AC, et al. Italian multicenter study on the safety and efficiency of coenzyme Q10 as adjunctive therapy in heart failure. Clin Invest 1993; 71(8 Suppl.):145-9.

10. Bairati I, Roy L, Meyer F. Double-blind, randomized, controlled trial of fish oil supplements in prevention of recurrence of stenosis after coronary angioplasty. Circulation 1992;85(3):950-56.

11. Beitz R, Mensink GB, Fischer B, et al. Vitamins - dietary intake and intake from dietary supplements in Germany. Eur J Clin Nutr 2002;56(6):539-45.

12. Biesalski HK. Taschenatlas der Ernährung. Stuttgart: Georg Thieme; 2002. S. 199.

13. Boaz M, Smetana S, Weinstein T, et al. Secondary prevention with antioxidants of cardiovascular disease in endstage renal disease (SPACE): randomised placebo-controlled trial. Lancet 2000;356(9237):1213-8.

14. Bode-Böger SM, Böger RH, Fröhlich JC. Antiarteriosklerotische Wirkungen durch Stimulation der endogenen NO-Synthese. Internist 1997;38(5):46-65.

15. Böger RH, Bode-Böger SM, Thiele W, et al. Restoring vascular nitric oxide formation by l-arginine improves the symptoms of intermittent claudication in patients with peripheral arterial occlusive disease. J Am Coll Cardiol 1998;32(5)1336-44.

16. Bradamante S, Barenghi L, Villa A. Cardiovascular protective effects of resveratrol. Cardiovasc Drug Rev 2004;22(3):169-88.

17. Buijsse B, Feskens EJ, Kok FJ, et al. Cocoa intake, blood pressure, and cardiovascular mortality: the Zutphen Elderly Study. Arch Intern Med 2006;166(4):411-7.

18. Burke BE, Neuenschwander R, Olson RD. Randomized, double-blind, placebo-controlled trial of coenzyme Q10 in isolated systolic hypertension. South Med J 2001; 94(11):1112-7.

19. Buschmann P. Der Stand der Flavonoidforschung zu Beginn des 21. Jahrhunderts (unter besonderer Berücksichtigung der Wirkungen und Wirksamkeiten der Flavonoide) [Dissertation]. Graz: Naturwissenschaftliche Fakultät der Universität Graz, 2002.

20. Busserolles J, Gueux E, Balasiska B, et al. In vivo antioxidant activity of procyanidin-rich extracts from grape seed and pine (Pinus maritima) bark in rats. Int J Vitam Nutr Res 2006;76(1):22-7.

21. Calo L, Bianconi L, Colivicchi F, et al. N-3 fatty acids for the prevention of atrial fibrillation after coronary artery bypass surgery: a randomized, controlled trial. J Am Coll Cardiol 2005;45(10):1723-8.

22. Carr AC, Zhu BZ, Frei B. Potential antiatherogenic mechanisms of ascorbate (vitamin C) and alpha-tocopherol (vitamin E). Circ Res 2000;87(5):349-54.

23. Caso G, Kelly P, McNurlan MA, et al. Effect of coenzyme Q10 on myopathic symptoms in patients treated with statins. Am J Cardiol 2007;99(10):1409-12.

24. Chang C-Y, Chen J-Y, Dershin K, et al. Plasma levels of lipophilic antioxidant vitamins in acute ischemic stroke patients: correlation to inflammation markers and neurological deficits. Nutrition 2005;21(10):987-93.

25. Choi D, Kim SK, Choi SH, et al. Preventative effects of rosiglitazone on restenosis after coronary stent implantation in patients with type 2 diabetes. Diabetes Care 2004;27(11):2654-60.

26. Corder R, Mullen W, Khan NQ, et al. Oenology: red wine procyanidins and vascular health. Nature 2006; 444(7119):566-7.

27. Crane FL. Biochemical functions of coenzyme Q10. J Am Coll Nutr 2001;20(6):591-98.

28. Danova K, Dobisova A, Fischer V, et al. Production of reactive oxygen species and antioxidant defense systems in patients after coronary artery bypass grafting: one-week follow-up study. J Clin Basic Cardiol 2005;8(1-4):33-6.

29. Darlington LG, Stone TW. Antioxidants and fatty acids in the amelioration of rheumatoid arthritis and related disorders. Br J Nutr 2001;85(3):251-69.

30. Davidson MH Stein EA, Bays HE, et al. Efficacy and tolerability of adding prescription omega-3 fatty acids 4 g/d to simvastatin 40 mg/d in hypertriglyceridemic patients: An 8-week, randomized, double-blind, placebo-controlled study. Clin Ther 2007;29(7):1354-67.

31. Dell'Agli M, Buscialà A, Bosisio E. Vascular effects of wine polyphenols. Cardiovasc Res 2004;63(4):593-602.

32. Derosa G, Cicero AF, Gaddi A, et al. The effect of L-carnitine on plasma lipoprotein(a) levels in hypercholesterolemic patients with type 2 diabetes mellitus. Clin Ther 2003;25(5):1429-39.

33. Deutsche Gesellschaft für Ernährung. Ernährungsbericht 2004. Bonn: DGE; 2004.

34. Dietl H, Ohlenschläger G. Handbuch der orthomolekularen Medizin. Heidelberg: Karl F Haug; 1998 S. 68 9.

35. Ding EL, Hutfless SM, Ding X, et al. Chocolate and prevention of cardiovascular disease: a systematic review. Nutr Metab (Lond). 2006;3:2.

36. Duffy SJ, Gokce N, Holbrook M, et al. Treatment of hypertension with ascorbic acid. Lancet 1999;354(9195):2048-9.

37. Durrington PN, Bhatnagar D, Mackness MI, et al. An omega-3 polyunsaturated fatty acid concentrate administered for one year decreased triglycerides in simvastatin treated patients with coronary heart disease and persisting hypertriglyceridaemia. Heart 2001;85(5):544-8.

38. Dwyer JH, Paul-Labrador MJ, Fan J, et al. Progression of carotid intima-media thickness and plasma antioxidants: the Los Angeles Atherosclerosis Study. Arterioscler Thromb Vasc Biol 2004;24(2):313-9.

39. Estruch R, Martínez-González MA, Corella D, et al. for the PREDIMED investigators. Effects of a Mediterranean-style diet on cardiovascular risk factors: a randomized trial. Ann Intern Med 2006;145(1):1-11.

40. Fang JC, Kinlay S, Beltrame J, et al. Effect of vitamins C an E on progression of transplant associated arteriosclerosis: a randomized trial. Lancet 2002;359(9312):1108-13.

41. Farvid MS, Jalali M, Siassi F, et al. The impact of vitamins and/or mineral supplementation on blood pressure in type 2 diabetes. J Am Coll Nutr 2004;23(3):272-9.

42. Fennessy FM, Moneley DS, Wang JH, et al. Taurine and vitamin C modify monocyte and endothelial dysfunction in young smokers. Circulation 2003;107(3):410-5.

43. Fitó M, Guxens M, Corella D, et al. Effect of a traditional Mediterranean diet on lipoprotein oxidation: a randomized controlled trial. Arch Intern Med 2007;167(11):1195-203.

44. Flammer AJ, Hermann F, Sudano I, et al.Dark chocolate improves coronary vasomotion and reduces platelet reactivity. Circulation 2007;116(21):2376-82.

45. Gardner CD, Coulston A, Chatterjee L, et al. The effect of a plant-based diet on plasma lipids in hypercholesterolemic adults. Ann Intern Med 2005;142(9):725-33.

46. Gey KF, Stahelin HB, Eichholzer M. Poor plasma status of carotene and vitamin C is associated with higher mortality from ischemic heart disease and stroke: Basel prospective study. Clin Invest 1993;71(1):3-6.

47. Ghidini O, Azzurro M, Vita G, et al. Evaluation of the therapeutic efficacy of L-carnitine in congestive heart failure. Int J Clin Pharmacol Ther Toxicol 1988;26(4):217-20.

48. GISSI-Prevenzione Investigators. Dietary supplementation with n-3 polyunsaturated fatty acids and vitamin E after myocardial infarction: results of the GISSI-Prevenzione Trial. Gruppo Italiano per lo Studio della Sopravvizenza nell'Infarto miocardio. Lancet 1999;354(9177):447-55.

49. Gori T, Burstein JM, Ahmed S, et al. Folic acid prevents nitroglycerin-induced nitric oxide synthase dysfunction and nitrate tolerance: a human in vivo study. Circulation 2001;104(10):1119-23.

50. Grassi D, Lippi C, Necozione S, et al. Short-term administration of dark chocolate is followed by a significant increase in insulin sensitivity and a decrease in blood pressure in healthy persons. Am J Clin Nutr 2005a;81(3):611-4.

51. Grassi D, Necozione S, Lippi C, et al. Cocoa reduces blood pressure and insulin resistance and improves endothelium-dependent vasodilation in hypertensives. Hypertension 2005b;46(2):398-405.

52. He FJ, Nowson CA, MacGregor GA. Fruit and vegetable consumption and stroke: meta-analysis of cohort studies. Lancet 2006;367(9507):320-6.

53. He J, Gu D, Wu X, et al. Effect of soybean protein on blood pressure: a randomized, controlled trial. Ann Intern Med 2005;143(1):1-9.

54. Hermann F, Spieker LE, Ruschitzka F, et al. Dark chocolate improves endothelial and platelet function. Heart 2006;92(1):119-20.

55. Herrmann W, Herrmann M, Obeid R. Hyperhomocysteinaemia: a critical review of old and new aspects. Curr Drug Metab 2007;8(1):17 31.

56. Hiatt WR, Regensteiner JG, Creager MA, et al. Propionyl-L-carnitine improves exercise performance and functional status in patients with claudication. Am J Med 2001;110(8):616-22.

57. Hofman-Bang C, Rehnqvist N, Swedberg K, et al. Co-enzyme Q_{10} as an adjunctive treatment of chronic congestive heart failure: the Q_{10} study group. J Card Fail 1995;1(2):101-7.

58. Holmquist C, Larsson S, Wolk A, et al. Multivitamin supplements are inversely associated with risk of myocardial infarction in men and women - Stockholm Heart Epidemiology Program (SHEEP). J Nutr2003;133(8): 2650-4.

59. Homocysteine Lowering Trialists' Collaboration. Lowering blood homocysteine with folic acid based supplements: meta-analysis of randomised trials. BMJ 1998; 316(7135):894-8.

60. Hong H, Xu ZM, Pang BS, et al. Effects of simvastatin combined with omega-3 fatty acids on high sensitive C-reactive protein, lipidemia, and fibrinolysis in patients with mixed dyslipidemia. Chin Med Sci J 2004;19(2): 145-9.

61. Hu FB, Bronner L,Willett WC, et al. Fish and omega-3 fatty acid intake and risk of coronary heart disease in women. JAMA 2002;287(14):1815-21.

62. Hung LM, Chen JK, Huang SS, et al. Cardioprotective effect of resveratrol, a natural antioxidant derived from grapes. Cardiovasc Res 2000;47(3):549-55.

63. Ihling C. Pathomorphologie der koronaren Atherosklerose. Herz 1998;23(2):69-77.

64. International Task Force for Prevention of Coronary Heart Disease. Prävention der koronaren Herzkrankheit. Grünwald: Börm Bruckmeier; 2003. S. 105.

65. Iso H, Kobayashi M, Ishihara J, et al. Intake of Fish and n3 Fatty Acids and Risk of Coronary Heart Disease Among Japanese The Japan Public Health Center-Based (JPHC) Study Cohort I. Circulation 2006;113(2): 195 - 202.

66. Iso H, Rexrode KM, Stampfer MJ, et al. Intake of fish and omega-3 fatty acids and risk of stroke in women. JAMA 2001;285(3):304-12.

67. Itoh K, Kawasaka T, Nakamura M. The effects of high oral magnesium supplementation on blood pressure, serum lipids and related variables in apparently healthy Japanese subjects. Br J Nutr 1997;78(5):737-50.

68. Iyer RN, Khan AA, Gupta A, et al. L-Carnitine moderately improves the exercise tolerance in chronic stable angina. J Assoc Physicians India 2000;48(11):1050-2.

69. Jee SH, Miller ER 3rd, Guallar E, et al. The effect of magnesium supplementation on blood pressure: a meta-analysis of randomised clinical trials. Am J Hypertens 2002;15(8):691-6.

70. Karatzi KN, Papamichael CM, Karatzis EN, et al. Red wine acutely induces favorable effects on wave reflections and central pressures in coronary artery disease patients. Am J Hypertens 2005;18(9 Pt 1):1161-7.

71. Kardinaal AF, Kok FJ, Ringstad J, et al. Antioxidants in adipose tissue and risk of myocardial infarction: The EURAMIC-Study. Lancet 1993;342(8884):1379-84.

72. Keen CL. Chocolate: food as medicine/medicine as food. J Am Coll Nutr 2001;20(5 Suppl):436-9.

73. Kelly P, Vasu S, Gelato M, et al. Coenzyme Q_{10} improves myopathic pain in statin-treated patients [Abstract]. J Am Coll Cardiol 2005;45(3 Suppl 1):3A, Abstr. 1001-117.

74. Keogh A, Fenton S, Leslie CB, et al. Randomised double-blind, placebo-controlled trial of coenzyme Q_{10} therapy in class II and III systolic heart failure. Heart Lung Circ 2003;12(3):135-41.

75. Klevay LM, Milne DB. Low dietary magnesium increases supraventricular ectopy. Am J Clin Nutr 2002; 75(3):550-4.

76. Knoops KTB, de Groot LC, Kromhout D, et al. Mediterranean diet, lifestyle factors, and 10-year mortality in elderly European men and women. The HALE project. JAMA 2004;292(12):1433-9.

77. Korantzopoulos P, Kolettis TM, Kountouris E, et al. Oral vitamin C administration reduces early recurrence rates after electrical cardioversion of persistent atrial fibrillation and attenuates associated inflammation. Int J Cardiol 2005;102(2): 321-6.

78. Kris-Etherton P, Eckel RH, Howard BV, et al. AHA Science Advisory: Lyon Diet Heart Study. Benefits of a Mediterranean-style, National Cholesterol Education Program/American Heart Association step I dietary pattern on cardiovascular disease. Circulation 2001; 103(13):1823-5.

79. Kris-Etherton PM, Harris WS, Appel LJ, et al. Fish consumption, fish oil, omega-3 fatty acids, and cardiovascular disease. Circulation 2002;106(21):2747-52.

80. Kunt AS, Selek S, Celik H, et al. Decrease of total antioxidant capacity during coronary artery bypass surgery. Mt Sinai J Med 2006;73(5):777-83.

81. Laaksonen DE, Nyyssönen K, Niskanen L, et al. Prediction of cardiovascular mortality in middle-aged men by dietary and serum linoleic and polyunsaturated fatty acids. Arch Intern Med 2005;165(2):193-9.

82. Langsjoen H, Langsjoen P, Langsjoen P, et al. Usefulness of a coenzyme Q_{10} in clinical cardiology: A long term study. Mol Aspects Med 1994;15(Suppl):S165-75.

83. Langsjoen PH, Folkers K, Lyson K, et al. Pronounced increased of survival of patients with cardiomyopathy when treated with coenzyme Q_{10} and conventional therapy. Int J Tissue React 1990a;12(3):163-8.

84. Langsjoen PH, Langsjoen PH, Folkers K. A six-year clinical study of therapy of cardiomyopathy with coenzyme Q_{10}. Int J Tissue React 1990b;12(3):169-71.

85. Langsjoen PH, Langsjoen AM. Overview of the use of CoQ$_{10}$ in cardiovascular disease. Bio Factors 1999;9(2-4):273-84.

86. Leeson CP, Mann A, Kattenhorn M, et al. Relationship between circulating n-3 fatty acid concentrations and endothelial function in early adulthood. Eur Heart J 2002;23(3):216-22.

87. Leikert JF, Räthel TR, Wohlfart P, et al. Red wine polyphenols enhance endothelial nitric oxide synthase expression and subsequent nitric oxide release from endothelial cells. Circulation 2002;106(13):1614-7.

88. Losonczy KG, Harris TB, Havlik RJ. Vitamin E and vitamin C supplement and risk of all-cause and coronary heart disease mortality in older persons: the Established Populations for Epidemiologic Studies of the Elderly. Am J Clin Nutr 1996;64(2):190-6.

89. Löster H. Carnitin und seine Bedeutung bei kardiovaskulären Erkrankungen. Bottrop: Ponte Press Verlag; 2007.

90. MacMahon S, Peto R, Cutler J, et al. Blood pressure, stroke, and coronary heart disease. Part 1, Prolonged differences in blood pressure: prospective observational studies corrected for the regression dilution bias. Lancet 1990;335(8692):765-74.

91. Marchioli R, Barzi F, Bomba E, et al. Early protection against sudden death by n-3 polyunsaturated fatty acids after myocardial infarction: time-course analysis of the results of the Gruppo Italiano per lo Studio della Sopravvivenza nell'Infarto Miocardico (GISSI)-Prevenzione. Circulation 2002;105(16): 1897 903.

92. Marenzi G, Assanelli E, Marana I, et al. N-Acetylcysteine and contrast-induced nephropathy in primary angioplasty. N Engl J Med 2006;354(26):2773-82.

93. Marrugat J, Covas MI, Fitó M, et al. Effects of differing phenolic content in dietary olive oils on lipids and LDL oxidation: a randomized controlled trial. Eur J Nutr 2004;43(3):140-7.

94. Maxwell AJ, Zapien MP, Pearce GL, et al. Randomized trial of a medical food for the dietary management of chronic stable angina. J Am Coll Cardiol 2002;39(1):37-45.

95. McCarty MF. Complementary vascular-protective actions of magnesium and taurine: a rationale for magnesium taurate. Med Hypotheses 1996 ;46(2):89 100.

96. Metzner C, Ulrich-Merzenich G, Lüder W: Arginin und Taurin - präventive Nahrungsfaktoren bei kardiovaskulären Erkrankungen? Ernähr Umsch 2001;48(5): 188 92.

97. Mortensen SA, Leth A, Agner EA, et al. Dose-related decrease of serum coenzyme Q$_{10}$ during treatment with HMG-CoA reductase inhibitors. Mol Aspects Med 1997; 18(Suppl):137 44.

98. Mozaffarian D, Ascherio A, Hu FB, et al. Interplay between different polyunsaturated fatty acids and risk of coronary heart disease in men. Circulation 2005;111(2): 157-64.

99. Mullan BA, Young IS, Fee H, McCance DR. Ascorbic acid reduces blood pressure and arterial stiffness in type 2 diabetes. Hypertension 2002;40(6):804-9.

100. Olas B, Wachowicz B. Resveratrol, a phenolic antioxidant with effects on blood platelet functions. Platelets 2005;16(5):251-60.

101. Osganian SK, Stampfer MJ, Rimm E, et al. Vitamin C and risk of coronary heart disease in women. J Am Coll Cardiol 2003;42(2):246-52.

102. Palloshi A, Fragasso G, Piatti P, et al. Effect of oral L-arginine on blood pressure and symptoms and endothelial function in patients with systemic hypertension, positive exercise tests, and normal coronary arteries. Am J Cardiol 2004;93(7):933-5.

103. Papamichael C, Karatzis E, Karatzi K, et al. Red wine's antioxidants counteract acute endothelial dysfunction caused by cigarette smoking in healthy nonsmokers. Am Heart J 2004;147(2):G1-5.

104. Pietrzik K, Golly I, Loew D. Handbuch Vitamine. München: Urban & Fischer; 2008. S. 394-400.

105. Poole KE, Loveridge N, Barker PJ, et al. Reduced vitamin D in acute stroke. Stroke 2006;37(1):243-5.

106. Rallidis LS, Paschos G, Liakos GK, et al. Dietary alpha-linolenic acid decreases C-reactive protein, serum amyloid A and interleukin-6 in dyslipidaemic patients. Atherosclerosis 2003;167(2):237-42.

107. Raschke P, Massoudy P, Becker BF. Taurine protects the heart from neutrophil-induced reperfusion injury. Free Radic Biol Med 1995;19(4):461-71.

108. Reid JA, Lau LL, Hannon RJ. Decreased antioxidant vitamin concentration may be a risk factor for recurrent carotid stenosis. Vasc Endovascular Surg 2007;41(4): 330-4.

109. Retter AS. Carnitine and its role in cardiovascular disease. Heart Dis 1999;1(2):108-13.

110. Rimm EB, Stampfer MJ, Ascherio A, et al. Vitamin E consumption and the risk of coronary heart disease in men. N Engl J Med 1993;328(20):1450-6.

111. Rimm EB, Willett WC, Hu FB, et al. Folate and vitamin B$_6$ from diet and supplements in relation to risk of coronary heart disease among women. JAMA 1998; 279(5):359-64.

112. Rissanen TH, Voutilainen S, Nyyssönen K, et al. Low serum lycopene concentration is associated with an excess incidence of acute coronary events and stroke: the Kuopio Ischaemic Heart Disease Risk Factor Study. Br J Nutr 2001;85(6):749-54.

113. Rosenfeldt F, Marasco S, Lyon W, et al. Coenzyme Q10 therapy before cardiac surgery improves mitochondrial function and in vitro contractility of myocardial tissue. J Thorac Cardiovasc Surg 2005;129(1):25-32.

114. Rosengren A, Hawken S, Ôunpuu S, et al. for the INTERHEART investigators. Association of psychosocial risk factors with risk of acute myocardial infarction in 11119 cases and 13648 controls from 52 countries (INTERHEART study): case-control study. Lancet 2004; 364(9438):953-62.

115. Rundek T, Naini A, Sacco R, et al. Atorvastatin decreases the coenzyme Q10 level in the blood of patients at risk for cardiovascular disease and stroke. Arch Neurol 2004;61(6):889-92.

116. Salonen RM, Nyyssonen K, Kaikkonen J, et al. Six-year effect of combined vitamin C and E supplementation on atherosclerotic progression: The Antioxidant Supplementation in Atherosclerosis Prevention (ASAP) study. Circulation 2003;107(7):947-53.

117. Sanders TAB, Dean TS, Grainger D, et al. Moderate intakes of intact soy protein rich in isoflavones compared with ethanol-extracted soy protein increase HDL but do not influence tranforming growth factor b1 concentrations and hemostatic risk factors for coronary heart disease in health subjects. Am J Clin Nutr 2002;76(2):373-7.

118. Scherz H, Herausgeber. Souci-Fachmann-Kraut. Die Zusammensetzung der Lebensmittel, Nährwert-Tabellen. 6. Aufl., Stuttgart: Medpharm Scientific Publishers; 2000.

119. Schleithoff SS, Zittermann A, Tenderich G, et al. Vitamin D supplementation improves cytokine profiles in patients with congestive heart failure: a double-blind, randomized, placebo-controlled trial. Am J Clin Nutr 2006;83(4):754-9.

120. Schnyder G, Roffi M, Flammer Y, et al. Effect of homocysteine-lowering therapy with folic acid, vitamin B12, and vitamin B6 on clinical outcome after percutaneous coronary intervention: The Swiss Heart study: a randomized controlled trial. JAMA 2002;288(8):973-9.

121. Schnyder G, Roffi M, Pin R, et al. Decreased rate of coronary restenosis after lowering of plasma homocysteine levels. N Engl J Med 2001;345(22):1593-600.

122. Sesso HD, Buring JE, Norkus EP, et al. Plasma lycopene, other carotenoids, and retinol and the risk of cardiovascular disease in women. Am J Clin Nutr 2004; 79(1):47-53.

123. Shechter M, Bairey Merz CN, Stuehlinger H-G, et al. Effects of oral magnesium therapy on exercise tolerance, exercise-induced chest pain, and quality of life in patients with coronary artery disease. Am J Cardiol 2003; 91(5):517-21.

124. Singer P, Wirth M. Fischöl vermindert Herzrhythmusstörungen - Bedeutung für die Reduktion von Reinfarkten und plötzlichem Herztod. Med Welt 2003; 54:68-74.

125. Singer P, Wirth M. Günstiger Einfluss von n-3 Fettsäuren auf Herzrhythmusstörungen. Ernähr Umsch 2002;49(5):178-81.

126. Singh RB, Niaz MA, Sharma JP, et al. Randomized, double-blind, placebo-controlled trial of fish oil and mustard oil in patients with suspected acute myocardial infarction: the Indian experiment of infarct survival. Cardiovasc Drugs Ther 1997;11(3):485-91.

127. Singh RB, Wander GS, Rastogio A, et al. Randomized, double-blind placebo-controlled trial of coenzyme Q10 in patients with acute myocardial infarction. Cardiovasc Drugs Ther 1998;12(4):347-53.

128. Sirtori CR, Eberini I, Arnoldi A. Hypocholesterolaemic effects of soya proteins: results of recent studies are predictable from the Anderson meta-analysis data. Br J Nutr 2007;97(5):816-22.

129. Solini A, Santini E, Ferrannini E. Effect of short-term folic acid supplementation on insulin sensitivity and inflammatory markers in overweight subjects. Int J Obes 2006;30:1197-202.

130. Spence JD, Bang H, Chambless LE, et al. Vitamin intervention for stroke prevention trial. An efficacy analysis. Stroke 2005;36(22):2404-9.

131. Stampfer MJ, Hennekens CH, Manson JE, et al. Vitamin E consumption and risk of coronary heart disease in women. N Engl J Med 1993;328(20):1444-9.

132. Stanger O, Hermann W, Pietrzik K, et al. Konsensuspapier der D.A.CH.-Liga Homocystein über den rationellen klinischen Umgang mit Homocystein, Folsäure und B-Vitaminen bei kardiovaskulären und thrombotischen Erkrankungen - Richtlinien und Empfehlungen. J Kardiol 2003;10(5):190-9.

133. Stanger O. Homocystein, Folsäure und B-Vitamine als Sekundärprophylaxe. Kommentar zu aktuellen Therapiestudien. 2006. Verfügbar unter: www.dach-liga-homocystein.org [27.02. 2008]

134. Stef G, Csiszar A, Lerea K, et al. Resveratrol inhibits aggregation of platelets from high-risk cardiac patients with aspirin resistance. J Cardiovasc Pharmacol 2006; 48(2):1-5.

135. Stephens NG, Parsons A, Schofield PM, et al. Randomized controlled trial of vitamin E in patients with coronary disease: Cambridge Heart Antioxidant Study (CHAOS). Lancet 1996;347(9004):781-6.

136. Stoclet JC, Chataigneau T, Ndiaye M, et al. Vascular protection by dietary polyphenols. Eur J Pharmacol 2004;500(1-3):299-313.

137. Stühlinger HG. Die Bedeutung von Magnesium bei kardiovaskulären Erkrankungen. J Kardiol 2002;9(9): 389-95.

138. Suzuki T, Hayase M, Hibi K, et al. Effect of local delivery of L-arginine on in-stent restenosis in humans. Am J Cardiol 2002;89(4):363-7.

139. Taku K, Umegaki K, Sato Y, et al. Soy isoflavones lower serum total and LDL cholesterol in humans: a meta-analysis of 11 randomized controlled trials. Am J Clin Nutr 2007;85(4):1148-56.

140. Taubert D, Roesen R, Lehmann C, et al. Effects of low habitual cocoa intake on blood pressure and bioactive nitric oxide: a randomized controlled trial. JAMA 2007a;298(1):49-60.

141. Taubert D, Roesen R, Schömig E. Effect of cocoa and tea intake on blood pressure: a meta-analysis. Arch Intern Med 2007b;167(7):626-34.

142. Theobald HE, Goodall AH, Sattar N, et al. Low-dose docosahexaenoic acid lowers diastolic blood pressure in middle-aged men and women. J Nutr 2007;137(4): 973-8.

143. Ullegaddi R, Powers HJ, Gariballa SE. Antioxidant supplementation enhances antioxidant capacity and mitigates oxidative damage following acute ischaemic stroke. Eur J Clin Nutr 2005;59 (12):1367-73.

144. Vasan RS, Beiser A, D'Agostino RB. Plasma homocysteine and risk for congestive heart failure in adults without prior myocardial infarction. JAMA 2003; 289(10):1251-7.

145. Vermeulen EG, Stehouwer CD, Twisk JW, et al. Effect of homocysteine-lowering treatment with folic acid plus vitamin B6 on progression of subclinical atherosclerosis: a randomised, placebo-controlled trial. Lancet 2000;355(9203):517-22.

146. Vinson J A, Bose P. Relative bioavailability of synthetic ascorbic acid alone or in a citrus extract. Am J Clin Nutr 1988;48(3):601-4.

147. Vinson JA, Proch J, Bose P, et al. Chocolate is a powerful ex vivo and in vivo antioxidant, an antiatherosclerotic agent in an animal model, and a significant contributor to antioxidants in the European and American Diets. J Agric Food Chem 2006;54(21):8071-6.

148. Vlachopoulos C, Alexopoulos N, Stefanadis C. Effect of dark chocolate on arterial function in healthy individuals: cocoa instead of ambrosia? Curr Hypertens Rep 2006;8(3):205-11.

149. Von Schacky C, Angerer P, Kothny W, et al. The effect of dietary omega-3-fatty acids on coronary atherosclerosis. A randomized, double-blind placebo controlled trial. Ann Intern Med 1999;130(7):554-62.

150. Wald DS, Law M, Morris JK. Homocysteine and cardiovascular disease: evidence on causality from a meta-analysis. BMJ 2002;325(7374):1202-6.

151. Wallerath T, Deckert G, Ternes T, et al. Resveratrol, a polyphenolic phytoalexin present in red wine, enhances expression and activity of endothelial nitric oxide synthase. Circulation 2002;106(13):1652-8.

152. Wan Y, Vinson JA, Etherton TD, et al. Effects of cocoa powder and dark chocolate on LDL oxidative susceptibility and prostaglandin concentrations in humans. Am J Clin Nutr 2001;74(5):596-602.

153. Wang X, Qin X, Demirtas H, et al. Efficacy of folic acid supplementation in stroke prevention: a meta-analysis. Lancet 2007;369(9576):1876-82.

154. Watzl B, Leitzmann C. Bioaktive Substanzen in Lebensmitteln. 2. Aufl., Stuttgart: Hippokrates; 1999. S. 124.

155. Westermann GW, Tokmak F, Rahn KH, et al. Erniedrigte Membran-Mg++-Konzentrationen in einer Untergruppe von Hochdruckkranken - Ein Membranmodell für die Pathogenese der primären Hypertonie. J Hypertonie 1999;3(3):34-8.

156. Wirell MP, Wester PO, Stegmayr BG. Nutritional dose of magnesium in hypertensive patients on beta blockers lowers systolic blood pressure: a double-blind, cross-over study. J Intern Med 1994;236(2):189-95.

157. Wiseman H, O'Reilly JD, Adlercreutz H, et al. Isoflavone phytoestrogens consumed in soy decrease F2-isoprostane concentrations and increase resistance of low-density lipoprotein to oxidation in humans. Am J Clin Nutr 2000;72(2):395-400.

158. Witte KK, Clark AL, Cleland JG. Chronic heart failure and micronutrients. J Am Coll Cardiol 2001;37(7):1765-74.

159. Witteman JC, Grobbee DE, Derkx FH, et al. Reduction of blood pressure with oral magnesium supplementation in women with mild to moderate hypertension. Am J Clin Nutr 1994;60(1):129-35.

160. Witteman JC, Willett WC, Stampfer MJ, et al. A prospective study of nutritional factors and hypertension among US women. Circulation 1989;80(5):1320-7.

161. Yamori Y, Liu L, Ikeda K, et al. for the WHO-Cardiovascular Disease and Alimentary Comparison (CARDIAC) study group. Distribution of twenty-four hour urinary taurine excretion and association with ischemic heart disease mortality in 24 populations of 16 countries: results from the WHO-CARDIAC Study. Hypertens Res 2001;24(4):453-7.

162. Yang Q, Botto LD, Erickson JD, et al. Improvement in stroke mortality in Canada and the United States, 1990 to 2002. Circulation 2006;14;113(10):1335-43.

163. Yusuf S, Howken S, Ôunpuu S, et al. Effect of potentially modifiable risk factors associated with myocardial infarction in 52 countries (the INTERHEART study): case-control study. Lancet 2004;364(9438):937-52.

164. Yusuf S, Sleight P, Pogue J, et al. The heart outcomes prevention evaluation study - Vitamin E supplementation and cardiovascular events in high-risk patients. N Engl J Med 2000;342(3):154-60.

165. Zairis MN, Ambrose JA, Lyras AG, et al. C Reactive protein, moderate alcohol consumption, and long term prognosis after successful coronary stenting: four year results from the GENERATION study. Heart 2004; 90(4):419-24.

166. Zhao G, Etherton TD, Martin KR, et al. Dietary alpha-linolenic acid reduces inflammatory and lipid cardiovascular risk factors in hypercholesterolemic men and women. J Nutr 2004;134(11):2991-7.

167. Zyriax BC. Die CORA-Studie: Ernährungs- und Lebensstilbedingte Risikofaktoren für koronare Herzkrankheit bei Frauen [Dissertation]. Gießen: Justus-Liebig-Universität; 2002.

4.5. Diabetes mellitus und metabolisches Syndrom

In diesem Kapitel geht es vor allem um die Prävention und Behandlung des Metabolischen Syndroms, und hier insbesondere der "Volkskrankheiten" Diabetes mellitus und Übergewicht. Die beiden weiteren zum metabolischen Syndrom zählenden Risikofaktoren Hypertonie und Fettstoffwechselstörungen werden im Kap. 4.4. "Herz Kreislauf-Erkrankungen" abgehandelt.

Die *International Diabetes Federation* (IDF) hat sich zum Ziel gesetzt, eine weltweit einheitliche und praxistaugliche Definition zum Metabolischen Syndrom zu finden (☞ Tab. 4.15).

Symptom	Referenzwerte
Bauchumfang ↑	Männer: >94 cm
	Frauen: >80 cm
und mindestens 2 weitere der folgenden Störungen bzw. Bedingungen:	
Triglycerid-werte ↑	mindestens 150 mg/dl bzw. 1,7 mmol/l *bzw.* eine bereits eingeleitete Therapie zur Absenkung der Triglyceride
HDL-Cholesterin ↓	Männer: <40 mg/dl bzw. 1,03 mmol/l Frauen: <50 mg/dl bzw. 1,29 mmol/l *bzw.* eine bereits eingeleitete Therapie zur Anhebung des HDL-Cholesterins
Blutdruck ↑	systolisch: >130 mmHg oder diastolisch >85 mmHg
Nüchtern-Blutglucose-spiegel ↑	>100 mg/dl bzw. 5,6 mmol/l *oder* bereits diagnostizierter Diabetes Typ 2

Tab. 4.15: Definition des metabolischen Syndroms nach IDF.

Beim Diabetes mellitus sind zwei Typen, Diabetes Typ 1 mit absolutem Insulinmangel und Diabetes Typ 2 mit relativem Insulinmangel bzw. Insulinresistenz, zu unterscheiden. Bei der Entwicklung des Diabetes Typ 2 und seiner katastrophalen Folgen spielen mehrere Begleitfaktoren eine große Rolle, die man unter dem Begriff Metabolisches Syndrom oder Insulinresistenzsyndrom zusammenfasst. Hierzu zählen Übergewicht, ungünstige Körperfettverteilung, Hypertonie und Fettstoffwechselstörungen. Das Hauptziel der Diabetestherapie ist die Vermeidung oder das Hinauszögern verschiedener Folgeerkrankungen, insbesondere KHK, Apoplex, periphere arterielle Verschlusskrankheit (pAVK), Nephropathie, Retinopathie, Neuropathie und diabetisches Fußsyndrom.

Ziel einer guten Diabeteseinstellung sollte ein Nüchternblutzucker von <120 mg/dl und ein HbA$_{1c}$-Wert von 6,5-7 % sein.

4.5.1. Epidemiologie

An Diabetes Typ 1 sind weltweit ca. 0,02 % der kindlichen Bevölkerung erkrankt, in Deutschland gibt es momentan ca. 200.000 Patienten.

Der Diabetes Typ 2 ist an sich eine weitgehend vermeidbare Erkrankung. Trotzdem leiden nach Angaben der internationalen Diabetesgesellschaft derzeit weltweit ca. 250 Millionen Menschen an der "Epidemie" des Diabetes Typ 2. Das sind ca. 6 % der Weltbevölkerung. Vor 20 Jahren waren es 30 Millionen. Im Jahr 1960 litten ca. 0,5 % der Deutschen an Diabetes Typ 2, heute sind es schon mehr als 4 Millionen, und man geht davon aus, dass in 10 Jahren jeder 10. Deutsche unter Diabetes leiden – und sich die Zahl der Diabetiker bis 2030 sogar verdoppeln wird. Je nach Definition haben ca. 20-30 % der Mitteleuropäer derzeit ein metabolisches Syndrom mit weiter steigender Tendenz.

Die Lebenserwartung der Betroffenen sinkt um 30 %, Herz-Kreislauf- bzw. Schlaganfallkomplikationen steigen um den Faktor 2-5 an, 40 % der Dialysepatienten und 30 % der Neuerblindeten sind Diabetiker. Bei der Erstdiagnose finden sich derzeit bei 50 % der Patienten Zeichen einer Gewebsschädigung und bei 40 % bereits Zeichen einer Retinopathie.

In Deutschland werden derzeit ca. 20 % der Ausgaben der gesetzlichen Krankenversicherung für die Behandlung des Diabetes und seiner Begleit- und Folgeerkrankungen aufgewendet.

In den USA haben heute schon 25 % der Kinder von 4-10 Jahren und 21 % im Alter von 11-18 Jahren eine eingeschränkte Glucosetoleranz, meist verbunden mit Adipositas, und bei 4 % der adipösen Kinder und Jugendlichen besteht bereits ein (unerkannter) manifester Diabetes.

In Deutschland sind 15 % der 3-17-jährigen Kinder und Jugendlichen übergewichtig, 6,3 % sind adipös (KiGGS-Studie, www.kiggs.de/experten/downloads/dokumente/ppt_adipositas.pdf). Etwa 51 % der Erwachsenen haben einen BMI >25 und rund 15 % einen BMI >30 (Stand 2009, Statistisches Bundesamt. Pressemitteilung Nr. 194, 2.6.2010; www.destatis.de).In den letzten 15 Jahren kam es zu einer Verdoppelung der Adipositashäufigkeit, und auch hier ist die Tendenz weiter steigend.

4.5.2. Ätiologie

Der Diabetes beruht auf einem absoluten oder relativen Insulinmangel. Diabetes Typ 1 entsteht wahrscheinlich durch genetische Veränderungen oder durch Entzündungsreaktionen mit darauf folgender Zerstörung der Insulin produzierenden Beta-Zellen der Bauchspeicheldrüse.

Als Ursache für Diabetes Typ 2 kommen neben genetischer Veranlagung im Wesentlichen bestimmte Lebensstilfaktoren in Betracht. Hierzu zählen vor allem Übergewicht mit ungünstiger Verteilung des Körperfetts, Hypertonie, Fettstoffwechselstörungen, falsche Ernährung, Bewegungsmangel und Rauchen.

Normalerweise hemmt eine frühe Insulinwirkung die hormonsensitive Neubildung von Glucose in der Leber und sensibilisiert die Muskelzelle für die Aufnahme der Plasmaglucose. Der Verlust der frühen Insulinsekretion hat pathologische, postprandial (nach einer Mahlzeit) auftretende Blutzuckerspitzen und eine erhöhte kompensatorische Insulinausschüttung zur Folge. Über adrenerge Mechanismen mit Beeinflussung des Natriumstoffwechsels entsteht eine Hypertonie, gleichzeitig bewirkt die Insulinresistenz eine Dyslipidämie mit Hypertriglyzeridämie und Absinken des HDL-Cholesterins.

Schon eine kurz dauernde postprandiale Hyperglykämie trägt maßgeblich zur Ausbildung diabetischer Komplikationen bei, steigert die Harn- und Elektrolytausscheidung, erhöht den oxidativen Stress, die neuronale Erregbarkeit sowie einen Zustand der Prokoagulation.

Unter Übergewicht versteht man eine Erhöhung des Körpergewichts, die vor allem durch ein über das Normalmaß hinausgehende Vermehrung des Körperfettanteils gekennzeichnet ist. Auch hier spielen neben genetischen Faktoren vor allem Umwelteinflüsse eine primäre Rolle. Hierzu zählen falsche Ernährung mit einem hohen Anteil an gesättigten Fettsäuren, Lebensmitteln mit hohem glykämischem Index und Alkohol sowie die Einnahme von gewichtsfördernden Medikamenten, Bewegungsmangel und psychische Verhaltensstörungen.

4.5.3. Stellenwert der Mikronährstoffmedizin

Mikronährstoffe erfüllen bei Diabetes und Übergewicht vor allem in Kombination mit Maßnahmen der Lebensstilmedizin (d.h. Optimierung des Ernährungs- und Bewegungsverhaltens sowie der Stressresistenz) wichtige Funktionen. Sie wirken primär-präventiv insbesondere bezüglich der Entwicklung eines Diabetes Typ 2 und sekundärpräventiv im Hinblick auf eine Vermeidung sowie ein Hinauszögern der Entwicklung verschiedener Folgestörungen, vor allem im Herz-Kreislauf-Bereich und an den Augen. Zusätzlich können sie auch die Behandlung von Diabetes und Übergewicht unterstützen. Wesentliche Aufgaben bestehen in der Beeinflussung von Insulinbildung, Insulinwirkung, oxidativem Stress und Entzündungsprozessen (☞ Tab. 4.16).

■ Wichtige Mikronährstoffe bei Adipositas

In der primären Behandlung der Adipositas sind Mikronährstoffe eher zweitrangig. Es gibt aber einige randomisierte, placebokontrollierte Doppelblindstudien, die auf einen therapeutischen Nutzen einzelner Substanzen als Begleitmaßnahme bei Gewichtsreduktionsprogrammen hinweisen, so dass ein Einsatz versuchsweise in Frage kommt. Sie können z.B. den Appetit reduzieren, Stoffwechsel und Energieumsatz anregen, die Fettaufnahme hemmen (z.B. Ballaststoffe), dem Abbau von körpereigenem Eiweiß vorbeugen oder Entzündungen und oxidativen Stress reduzieren.

Zudem steigt bei Übergewicht und Adipositas allgemein infolge der hohen Stoffwechselbelastung der Bedarf an essenziellen Mikronährstoffen (insbesondere Vitamin C und E, B-Vitamine sowie Zink, Chrom und Selen).

Grundsätzlich ist bei Reduktionsdiäten, allein schon bei einer Kalorienbeschränkung auf weniger als 1.300 kcal pro Tag, die Versorgung mit Mikronährstoffen nicht mehr gesichert. Dies kann insbesondere bei länger dauernden oder wiederholten Diäten zu einer Unterversorgung und zu Dysbalancen bei den Mikronährstoffen bis hin zu Mangelerkrankungen führen. Hier ist frühzeitig eine Supplementierung möglichst aller, insbesondere jedoch der essenziellen Mikronährstoffe in ausreichender Dosierung zu empfehlen, um die Versorgung zu sichern, den Stoffwechsel zu verbessern und die Gewichtsabnahme zu erleichtern.

Bei einer Gewichtsabnahme ist stets auch auf eine hohe Zufuhr von Aminosäuren und ihren Derivaten zu achten (☞ Tab. 4.17).

Zunächst ist es bei jeder Form von Reduktionsdiäten sinnvoll, zumindest die essenziellen Aminosäuren zu ergänzen, um einem Abbau von Muskelmasse und einem Verlust an Leistungsfähigkeit vorzubeugen. Durch die verminderte Kalorienzufuhr kommt es auch zur vermehrten Glukoneogenese aus Aminosäuren. Hierzu werden insbesondere Strukturproteine verwendet, was zu einem Verlust an Muskeleiweiß, Enzymen, Immunglobulinen und Transportproteinen führt. Die erhöhte Glukoneogenese verzögert aber wieder die Energiemobilisation aus den Fettdepots. Als Folge des Proteinverlustes kommt es zu einer verminderten Leistungsfähigkeit, zu Müdigkeit, Abgeschlagenheit sowie zu einem vorzeitigen Abbruch der Diätmaßnahme. Der Proteinverlust wirkt sich zudem negativ auf den Wasserhaushalt aus. Dadurch sinkt der kolloidosmotische Druck, woraus eine vermehrte Ödembildung und eine verminderte Diurese resultieren.

Weiterhin können Aminosäuren als Vorstufen von Hormonen und Neurotransmittern zu einer erhöhten Verfügbarkeit von Serotonin und einer erhöhten Wachstumshormonausschüttung beitragen. Dadurch können z.B. Depressionen, Appetit und Heißhunger nach Süßem reduziert, Glucosestoffwechsel, Proteinsynthese, Fettverbrennung und Sättigungsgefühl stimuliert und Körperfettreserven mobilisiert werden.

Andere interessante Aminosäuren im Zusammenhang mit Gewichtsabnahmekonzepten wären Lysin und Methionin, Cystein, Glycin und Glutamin (u.a. Grundsubstanzen des antioxidativ wirkenden Glutathion) sowie Isoleucin, Leucin, Threonin und Valin.

4.5.4. Studien zur Wirkung der Mikronährstoffe bei Diabetes mellitus und metabolischem Syndrom

Bekanntermaßen führt eine Insulinresistenz zur kompensatorischen Hyperinsulinämie. SHBG, IGFBP-1, -2 werden reduziert, IGF-1 gefördert. Eine fettarme Ernährung kann die Spiegel von IGF-1 und Insulin senken und die von SHBG und IGFBP-1, -2 erhöhen (Übersichtsartikel von Barnard et al. 2002; [4]).

Mikronährstoff	Eigenschaften und Merkmale im Hinblick auf Diabetes mellitus
Beta-Carotin	Antioxidans (Pro-Vitamin A)
Vitamin C	Antioxidans im wässrigen Milieu; stabilisiert Blutgefäße und verbessert die Kollagenbildung, senkt Fibrinogen, Lipoprotein (a) und Blutdruck.
	Die meisten Diabetiker haben einen um mindestens 30 % niedrigeren Vitamin-C-Spiegel als Nichtdiabetiker. (Dies beruht auf einem hohen Vitamin-C-Umsatz und allgemein erhöhtem Stoffwechselumsatz aufgrund von oxidativem Stress. Außerdem hemmt eine Hyperglykämie die aktive Vitamin-C-Aufnahme auch bei erniedrigten Vitamin-C-Spiegeln.)
Vitamin E	wichtiges Antioxidans im lipophilen Milieu; verringert Lipidperoxidation, die durch die Glykosylierung von Plasmaproteinen verstärkt wird. Bei älteren Menschen verbessert eine langfristige Gabe von Vitamin E die Wirkung von Insulin. Ein erniedrigter Vitamin-E-Spiegel ist einer der stärksten Risikofaktoren ($\Rightarrow$ 4fach erhöhtes Risiko) für die Diabetesentstehung.
Vitamin B_1	optimiert Zellfunktion (Immunsystem), Coenzym im Kohlenhydratstoffwechsel
Vitamin B_2	optimiert Zellfunktion (Immunsystem), Coenzym im Kohlenhydratstoffwechsel
Nicotinamid	senkt Lipoprotein (a) und LDL-Cholesterin; für Bildung des Glucosetoleranzfaktor mitverantwortlich
Vitamin B_6	senkt Homocystein, optimiert Zellfunktion (Immunsystem), verbessert Glucosetoleranz
Vitamin B_{12}	senkt Homocystein, Funktion bei der Blutbildung
Pantothensäure	optimiert Zellfunktion (Immunsystem), Bestandteil von Coenzym A
Folsäure	senkt Homocystein, Funktion bei der Blutbildung
Biotin	optimiert Zellfunktion
Vitamin D	beeinflusst Insulinsekretion
Zink	optimiert Zellfunktion, wichtig für Herzzellen; stimuliert Glucosestoffwechsel, fördert Insulinbildung.
	Die meisten Diabetiker scheiden vermehrt Zink über den Urin aus, was zu Zinkmangel führen kann. Die Insulinsynthese ist zinkabhängig. Zinkmangel reduziert auch die Insulinsensibilität des Gewebes. Bei der Bindung von Zink an Insulin ändert sich dessen Konformation, was die Bindungsfähigkeit an den Insulinrezeptor erhöht.
Chrom	optimiert Zellfunktion, essenziell für Glucosestoffwechsel; verbessert Glucosetoleranz und Insulinwirkung; ist Bestandteil des Glucosetoleranzfaktors, der die Bindung des Insulins an den Insulinrezeptor vermitteln soll, wobei die Anwesenheit von Chrom die Insulinwirkung steigert.
Eisen	optimiert Zellfunktion
Selen	Bestandteil antioxidativer Enzyme ($\Rightarrow$ Glutathionperoxidase), optimiert Zellfunktion
Vanadium	beteiligt an der Regulierung des Blutzuckerspiegels durch eine insulinähnliche Wirkung sowie Schutz vor erhöhtem LDL-Cholesterin und erhöhten Triglyceriden; Cave: Überdosierung!
Molybdän	wirkt blutzuckerstabilisierend (insulinähnliche Wirkung)
Coenzym Q_{10}	Diabetes ist eine Coenzym Q_{10} verbrauchende Krankheit; die Mehrzahl der Diabetiker weist einen Coenzym-Q_{10}-Mangel auf. Coenzym Q_{10} verbessert die Stoffwechselparameter bei Diabetes.
Alpha-Liponsäure	Bei Diabetikern steigt bei i.v.-Gabe von 1.000 mg Alpha-Liponsäure die insulinstimulierte Glucoseverwertung um etwa 50 %. Ähnlich lassen sich diabetische Nervenschädigungen sowie die Durchblutung der Nerven mit Alpha-Liponsäure behandeln.
Omega-3-Fettsäuren	senken Blutdruck, Blutfette, Lipoprotein (a) und Fibrinogen; regeln die Blutgerinnung und vermindern die Gerinnselbildung (Thrombenbildung) im Blut.
Anthocyane	verbessern die Funktionsstörung in der Biosynthese von polymeren Kollagenen und Strukturglykoproteinen (Verdickung der Basalmembran, Anreicherung von Mukopolysacchariden). Sie zeigen einen günstigen Einfluss auf die Basalmembranverdickung der Kapillaren.

Tab. 4.16: Wichtige Mikronährstoffe beim Diabetiker.

Mikronährstoff	Eigenschaften und Merkmale im Hinblick auf Adipositas
L-Arginin	Somatotropin aktivierende Substanz. STH gilt als "Hormon des Fastens", regt die Proteinbiosynthese an und fördert die Mobilisation der Fettdepots. Der STH-Spiegel ist bei Adipösen häufig vermindert.
L-Phenylalanin (essenziell)	Vorstufe der Neurotransmitter Adrenalin und Noradrenalin und zusammen mit Jod Vorstufe des Thyroxins. Thyroxin erhöht den Grundumsatz, während Adrenalin und Noradrenalin Einfluss auf die Kreislaufregulation nehmen und die Fettgewebslipase aktivieren. Phenylalanin fördert die Freisetzung von Cholecystokinin, das seinerseits als "Sättigungsfaktor" wirkt. Daher kann durch eine Zufuhr der Aminosäure die Kalorienaufnahme reduziert werden, wenn sie 20 Minuten vor dem Essen aufgenommen wird.
L-Tryptophan (essenziell)	Vorstufe des Serotonins, eines Neurotransmitters und Gewebshormons. Serotonin reguliert das Ess- und Trinkverhalten und ist bei der Vermittlung des Sättigungsgefühls unerlässlich. Eine ausreichende Tryptophanzufuhr kann Hunger bzw. Appetit reduzieren.
L-Carnitin (Derivat aus Lysin, Methionin)	Carnitin wird häufig als sog. *Fatburner* angepriesen. Es dient als Transportsubstanz für freie Fettsäuren und führt diese der Energiegewinnung durch Beta-Oxidation in den Mitochondrien zu. Dadurch schont Carnitin gleichzeitig die körpereigenen Proteinvorräte, verhindert hypoglykämische Stoffwechselentgleisungen und vermeidet Heißhungerattacken; verbessert die Aminosäureverwertung.
Coenzym Q_{10}	wichtig für die Energiegewinnung; wird bei Fettverbrennung vermehrt verbraucht; kann die Gewichtsreduktion unterstützen.

Tab. 4.17: Wichtige Aminosäuren und Aminosäurenderivate in der Behandlung der Adipositas.

Mikronährstoff	Eigenschaften und Merkmale im Hinblick auf Adipositas
Vitamin C	Antioxidans; Adipöse sind oft unterversorgt, was Energiegewinnung und Stoffwechsel verschlechtert
Calcium	verbessert das Stoffwechselprofil und fördert die Gewichtsabnahme
Zink	beeinflusst Growth-Hormone-Stoffwechsel (regelt Appetitzentrum), verringert Hunger und Heißhungerattacken, erhöht Muskelmasse und reduziert Körperfett
Chrom	reguliert Glucosestoffwechsel, verringert Hunger und Heißhungerattacken, erhöht Muskelmasse und reduziert Körperfett
Magnesium	wichtig für die Lipolyse; ATP-Reaktionen (auch die Signalübertragung zur Zellstoffregulation) benötigen Magnesium. Entsprechende Defizite erhöhen die Insulinresistenz
Omega-3-Fettsäuren	entzündungshemmend; verbessern Glucose-Insulin-Metabolismus und die Fettverbrennung
Linolsäure (konjugiert)	fördert Glucosestoffwechsel und Fettverbrennung, reduziert Körperfettmasse und erhöht Muskelmasse
Ballaststoffe	reduzieren Fettaufnahme

Tab. 4.18: Weitere Mikronährstoffe zur Behandlung der Adipositas.

■ Vitamin D

In den ersten Lebensjahren haben Kinder mit Vitamin-D-Supplementierung ein signifikant (um −33 %) geringeres Risiko für die Entwicklung eines Diabetes mellitus Typ 1 (OR 0,67). Vitamin D kann durch immunsuppressive bzw. immunmodulierende Wirkung Autoimmunprozesse bei der Diabetesentwicklung hemmen. Diese Ergebnisse berichtet *The Eurodiab Substudy 2 Study Group* [54] zu einer Multicenterstudie mit 820 jugendlichen Typ-1-Diabetikern und 2.335 Kontrollpersonen.

Mathieu et al. [32] fanden heraus, dass ein Vitamin-D-Mangel die Synthese und Sekretion von Insulin beeinträchtigt. Ein solcher Mangel spielt bei der Pathogenese beider Diabetestypen eine Rolle.

■ B-Vitamine

In einer Metaanalyse mit 10 randomisierten, kontrollierten Studien bei insulinpflichtigem Diabetes [45] verbesserte Nicotinamid die Regeneration von Beta-Zellen im Pankreas und konnte ihren Untergang verhindern. Das Auftreten des Diabetes mellitus könnte so verhindert oder verzögert werden. Unter Nicotinamid fanden sich außerdem signifikant höhere C-Peptid-Spiegel (ein Marker für die Insulinproduktion im Pankreas).

Ting et al. [57] untersuchten in einer Fall-Kontroll-Studie mit 465 Diabetikern den Zusammenhang zwischen Metformin (ein orales Antidiabetikum) und Vitamin B_{12}. Je nach Dosis und Dauer der Metformin-Gabe findet sich ein signifikanter Mangel an Vitamin B_{12}. Jede Metformin-Dosiserhöhung um 1 g pro Tag bedingt ein fast 3fach erhöhtes Risiko für die Entwicklung eines Vitamin-B_{12}-Mangels (OR 2,88). Daher sollte bei Metformin-Behandlung eine Kontrolle des Vitamin B_{12} erfolgen.

Bei Kindern mit Typ-1-Diabetes (n=36) erhöhten − in einer placebokontrollierten Doppelblindstudie [41] − 5 mg Folsäure die Endothelfunktion bzw. die flussvermittelte Dilatation (FMD; *flow-mediated dilation)* der Armarterie (+2,58) im Vergleich zu Placebo (−0,43). Die Änderung der FMD stand in Beziehung zur Änderung von Serumfolat und Erythrozytenfolat.

■ Vitamin C

Vitamin C führte bei insulinpflichtigem und nichtinsulinpflichtigem Diabetes zu einer Verbesserung der zuvor reduzierten endothelabhängigen Vasodilatation [55, 56].

In einer Kohortenstudie mit 6.458 Teilnehmern [49] waren die mittleren Vitamin-C-Plasmaspiegel bei Teilnehmern mit HbA_{1c} <7 % signifikant höher. Die Odds Ratio für unentdeckte Hyperglykämie betrug 0,70 pro 20 μmol/l Anstieg des Vitaminspiegels. Die Änderung des HbA_{1c} pro 20 μmol/l Anstieg Vitamin C betrug bei Männern −0,08 % und bei Frauen −0,05 %. Somit fand sich eine inverse Beziehung zwischen Vitamin C und HbA_{1c}.

■ Vitamin E

Vitamin E in einer Dosis von 900 mg reduzierte bei nichtinsulinpflichtigem Diabetes im Vergleich zu Placebo den oxidativen Stress und verbessert die Insulinwirkung [39].

Die Dosis von 1.800 IE (ca. 1.200 mg) Vitamin E erhöhte die bei Diabetikern signifikant verminderte Netzhautdurchblutung signifikant, d.h., diese war anschließend mit der Netzhhautdurchblutung von Nichtdiabetikern vergleichbar. Daneben wurde durch die Vitamin-E-Gabe die erhöhte Kreatinin-Clearance normalisiert. Die Autoren der 8-monatigen Studie (placebokontrolliert, Crossover-Design, n=45 [7]) folgern aus den Ergebnissen, dass Vitamin E das Risiko für diabetische Retinopathie und Nephropathie reduzieren kann.

In einer weiteren placebokontrollierten Studie (SPACE, n=196 [6]) führte Vitamin E (Dosis 800 IE, Median 519 Tage) bei Hämodialysepatienten mit insulinpflichtigem Diabetes zu einer signifikanten Reduktion des primäre Endpunktes (Myokardinfarkt, Apoplex, pAVK und instabile Angina pectoris) mit 16 % gegenüber 33 % unter Placebo (Reduktion um 54 %, p=0,014). Herzinfarkte traten um 70 % seltener auf.

Bei 80 Patienten mit Übergewicht und Insulinresistenz fielen unter der Gabe von 800 IE bzw. 1.200 IE Vitamin E die Plasmaperoxidspiegel bei der Messung nach 6 Monaten um 29 % gegenüber Placebo ab (Manning et al. 2004). Auch die Alanintransferase (ALT; oder: GPT) wurde signifikant reduziert. Demnach kann Vitamin E dem oxidativen

Stress entgegenwirken und die Leberfunktion verbessern.

Calcium

Eine Calciumaufnahme von über 1.200 mg pro Tag reduzierte im Vergleich zu einer Aufnahme unter 600 mg pro Tag signifikant das Risiko für Diabetes Typ 2 um 21 %. Besonders niedrig war das Erkrankungsrisiko für Frauen mit hoher Calcium- und hoher Vitamin-D-Aufnahme (RR 0,67, Reduktion −33 %). Diese Ergebnisse wurden in der *Nurses' Health Study* mit fast 84.000 Teilnehmerinnen ermittelt [43].

Auch eine calciumreiche Kost (1.200 mg Calcium pro Tag) reduziert – laut den Ergebnissen zweier randomisierter Untersuchungen [61] – bei isokalorischer Diät die Adipositas und verbessert das metabolische Profil von übergewichtigen Patienten. Der Effekt ist bei einer Reduktion der Nahrungsenergie noch verstärkt.

Chrom

Eine Doppelblindstudie mit 29 Typ-2-Diabetikern [30] ergab, dass 1.000 µg Chrom (als Chrompicolinat), das über 6 Monate täglich verabreicht wurde, signifikant die Wirkung von Sulfonylharnstoffen gegenüber Placebo verstärkte (HbA$_{1c}$-Abfall 1,16 % vs. 0,4 %, Gewichtszunahme 0,9 kg vs. 2,2 kg unter Placebo).

In einer weiteren 12-wöchigen Studie [46] erhöhte die Gabe von 200 µg Chrom das HDL-Cholesterin und verbesserte die Insulinsensibilität bei männlichen Probanden mit Insulinresistenz.

Die insgesamt 180 Typ-2-Diabetiker in der kontrollierten Studie von Anderson et al. [1] erhielten täglich 200 µg Chrompicolinat, 1.000 µg Chrompicolinat oder Placebo. HbA$_{1c}$, Nüchternblutzucker und Blutzucker 2 Stunden postprandial waren nach 4 Monaten unter Chrom-Supplementierung gegenüber Placebo signifikant reduziert. Insulinwert nüchtern und 2 Stunden postprandial sowie der Cholesterinspiegel waren signifikant abgefallen.

In einer placebokontrollierten Crossover-Studie erhielten Typ-2-Diabetiker täglich 1.000 µg Chrompicolinat [59]. Unter Behandlung verkürzte sich das QTc-Intervall im EKG, das als prognostischer Faktor bezüglich Tod durch kardiovaskuläres Ereignis bei Diabetikern gilt.

Chrompicolinat konnte im Vergleich zu Placebo auch einen kleinen vorteilhaften Effekt auf das Körpergewicht zeigen: In einer Metaanalyse aus 10 Doppelblindstudien [44] war mit der Chromgabe eine durchschnittliche Gewichtsabnahme von −1,1 kg (vs. Placebo) verbunden.

Magnesium

Die Entstehungsrate bezüglich des metabolischen Syndroms liegt in der Gruppe mit der höchsten Magnesiumaufnahme um 31 % niedriger als in der mit der niedrigsten Magnesiumaufnahme (HR 0,69). Dies ergab eine prospektive epidemiologische Studie mit 4.637 Teilnehmern im Alter über 15 Jahre [17].

Entsprechend fanden Song et al. [53] in der *Women's Health Study* (n=39.345; Alter 45 Jahre und älter), dass eine höhere Zufuhr von Magnesium das Risiko für einen Diabetes Typ 2, vor allem bei übergewichtigen Frauen, signifikant reduzierte.

Daneben besteht gemäß *Nurses' Health Study* und *Health Professionals Follow-up Study* (einer prospektiven Studie mit fast 128.000 Teilnehmern; [25]) eine signifikante inverse Beziehung zwischen Magnesiumaufnahme und Diabetesrisiko.

Sekundäre Pflanzenstoffe

Bestimmten pflanzlichen Substanzen wird eine günstige Wirkung auf den Zuckerstoffwechsel und das Lipidprofil zugesprochen. So ergab eine 3-monatige Crossover-Doppelblindstudie (n=32; [21]), dass 30 g Soja, entsprechend 132 mg Isoflavone, bei Diabetikerinnen in der Postmenopause signifikant Blutzuckerspiegel, HbA$_{1c}$-Wert und Insulinempfindlichkeit sowie das Herz-Kreislauf-Risiko im Vergleich zu Placebo günstig beeinflussen. Dies zeigte sich an einem verbesserten Lipidprofil mit signifikanter Senkung von Gesamt- sowie LDL-Cholesterin.

Sonstige Mikronährstoffe

In einer über 4.000 Teilnehmer umfassenden Kohortenstudie (Beginn 1967-1972) war in der Gruppe mit der höchsten Vitamin-E-Aufnahme das relative Risiko, innerhalb von 23 Jahren an Diabetes Typ 2 zu erkranken, um 31 % niedriger (RR 0,69) als in der Gruppe mit der niedrigsten Vitamin-E-Aufnahme [36]. Für das Carotinoid Beta-Cryptoxanthin ergab sich eine Risikoreduktion von −42 % (RR 0,58).

Barringer et al. [5] untersuchten in einer einjährigen Doppelblindstudie 130 Teilnehmer, darunter 51 mit Diabetes Typ 2. Unter der Gabe von Mikronährstoffen (Vitamine und Mineralstoffe) erkrankten 43 % (73 % unter Placebo) an Infekten, und unter den Erkrankten waren unter der Mikronährstoff-Supplementierung nur 21 % arbeitsunfähig (unter Placebo 57 %). Besonders stark waren die Unterschiede bei den Diabetikern. Hier erkrankten unter der Supplementierung nur 17 % (gegenüber 93 % unter Placebo); von den erkrankten Diabetikern waren 0 % arbeitunfähig, dagegen aber 89 % unter Placebo.

In einer Fall-Kontroll-Studie mit fast 2.500 Teilnehmern und 5 Jahre Nachbeobachtung [19] wurde das zu Beginn entnommene Blutserum von 171 in dem Zeitraum verstorbenen Personen und 640 ausgewählten überlebenden Kontrollprobanden untersucht. Die Fälle mit Diabetes Typ 2 und erhöhtem Homocysteinwert hatten im Vergleich zu Nichtdiabetikern und dabei erhöhtem Homocysteinwert ein fast doppelt so hohes relatives Mortalitätsrisiko (Diabetiker: OR 2,51, Nichtdiabetiker OR 1,34), unabhängig von anderen Risikofaktoren. Wahrscheinlich erhöhen Diabetes und Homocystein unabhängig voneinander den oxidativen Stress, der Arteriosklerose fördert.

Unter 600 mg Alpha-Liponsäure, 1.200 IE Vitamin E oder 100 µg Selen fand sich bei Patienten mit diabetischem Spätsyndrom eine signifikante Verbesserung klinischer Parameter; so die Ergebnisse einer 3-monatigen Interventionsstudie bei 80 Patienten [22]. Selbst diabetische Spätschäden waren noch beeinflussbar.

Ziegler et al. [63] behandelten 328 nichtinsulinpflichtige Diabetiker mit peripherer Neuropathie mittels Infusionen mit 600 mg Alpha-Liponsäure. Nach der 3-wöchigen Behandlung fand sich eine signifikante Besserung der Symptome der peripheren Neuropathie ohne nennenswerte Nebenwirkungen.

Ein signifikanter systemischer oxidativer Stress findet sich schon zu Beginn eines Diabetes mellitus (verglichen mit gesunden Probanden) und nimmt dann zu; dies lässt sich an einem hohen Malondialdehydwert und hoher SOD-Aktivität ablesen [12]. Die Glutathionperoxidase, Glutathion, Beta-Carotin sowie das Alpha-Tocopherol-/Lipid-Verhältnis sind reduziert.

Außerdem zeigen Diabetiker mit einer Angiopathie, fortgeschrittenem oxidativem Stress oder endothelialer Dysfunktion im Serum signifikant niedrigere Vitamin-E-Spiegel im Verhältnis zu den Cholesterin-/Trigylcerid-Werten sowie einen erniedrigten Vitamin-C-Spiegel (n=138 [51]).

Systolischer, diastolischer und mittlerer Blutdruck sowie der Malondialdehydspiegel im Serum fielen bei Diabetikern signifikant unter Supplementierung von Vitaminen und Mineralstoffen ab. Dies ergab eine placebokontrollierte Doppelblindstudie (n=69 [13]), wobei die signifikanten Ergebnisse allein bei der Kombination Vitamine + Mineralstoffe, nicht bei Vitaminen bzw. Mineralstoffen allein und nicht bei Placebo zu beobachten waren.

Superoxidüberproduktion in den Mitochondrien bzw. oxidativer Stress wird derzeit als grundlegende Ursache für Gefäßschäden bei Diabetes angenommen. Die 8-Iso-PGF2α-Ausschüttung (Marker des oxidativen Stress) war bei Diabetikern höher als bei Kontrollpersonen [35]. Dabei üben akute Blutzuckerschwankungen einen stärkeren spezifischen Triggereffekt auf den oxidativen Stress aus als dauerhaft erhöhte Werte.

Mehrfach **ungesättigte Fettsäuren** mindern bei Kindern mit der genetischen Veranlagung für Diabetes Typ 1 das Risiko der Erkrankung um 55 % (HR 0,45 [37]). Es zeigte sich auch in der Studie mit 1.770 Teilnehmern im Alter über 12 Jahre, dass ein erhöhter Gehalt an Omega-3-Fettsäuren in der Erythrozytenmembran Autoimmunreaktionen gegen Inselzellen reduziert (HR 0,63).

Anderson et al. [2] untersuchten bei Typ-2-Diabetikern mit HbA_{1c} >7,5 % und Zinkmangel die antioxidative Wirkung von **Zink und Chrom** (als Chrompicolinat). Unter der 6-monatigen Behandlung mit 30 mg Zink und/oder 400 µg Chrom pro Tag fand sich ein antioxidativer Nutzen gegenüber Placebo, und zwar als signifikanter Abfall der *"plasma thiobarbituric acid reactive substances"* (TBARS) um 36-50 %.

Durch 112 mg **Zimt**extrakt bei leitliniengerecht behandelten Typ-2-Diabetikern ohne Insulintherapie sank der Nüchternblutzuckerspiegel um 10,3 % (unter Placebo 3,4 %). Je schlechter der Ausgangswert des Nüchternblutzuckers war, umso größer war der Effekt des Zimtextrakts. Dies zeigte die Doppelblindstudie von Mang et al. [27].

In einer kontrollierten Studie mit 60 Typ-2-Diabetikern [23] erhielten diese für 40 Tage täglich 1,3 g oder 6 g **Zimt** bzw. Placebo. Unter den unterschiedlichen Zimtdosierungen nahm der Nüchternblutzuckerspiegel um 18-29 % ab, Triglyceride wurden um 23-30 %, LDL-Cholesterin um 7-27 % und Gesamtcholesterin um 12-26 % gesenkt. Den Ergebnissen zufolge kann Zimt eine Reihe von Risikofaktoren reduzieren, die mit Diabetes und Herz-Kreislauf-Erkrankungen verbunden sind.

In einer Crossover-Studie [20] sank bei Typ-2-Diabetikern der Blutzucker unter der Gabe von täglich 1.500 ml **Oolong-Tee**, ein teilfermentierter Tee mit hohem Gehalt an Polyphenolen. Im Vergleich zur Gabe derselben Menge an Wasser sank der Glucosewert von 229 mg/dl auf 162 mg/dl.

Acetyl-L-Carnitin in der Tagesmenge von 3 × 500 mg oder 3 × 1.000 mg bei diabetischer Polyneuropathie erzielte eine signifikante Besserung im Hinblick auf Anzahl und Regeneration von Nervenfasern, Vibrationsempfinden und Schmerzlinderung bei diabetischer Polyneuropathie. Dies berichten Sima et al. [50] über 2 einjährige placebokontrollierte Studien mit insgesamt 1.257 Diabetikern.

Unter **L-Carnitin**-Infusionen (mit 0,28 µmol/kg KG pro Minute) war bei Diabetikern die Glucoseaufnahme vs. Placebo signifikant erhöht, die Laktatspiegel nahmen signifikant ab. Die Gabe von L-Carnitin verbesserte demnach die Insulinempfindlichkeit bei Diabetikern mit Insulinresistenz [33].

Coenzym Q_{10} (pro Tag 2 × 100 mg) verbesserte signifikant den Blutdruck und die Blutzuckereinstellung bei Typ-2-Diabetikern [18]. In dieser 12-wöchigen placebokontrollierten Doppelblindstudie senkte Coenzym Q_{10} den systolischen (−6,1 mmHg, p=0,021) und diastolischen Blutdruck (−2,9 mmHg, p=0,048) sowie den HbA_{1c}-Wert signifikant (−0,37 %, p=0,032).

Alpha-Tocopherol- und Beta-Carotin-Spiegel sowie der totale Antioxidanzien-Status (TAS) waren bei adipösen Kindern mit multimetabolischen Syndrom (MMS) signifikant reduziert. Dieses Ergebnis fanden Molnár et al. [34] im Vergleich zu adipösen Kindern ohne MMS.

4.5.5. Studien "rund um" Übergewicht und Adipositas

■ Grundlagenstudien zur Pathologie

Adipositas erzeugt eine Entzündung in Form eines SIRS *(low-grade systemic inflammatory response syndrome)*, das einer gramnegativen Sepsis mit erhöhtem Risiko für Organversagen, Infektionen und Mortalität ähnelt. Durch Lipotoxizität und Zytokin-Dysregulation regt die Adipositas bei klinischen Zweitereignissen eine überschießende Immunreaktion an. Einige Mikronährstoffe, wie L-Arginin, Omega-3-Fettsäuren und L-Carnitin können die Probleme auf molekularer Ebene korrigieren helfen [9].

Außerdem fördert die Adipositas oxidativen Stress bei jungen und alten Menschen sowie bei Klinikpatienten. Dies wird an einer erhöhter Lipidperoxidation (Malondialdehyd, Hydroperoxide, Isoprostane u.a.) und erhöhter Eiweißoxidation (8-Hydroxydesoxiguanosin) ersichtlich. Erhöhte Lipidperoxidation ist mit einer geringeren antioxidativen Abwehr verbunden, und oxidativer Stress wird unter anderem durch akute körperliche Belastung, höheres Alter und durch Begleiterkrankungen der Adipositas verstärkt. Diese Situation sollte durch die Verbesserung der antioxidativen Abwehr (z.B. durch Fettgewebsreduktion, Training und diätetische Modifikationen) korrigiert werden [58].

Bei adipösen Kindern sind die Spiegel an H_2O_2-Radikalen höher als bei normalgewichtigen (49,6 mg% gegenüber 27,8 mg%). Sie korrelieren vor allem mit dem Verhältnis Taillen-/Hüftumfang, Cholesterin und systolischem Blutdruck [3].

Bei solchen Kindern liegt auch erhöhter oxidativer Stress vor [62]. Im Gegensatz zu normalgewichtigen Kindern sind die Werte von Vitamin C, Vitamin E und Beta-Carotin sowie Superoxiddismutase und Katalasen signifikant erniedrigt, dagegen die Werte von Malondialdehyd signifikant erhöht. Diese Werte korrelieren mit der Höhe des BMI.

Nach [14] ist erhöhter oxidativer Stress im Fettgewebe ein wichtiger pathogenetischer Faktor des übergewichtsassoziierten metabolischen Syndroms. Bei Menschen, übrigens auch Mäusen, korreliert die Fettmenge mit dem systemischen oxidativen Stress, und im Fettgewebe nimmt die Bildung antixoxidativer Enzyme ab. Die Bildung von Radikalen, NADPH-Oxidase und Adipozytokinen (z.B. Adiponektin, Plasminogen-Aktivator-Inhibitor-1, IL-6) nimmt zu. Die Behandlung mit einem NADPH-Oxidase-Inhibitor kann – den japanischen Autoren zufolge – die ROS-Produktion reduzieren und verschiedene Stoffwechselparameter (Adipozytokine, Blutzucker, Lipidstoffwechsel) verbessern.

Untersucht man den BMI im Zusammenhang mit Parametern des oxidativen Stress, so findet sich ein inverser Zusammenhang zwischen erhöhtem BMI und signifikantem Abfall an Glutathion in Erythrozyten (n=150 [24]). Es wird daraus geschlossen, dass Adipositas die Antioxidanzienaktivität reduziert und systemischen oxidativen Stress fördert.

Die Mitochondrien erfüllen neben der Energiegewinnung weitere wichtige Aufgaben, wie z.B. bei der Regulierung des zellulären Redoxstatus. Bei Adipositas und Diabetes Typ 2 werden Störungen des mitochondrialen Elektronentransports, verstärktes Auftreten von ROS und Lipidperoxiden oder Störungen der antioxidativen Abwehr beobachtet [31]. Außerdem ist Adipositas mit einer geringgradigen Entzündung assoziiert, an der Dysbalancen in den antioxidativen Abläufen beteiligt sein können. ROS spielen eine kausale Rolle bei verschiedenen Formen der Insulinresistenz.

■ Studien zur Mikronährstoffintervention

Eine moderat kalorienreduzierte fischreiche Diät mit Kabeljau und einem niedrigen Anteil an gesättigten Fettsäuren ist eine sinnvolle Strategie zur Gewichtsabnahme (n=276 [40]). Sie führte in dieser 8-wöchigen Studie mehr als Formen der Reduktionsdiät zu einer Erhöhung der antioxidativen Kapazität und zu einer signifikanten Verbesserung des oxidativen Stress bzw. des Stressmarkers Malondialdehyd.

Wurden in einer Doppelblindstudie 97 Teilnehmern 6-7 g Ballaststoffe pro Tag oder Placebo verabreicht, führte dies zu einer signifikanten Gewichtsabnahme und zur Senkung des diastolischen Blutdrucks [48].

Die Adipositas betrifft offenbar auch den Vitamin-D-Stoffwechsel. So fanden Goldner et al. [16], dass 90 % der Patienten mit morbider Adipositas niedrige 25(OH)-Vitamin-D-Spiegel von <75 nmol/l und 61 % von <50 nmol/l aufwiesen (vs. 32% und 12% bei Teilnehmern mit Normalgewicht). 49 %

zeigten einen sekundären Hyperparathyreoidismus (vs. 2 % in der Kontrollgruppe).

Bei 55,2 % der adipösen Kinder und Jugendlichen liegt eine Vitamin-D-Insuffizienz vor (n=217 [52]). Stark erniedrigte Spiegel fanden sich bei 21,6 %. In der Gruppe mit niedrigen Vitamin-D-Spiegeln (<10-20 ng/ml) war der BMI signifikant höher sowie das HDLCholesterin signifikant niedriger als in der Gruppe mit hohen Vitamin-D-Spiegeln.

Laut einer prospektiven Studie (n=392 [42]) liegen bei 10,4 % (vs. 2,2 % bei normalgewichtigen) der adipösen Kinder und Jugendlichen niedrige Vitamin-B_{12}-Spiegel (<246 pg/ml) vor. Ein Vitamin-D-Mangel (<211 pg/ml) besteht bei 4,9 % der adipösen und 1,8 % der normalgewichtigen Kinder. Nach den Studienergebnissen ist Adipositas mit einem 4,3fachen Risiko für erniedrigtes Vitamin B_{12} verbunden.

Zink zeigt wichtige Effekte auf den Stoffwechsel und die Thermoregulation bei Übergewichtigen. 0Bei adipösen Patienten waren vor strenger Reduktionsdiät (737 kcal) für 60 Tage die Zinkspiegel signifikant niedriger und der BMI signifikant höher als bei Kontrollprobanden [11]. Nach der Diät näherten sich BMI und Zinkspiegel den Normwerten. Möglicherweise steht Zink mit den anabolen und katabolen Mechanismen bei Adipositas in Zusammenhang.

Bei Adipositas waren laut einer Untersuchung von Ozata et al. [38] die **Zink**spiegel, die Cu-Zn-SOD-Spiegel in Erythrozyten und die GSH-Spiegel signifikant niedriger, dagegen die thiobarbitursäurereaktiven Substanzen (TBARS) signifikant höher als bei Kontrollprobanden.

Auch eine weitere Arbeitsgruppe [29] fand bei adipösen Kindern und Heranwachsenden signifikant niedrige **Zink**spiegel in Plasma und Erythrozyten sowie eine höhere Zinkausscheidung im Urin als bei Kontrollprobanden.

In einer früheren Studie aus Taiwan waren ebenfalls bei Adipösen die **Zink**konzentrationen in Serum bzw. Haaren um 22 % bzw. 34 % geringer als bei Kontrollprobanden und korrelierten invers mit dem BMI [10].

Die Gabe von konjugierter Linolsäure (CLA; 4,2 g pro Tag) reduzierte bei Männern mit abdomineller Adipositas und metabolischem Syndrom signifikant das abdominelle Fettgewebe. Dies ergab eine 4-wöchige Doppelblindstudie von Risérus et al. [47].

Mit einer Supplementierung von konjugierter Linolsäure (CLA; 3,4 g pro Tag) reduzierten Gaullier et al. (n=157 [15]) bei Übergewichtigen die Körperfettmasse und unterstützten langfristig die Aufrechterhaltung des niedrigeren Körpergewichts. Diese Ergebnisse wurden in einer einjährigen Doppelblindstudie mit anschließender einjährigen Verlängerung mit offenem Design ermittelt.

Eine weitere Studiengruppe [60] führte eine Meta-analyse mit 18 placebokontrollierten Doppelblindstudien durch. Sie fanden heraus, dass CLA in einer Tagesmenge von durchschnittlich 3,2 g zu einer moderaten Reduktion des Körperfetts führt.

Laut einer Studie mit 100 Teilnehmern [26] wurde durch die 4-wöchige Gabe von **L-Carnitin** (Tagesmenge 3 × 1 g) der Fettstoffwechsel angekurbelt und Körpergewicht und BMI signifikant (um ca. 25 %) gesenkt. Diese Behandlung erfolgte unterstützend zu einer Reduktionsdiät (1.200 kcal) und körperlichem Training.

Cangiano et al. [8] gaben 20 Teilnehmern 3 Monate lang täglich 900 mg 5-Hydroxytryptophan, um das Verhalten und die Einhaltung von Ernährungsvorschriften zu untersuchen. Ohne begleitende Diät führte die Behandlung im Vergleich zu Placebo zu einer signifikanten Gewichtsabnahme. Gleichzeitig kam es zu einer Reduktion der Kohlenhydrataufnahme und zu schnellerer Sättigung.

4.5.6. Rezepturbeispiele bei Diabetes mellitus und metabolischem Syndrom

Substanz	Dosierung	Stufe und Bemerkungen
Vitamin E ✓	600-1.200 mg	I
Vitamin D₃	3-10 µg	I
Beta-Carotin	5 mg	I
Magnesium	300-500 mg	I
Chrom	200 µg	II
Zink ✓	30-60 mg	II
Zimt (Extrakt) ✓	112 mg	II

1 Prävention des Diabetes mellitus Typ 2.

Substanz	Dosierung	Stufe und Bemerkungen
Vitamin C ✓	500-1.000 mg	I; im Komplex mit Bioflavonoiden zur Resorptionsverbesserung. Schützt die Gefäße vor Radikalstress und erhöhter Lipidperoxidation. Reduziert Herzinfarktrisiko
Vitamin E ✓	800-1.200 IE	I; reduziert Insulinbedarf; wirkt der Verklumpung von Thrombozyten entgegen; schützt die Gefäße vor Radikalstress und erhöhter Lipidperoxidation.
L-Carnitin	500-1.000 mg	I; bei Neuropathie
Vitamin B_3	50-500 mg	I
Vitamin B_6	4-25 mg	I; bei Hyperhomocysteinämie
Vitamin B_{12}	5-15 µg	I; bei Hyperhomocysteinämie und bei Metformintherapie
Folsäure	0,4-1 mg	I
Vitamin D_3 ✓	3-10 µg	I
Alpha-Liponsäure	600 mg	I; verhindert und therapiert Neuropathien; reduziert oxidativen Stress
Chrom ✓	200 µg	I; Bestandteil des GTF (Blutzuckerregulator); enthalten in Bierhefe
Zink ✓	30-60 mg	I; wirkt auch blutzuckerregulierend
Zimt (Extrakt)	112 mg	I
Selen	100 µg	I; auch gegen Spätschäden
Phytoöstrogene (Isoflavone)	60 mg	I
Magnesium	200 mg	II; wirkt blutzuckerregulierend
Niacin	500-3.000 mg	II; nur in Form von Niacinamid. Nikotinsäure sollte wegen einer möglichen Unverträglichkeit vermieden werden. Dosis kann auf 3 g allmählich gesteigert werden.
Vitamin B_1	50 mg	II; verhindert Neuropathien
Gamma-Linolensäure (GLS)	2-3 g	II; verbessert Insulinresistenz
Coenzym Q_{10}	100 mg	II; besonders wichtig da es bei Diabetikern zur Behinderung der Betaoxidation kommt.
Myoinositol	1-2 g	II; neuroprotektiv

2 Therapie bei Diabetes mellitus Typ 2 (begleitend bei Typ 1).

Substanz	Dosierung	Stufe und **Bemerkungen**
Vitamin C ✓	500-1.000 mg	II; kann Blutzuckerregulation verbessern
Vitamin-B-Komplex	50 mg	II; Thiamin wirkt neuroprotektiv, Niacin reguliert die Blutzuckersensibilität über den GTF und Pyridoxin reguliert den Stoffwechsel verschiedner Enzymschritte im KH- Stoffwechsel
Chrom	200 µg	II; Bestandteil des GTF (Blutzuckerregulator). Enthalten in Bierhefe. (wahlweise auch 20 mg Bierhefe einzunehmen)
Magnesium ✓	200 mg	II; wirkt blutzuckerregulierend
Kalium ✓	2.000-5.000 mg	II; reduziert das Risiko einer Hypoglykämie
Mangan ✓	20 mg	II; reduziert das Risiko einer Hypoglykämie

3 Therapie bei Hypogykämie (begleitend).

Substanz	Dosierung	Stufe und **Bemerkungen**
Vitamin E	200-600 mg	II
Vitamin C ✓	500-1.500 mg	II
Vitamin B_1	50-100 mg	II
Vitamin B_3	0,2-2 g	II
Vitamin B_{12}	5-15 µg	II
Vitamin D	3-10 µg	II
Folsäure	0,4-2 mg	II
Calcium	500-1.000 mg	II
Magnesium	150-250 mg	II
Selen	50-150 µg	II
Zink	10-25 mg	II
Chrom ✓	200-300 µg	II
L-Carnitin ✓	1-2 g	II
Coenzym Q_{10}	120 mg	II
Linolsäure (konjugiert) ✓	3-4 g	II
Omega-3-Fettsäuren	1-2 g	II
L-Arginin	1-2 g	II
L-Phyenylalanin	1-2 g	II
L-Tryptophan ✓	1-2 g	II

4 Therapie mit Mikronährstoffen im Rahmen von integrativen Gewichtsabnahmekonzepten (begleitend).

Praxistipp:

Wir erlauben uns an dieser Stelle – aufgrund der hohen Aktualität des Themas (z.B. für die Entwicklung eines Diabetes Typ 2) und der konsequenten wissenschaftlichen Forderung, dass Therapeuten auf dem Weg zum Erreichen eines "Normalgewichts" wichtige betreuende Aufgaben zu erfüllen haben – noch einmal eine ergänzende Anmerkung zur Notwendigkeit des begleitenden Einsatzes von Mikronährstoffen bei Reduktionsdiäten wegen Übergewicht.

Wir sind grundsätzlich der Ansicht, dass im Rahmen von Gewichtsnormalisierungsprogrammen eine kalorienadaptierte, vollwertige Ernährung mit entsprechender Modifikation der Zufuhr von Fetten, Kohlenhydraten und Eiweiß (z.B. angepasst an eine traditionelle mediterrane Kost) in Kombination mit regelmäßiger intensiver Bewegung, langfristiger Lebensstilumstellung und positiver Motivation der beste Weg für einen dauerhaften Erfolg darstellt.

Es gibt aber Fälle, in denen ein schneller Erfolg gewünscht oder notwendig wird und deshalb eine kalorienreduzierte Kost über einen längeren Zeitraum sinnvoll erscheint. In diesen begründeten Fällen halten wir eine Supplementierung mit allen essenziellen Mikronährstoffen in ausreichender Dosierung und optimierter Zusammensetzung für notwendig, um drohenden Mangel- und Unterversorgungssituationen vorzubeugen.

Wir berufen uns hierbei u.a. auf die Empfehlungen der DGE (Deutsche Gesellschaft für Ernährung), die vermittelt, dass *"chronische Fehlernährung … mit einer Unterversorgung an vielen essentiellen Nährstoffen"* einhergeht. *"Wenn sich der Ernährungszustand … nicht verbessern lässt, sollte möglichst frühzeitig an eine Supplementierung von essentiellen Nährstoffen gedacht werden"* (D-A-CH. Referenzwerte für die Nährstoffzufuhr. 1. Auflage, Frankfurt/M.: Umschau; 2000. S. 20). In den Veröffentlichungen der DGE finden sich auch wiederholt Angaben über *"wichtige Risikofaktoren für eine ungünstige Vitaminversorgung - mit zumeist mehreren Vitaminen"*: *"Dazu zählen freiwillig oder unfreiwillig geringe Nahrungsaufnahme bei negativer Energiebilanz (z.B. bei energiereduzierten Diäten) und stark einseitige Ernährungsgewohnheiten".* Die DGE warnt an gleicher Stelle: *"Versorgungsprobleme können insbesondere auch dann entstehen, wenn auf Grund realer oder vermeintlicher Gewichtsprobleme über längere Zeit stark energiereduzierte Diäten durchgeführt werden. Betroffen sind dann nahezu alle essentiellen Nährstoffe, weil mit einer 1000-1500-kcal-Diät eine Bedarfsdeckung nur mit speziellen Lebensmittelkenntnissen möglich ist"* (DGE-Stellungnahme zur Vitaminversorgung in Deutschland vom 1. Mai 2003; verfügbar unter: www.dge.de/modules.php?name=News&file=article&sid=344). Im "Ernährungs- und Diätkatalog" des Universitätsklinikums Freiburg (2005; verfügbar unter: www.uniklinik-freiburg.de/medizin1/live/klinikstruktur/ernaehrungsmedizin/MED1-Ernaehrungs-und-Diaetkatalog.pdf) wird unter "Reduktionsdiäten" beschrieben, dass *"bei einer 1000-kcal-Kost die notwendige Zufuhr an Vitaminen und Mineralstoffen nicht mehr gewährleistet ist".*

Literatur

1. Anderson RA, Cheng N, Bryden NA, et al. Elevated intakes of supplemental chromium improve glucose and insulin variables in individuals with type 2 diabetes. Diabetes 1997;46(11):1786-91.

2. Anderson RA, Roussel AM, Zouari N, et al. Potential antioxidant effects of zinc and chromium supplementation in people with type 2 diabetes mellitus. J Am Coll Nutr 2001;20(3):212-8.

3. Atabek ME, Vatansev H, Erkul I. Oxidative stress in childhood obesity. J Pediatr Endocrinol Metab 2004; 17(8):1063-8.

4. Barnard RJ, Aronson WJ, Tymchuk CN, et al. Prostate cancer: another aspect of the insulin-resistance syndrome? Obes Rev 2002;3(4):303-8.

5. Barringer TA, Kirk JK, Santaniello AC, et al. Effect of a multivitamin and mineral supplement on infection and quality of life. A randomized, double-blind, placebo-controlled trial. Ann Intern Med 2003;138(5):365-71.

6. Boaz M, Smetana S, Weinstein T, et al. Secondary prevention with antioxidants of cardiovascular disease in endstage renal disease (SPACE): randomised placebo-controlled trial. Lancet 2000;356(9237):1213-8.

7. Bursell SE, Clermont AC, Aiello LP, et al. High-dose vitamin E supplementation normalizes retinal blood flow and creatinine clearance in patients with type 1 diabetes. Diabetes Care 1999;22(8):1245-51.

8. Cangiano C, Ceci F, Cascino A, et al. Eating behavior and adherence to dietary prescriptions in obese adult subjects treated with 5-hydroxytryptophan. Am J Clin Nutr 1992;56(5):863-7.

9. Cave MC, Hurt RT, Frazier TH, et al. Obesity, inflammation, and the potential application of pharmaconutrition. Nutr Clin Pract 2008;23(1):16-34.

10. Chen MD, Lin PY, Lin WH, et al. Zinc in hair and serum of obese individuals in Taiwan. Am J Clin Nutr 1988;48(5):1307-9.

11. Di Martino G, Matera MG, De Martino B, et al. Relationship between zinc and obesity. J Med 1993;24(2-3):177-83.

12. Dominguez C, Ruiz E, Gussinye M, et al. Oxidative stress at onset and in early stages of type 1 diabetes in children and adolescents. Diabetes Care 1998;21(10):1736-42.

13. Farvid MS, Jalali M, Siassi F, et al. The impact of vitamins and/or mineral supplementation on blood pressure in type 2 diabetes. J Am Coll Nutr 2004;23(3):272-9.

14. Furukawa S, Fujita T, Shimabukuro M, et al. Increased oxidative stress in obesity and its impact on metabolic syndrome. J Clin Invest 2004;114(12):1752-61.

15. Gaullier J-M, Halse J, Hoye K, et al. Supplementation with conjugated linoleic acid for 24 months is well tolerated by and reduces body fat mass in healthy, overweight humans, J Nutr 2005;135(4):778-84.

16. Goldner WS, Stoner JA, Thompson J, et al. Prevalence of vitamin D insufficiency and deficiency in morbidly obese patients: a comparison with non-obese controls. Obes Surg 2008;18(2):145-50.

17. He K, Liu K, Daviglus ML, et al. Magnesium intake and incidence of metabolic syndrome among young adults. Circulation 2006;113(13):1675-82.

18. Hodgson JM, Watts GF, Playford DA, et al. Coenzyme Q10 improves blood pressure and glycaemic control: a controlled trial in subjects with type 2 diabetes. Eur J Clin Nutr 2002;56(11):1137-42.

19. Hoogeveen EK, Kostense PJ, Jakobs C, et al. Hyperhomocysteinemia increases risk of death, especially in type 2 diabetes: 5-year follow-up of the Hoorn Study. Circulation 2000;101(13):1506-11.

20. Hosoda K, Wang MJ, Liao ML, et al. Antihyperglycemic effect of oolong tea in type 2 diabetes. Diabetes Care 2003;26(6):1714-8.

21. Jayagopal V, Albertazzi P, Kilpatrick ES, et al. Beneficial effects of soy phytoestrogen intake in postmenopausal women with type 2 diabetes. Diabetes Care 2002;25(10):1709-14.

22. Kähler W, Kuklinki B, Rühlmann C, et al, Diabetes mellitus - eine mit Freien Radikalen assoziierte Erkrankung. Resultate einer adjuvanten Antioxidantiensupplementation. Z Ges Inn Med 1993;48(5):223-32.

23. Khan A, Safdar M, Ali Khan MM, et al. Cinnamon improves glucose and lipids of people with type 2 diabetes. Diabetes Care 2003;26(12):3215-8.

24. Khan NI, Naz L, Yasmeen G. Obesity: an independent risk factor for systemic oxidative stress. Pak J Pharm Sci 2006;19(1):62-5.

25. Lopez-Ridaura R, Willett WC, Rimm EB, et al. Magnesium intake and risk of type 2 diabetes in men and women. Diabetes Care 2004;27(1):134-40.

26. Lurz R, Fischer R. Carnitin zur Unterstützung der Gewichtsabnahme bei Adipositas. Ärzte Z Naturheilverf 1998;39(1):12-5.

27. Mang B, Wolters M, Schmitt B, et al. Effects of a cinnamon extract on plasma glucose, HbA, and serum lipids in diabetes mellitus type 2. Eur J Clin Invest 2006;36(5):340-4.

28. Manning PJ, Sutherland WH, Walker RJ, et al. Effect of high-dose vitamin E on insulin resistance and associated parameters in overweight subjects. Diabetes Care 2004;27(9):2166-71.

29. Marreiro DN, Fisberg M, Cozzolino SM. Zinc nutritional status in obese children and adolescents. Biol Trace Elem Res 2002;86(2):107-22.

30. Martin J, Wang ZQ, Zhang XH, et al. Chromium picolinate supplementation attenuates body weight gain and increases insulin sensitivity in subjects with type 2 diabetes. Diabetes Care 2006;29(8):1826-32.

31. Martínez JA. Mitochondrial oxidative stress and inflammation: an slalom to obesity and insulin resistance. J Physiol Biochem 2006;62(4):303-6.

32. Mathieu C, Gysemans C, Giulietti A, et al. Vitamin D and diabetes. Diabetologia 2005;48(7):1247-57.

33. Mingrone G, Greco AV, Capristo E, et al. L-carnitine improves glucose disposal in type 2 diabetic patients. J Am Coll Nutr 1999;18(1):77-82.

34. Molnár D, Decsi T, Koletzko B. Reduced antioxidant status in obese children with multimetabolic syndrome. Int J Obes Relat Metab Disord 2004;28(10):1197-202.

35. Monnier L, Mas E, Ginet C, et al. Activation of oxidative stress by acute glucose fluctuations compared with sustained chronic hyperglycemia in patients with type 2 diabetes. JAMA 2006;295(14):1681-7.

36. Montonen J, Knekt P, Järvinen R, et al. Dietary antioxidant intake and risk of type 2 diabetes. Diabetes Care 2004;27(2):362-6.

37. Norris JM, Yin X, Lamb MM, et al. Omega-3 polyunsaturated fatty acid intake and islet autoimmunity in children at increased risk for type 1 diabetes. JAMA 2007;298(12):1420-8.

38. Ozata M, Mergen M, Oktenli C, et al. Increased oxidative stress and hypozincemia in male obesity. Clin Biochem 2002;35(8):627-31.

39. Paolisso G, D'Amore A, Giugliano D, et al. Pharmacologic doses of vitamin E improve insulin action in healthy subjects and non-insulin-dependent diabetic patients. Am J Clin Nutr 1993;57(5):650-6.

40. Parra D, Bandarra NM, Kiely M, et al. Impact of fish intake on oxidative stress when included into a moderate energy-restricted program to treat obesity. Eur J Nutr 2007;46(8):460-7.

41. Peña AS, Wiltshire E, Gent R, et al. Folic acid improves endothelial function in children and adolescents with type 1 diabetes. J Pediatr 2004;144(4):500-4.

42. Pinhas-Hamiel O, Doron-Panush N, Reichman B, et al. Obese children and adolescents: a risk group for low vitamin B12 concentration. Arch Pediatr Adolesc Med 2006;160(9):933-6.

43. Pittas AG, Dawson-Hughes B, Lit T, et al. Vitamin D and calcium intake in relation to type 2 diabetes in women. Diabetes Care 2006;29(3):650-6.

44. Pittler MH, Stevinson C, Ernst E. Chromium picolinate for reducing body weight: meta-analysis of randomized trials. Int J Obes Relat Metab Disord 2003;27(4): 522-9.

45. Pozzilli P, Browne PD, Kolb H.Meta-analysis of nicotinamide treatment in patients with recent-onset IDDM. The Nicotinamide Trialists. Diab Care 1996;19(12): 1357-63.

46. Riales R, Albrink MJ. Effect of chromium chloride supplementation on glucose tolerance and serum lipids including high-density lipoprotein of adult men. Am J Clin Nutr 1981;34(12):2670-8.

47. Risérus U, Berglund L, Vessby B. Conjugated linoleic acid (CLA) reduced abdominal adipose tissue in obese middle-aged men with signs of the metabolic syndrome: a randomised controlled trial. Int J Obes Relat Metab Disord 2001;25(8):1129-35.

48. Ryttig KR, Tellnes G, Haegh L, et al. A dietary fibre supplement and weight maintenance after weight reduction: a randomized, double-blind, placebo-controlled long-term trial. Int J Obes 1989;13(2):165-71.

49. Sargeant LA, Wareham NJ, Bingham S, et al. Vitamin C and hyperglycemia in the European Prospective Investigation into Cancer—Norfolk (EPIC-Norfolk) study: a population-based study. Diabetes Care 2000;23(6):726-32.

50. Sima AA, Calvani M, Mehra M, et al. Acetyl-L-carnitine improves pain, nerve regeneration, and vibratory perception in patients with chronic diabetic neuropathy: an analysis of two randomized placebo-controlled trials. Diabetes Care 2005;28(1):89-94.

51. Skrha J, Prázný M, Hilgertová J, et al. Serum alpha-tocopherol and ascorbic acid concentrations in Type 1 and Type 2 diabetic patients with and without angiopathy. Clin Chim Acta 2003;329(1-2):103-8.

52. Smotkin-Tangorra M, Purushothaman R, Gupta A, et al. Prevalence of vitamin D insufficiency in obese children and adolescents. J Pediatr Endocrinol Metab 2007; 20(7):817-23.

53. Song Y, Manson JE, Buring JE, et al. Dietary magnesium intake in relation to plasma insulin levels and risk of type 2 diabetes in women. Diabetes Care 2004;27(1):59-65.

54. The Eurodiab Substudy 2 Study Group. Vitamin D supplement in early childhood and risk for Type I (insulin-dependent) diabetes mellitus. Diabetologia 1999; 42(1):51-4.

55. Timimi FK, Ting HH, Haley EA, et al. Vitamin C improves endothelium-dependent vasodilation in patients with insulin-dependent diabetes mellitus. J Am Coll Cardiol 1998;31(3):552-7.

56. Ting HH, Timimi FK, Boles KS, et al. Vitamin C improves endothelium-dependent vasodilation in patients with non-insulin-dependent diabetes mellitus. J Clin Invest 1996;97(1):22-8.

57. Ting RZ, Szeto CC, Chan MH, et al. Risk factors of vitamin B_{12} deficiency in patients receiving metformin; Arch Intern Med 2006;166(18):1975-9.

58. Vincent HK, Innes KE, Vincent KR. Oxidative stress and potential interventions to reduce oxidative stress in overweight and obesity. Diabetes Obes Metab 2007;9(6): 813-39.

59. Vrtovec M, Vrtovec B, Briski A, et al. Chromium supplementation shortens QTc interval duration in patients with type 2 diabetes mellitus. Am Heart J 2005; 149(4):632-6.

60. Whigham LD, Watras AC, Schoeller DA. Efficacy of conjugated linoleic acid for reducing fat mass: a meta-analysis in humans. Am J Clin Nutr 2007;85(5):1203-11.

61. Zemel MB, Richards J, Milstead A, et al. Effects of calcium and dairy on body composition and weight loss in African-American adults. Obes Res 2005;13(7):1218-25.

62. Zhu YG, Zhang SM, Wang JY, Overweight and obesity-induced oxidative stress in children. Biomed Environ Sci 2006;19(5):353-9.

63. Ziegler D, Hanefeld M, Ruhnau KJ, et al. Treatment of symptomatic diabetic peripheral neuropathy with the anti-oxidant alpha-lipoic acid. A 3-week multicentre randomized controlled trial (ALADIN Study). Diabetologia 1995;38(12):1425-33.

4.6. Erkrankungen der Atemwege

In diesem Kapitel werden Studien und Mikronährstoffrezepturen für einige Erkrankungen der Ohren und oberen Atemwege (Otitis, Hörsturz, Tinnitus) sowie der unteren Atemwege (Asthma bronchiale, chronische Bronchitis, Mukoviszidose, pulmonale Hypertonie mit Cor pulmonale, Schlafapnoe) vorgestellt. Die Themen Sinusitis, Pneumonie und Allergien werden außerdem in Kap. 4.2 Krankheiten des Immunsystems und Infektionskrankheiten behandelt.

4.6.1. Epidemiologie

Die **Otitis media** (oder Mittelohrentzündung) ist sehr häufig und dabei auch milieuabhängig. Etwa 60-95 % der Kinder erkranken in den ersten 3 Lebensjahren einmal an der Otitis media, und ca. 30 % davon mindestens 3-mal.

Die Inzidenz des **idiopathischen Hörsturzes** liegt im Jahr nach unterschiedlichen Schätzungen bei etwa 8-20 Neuerkrankungen pro 100.000 Einwohner. Das bevorzugte Erkrankungsalter liegt – mit absteigender Tendenz – um das 50. Lebensjahr.

Fast 3 Millionen Deutsche leiden an **Tinnitus** (Ohrgeräuschen), darunter ca. 800.000 so ausgeprägt, dass sie intensive ärztliche Hilfe benötigen. Man verzeichnet ca. 270.000 Neuerkrankungen pro Jahr.

Lungenerkrankungen, wie die chronisch-obstruktive Pulmonalerkrankung (COPD; ist für 2,4 % aller Todesursachen verantwortlich) oder Lungenentzündung (2,2 % der Todesursachen) stehen in Deutschland nach den Herz-Kreislauf- und Tumorerkrankungen an 3. Stelle der häufigsten Todesursachen.

In Deutschland tritt das **Asthma** bronchiale insgesamt bei ca. 5 % der Bevölkerung sowie 10 % der Kinder (ca. 4 Millionen Fälle), chronische Bronchitis bei 15-25 % und die COPD bei 8-12 % der Bevölkerung auf, mit jeweils steigender Tendenz.

Die Erkrankungsquote an **Mukoviszidose** liegt bei etwa 1 : 2.500 Neugeborenen. In Deutschland leben ca. 8.000 Menschen mit dieser Krankheit, und 4 % der deutschen Bevölkerung (ca. 4 Millionen Menschen) sind gesunde Genträger, die die Mukoviszidose weitervererben können.

Die primäre **pulmonale Hypertonie** ist mit 3 Fällen pro 1 Million Einwohner selten. Die sog. sekundäre pulmonale Hypertonie mit Cor pulmonale ist wesentlich häufiger. Das Cor pulmonale ist für 5-10 % aller Herzerkrankungen verantwortlich. Etwa 80 % der Fälle mit chronischem Cor pulmonale basieren auf einer COPD bzw. 40-50 % der COPD-Patienten weisen ein Cor pulmonale auf. Die Lungenembolie als Hauptursache für das akute Cor pulmonale kommt in Deutschland 150.000-mal pro Jahr vor.

In Deutschland sind 1-2 % der Frauen und 2-4 % der Männer im mittleren Lebensalter vom obstruktiven Schlafapnoesyndrom (OSAS) betroffen, also etwa 800.000 Menschen. Die Häufigkeit nimmt mit dem Alter zu.

4.6.2. Ätiologie

Mittelohrentzündungen sind mehrheitlich durch Bakterien ausgelöst. Ursachen sind Tuben- und Mittelohrkatarrhe und andere Infekte, hyperplastische Adenoide, orofaziale Fehlbildungen, organische Erkrankungen (z.B. Down-Syndrom), Passivrauchen, Gebrauch von Schnullern, Verletzungen, Besuch einer Kindereinrichtung und niedrige soziale Schicht.

Der **Hörsturz** tritt meist einseitig und in unterschiedlichen Frequenzbereichen auf. Die Ursachen sind weitgehend unbekannt. Es werden verschiedene Pathomechanismen diskutiert, wie Störungen der Durchblutung, Störungen der Ionenkanäle der Haarzellen mit zellulärer Dysfunktion, synaptische Störungen infolge Neurotransmitter-Dysfunktion, oxidativer Stress, efferente Fehlsteuerungen, Störungen der Ionenkanäle der Zellen der Stria vascularis mit nachfolgenden Elektrolytstörungen in der Endolymphe sowie entzündliche Veränderungen. Als zusätzliche Risikofaktoren gelten Nikotinabusus, Fettstoffwechselstörungen, Herz-Kreislauf-Erkrankungen, Verletzungen, Tumoren, Infekte und seelische Belastungen.

Beim **Tinnitus** treten länger andauernde Ohrgeräusche auf. Die Ursachen können vielfältig sein. Folgende Ursachen kommen in Frage: Mittelohrstörungen (Trommelfelldefekt durch Riss oder Durchlöcherung, Tubenfunktionsstörung, Paukenerguss, Mittelohrentzündung, Trommelfellunbeweglichkeit), Innenohrstörungen (lärmbedingte Hörstörung, Hörsturz, Morbus Menière, Altersschwerhörigkeit, Medikamente, starker Blutdruckabfall mit nachfolgender Minderdurchblutung des Innenohrs), Verschluss des Gehörgangs (z.B. durch Ohrschmalz) sowie Hirnhautentzündung, Hirntumoren, Akustikusneurinom, Hypertonie, multiple Sklerose, Anämie, latente Azidose, Probleme vor Seiten der Halswirbelsäule und der Kiefergelenke sowie emotionale Belastungssituationen.

Bei der **Mukoviszidose** (zystische Fibrose; engl. Abk. *CF)* handelt es sich um eine Erbkrankheit. Sie wird durch eine Störung des CFTR*(cystic fibrosis transmembrane regulator)*-Gens hervorgerufen und führt bei einigen Betroffenen schon innerhalb der ersten Lebensjahrzehnte zum Tode, während andere Patienten 30-40 Jahre alt werden.

Eine Steigerung des Blutdrucks im Lungenkreislauf (**pulmonale Hypertonie**) führt zu einer Verdickung der Muskulatur der rechten Herzkammer und zum Cor pulmonale. Die primäre pulmonale Hypertonie ist genetisch bedingt, die sekundäre Form mit chronischem Cor pulmonale entsteht bei chronischen Lungenerkrankungen, wie COPD, Lungenemphysem, Lungenfibrose, rezidivierenden Lungenembolien, Herzfehlern, erhöhtem Druck in der Lungenarterie, Infektionen (z.B. HIV) sowie aufgrund muskulärer Erkrankungen und nach Einnahme bestimmter Medikamente (z.B. Appetitzügler). Das akute Cor pulmonale tritt plötzlich z.B. als Folge einer schweren Lungenembolie, beim Status asthmaticus, nach Spannungspneumothorax und bei Operationen (insbesondere bei Entfernung einer Lunge) auf. Es kann zu einem lebensbedrohlichen Versagen des rechten Herzen führen.

Die **Schlafapnoe** wird als eine Unterbrechung der Atmung für länger als 10 Sekunden definiert. Man unterscheidet die seltenere zentrale Form (zentrale Störungen der Atemregulation), die angeboren ist oder durch neurologische Krankheiten entsteht, von obstruktiven (OSAS) und gemischten Formen. Als Ursachen für das OSAS kommen in Frage:

- Veranlagung
- Adipositas
- Behinderung der Nasenatmung
- Erschlaffung der Rachenmuskulatur
- Fehlstellungen des Unterkiefers
- Tonsillenhyperplasie, Zungenvergrößerung
- Alkohol- und Schlafmittelabusus

4.6.3. Stellenwert der Mikronährstoffmedizin

Bei Erkrankungen der Atemwege liegen neben einer reduzierten Schleimhautimmunität auch Entzündungen, Überlastung mit Radikalen, Gewebeschäden und Störungen des Immunsystems vor. All das sind bewährte präventive und therapeutische Einsatzgebiete für Mikronährstoffe. Sie modulieren und stärken das Immunsystem, verbessern Schleimhautimmunität, Geweberegeneration und Lungenfunktion und reduzieren Entzündungen sowie freie Radikale.

4.6.4. Studien zur Wirkung der Mikronährstoffe bei Erkrankungen der Atemwege

■ Otitis

Bei kindlichen Patienten (n=74) mit Zustand nach Operation einer chronischen Mittelohrentzündung zeigten sich in einer Studie [23] die Erythrozyten-MDA-Spiegel und die GSH-Px-Aktivität im Vergleich zu Kontrollprobanden signifikant erhöht. Mit der Entzündung des Mittelohrs erhöhen sich somit die Spiegel freier **Sauerstoffradikale** in den Erythrozyten.

Mit einer **Magnesiumsulfat-Infusion** und einer Carbogen-Inhalation (Mischung aus 5 % Kohlendioxid und 95 % Sauerstoff) konnten Gordin et al. [7] in einer klinischen Studie eine Hörverbesserung nach **Hörsturz** erzielen. In der Gruppe, die beide Behandlungen erhielt, fand sich eine Verbesserung um 66,4 % gegenüber einer Verbesserung um 49,9 % bei alleiniger Carbogen-Inhalation.

Hörsturz-Patienten wurden in einer Doppelblindstudie (n=28 [14]) mit Steroiden und **Magnesium** bzw. mit Steroiden und Placebo behandelt. Anschließend fand sich in der Magnesium-Gruppe eine signifikant höhere Patientenzahl mit besserer Hörleistung (>10 dB) als in der Placebo-Gruppe.

In einer anderen Doppelblindstudie zum Hörsturz [10] erfolgte die Basisbehandlung mit Bettruhe, Steroiden, Magnesium und Carbogen-Inhalation. Die Studiengruppe erhielt zusätzlich **Vitamin E**. Die Erholungsrate (errechnet als Hörgewinn, dividiert durch die Differenz der Hörschwelle zwischen betroffenem und nichtbetroffenem Ohr) lag bei 62,1 % der Patienten über 75 %. Die Rate wurde in 78,8 % der Fälle mit Vitamin E, dagegen nur in 45,5 % der Fälle ohne Vitamin E erreicht.

Tinnitus

Eine Gabe von 50 mg **Zink** pro Tag führte in eine prospektiven 2-monatigen placebokontrollierten Studie [2] bei 82 % der Tinnituspatienten zu einer signifikanten Abnahme des subjektiv empfundenen Tinnituswerts (von 5,25 auf 2,82). Dagegen war die in der Placebo-Gruppe beobachtete Besserung nichtsignifikant unterschiedlich.

Untere Atemwege und Lunge

Eine Reihe von Studien zeigt, dass Patienten mit chronisch-entzündlichen Atemwegserkrankungen (Asthma und COPD) unter erhöhtem **oxidativem Stress** leiden [6, 13, 20, 21]. Bei Asthma- und COPD-Patienten spiegelt sich die verminderte Lungenfunktion in einem Ungleichgewicht zwischen oxidativ und antioxidativ wirkenden Substanzen wider [16]. So erhöhte sich in der Studie von Tug et al. [20] der oxidative Stress von COPD-Patienten während eines akuten Schubs und blieb auch in der darauf folgenden stabilen Phase erhöht.

Die Erhöhung des oxidativen Stress zeigte sich u.a. an einem Anstieg der Lipidperoxidation, d.h. an erhöhten Malondialdehyd-(MDA-)Spiegeln, einer verringerten Glutathionperoxidase-Aktivität und einem erniedrigten **Vitamin-C**-Spiegel [6, 20, 21].

Interessanterweise fielen die Serumkonzentrationen von **Vitamin A und E** während der akuten Phase eines COPD-Anfalls ab (☞ Abb. 4.15 [20]). Auch Asthmapatienten wiesen in der Studie von Kelly et al. [11] geringere Vitamin-C- und -E-Konzentrationen, größere Mengen an oxidiertem Glutathion in den Atemwegssekreten und einen erhöhten oxidativen Stress auf.

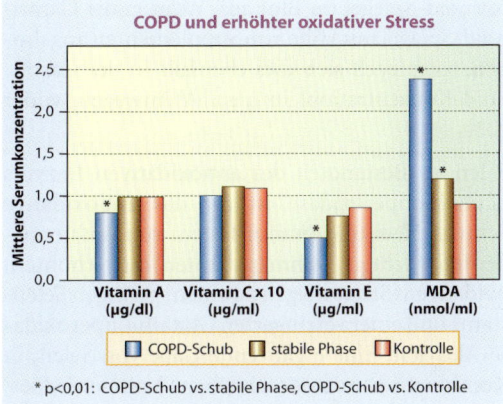

Abb. 4.15: Mittlere Serumkonzentration von Stressmarkern und antioxidativen Vitaminen [20].

Im Vergleich zu gesunden Kontrollpersonen wiesen COPD-Patienten nach körperlicher Belastung deutlich erhöhte MDA-Werte und damit höheren **oxidativen Stress** auf. Nach 1-monatiger Gabe von Vitamin E und C zeigten diese COPD-Patienten nach körperlicher Anstrengung keine Erhöhung der MDA-Spiegel mehr, und die maximale Belastungsdauer verlängerte sich signifikant [1]. Somit können Antioxidanzien die schädlichen Effekte des oxidativen Stresses bei chronischen Lungenleiden auf nutritive Weise mildern.

Ochs-Balcom et al. [16] konnten zeigen, dass eine vergleichbar hohe Antioxidanzienaufnahme mit der Nahrung bei Patienten mit chronischen Atemwegserkrankungen offenbar zu niedrigeren Plasmaspiegeln führt als bei Gesunden. Dies könnte auf einen gesteigerten antioxidativen Bedarf bei Patienten mit Asthma und COPD hindeuten, der vermutlich auf den erhöhten oxidativen Stress (z.B. aufgrund entzündlicher Prozesse) zurückzuführen ist [16]. Die Studienergebnisse weisen darauf hin, dass eine zu geringe Antioxidanzienaufnahme eine Rolle bei der Entstehung und Ausprägung des Asthmas spielt.

Niedrige Antioxidanzienspiegel könnten diese Patienten anfälliger gegenüber inhalierten Allergenen machen [11]. Eine vermehrte Aufnahme von **Antioxidanzien** mit der Nahrung oder in Form von Supplementen könnte demnach einen positiven Einfluss auf die Lungenfunktion von Asthmapatienten ausüben [4]. Auch **Carotinoide** spielen offenbar eine wichtige Rolle in der Asthmapathogenese. So weisen Asthmapatienten geringere Carotinoid-Spiegel im Blut auf. Werden die Carotinoid-Spiegel mit Hilfe von Supplementen angehoben, so spiegelt sich dies ebenfalls in der Carotinoid-Konzentration in den Atemwegen wider [22].

Selen als Bestandteil des antioxidativen Enzyms Glutathionperoxidase ist für das antioxidative Schutzsystem und Immunsystem von Asthmapatienten wichtig. Asthmapatienten mit erhöhtem oxidativem Stress neigen zu einem geringen Selenstatus und einer verringerten Glutathionperoxidase-Aktivität. Eine ergänzende Gabe von Selen, in Kombination mit der üblichen Asthmamedikation, hilft, den oxidativen Stress zu reduzieren, die Immunreaktion zu verbessern und damit die Asthmasymptome zu lindern. Die Modulation des antioxidativen Potenzials durch die Zufuhr von Antioxidanzien und Selen mit der Nahrung oder in Form von Supplementen könnte daher helfen, die Ausprägung des Asthmas zu vermindern, die Folgeschäden der COPD zu reduzieren und die Leistungsfähigkeit von COPD-Patienten zu erhöhen [1, 6, 11, 13, 16, 20].

Bereits die Zufuhr von Mikronährstoffen in der Schwangerschaft spielt für die Gesundheit des Kindes eine Rolle: Laut einer Kohortenstudie von Devereux et al. [5] war die mütterliche **Vitamin-E- und Zinkaufnahme** während der Schwangerschaft invers verbunden mit eine **Asthmaerkrankung** bei den Kindern im Alter von 5 Jahren (Vitamin C: OR 0,84, Zink: 0,83). Das bedeutet, dass bei hoher Zufuhr von Vitamin C das Risiko für Asthma beim Kind um −16 %, bei hoher Zufuhr von Zink um −17 % reduziert war. Entsprechend war der Vitamin-E-Spiegel der Mutter in der Schwangerschaft positiv mit dem FEV_1 (forcierte exspiratorische Einsekunden-Kapazität) der Kinder im Alter von 5 Jahren korreliert.

Bei einem Asthmaanfall bei Kindern brachte nach Gabe von 3 Sprühstößen eines Beta-2-Sympathomimetikums die zusätzliche Infusion mit 25 mg/kg Körpergewicht **Magnesiumsulfat** – im Vergleich zu Placebo – eine signifikante Verbesserung der Lungenfunktion ohne Veränderungen des Blutdrucks (n=31 [3]).

500 mg **Vitamin C** und 400 mg **Vitamin E** reduzieren die Abnahme der Lungenfunktion nach Belastung mit **Ozon und Schwefeldioxid** während körperlicher Aktivität. Diese Ergebnisse einer Doppelblindstudie [19] lassen vermuten, dass die Supplementierung für erwachsene Asthmatiker nützlich ist, die Luftschadstoffen ausgesetzt sind.

Die Gabe von täglich 3,2 g Eicosapentaensäure (EPA) und Docosahexaensäure (DHA) besserten bei Patienten mit Anstrengungsasthma die Lungenfunktion nach Belastungsprovokationstest signifikant [12]. Es fanden sich außerdem weniger Entzündungsmarker im Speichel der Studienteilnehmer. Der Bedarf an Bronchospasmolytika ging zurück.

In der Fall-Kontroll-Studie von Patel et al. [17] (n=1.030) war symptomatisches **Asthma** mit der geringeren Aufnahme von **Früchten, Vitamin C und Mangan** verbunden. Personen mit einer Aufnahme von mehr als 46,3 g Zitrusfrüchten pro Tag hatten ein 40-50 % geringere Asthmarisiko. Die Vitamin-C-Spiegel waren bei Asthmatikern ebenfalls signifikant erniedrigt.

Auch das Carotinoid Lycopin konnte in der Doppelblindstudie von Neuman et al. [15] mit Erfolg bei Asthma eingesetzt werden: Patienten mit **trainingsinduziertem Asthma** waren durch die Gabe von **Lycopin** (30 mg pro Tag für 1 Woche) signifikant gegen die Anfälle geschützt. Unter Placebo kam es dagegen nach Belastung zu einer signifikanten Reduktion der FEV_1 von über 15 %.

Ein Anstieg der Serumspiegel von **Beta-Carotin, Vitamin C** und **Selen** ist mit einer 10-20 %igen Reduktion der Asthmaprävalenz verbunden. Dies ergab die Untersuchung von über 7.500 Teilnehmern an der US-amerikanischen Erhebung *"National Health and Nutrition Examination Survey"* (NHANES III [18]). Ein Anstieg der Selenspiegel ging sogar mit einer 50 %igen Reduktion der Asthmaprävalenz bei jungen Passivrauchern im Vergleich zu einer 10 %igen Reduktion bei fehlender Rauchexposition einher.

Bei Kindern mit Mukoviszidose fand man im Vergleich zu gesunden Kontrollprobanden erhöhte Werte von Plasmahomocystein, SAH (S-Adenosyl-Homocystein) und Adenosin bzw. niedrigere Werte für Methionin, SAM:SAH und GSH:GSSG [9]. Bei diesen kindlichen Patienten führte die Supplementierung von Lecithin 2 g, Cholin (Phosphatidylcholin) 2 g oder Betain 3 g zu einem signifikanten Anstieg des Methionins, SAM, SAM:SAH und GSH:GSSG sowie zu einer Abnahme von SAH.

Das antioxidativ wirkende **Vitamin C** (Dosis 500 mg intravenös) verbesserte in einer Untersuchung von Grebe et al. [8] signifikant die endotheliale Funktion bei obstruktiver Schlafapnoe.

4.6.5. Rezepturbeispiele bei Erkrankungen der Atemwege

Substanz	Dosierung	Stufe und Bemerkungen
Magnesium ✓	300-500 mg	I
Vitamin E ✓	600-1.200 mg	I

1 Therapie des Hörsturzes.

Substanz	Dosierung	Stufe und Bemerkungen
Zink ✓	60 mg	I; Zinkmangel kann zu Tinnitus und Hörverlust führen
L-Arginin	2 g	II; wirkt gefäßrelaxierend und durchblutungsfördernd
Vitamin B$_6$ ✓	5-25 mg	II
Folsäure	0,4-1 mg	II
Vitamin C	1-2 g	II
Magnesium	300-500 mg	II
Coenzym Q$_{10}$	30-120 mg	II
Vitamin A	5.000-10.000 IE	II; Sinneszellen im Innenohr benötigen eine ausreichende Vitamin-A-Versorgung
Vitamin E	400 mg	II; reduziert den oxidativen Stress im Auge durch Stimulierung der Superoxiddismutase. Dadurch werden in der Makula vorkommende mehrfach ungesättigte Fettsäuren vor Oxidation geschützt
Calcium	1.000 mg	II; niedrigerer Calciumspiegel im Innenohr kann Tinnitus auslösen
Vitamin D	10 µg	II; Vitamin-D-Verlust senkt den Calciumspiegel im Innenohr und kann dadurch Tinnitus auslösen
Mangan	30 mg	II; reduziert den oxidativen Stress und normalisiert den Blutdruck. Manganmangel kann zu Tinnitus und Hörverlust führen

2 Therapie des Tinnitus.

Praxistipp:
Häufig ist Tinnitus eines der Symptome für eine latent metabolische Azidose (siehe dort).

Substanz	Dosierung	Stufe und Bemerkungen
Vitamin C ✓	500-1.000 mg	I; immunstärkend, Antihistaminikum, verbessert die Aktivität des histaminabbauenden Enzyms Diaminooxidase
Vitamin E	400 mg	I
Magnesium ✓	300 µg	I; wirkt entspannend auf das vegetative Nervensystem
Beta-Carotin	4 mg	I
Selen	100-200 µg	I
Omega-3-Fettsäuren	1-4 g	I
Lycopin	30 mg	I
Mangan	30 mg	I; Manganmangel erhöht die Allergieneigung
Niacin	100 mg	II; verlangsamt die Histaminfreisetzung
Methionin	200 mg	II; Antihistaminikum
Cystein, NAC ✓	600 mg	I
Pantothensäure	50 mg	II; reduziert die nasale Blutstauung
Calcium	500 mg	II; stabilisiert die Gefäße und reduziert die Allergiebereitschaft
Zink	40 mg	II; immunstärkend, Antihistaminikum, verbessert die Aktivität des histaminabbauenden Enzyms Diaminooxidase
Gamma-Linolensäure	1-2 g	II; immunstärkend, wirkt antiallergisch
Taurin	500 mg	II; immunstärkend. Für Kinder essenzielles Aminosäurederivat. Wirkt ausgleichend auf die Th1-Th2-Achse

3 Therapie von Asthma.

Substanz	Dosierung	Stufe und Bemerkungen
Vitamin C ✓	1-2 g	II
Vitamin E	400-800 mg	II
Cystein/NAC ✓	600 mg	II
Omega-3-Fettsäuren	1-5 g	II
Selen	100-200 µg	II
Zink ✓	10-30 mg	II

4 Therapie der Bronchitis/chronisch-obstruktiven Lungenerkrankung (COPD).

Substanz	Dosierung	Stufe und Bemerkungen
Vitamin C	500-2.000 mg	II
Vitamin E ✓	600-1.200 mg	I; fettlösliches Vitamin
Vitamin A ✓	5.000-20.000 IE	I; fettlösliches Vitamin
Vitamin D ✓	10-40 µg	I; fettlösliches Vitamin
Vitamin K ✓	30-120 µg	I; fettlösliches Vitamin
Cystein/NAC ✓	600 mg	I
Selen	50-200 µg	II
Zink	10-20 mg	II
Omega-3-Fettsäuren	1-5 g	II
Calcium	800-1.200 mg	II
Magnesium	300-500 mg	II
Phosphatidylcholin	2 g	II

5 Therapie der Mukoviszidose (zystische Fibrose).

Praxistipp:

- Ein Grundpfeiler der Mukoviszidose-Behandlung ist die ausgewogene, vollwertige Ernährung. Um ein annähernd normales Gewicht zu erreichen, müssen die Betroffenen ca. 130 % der für Gesunde üblichen Kalorienmenge zu sich nehmen. Zusätzlich müssen Verdauungsenzyme und vor allem die fettlöslichen Vitamine) supplementiert werden.
- Homocystein ist bei Mukoviszidose häufig erhöht. Es sollte gemessen und ggf. gesenkt werden.

Substanz	Dosierung	Stufe und Bemerkungen
Vitamin D_3	50 µg	II
L-Arginin	3-6 g	II
L-Carnitin ✓	3 × 1 g	II
Kreatin	20 g	II
Coenzym Q_{10} ✓	150 mg	II
N-Acetylcystein ✓	3 × 200 mg	II
Magnesium	150-400 mg	II
Vitamin C	1-2 g	II
Vitamin E	400-800 mg	II
Omega-3-Fettsäuren	1-5 mg	II

6 Therapie bei pulmonaler Hypertonie (mit Cor pulmonale).

Substanz	Dosierung	Stufe und Bemerkungen
Vitamin C ✓	1-2 g	II; verbessert Vasodilatation
Vitamin E ✓	200-800 mg	II
Selen	100-200 µg	II
Magnesium ✓	300-500 mg	II
L-Tryptophan	1-3 g	II
L-Carnitin	0,3-1 g	II
Coenzym Q$_{10}$	90-120 mg	II
Omega-3-Fettsäuren	2-6 g	II

7 Maßnahmen bei obstruktiver Schlafapnoe.

Praxistipp:

Gewichtsnormalisierung und Reduktion des Alkoholkonsums sind anzustreben.

Literatur

1. Agacdiken A, Basyigit I, Ozden M, et al. The effects of antioxidants on exercise-induced lipid peroxidation in patients with COPD. Respirology 2004;9(1):38-42.

2. Arda HN, Tuncel U, Akdogan O, et al. The role of zinc in the treatment of tinnitus. Otol Neurotol 2003; 24(1):86-9.

3. Ciarallo L, Sauer AH, Shannon MW. Intravenous magnesium therapy for moderate to severe pediatric asthma: results of a randomized, placebo-controlled trial. J Pediatr 1996;129(6):809-14.

4. Cohen HA, Neuman I, Nahum H. Blocking effect of vitamin C in exercise-induced asthma. Arch Pediatr Adolesc Med 1997;151(4):367-70.

5. Devereux G, Turner SW, Craig LC, et al. Low maternal vitamin E intake during pregnancy is associated with asthma in 5-year-old children. Am J Respir Crit Care Med 2006;174(5):499-507.

6. Gazdik F, Pijak MR, Gazdikova K, et al. Need of complementary therapy with selenium in asthmatics. Nutrition 2004;20(10):950-2.

7. Gordin A, Goldenberg D, Golz A, et al. Magnesium: a new therapy for idiopathic sudden sensorineural hearing loss. Otol Neurotol 2002;23(4):447-51.

8. Grebe M, Eisele HJ, Weissmann N, et al. Antioxidant vitamin C improves endothelial function in obstructive sleep apnea. Am J Respir Crit Care Med 2006;173(8): 897-901.

9. Innis SM, Davidson AG, Melynk S, et al. Choline-related supplements improve abnormal plasma methionine-homocysteine metabolites and glutathione status in children with cystic fibrosis. Am J Clin Nutr 2007; 85(3):702-8.

10. Joachims HZ, Segal J, Golz A, et al. Antioxidants in treatment of idiopathic sudden hearing loss. Otol Neurotol 2003;24(4):572-5.

11. Kelly FJ, Mudway I, Blomberg A, et al. Altered lung antioxidant status in patients with mild asthma. Lancet 1999;354(9177):482-3.

12. Mickleborough TD, Lindley MR, Ionescu AA, et al. Protective effect of fish oil supplementation on exercise-induced bronchoconstriction in asthma. Chest 2006; 129(1):39-49.

13. Misso NLA, Brooks-Wildhaber J, Ray S, et al. Plasma concentrations of dietary and non-dietary antioxidants are low in severe asthma. Eur Respir J 2005;26(2):257-64.

14. Nageris BI, Ulanovski D, Attias J. Magnesium treatment for sudden hearing loss. Ann Otol Rhinol Laryngol 2004;113(8):672-5.

15. Neuman I, Nahum H, Ben-Amotz A. Reduction of exercise-induced asthma oxidative stress by lycopene, a natural antioxidant. Allergy 2000;55(12):1184-9.

16. Ochs-Balcom HM, Grant BJB, Muti P, et al. Antioxidants, oxidative stress, and pulmonary function in individuals diagnosed with asthma or COPD. Eur J Clin Nutr 2006;60(8):991-9.

17. Patel BD, Welch AA, Bingham SA, et al. Dietary antioxidants and asthma in adults. Thorax 2006;61(5):388-93.

18. Rubin RN, Navon L, Cassano PA. Relationship of serum antioxidants to asthma prevalence in youth. Am J Respir Crit Care Med 2004;169(3):393-8.

19. Trenga CA, Koenig JQ, Williams PV. Dietary antioxidants and ozone-induced bronchial hyperresponsiveness in adults with asthma. Arch Environ Health 2001; 56(3):242-9.

20. Tug T, Karatas F, Terzi SM. Antioxidant vitamins (A, C and E) and malondialdehyde levels in acute exacerba-

tion and stable periods of patients with chronic obstructive pulmonary disease. Clin Invest Med 2004;27(3):123-8.

21. Vural H, Aksoy N, Ceylan E, et al. Leukocyte oxidant and antioxidant status in asthmatic patients. Arch Med Res 2005;36(5):502-6.

22. Wood LG, Garg ML, Blake RJ, et al. Airway and circulating levels of carotenoids in asthma and healthy controls. J Am Coll Nutr 2005;24(6):448-55.

23. Yariktas M, Doner F, Dogru H, et al. The role of free oxygen radicals on the development of otitis media with effusion Int J Pediatr Otorhinolaryngol 2004;68(7):889-94.

4.7. Magen-Darm-Erkrankungen

Viele Erkrankungen des Gastrointestinaltrakts (oder Magen-Darm-Trakts) führen – durch Maldigestion und Malabsorption – zu Resorptionsstörungen für Nährstoffe und im Verlauf der Erkrankung zu Nährstoffdefiziten. Aus diesen und anderen Gründen ist deshalb der Einsatz der Mikronährstoffmedizin bei Krankheiten und Syndromen des Magen-Darm-Trakts gefordert. In diesem Kapitel werden insbesondere die entzündlichen Darmerkrankungen Colitis ulcerosa und Morbus Crohn, das Reizdarmsyndrom und die Divertikulose, die Helicobacter-Infektion mit Ulcus duodeni und Ulcus ventriculi, die Lactoseintoleranz sowie Obstipation, funktionelle Dyspepsie (Reizmagen) und Magen-Darm-Probleme als Nebenbefunde bei anderen Krankheiten oder als Nebenwirkungen anderer medizinischer Maßnahmen besprochen, wozu etwa Gastritiden und Diarrhoen zählen.

4.7.1. Epidemiologie

Die chronisch-entzündlichen Erkrankungen des Darms, Colitis ulcerosa und Morbus Crohn, nehmen in den letzten 20 Jahren zu. Derzeit findet sich bei Morbus Crohn (auch als Enteritis regionalis oder Ileitis terminalis bezeichnet) eine Prävalenz von 150 Fällen pro 100.000 Einwohner mit einer jährlichen Neuerkrankungsrate von 8 Fällen pro 100.000. Von einer Colitis ulcerosa sind 40 bis 80 pro 100.000 Einwohner betroffen bei einer jährlichen Neuerkrankungsrate von 3-7 Fällen pro 100.000.

Die Prävalenz des Reizdarmsyndroms (*Irritable Bowel Syndrome,* IBS) liegt bei 15-25 % und ist bei Frauen höher als bei Männern.

Die Häufigkeit einer Divertikulose liegt bei unter 40-Jährigen unter 10 %, bei über 60-Jährigen zwischen 20 % und 30 %, bei über 70-Jährigen über 40 %. Bis zu 95 % der Divertikel befinden sich im Sigma. Etwa 80 % der Patienten bleiben zeitlebens beschwerdefrei.

Ein Ulcus duodeni findet sich bei 1,5 % der Bevölkerung und tritt 4-5-mal so häufig auf wie ein Ulcus ventriculi. Der Altersgipfel liegt zwischen dem 30. und dem 50. Lebensjahr. 80 % der Patienten sind männlich.

Für Lactoseintoleranz gibt es eine Prävalenz von ca. 10 % in Europa und von bis zu 100 % in Asien. Für Sprue (glutensensitive Enteropathie, Zöliakie) wird weltweit eine durchschnittliche Häufigkeit von etwa 1 : 3.350 angegeben. Zieht man auch die durch Screeningtests diagnostizierten Fälle hinzu, erhöht sich die Prävalenz auf 1 : 500 in Deutschland und Dänemark, im weltweiten Durchschnitt auf ungefähr 1 : 270.

In den Industriestaaten leiden laut Untersuchungen ca. 10-30 % der Bevölkerung an chronischer Obstipation und ca. 30 % an einer funktionellen Dyspepsie.

Ungefähr 30 % der deutschen Bevölkerung leiden zumindest einmal pro Jahr unter Episoden akuter Diarrhoe (Durchfallerkrankung). Diarrhoepatienten erkranken im Durchschnitt 1,7-mal pro Jahr, weshalb man mit 41 Millionen akuten Diarrhoefällen pro Jahr rechnen muss. Die Prävalenz der chronischen Diarrhoe bei Kindern liegt weltweit zwischen 3 % und 20 %, für Erwachsene liegt sie in westlichen Länden bei ca. 5 %.

Die Häufigkeit der antibiotikabedingten (sog. antibiotikaassoziierten) Diarrhoe liegt in Abhängigkeit vom eingesetzten Antibiotikum bei 2-25 %. Eine akute strahlenbedingte Enteritis tritt bei bis zu 80 % der im Bauch und Beckenbereich bestrahlten Patienten auf, wobei die Strahlensensibilität der bestrahlten Darmabschnitte vom Duodenum bis zum Rektum abnimmt. Eine konventionelle Bestrahlung führt im Dünndarmbereich in 17-30 % der Fälle zu schweren gastrointestinalen Komplikationen.

4.7.2. Ätiologie

Die Entstehung des Morbus Crohn und der Colitis ulcerosa ist nicht genau geklärt. Beim Morbus Crohn werden neben genetischen Faktoren Nikotinabusus, psychische Komponenten, Ernährungsfehler, übertriebene Hygiene, Barrierestörungen der Darmschleimhaut und Belastung durch Mykobakterien, aber auch Autoimmunreaktionen als Ursachen diskutiert. Bei der Colitis ulcerosa werden genetische Faktoren, Autoimmunreaktionen, übertriebene Hygiene und Ernährungsfehler als Auslöser vermutet. Stress kann hier zu einem schwierigen Verlauf beitragen und aktive Schübe der Krankheit auslösen.

Das Reizdarmsyndrom ist eine funktionelle Erkrankung des Darmtrakts mit hohem Leidensdruck. Es äußert sich hauptsächlich in Schmerzen, Blähungen und Stuhlproblemen. Als Ursache wird ein Zusammenspiel mehrere Faktoren beschrieben wie viszerale Hypersensibilität, Ernährungsverhalten, psychischer Stress, Motilitätsstörungen, Störungen der Darmflora und des vegetativen Nervensystems.

Die Divertikulose manifestiert sich in kleinen Aussackungen in der Dickdarmwand. Ihre Entstehung wird durch ballaststoffarme Ernährung und Verstopfung begünstigt. Bei zu hohem intraluminalem Druck (spastisches Kolon) bilden sich Mukosaausstülpungen, Stuhlretentionen in ihnen führen zu Entzündungen (Divertikulitis).

Bei den Ulcera duodeni und ventriculi liegt ein Missverhältnis von schleimhautschützenden Faktoren und aggressiven Faktoren, wie Magensäure, Proteasen und Entzündungsmediatoren, vor. Weitere Ursachen sind Durchblutungsstörungen, Hyperazidität, Medikamenteneinnahme (z.B. Prostaglandinsynthesehemmer), psychische Faktoren oder chronische Infektionen mit dem Bakterium *Helicobacter pylori*.

Die Lactoseintoleranz besteht in einer Unverträglichkeit von Lactose aufgrund eines Lactasemangels. Bei einer Zöliakie findet sich neben vermehrten Infekten in der Anamnese eine familiäre Häufung. Tatsächlich besitzen mehr als 95 % der Betroffenen eine bestimmte Konstellation von sog. Histokompatibilitätsantigenen. Diese HLA-Konstellation tritt grundsätzlich bei 25 % aller Menschen auf, dabei vertragen etwa 98 % von ihnen jedoch das Klebereiweiß Gluten ohne Probleme.

Die Obstipation ist keine Krankheit, sondern ein Sammelbegriff für Störungen, bei denen die Betroffenen weniger als 3-mal pro Woche Stuhlgang haben. Als Ursachen kommt vor allem eine verlangsamte Darmpassage in Frage. Diese kann Folge von wenigen Ballaststoffen in der Nahrung, geringer Flüssigkeitszufuhr und zu wenig Bewegung sein, aber auch von Stoffwechselerkrankungen wie Diabetes und Hypothyreose oder von Medikamenteneinnahme und Abführmittelmissbrauch. Weitere Ursachen sind Reizdarmsyndrom, Darmkrebs und neurogene Störungen.

Als funktionelle Dyspepsie werden subjektive, lang anhaltende oder wiederkehrende Oberbauchbeschwerden mit Völlegefühl, Brennen hinter dem Brustbein, Übelkeit und Erbrechen ohne nachweisbaren organischen Befund bezeichnet. Die Ätiologie ist nicht geklärt. Es werden z.B. falsche Ernährungsgewohnheiten, Nahrungsmittelunverträglichkeiten, innere Unruhe und psychische Belastungen als Ursachen diskutiert. Organische Krankheiten müssen ausgeschlossen werden.

Chronische Durchfälle werden z.B. durch Infektionen, Sprue (d.h. eine Zöliakie bei Erwachsenen) und Malabsorption, Morbus Crohn, viszerale diabetische Polyneuropathie, Operationen und Strahlentherapie, Nahrungsmittelunverträglichkeiten, Laxanzien und andere Arzneimittel (z.B. Antibiotika) sowie Drogen ausgelöst.

4.7.3. Stellenwert der Mikronährstoffmedizin

Da es bei Magen-Darm-Erkrankungen häufig zu einer Unterversorgung an Mikronährstoffen kommt, ist in vielen Fällen ein Ersatz dieser Stoffe in höheren Dosierungen zwingend nötig. Aber auch in der Prävention und Therapie der genannten Krankheiten haben sich Mikronährstoffe bewährt, z.B. in der Beeinflussung des Immunsystems (und insbesondere des sog. darmassoziierten Immunsystems), zur Reduktion von Entzündungen und freien Radikalen oder allgemein in der Verbesserung der Funktion des Magen-Darm-Trakts.

Wie aus der Vielzahl der zur Verfügung stehenden Studien (☞Abschnitt 4.7.4.) ersichtlich ist, spielen Probiotika bei vielen Erkrankungen des Magen-Darm-Trakts eine inzwischen allgemein anerkannte wichtige Rolle. Sie kommen auch bei Magen-Darm-Problemen durch andere Erkrankungen (z.B. bei Atopien) und infolge von Nebenwirkungen medizinischer Maßnahmen (z.B. Indometacin, Antibiotika, Strahlentherapie) zum Einsatz.

Auch auf die besondere Bedeutung von Ballaststoffen (z.B. beim Reizdarm) und Aminosäuren
(die mukosaschützend und verdauungsfördernd
wirken) sei hier verwiesen.

4.7.4. Studien zur Wirkung der Mikronährstoffe bei Magen-Darm-Erkrankungen

■ Colitis ulcerosa und Morbus Crohn

Bei einer Colitis ulcerosa besteht ein stark erhöhtes
Risiko für die Entstehung von Kolonkarzinomen.
Außerdem handelt es sich bei dem als Standardtherapie eingesetzten Sulfasalazin um einen kom-
petitiven Folsäureantagonisten. Patienten, die Folsäure einnahmen, hatten im Vergleich zu Patienten, die keine Folsäure einnahmen, in einer Studie
von Lashner et al. [13] ein um 28 % geringeres Risiko für Neoplasien (RR 0,72). Die Risikoreduktion
variierte dabei mit der Folsäuredosis: Bei 1.000 µg
Folsäure betrug sie –64 %, bei 400 µg Folsäure
–24 %.

In einer placebokontrollierten Doppelblindstudie
(n=60 [22]) verbesserte die Gabe von 6 g Phosphatidylcholin (das normalerweise im Dünndarm gebildet wird) über 3 Monate in 90 % der Fälle die
Beschwerden (vs. Placebo in 10 % der Fälle). 53 %
der behandelten Patienten erreichten eine klinische Remission (sog. klinische Aktivitätsindex <3)
und eine deutliche Steigerung der Lebensqualität.

In einer anderen klinischen Multicenter-Studie
(12 Monate [12]) erhielten 327 Patienten entweder
2×100 mg eines probiotischen Präparats (entsprechend $2 \times 2,5 \times 10^9$ Bakterien der Spezies *E. coli*
Nissle 1917) oder 3×500 mg Mesalazin. In beiden
Behandlungsgruppen ergab sich nach 1 Jahr eine
vergleichbare Remission.

Die Kurzzeitbehandlung mit einem Synbiotikum
(d.h. Probiotikum *Bifidobacterium longum* plus
Präbiotikum Synergy 1, einer Inulinoligofructose)
verbesserte in einer kleinen Pilotstudie von Furrie
et al. [5] signifikant die klinischen Symptome und
die chronische Entzündung (z.B. TNFα, IL-1α)
bei Colitis ulcerosa.

Unter der Probiotika-Therapie mit der Spezies
VSL#3 für 1 Jahr entwickelte sich bei Colitis-
ulcerosa-Patienten nach Operation mit Ileoanal-
Anastomose mit Ileum-Pouch-Bildung in 10 %
(vs. 40 % unter Placebo) eine **akute Pouchitis** [6].

Die Probiotika führten ebenso zu einer signifikanten Reduktion der Entzündungszeichen.

Das erstmalige Auftreten einer **Pouchitis** nach
operativen Eingriffen wurde bei den Colitis-ulce-
rosa-Patienten, die das **probiotische Produkt** einnahmen, innerhalb der ersten 3 Jahre nach der
Operation mit einer Rate von 7 % signifikant weniger häufig registriert als bei den Kontrollpatienten
(29 %). Nach diesen Daten [7] wird die tägliche
Einnahme von *Lactobacillus rhamnosus* GG (Dosis:
$1-2 \times 10^{10}$ Bakterien) zur Verzögerung des erstma-
ligen Auftretens einer Pouchitis empfohlen.

Das **Probiotikum VSL#3** wirkte über 1 Jahr im
Vergleich zu Placebo effektiv im Hinblick auf die
Aufrechterhaltung einer antibiotikainduzierten
Remission bei **Pouchitis** nach Colitis-ulcerosa-
Operation (85 % gegen 1 % unter Placebo). Diese
positiven Ergebnisse waren in der Studie von Mi-
mura et al. [15] auch für die Patienten mit einer
hohen Lebensqualität verbunden.

Der Morbus Crohn führt offenbar zu erhöhtem
oxidativen Stress, messbar an Lipidperoxiden F2-
Isoprostan und dem Ethan-Gehalt der Ausatem-
luft. Nach 4 Wochen einer Behandlung mit 800 IE
Vitamin E und 1.000 mg **Vitamin C** stiegen im
Vergleich zu Placebo die Vitaminserumspiegel an
und gleichzeitig die Parameter für oxidativen
Stress signifikant ab [1].

■ Reizdarmsyndrom

In einer 4-wöchigen placebokontrollierten Studie
(n=50 [18]) konnte die Gabe von *Lactobacillus
plantarum* LPO1 und *Bifidobacterium breve* BRO
bei Patienten mit Reizdarm bereits nach 28 Tagen
den Schmerzpunktwert um 52 % (vs. 11 % unter
Placebo) und signifikant den Punktwert für den
Schweregrad der charakteristischen Symptome
um 44,4 % (vs. 8,5 % unter Placebo) reduzieren.

Eine Kombination aus *Lactobacillus rhamnosus*
GG und LC705, *Bifidobacterium breve* Bb99 und
Propionibacterium freudenreichii führte in einer
placebokontrollierten Studie über 6 Monate
(n=103 [11]) zu einer effektiven mittleren Reduktion des Gesamtsymptomwerts bei Reizdarmsyndrom um 42 % (vs. 6 % unter Placebo).

Der Probiotikastamm *Lactobacillus plantarum*
299V konnte bei 50 % der Patienten mit Reizdarmsyndrom eine Verbesserung aller Symptome
(Schmerz, Verstopfung, Blähung) und bei 45 %

Substanz	Eigenschaften und Funktionen im Hinblick auf den Gastrointestinaltrakt
Vitamin A	Schutzfaktor der Magen-Darm-Schleimhaut
Vitamin-B-Komplex	erhöhter Bedarf an B-Vitaminen besteht bei intestinaler Dysbiose und bei Entzündungen der Magen-Darm-Schleimhaut
Vitamin C	Antioxidans, hygroskopisch und ist dadurch laxierend bei oraler Aufnahme in höheren Dosierungen; ein Mangel erhöht das Risiko eines Magengeschwürs
Vitamin E	Antioxidans, schützt ebenfalls die Magenschleimhaut; beschleunigt die Abheilung von Ulzera
Folsäure	Folsäuremangel kann Verstopfung auslösen
Pantothensäure	kann die Darmmotilität beeinflussen
Zink	beschleunigt die Heilung von Geschwüren
Omega-3-Fettsäuren	sind entzündungshemmend

Tab. 4.19: Beispiele für Mikronährstoffe bei Magen-Darm-Erkrankungen.

Substanz	Eigenschaften und Funktionen im Hinblick auf den Gastrointestinaltrakt
Methionin	Methionin ist für die Bildung von Coenzym A (CoA) wichtig. CoA ist beim Aufbau der Zellmembran-Phospholipide der Darmmukosa beteiligt. Weiterhin ist es für die Verstoffwechslung kurzkettiger Fettsäuren erforderlich, die von der physiologischen Darmflora gebildet werden und mukosaprotektive sowie antikanzerogene Eigenschaften besitzen (Acetat, Butyrat). Die ausreichende Methioninversorgung ist für die Barrierefunktion sowie die Integrität der Kolonmukosa unerlässlich.
Glutamin	Glutamin ist das primär energieliefernde Substrat und ein Präkursor für die Nukleotidbiosynthese der sich rasch teilenden Darmschleimhautzellen. Durch metabolischen Stress (Operationen, Verbrennungen, Traumata) kommt es rasch zu einem Glutaminmangel, wodurch sich eine Schleimhautatrophie mit verminderter Barrierefunktion entwickelt. Dadurch wird die bakterielle Translokation erleichtert. Auch bei chronisch-entzündlichen Darmerkrankungen ist die Permeabilität und die Translokation von Endotoxinen erhöht, weshalb sich die Gabe von Glutamin positiv auswirkt.
Glutathion	Das Tripeptid Glutathion (aus Glycin, Cystein, Glutaminsäure) ist ein unentbehrlicher physiologischer Faktor zur Aufrechterhaltung der normalen Darmschleimhaut. Es fungiert als Antioxidans und übernimmt zahlreiche Entgiftungsfunktionen. Erkrankungen und Noxen, wie Zöliakie, Zigarettenrauch, Zytostatika und NSAR, verschlechtern die intestinale Glutathionbilanz.
Histidin	Histidin beeinflusst die Magenazidität und ist Ausgangssubstanz für die Histaminbildung, ein biogenes Amin mit vielen biologischen Effekten, wie Steigerung der Salzsäuresekretion.
Taurin und Glycin	Taurin und Glycin sind essenzielle Bestandteile des Gallensäurestoffwechsels. Tauringaben erhöhen die Gallensäuresynthese, -konjugation und -sekretion und reduzieren die Bildung von Gallensteinen.

Tab. 4.20: Wichtige Aminosäuren, Peptide und Aminosäurederivate bei Magen-Darm-Erkrankungen.

eine komplette Remission erzielen [16]. Dagegen fand man unter Placebo nur bei 15 % der Patienten eine Symptomverbesserung und in keinem Fall eine komplette Remission.

■ Infektionen mit *Helicobacter pylori*

In einer Probandengruppe des *Third National Health and Nutrition Examination Survey* (n=6.746; NHANES III [21]) wurde der Zusammenhang zwischen **Vitamin-C-Spiegel** und *Helicobacter-pylori*-Durchseuchungsgrad bei weißen Amerikanern untersucht. Die Wissenschaftler fanden heraus, dass eine gute Versorgung mit Vitamin C das Risiko für *H.-pylori*-Infektionen, peptische Ulzera des Magens und Magenkrebs reduzieren kann.

Auch **Probiotika** kommt bei einer Besiedlung mit *Helicobacter pylori* Bedeutung zu. So konnten Probiotika einem systematischen Review [8] zufolge die Kolonisierung mit *H. pylori* sowie Schwere und Aktivität einer Gastritis signifikant reduzieren. Zusätzlich zur sog. "Tripel-Therapie", der Standardtherapie bei *H.-pylori*-Infektionen, erhöhten sie deutlich die Eradikationsraten und verminderten die Nebenwirkungen.

Probiotischer Joghurt (400 ml Joghurt mit Lactobazillen und Bifidobakterien) verbesserten bei "Versagern" der Tripel-Therapie den Erfolg einer anschließenden sog. Quadrupel-Therapie (mit Lansoprazol, Wismutsalz, Tetracyclin und Metronidazol) zur Eradikation von *Helicobacter pylori*: Die Behandlung hatte zu 91 % Erfolg gegenüber vorher 77 % [20].

In einer weiteren Studie bei Patienten, die eine Eradikationstherapie des *H. pylori* – mit Pantoprazol, Clarithromycin und Tinidazol – erhielten (n=120 [2]), reduzierte *Lactobacillus* GG signifikant die Nebenwirkungen der Behandlung (wie z.B. Blähungen, Durchfall, Geschmacksstörungen).

Unter der Gabe von *Lactobacillus rhamnosus* 19070-2 kam es in einer 6-wöchigen Studie mit 41 Kindern [17] zu einer signifikanten Abnahme der **gastrointestinalen Symptome** bei atopischer Dermatitis. Außerdem ergab sich eine günstige Wirkung auf den Schweregrad der Ekzeme. Die Autoren folgern, dass bei der atopischen Dermatitis auch eine intestinale Barrierestörung vorliegt und dass die Probiotikagabe die Barrierefunktion des Darms stabilisieren kann.

Durch regelmäßige Zufuhr von **Probiotika** (*Lactobacillus reuteri protectis*) mit ihren immunmodulatorischen Effekten ließen sich in einer placebokontrollierten Studie (n=181 [23]) die Arbeitsunfähigkeitstage aufgrund von **Magen-Darm- und Atemwegsinfekten** signifikant reduzieren (insgesamt 10,6 % vs. 26,4 % unter Placebo; Schichtarbeit: 0 % vs. 33 %).

In einer kleinen Studie zu Wirkung von *Lactobacillus* GG bei Indometacin-Therapie [9] – und dadurch verursachter Störung der gastrointestinalen Schleimhautbarriere – führte die Gabe des Probiotikums zu einer signifikanten Reduktion der Barrierestörung.

Bei strahleninduzierter Diarrhoe bei Dickdarm- und Gebärmutterhalskrebs erreichten Delia et al. [4] durch eine Kombination aus 8 probiotischen Kulturen eine deutliche Verringerung des Durchfalls im Vergleich zu Placebo (37,9 % vs. 54,8 %), insbesondere das Auftreten einer schweren Diarrhoe (7,3 % vs. 29 %) und der Stuhlgangfrequenz (4,6 vs. 12,3).

Die Metaanalyse von D'Souza et al. [3] über die Probiotika-Gabe zur Prävention antibiotikaassoziierter Diarrhoe ergab, dass Probiotika im Vergleich zu Placebo die Inzidenz diese **Durchfälle** nach Antibiotikatherapie um 67 % (OR 0,37; p>0,001) reduzieren können.

Im Jahr 2006 wurde eine Metaanalyse zur Probiotika-Wirkung zur Prävention einer akuten Diarrhoe veröffentlicht [19], die 34 placebokontrollierte Doppelblindstudien umfasste. Hiernach verringerten Probiotika das Risiko einer Diarrhoe aufgrund von Antibiotika um 52 %, einer Reisediarrhoe um 8 % und einer Diarrhoe aus sonstigen Ursachen um 33 %. Bei Kindern konnte das Diarrhoerisiko um 57 %, bei Erwachsenen um 26 % gesenkt werden. Dabei unterschieden sich die Wirkungen bei den unterschiedlichen Bakterienstämmen nicht nennenswert.

Das Risiko für antibiotikaassoziierte Diarrhoe lässt sich – laut Metaanalyse mit 25 randomisierten kontrollierten Studien (publiziert 1977 bis 2005 [14]) – signifikant um 57 % senken (RR 0,43). Bezüglich der Wirkung auf Erkrankung durch *Clostridium difficile* (6 berücksichtigte randomisierte Studien) ergab sich eine signifikante Wirkung für *Saccharomyces boulardii*.

■ Kolorektales Adenom

Eine Metaanalyse, die randomisierte Studien mit insgesamt 1.763 Teilnehmer umfasste [10], ergab, dass Probanden mit den höchsten Selenspiegeln (Median 150 ng/ml) signifikant seltener an einem kolorektalen Adenom erkrankten als diejenigen mit niedrigen Selenkonzentrationen.

4.7.5. Rezepturbeispiele bei Magen-Darm-Erkrankungen

Substanz	Dosierung	Stufe und Bemerkungen
Selen ✓	100-200 µg	I

1 Prävention kolorektaler Adenome.

Substanz	Dosierung	Stufe und Bemerkungen
Vitamin C ✓	1-2 g	I
Probiotika ✓	$2\text{-}5 \times 10^9$ KBE	I

2 Prävention von peptischem Ulcus und Helicobacter-Infektion.

Substanz	Dosierung	Stufe und Bemerkungen
Probiotika ✓	$2\text{-}5 \times 10^9$ KBE	I

3 Prävention von Diarrhoen nach Antibiotikagabe und Bestrahlung.

Substanz	Dosierung	Stufe und Bemerkungen
Probiotika ✓	$2\text{-}5 \times 10^9$ KBE	I
Vitamin C ✓	1 g	I
Vitamin E ✓	800 IE	I
Folsäure ✓	0,4-1 mg	I; erhöhter Bedarf bei Colitis; auch bei Therapie mit Folsäureantagonisten
Biotin H	2,5 mg	II; stabilisiert die Darmflora. Wird von ihr selbst synthetisiert. Bei dysbiotischen Zuständen, die häufig bei Lactoseintoleranz auftreten, liegt meist ein Mangel vor (persönliche Beobachtung)
Inulin	200 mg	II; Präbiotikum bessert die Aktivität der darmeigenen Flora
Molybdän	100-300 µg	II; stimuliert zellulosespaltende Enzyme, beugt damit der intestinalen Dysbiose vor
Vitamin B_1	100 mg	II; erhöhter Bedarf bei Colitis
Vitamin B_2	50 mg	II; erhöhter Bedarf bei Colitis
Vitamin B_{12}	50 µg	II; erhöhter Bedarf bei Colitis
Omega-3-Fettsäuren	1.000 mg	II; entzündungshemmend

4 Therapie bei entzündlichen Darmerkrankungen (Colitis ulcerosa, Morbus Crohn, auch nach Operation)

Substanz	Dosierung	Stufe und Bemerkungen
Probiotika ✓	$2\text{-}5 \times 10^9$ KBE	I
Vitamin A	5.000-10.000 IE	II; Schleimhautschutzfaktor. Auch höhere Dosen bis zu 50.000 IE sind unter ärztlicher Kontrolle möglich. Einnahmezeit: 1-2 Monate
Pantothensäure	30 mg	II; Bestandteil des Coenzym A und damit essenziell für die Bildung des gastrointestinalen Schleims
Zink ✓	30 mg	II; reduziert Gallensteinrisiko und wirkt heilsam auf die Darmschleimhaut
Mangan	30 mg	II; stabilisiert Dysbiose und verhindert Gallensteinbildung
L-Glutamin	200 mg	II; regeneriert intestinale Permeabilitätsstörung

5 Therapie bei Reizdarm.

Substanz	Dosierung	Stufe und Bemerkungen
Probiotika ✓	$2\text{-}5 \times 10^9$ KBE	I
Vitamin C ✓	1-2 g	I
Vitamin A	5.000-10.000 IE	II; Schleimhautschutzfaktor. Auch höhere Dosen bis zu 50.000 IE sind unter ärztlicher Kontrolle möglich. Einnahmezeit: 1-2 Monate
Pantothensäure	30 mg	II; Bestandteil des Coenzym A und damit essenziell für die Bildung des gastrointestinalen Schleims
Zink ✓	30 mg	II
Kupfer	30 mg	II; Bestandteil des Coenzym A und damit essenziell für die Bildung des gastrointestinalen Schleims
Wismut	200 mg	II; reduziert *H.-pylori*-Besiedlung

6 Therapie bei peptischem Ulkus (inkl. Helicobacter).

Praxistipp:
Zusätzlich können Leinsamenextrakt, Teebaumöl und Kamillenblütenextrakt heilsam wirken.

Substanz	Dosierung	Stufe und Bemerkungen
Probiotika ✓	$2\text{-}5 \times 10^9$ KBE	I
Biotin	20 mg	II; stabilisiert die Darmflora. Wird von ihr selbst synthetisiert. Bei dysbiotischen Zuständen, die häufig bei Lactoseintoleranz auftreten, liegt meist ein Mangel vor (persönliche Beobachtung)
Vitamin C	200 mg	II; wirkt antioxidativ und keimtötend
Inulin ✓	200 mg	II; Präbiotikum bessert die Aktivität der darmeigenen Flora
Molybdän	100-300 µg	II; stimuliert zellulosespaltende Enzyme, beugt damit der intestinalen Dysbiose vor.
Pantothensäure	30 mg	II; Bestandteil des Coenzym A und damit essenziell für die Bildung des gastrointestinalen Schleims
Zink	30 mg	II; trägt zur Schleimhautregeneration des Darms bei
L-Glutamin	200 mg	II; regeneriert intestinale Permeabilitätsstörung

7 Therapie bei Diarrhoe (auch nach Bestrahlung und Antibiotikagabe).

Praxistipp:

Die Gabe von Uzara wirkt häufig harmonisierend auf den Darm. Außerdem wirkt die Gabe von schwarzem Tee adstringierend.

Substanz	Dosierung	Stufe und Bemerkungen
Biotin	2,5 mg	II; stabilisiert die Darmflora. Wird von ihr selbst synthetisiert. Bei dysbiotischen Zuständen, die häufig bei Lactoseintoleranz auftreten, liegt meist ein Mangel vor (persönliche Beobachtung)
Probiotika ✓	$2\text{-}5 \times 10^9$ KBE	II
Inulin ✓	200 mg	II; Präbiotikum bessert die Aktivität der darmeigenen Flora
Molybdän	100-300 µg	II; stimuliert zellulosespaltende Enzyme, beugt damit der intestinalen Dysbiose vor

8 Therapie bei Lactoseintoleranz.

Praxistipp:

Die Lactoseintoleranz lässt sich gut durch Gabe von dünndarmlöslichem Laktasepuler (100-200 mg) zum Milchkonsum verbessern. Außerdem ist der Konsum lactosefreier Milch und Milchprodukte zu empfehlen.

Substanz	Dosierung	Stufe und Bemerkungen
Vitamin C ✓	500 mg	I; wirkt in hohen Dosen laxierend und anti-oxidativ
Biotin H	2,5 mg	II; stabilisiert die Darmflora. Wird von ihr selbst synthetisiert. Bei dysbiotischen Zuständen, die häufig bei Lactoseintoleranz auftreten, liegt meist ein Mangel vor (persönliche Beobachtung)
Laktobakterien ✓	100 mg	II; unterstützen Lactoseabbau. Bei Lactoseintoleranz entsteht häufig eine sog. Darmdysbiose mit Mangel an physiologischen Laktobazillen
Bifidobakterien ✓	50 mg	II; unterstützen Lactoseabbau. Bei Lactoseintoleranz entsteht häufig eine sog. Darmdysbiose mit Mangel an physiologischen Bifidobakterien
Inulin	200 mg	II; Präbiotikum bessert die darmeigene Floraaktivität
Molybdän	100-300 µg	II; stimuliert zellulosespaltende Enzyme, beugt damit der intestinalen Dysbiose vor
Pankreatin	1.600 mg	II; verdauungsfördernd
Bromelain	250 mg	II; verdauungsfördernd
Zink	40 mg	II; Pankreasfunktion unterstützend
Chrom	20 mg	II; Pankreasfunktion unterstützend
Vitamin A	5.000-10.000 IE	II; Schleimhautschutzfaktor. Auch höhere Dosen bis zu 50.000 IE sind unter ärztlicher Kontrolle möglich. Einnahmezeit: 1-2 Monate
Pantothensäure	30 mg	II; Bestandteil des Coenzym A und damit essenziell für die Bildung des gastrointestinalen Schleims (Protektionsfaktor vor Verätzung)
Zink	30 mg	II; reduziert Gallensteinrisiko und wirkt heilsam auf die Darmschleimhaut
Mangan	30 mg	II; stabilisert Dysbiose und verhindert Gallensteinbildung
L-Glutamin	200 mg	II; regeneriert intestinale Permeabilitätsstörung
Psylliumfaser	2.000 mg	II; wirkt motilitätsfördernd

9 Therapie bei Obstipation.

Substanz	Dosierung	Stufe und Bemerkungen
Biotin	2,5 mg	II; stabilisiert die Darmflora. Wird von ihr selbst synthetisiert. Bei dysbiotischen Zuständen, die häufig bei Lactoseintoleranz auftreten, liegt meist ein Mangel vor (persönliche Beobachtung)
Laktobakterien ✓	100 mg	II; unterstützen Lactoseabbau. Bei Lactoseintoleranz entsteht häufig eine sog. Darmdysbiose mit Mangel an physiologischen Laktobazillen
Bifidobakterien ✓	50 mg	II; unterstützen Lactoseabbau. Bei Lactoseintoleranz entsteht häufig eine sog. Darmdysbiose mit Mangel an physiologischen Bifidobakterien
Inulin	200 mg	II; Präbiotikum bessert die darmeigene Floraaktivität
Molybdän	100-300 µg	II; stimuliert zellulosespaltende Enzyme, beugt damit der intestinalen Dysbiose vor
Pankreatin	1.600 mg	II; verdauungsfördernd
Bromelain	250 mg	II; verdauungsfördernd
Zink	40 mg	II; Pankreasfunktion unterstützend
Chrom	20 mg	II; Pankreasfunktion unterstützend

10 Therapie bei funktioneller Dyspepsie.

Literatur

1. Aghdassi E, Wendland BE, Steinhart AH, et al. Antioxidant vitamin supplementation in Crohn's disease decreases oxidative stress. a randomized controlled trial. Am J Gastroenterol 2003;98(2):348-53.

2. Armuzzi A, Cremonini F, Ojetti V, et al. Effect of Lactobacillus GG supplementation on antibiotic-associated gastrointestinal side effects during Helicobacter pylori eradication therapy: a pilot study. Digestion 2001;63(1):1-7.

3. D'Souza AL, Rajkumar C, Cooke J, et al. Probiotics in prevention of antibiotic associated diarrhoea: meta-analysis. BMJ 2002;324(7350):1361-4.

4. Delia P, Sansotta G, Donato V, et al. Prevention of radiation-induced diarrhea with the use of VSL#3, a new high-potency probiotic preparation. Am J Gastroenterol 2002;97(8):2150-2.

5. Furrie E, Macfarlane S, Kennedy A, et al. Synbiotic therapy (Bifidobacterium longum/Synergy 1) initiates resolution of inflammation in patients with active ulcerative colitis: a randomised controlled pilot trial. Gut 2005;54(2):242-9.

6. Gionchetti P, Rizzello F, Helwig U, et al. Prophylaxis of pouchitis onset with probiotic therapy: a double-blind, placebo-controlled trial. Gastroenterology 2003;124(5):1202-9.

7. Gosselink MP, Schouten WR, van Lieshout LM, et al. Delay of the first onset of pouchitis by oral intake of the probiotic strain Lactobacillus rhamnosus GG. Dis Colon Rectum 2004;47(6):876-84.

8. Gotteland M, Brunser O, Cruchet S. Systematic review: are probiotics useful in controlling gastric colonization by Helicobacter pylori? Aliment Pharmacol Ther 2006;23(8):1077-86.

9. Gotteland M, Cruchet S, Verbeke S. Effect of Lactobacillus ingestion on the gastrointestinal mucosal barrier alterations induced by indometacin in humans. Aliment Pharmacol Ther 2001;15(1):11-7.

10. Jacobs ET, Jiang R, Alberts DS, et al. Selenium and colorectal adenoma: results of a pooled analysis. J Natl Cancer Inst 2004;96(22):1669-75.

11. Kajander K, Hatakka K, Poussa T, et al. A probiotic mixture alleviates symptoms in irritable bowel syndrome patients: a controlled 6-month intervention. Aliment Pharmacol Ther 2005;22(5):387-94.

12. Kruis W, Fric P, Pokrotnieks J, Lukàs M, et al. Maintaining remission of ulcerative colitis with the probiotic Escherichia coli Nissle 1917 is as effective as with standard mesalazine. Gut 2004;53(11):1617-23.

13. Lashner BA, Provencher KS, Seidner DL, et al. The effect of folic acid supplementation on the risk for cancer or dysplasia in ulcerative colitis. Gastroenterology 1997; 112(1):29-32.

14. McFarland LV. Meta-analysis of probiotics for the prevention of antibiotic associated diarrhea and the treatment of Clostridium difficile disease. Am J Gastroenterol 2006;101(4):812-22.

15. Mimura T, Rizzello F, Helwig U, et al. Once daily high dose probiotic therapy (VSL#3) for maintaining remission in recurrent or refractory pouchitis. Gut 2004; 53(1):108-14.

16. Niedzielin K, Kordecki H, Birkenfeld B. A controlled, double-blind, randomized study on the efficacy of Lactobacillus plantarum 299V in patients with irritable bowel syndrome. Eur J Gastroenterol Hepatol 2001; 13(10):1143-7.

17. Rosenfeldt V, Benfeldt E, Valerius NH, et al. Effect of probiotics on gastrointestinal symptoms and small intestinal permeability in children with atopic dermatitis. J Pediatr 2004;145(5):612-6.

18. Saggioro A. Probiotics in the treatment of irritable bowel syndrome. J Clin Gastroenterol 2004;38(6 Suppl.): S104-6.

19. Sazawal S, Hiremath G, Dhingra U, et al. Efficacy of probiotics in prevention of acute diarrhoea: a meta-analysis of masked, randomised, placebo-controlled trials. Lancet Infect Dis 2006;6(6):374-82.

20. Sheu BS, Cheng HC, Kao AW, et al. Pretreatment with Lactobacillus- and Bifidobacterium-containing yogurt can improve the efficacy of quadruple therapy in eradicating residual Helicobacter pylori infection after failed triple therapy. Am J Clin Nutr 2006;83(4):864-9.

21. Simon JA, Hudes ES, Perez-Perez GI. Relation of serum ascorbic acid to Helicobacter pylori serology in US adults: the Third National Health and Nutrition Examination Survey. J Am Coll Nutr 2003;22(4):283-9.

22. Stremmel W, Merle U, Zahn A, et al. Retarded release phosphatidylcholine benefits patients with chronic active ulcerative colitis. Gut 2005;54(7):966-71.

23. Tubelius P, Stan V, Zachrisson A. Increasing workplace healthiness with the probiotic Lactobacillus reuteri: a randomised, double-blind placebo-controlled study. Environ Health 2005;4:25.

4.8. Erkrankungen von Leber und Pankreas

Thema dieses Kapitels sind die verschiedenen Lebererkrankungen, wie Fettleber, Leberzirrhose und Hepatitis, darüber hinaus aber auch Störungen der Gallenfunktion sowie akute und chronische Pankreatitiden.

4.8.1. Epidemiologie

Die Prävalenz der Fettleber beträgt in Industriestaaten 16-25 %. Durch verschiedene Lebensstilfaktoren steigt das Risiko weiter an: auf das 2,8fache bei einem Alkoholkonsum von >60 g pro Tag und auf das 4,6fache bei Übergewicht. Bei gleichzeitig vorhandenem Übergewicht mit Alkoholmissbrauch steigt das Risiko einer Fettleber auf das 5,8fache an. Bei rund 75 % der Adipösen besteht eine Fettleber und eine nichtalkoholische Fettleberhepatitis bei 10-30 % der Betroffenen.

An einer Leberzirrhose erkranken ca. 242 pro 100.000 Personen und Jahr.

Durch Hepatitis B sind weltweit ca. 5,4 Mio. Menschen infiziert, in Deutschland stellt sie 45 % aller Hepatitiden. Derzeit sind hier ca. 2.600 akute Fälle pro Jahr und 300.000-500.000 Patienten mit chronischer Hepatitis B dokumentiert. An chronischer Hepatitis C leiden in Deutschland ca. 200.000-800.000 Patienten. Bezüglich der Hepatitis A besteht eine Durchseuchungsrate von ca. 5 %, wobei ca. 1.400 Neuerkrankungen pro Jahr gemeldet werden. In Entwicklungsländern sind infolge einer hohen Infektionsrate im Kindesalter ca. 70 % der Erwachsenen gegenüber Hepatitis A immun.

Eine Cholelithiasis (Gallensteine) findet man bei 7-10 % der Deutschen.

Die Inzidenz der akuten Pankreatitis beträgt 5-10 pro 100.000 Einwohner. Für die chronische Pankreatitis liegt die Rate bei etwa 10 pro 100.000 Einwohner. Sie korreliert mit dem Alkoholkonsum.

4.8.2. Ätiologie

Die Leber stellt das Hauptorgan der Verstoffwechslung von Xenobiotika (Fremdstoffen) und Endobiotika (eigenen Stoffwechselprodukten) dar. Außerdem verarbeitet sie Hormone und verschiedene Makronährstoffe. Störungen des Leberstoffwechsels führen deshalb nicht selten auch zu Störungen des Hormonhaushalts und zu einer zentralen Veränderung im Metabolismus.

Bei der Fettleber kommt es zu einer Akkumulation von Triglyceriden in den Hepatozyten. Risikofaktoren für die Entstehung der Fettleber sind Alkohol, metabolisches Syndrom, Insulinresistenz, bestimmte Arzneimittel (z.B. synthetische Östrogene, Amiodaron, Tamoxifen oder Steroide), länger-fristige parenterale Ernährung, eine zu rasch durchgeführte Gewichtsreduktion sowie bakterielle Fehlbesiedelung des Dünndarms oder Chemikalien am Arbeitsplatz (Petrochemie).

Bei der Leberzirrhose kommt es zu einer Zerstörung der Läppchen- und Gefäßstruktur der Leber durch fibrotischen Umbau abgestorbenen Parenchyms. Sie wird ausgelöst vor allem durch übermäßigen Alkoholgenuss und Fettleber sowie durch Virushepatitiden, Stoffwechselkrankheiten, biliäre Erkrankungen, Fremdstoffe, Autoimmunerkrankungen und Zirkulationsstörungen.

Bei den hier angesprochenen Hepatitiden A, B und C handelt es sich um Virusinfektionen. Hepatitis A wird vor allem oral-fäkal übertragen, meist durch mangelnde Hygiene und schlechte Nahrungsmittelqualität. Die Übertragungswege für Hepatitis B laufen vorwiegend über sexuelle Kontakte, Blutprodukte, Drogen, Nadelstichverletzungen sowie bei der Entbindung. Hepatitis C wird meist über Blut, sexuelle Kontakte sowie ebenfalls bei der Entbindung übertragen. Zu den infektiösen Hepatitiden zählen noch Hepatitis D und E sowie Hepatitiden durch andere Viren (z.B. Epstein-Barr-Virus, Varizella-Zoster-Virus), Bakterien, Pilze und Parasiten.

Die Ursachen für nichtinfektiöse Leberentzündungen sind vielfältig. Am häufigsten finden sich Alkohol, Arzneimittel, Strahlenbelastung, Autoimmunreaktionen, kardiale Stauung (Stauungsleber), Cholangitiden, Fettleber oder Eisen- und Kupferspeicherkrankheiten.

Bei Cholelithiasis (Gallensteinen) findet man Konkremente (meist aus Cholesterin oder Bilirubinat) in Gallenblase oder Gallenwegen. Prädisponierende Faktoren sind neben genetischen Faktoren Adipositas, erhöhtes Cholesterin, Diabetes, Hypothyreose, Gallensäuremangel, Gallenwegsinfektionen, hoher Östrogenspiegel und hämolytische Krankheiten.

Bei der Pankreatitis wird zwischen akuter und chronischer Pankreatitis differenziert. Die akute Pankreatitis als plötzlich auftretende, primär nichtinfektiöse Entzündung der Bauchspeicheldrüse führt zu peripankreatischem Ödem von bis zu 8 Litern und ggf. zur Nekrosebildung.

Ursachen sind meist Gallensteinabgang oder eine alkoholtoxische Genese. Seltenere Auslöser sind Medikamente (z.B. Azathioprin, ACE-Hemmer), Mumps, Ascariden, Immunsuppression, Hyperlipidämie und Hyperkalzämie (Hyperparathyreoidismus), Traumen und iatrogene Gründe (z.B. ERCP, Bauchoperationen) und arteriosklerotische Veränderungen in der Bauchspeicheldrüse.

Bei chronischer Pankreatitis kommt es zu Verkalkungen, Pankreasgangverbreiterungen und -stenosierungen. Die Krankheit führt schließlich zu einem Untergang des exokrinen Gewebes mit Schädigung des Inselapparats. Als Hauptursache für chronische Pankreatitis gilt der chronische Alkoholabusus. Weitere Ursachen sind genetische Belastung, Hyperkalzämie (bei Hyperparathyreoidismus), Fettstoffwechselstörungen (Typ I und V nach Frederickson) und Arteriosklerose der Bauchspeicheldrüse.

4.8.3. Stellenwert der Mikronährstoffmedizin

Wie bei vielen andere Indikationen erfüllen Mikronährstoffe auch bei Erkrankungen von Leber, Galle und Pankreas wichtige Funktionen: Sie verbessern Organfunktionen und Darmmilieu, modulieren das Immunsystem, reduzieren Entzündungen oder oxidativen Stress und unterstützen den Stoffwechsel der Leber (☞ Tab. 4.21) und der Bauchspeicheldrüse.

Mikronährstoffe bei Phase-1-Reaktionen
• Niacin/Nicotinamid
• Folsäure
• Vitamin B_{12}
• Vitamin C
• Leucin, Isoleucin, Valin
• Phospholipide
• Flavonoide
• Molybdän
• Selen
• Zink
Mikronährstoffe bei Phase-2-Reaktionen
• ATP (Adenosintriphosphat)
• Glutathion
• Glycin
• Cystein
• Taurin
• Methionin
• Vitamin B_6
• Vitamin B_2
• Arginin/Ornithin
• S-Adenoyl-Methionin (SAM)

Tab. 4.21: Einteilung der Mikronährstoffe zur Anregung des Leberstoffwechsels (nach Entgiftungsphase).

4.8.4. Studien zur Wirkung der Mikronährstoffe bei Erkrankungen von Leber und Pankreas

■ Lebererkrankungen

Eine Therapie mit **Vitamin E** (400 IE/Tag) + Pioglitazon verbesserte in einer kontrollierten Studie [18] signifikant den Grad der Steatose bei nichtalkoholischer Steatohepatitis (NASH; um 2,3 vs. 1 Grad; p<0,002) gegenüber dem Ausgangswert. Aber auch die alleinige Therapie mit Vitamin E (400 IE) führte bereits zu einer signifikanten Verbesserung (im Mittel 2,2 vs. 1,4; p<0,02).

Bei Lebererkrankungen zeigte eine 4-monatige Therapie mit dem **Probiotikum** VSL#3 [10] folgende Wirkungen: Sie senkte signifikant die Spiegel an Malondialdehyd (MDA) und 4-Hydroxynonenal (4-HNE) bei nichtalkoholischer Fettleber und bei alkoholischer Leberzirrhose sowie die Konzentrationen der Zytokine TNF-α, IL-6, IL-10 bei alkoholischer Leberzirrhose. Bei allen Patienten wurden die Routineleberwerte verbessert.

Mit 55 Zirrhosepatienten mit minimaler hepatischer Enzephalopathie untersuchten Liu et al. [9] die Wirkung von **Synbiotika** (Probiotika und verdauliche Ballaststoffe) auf Ammoniumspiegel und Endotoxine pathogener Erreger. Die Behandlung führte zu einer signifikanten Absenkung des Ammoniums und der Endotoxine sowie in 50 % der Fälle zu einer Rückbildung der Enzephalopathie.

Bei Leberzirrhosepatienten fanden sich die **Zink**spiegel im Serum gegenüber Kontrollprobanden signifikant erniedrigt, dies insbesondere bei gleichzeitig bestehender hepatischer Enzephalopathie. Gleichzeitig waren die Kupfer- und Manganspiegel signifikant erhöht, so die Ergebnisse einer Querschnittstudie von Rahelic et al. (n=155 [16]).

Außerdem ist **L-Ornithin-L-Aspartat** (Dosis 40 ml in 250 ml Glucose 10 %) in der Lage, die hepatische Enzephalopathie bei Leberzirrhose im Vergleich zur alleinigen Standardtherapie günstig zu beeinflussen. In einer chinesischen Studie von Chen et al. (n=85 [2]) senkte L-Ornithin-L-Aspartat signifikant den Ammoniumspiegel und verbesserte die Leberfunktion.

Bei Patienten nach Lebertransplantation reduzierten 4 verschiedene **Lactobakterien** mit zusätzlicher Gabe von Ballaststoffen im Vergleich zur alleinigen Gabe von Ballaststoffen signifikant die Inzidenz postoperativer bakterieller Infektionen (3 % gegen 48 %) und signifikant die Dauer der Antibiotikatherapie [17].

Bei einer Alkoholleber sind **Zink** und eines seiner wichtigen Bindungsproteine, Metallothionein, reduziert [7]. In Tiermodellen beugte eine Zinksupplementierung alkoholbedingten Leberschäden vor. Es reduzierte unter anderem das durch Alkohol erhöhte Cytochrom-P450 2E1, TNFα sowie die alkoholinduzierte hepatische Apoptose. Zink erhöht dagegen die Aktivität der Alkoholdehydrogenase sowie die glutathionbedingte antioxidative Kapazität der Leber.

In einer epidemiologischen Studie mit Kindern, die unter **chronischen Leberkrankheiten** leiden, wiesen diese im Vergleich zu gesunden Kindern ein **Vitamin-K**-Defizit auf (n=116 [11]). Dieses korrelierte mit der Schwere der Erkrankung.

■ Hepatitis B und C

Bei chronischer Hepatitis B konnte die Supplementierung von Vitamin E (2 × 300 mg pro Tag) die Therapie effektiv unterstützen (n=32 [1]). Diese Vitamingabe führte zur Normalisierung der GPT (Glutamat-Pyruvat-Transaminase) bei 47 % der Patienten (vs. mit 6 % in der Kontrollgruppe, die kein Vitamin E erhalten hatte) sowie zu einer Negativierung der HBV-DNA bei 53 % der Patienten (vs. 18 % in der Kontrollgruppe). Eine komplette Response (GPT-Normalisierung und HBV-DNA-Negativierung) fand sich in 47 % der Fälle mit Vitamin E, dagegen bei keinem der Patienten der Kontrollgruppe.

Hepatitis-C-Patienten unter Interferon-Ribavirin-Therapie erhielten täglich eine 100-g-Portion eines Gerichts auf Tomatenbasis mit viel **Vitamin C, E und Beta-Carotinoiden** (antioxidative Essensration als *"Functional food";* n=92 [13]). In der Tomatengruppe mussten nur 8,7 % der Patienten die Ribavirin-Dosis (aufgrund einer Abnahme der Erythrozyten unter Ribavirin) reduzieren, in der Kontrollgruppe waren es 30,4 %. Zusätzlich war die Verträglichkeit von Ribavirin in der Gruppe mit der antioxidativen Mahlzeit besser als in der Gruppe mit alleiniger Ribavirin-Behandlung.

Bei 30 Patienten mit chronischer Hepatitis C kam es unter der 8-wöchigen Gabe der antioxidativen Vitamine E (500 mg) und C (750 mg), die zusätzlich zur Therapie mit IFN-α2b und Ribavirin eingenommen wurden, zu einer Aufrechterhaltung der Fettsäurezusammensetzung mononukleärer Zellen [14]. Dagegen fiel ohne die Vitamingabe der Spiegel an Eicosapentaensäure (EPA) signifikant ab. Die Antioxidanzien verbesserten so die Effizienz der Therapie.

■ Pankreatitis

Bei der experimentellen Entwicklung einer chronischen Pankreatitis im Tiermodell (Ratten) reduzierte **Vitamin E** den oxidativen Stress, die TGF-β-Freisetzung sowie durch Cyclosporin A induzierte Kollagenablagerungen [6]. Die Autoren folgern aus den Ergebnissen, dass Antioxidanzien in der Behandlung einer chronischen Pankreatitis sinnvoll sein könnten.

In einer frühen epidemiologischen Studie [3] hatten Patienten mit **akuter** alkoholischer (und teilweise biliärer) Pankreatitis signifikant niedrigere Spiegel an **Vitamin A, E, C und K** gegenüber gesunden Kontrollprobanden.

Die **Vitamin-D$_3$-Serumspiegel** sind bei chronischer Pankreatitis signifikant und in Abhängigkeit vom Schweregrad der Erkrankung gegenüber gesunden Kontrollprobanden erniedrigt (n=62 [12]. In dieser Studie zeichnete sich somit ein Zusammenhang zwischen Vitamin D$_3$ und der entzündlichen Pankreaszerstörung sowie der exokrinen Insuffizienz des Organs ab.

Der **Kupfer-Zink**-Quotient war in einer frühen Querschnittstudie (n=155 [5]) bei Patienten mit Pankreaskarzinom und chronischer Pankreatitis gegenüber gesunden Kontrollprobanden signifikant erhöht. Entsprechend fanden sich niedrigere Zinkspiegel.

Bei Patienten mit chronischer Pankreatitis und exokriner Insuffizienz fanden sich signifikant niedrigere **Selen**spiegel als bei Personen mit gesundem Pankreas (n=86) [19].

In einer klinischen Doppelblindstudie erhielten Patienten mit akuter Pankreatitis *Lactobacillus plantarum* 299 oder Placebo [12]. Die Gabe der **Probiotika** konnte (im Vergleich zum Placebo) eine infektbedingte Pankreasnekrose und Abszesse (1/22 vs. 7/23 Fälle) und den mittleren Krankenhausaufenthalt verkürzen (13,7 vs. 21,4 Tage).

Hohe intravenöse **Vitamin-C-Gaben** (10 g/Tag, 5 Tage lang; n=124 [4]) hatten einen signifikanten therapeutischen Effekt auf die akute Pankreatitis. Dies zeigte sich durch eine Verstärkung der Aktivität der antioxidativen Enzyme, Reduktion der Lipidperoxidation und Verbesserung der zellulären Immunfunktion.

Eine Behandlung mit **Omega-3-Fettsäuren** (Tagesmenge 3,3 g) waren von klinischem Nutzen bei akuter Pankreatitis und verkürzten signifikant die Zeit der Sondenernährung sowie des Klinikaufenthalts (n=28 [8]).

4.8.5. Rezepturbeispiele bei Erkrankungen von Leber und Pankreas

Substanz	Dosierung	Stufe und Bemerkungen
Vitamin C	1-2 g	II
Vitamin E ✓	400-600 mg	I
Vitamin A	0,6-1,5 mg	II
Vitamin B$_1$	10 mg	II
Vitamin B$_6$	10 mg	II
Vitamin B$_{12}$	10 µg	II
Vitamin K ✓	30-120 µg	I
Magnesium	350-450 mg	II
Zink ✓	10-25 mg	I
Kalium	2 g	II
Methionin	1 g	II
Arginin	400-600 mg	II
Ornitin-Aspartat	1,5-6 g	I; nur bei Enzephalopathie
Lecithin	0,5-4 g	II
Cholin	300 mg	II
Flavonoide	0,5-2 g	II
Probiotika	$2\text{-}5 \times 10^9$ KBE	I

1 Therapie für Störungen des Leberstoffwechsels.

Praxistipp:

Neben diesen Supplementen wird der Leberstoffwechsel erfahrungsgemäß ferner durch pflanzliche Inhaltsstoffe, wie z.B. aus der Mariendistel, positiv unterstützt.

Substanz	Dosierung	Stufe und Bemerkungen
Vitamin C ✓	1.000-2.000 mg	I
Vitamin E ✓	600-1.200 mg	I
Beta-Carotin	5 mg	I
Lycopin ✓	6-10 mg	I

2 Therapie bei Hepatitis.

Substanz	Dosierung	Stufe und Bemerkungen
Vitamin C ✓	1.000 mg	II; reduziert Gallensteinrisiko
Vitamin E ✓	800 mg	II; reduziert Gallensteinrisiko besonders bei hohem Fettkonsum
Taurin	1.000 mg	II; reduziert Gallensteinrisiko

3 Therapie bei Gallensteinen.

Substanz	Dosierung	Stufe und Bemerkungen
Omega-3-FS ✓	1.000 mg	II; für die Prävention von Gallensteinen wichtig
Lecithin ✓	1.200 mg	II; 3 × täglich. Lecithin emulgiert Fette und ist für die Fettresorption wichtig
Taurin	1.000 mg	II; reduziert Gallensteinrisiko
Glycin	500 mg	II; wichtig für die Biosynthese der Gallensäure

4 Therapie bei Gallenfunktionsstörungen.

Substanz	Dosierung	Stufe und Bemerkungen
Vitamin C ✓	1-2 g	II
Vitamin E ✓	600-1.200 mg	II
Vitamin A	600-1.500 µg	II
Vitamin K	30-120 µg	II
Zink ✓	10-30 mg	II
Selen	100-200 µg	II
Probiotika	$2\text{-}5 \times 10^9$ KBE	I

5 Therapie bei akuter Pankreatitis.

Substanz	Dosierung	Stufe und Bemerkungen
Vitamin C	1-2 g	II;
Vitamin D_3 ✓	10-40 µg	II;
Selen ✓	100-200 µg	II;
Vitamin E ✓	400 IE	II; verhindert oxidativen Stress durch Malabsorption von fettlöslichen Substanzen
Pankreatin	1.600 mg	II; verdauungsfördernd
Bromelain	250 mg	II; verdauungsfördernd
Papain	100 mg	II; Pankreasfunktion unterstützend
Chrom	20-200 µg	II; Pankreasfunktion unterstützend
Alpha-Amylase	25 mg	II
Zink ✓	20-30 mg	II; wichtig für die Pankreasfunktion

6 Therapie bei chronischer Pankreatitis mit Pankreasinsuffizienz (vor allem exokrin).

Praxistipps:

- Bei exokriner Pankreasinsuffizienz (z.B. infolge chronischer Pankreatitis) wird eine Supplementierung der fettlöslichen Vitamine A, D, E und K sowie der Pankreasenzyme Lipase, Amylase und Protease (insbesondere Lipase 25.000-75.000 IE pro Mahlzeit) notwendig.
- Erkrankungen der Bauchspeicheldrüse führen häufig zur Malabsorption des Vitamin B_{12}. Hierbei ist also eine Supplementierung von Vitamin B_{12} angezeigt. Die Empfehlungen für die Vitamin-B_{12}-Gabe reichen von 3-200 µg pro Tag.
- Zink sowie Chrom fördern die Pankreasfunktion.
- Organische Chromverbindungen wie Chrompicolinat oder Chromhefe sind dem Chromchlorid vorzuziehen. Sie sollten zwischen den Mahlzeiten und vorzugsweise über mehrere kleine Dosen verteilt aufgenommen werden.
- Nach eigenen Erfahrungen ist das Auftreten einer exokrinen Pankreasinsuffizienz auch häufig mit einer vorausgehenden EBV-Mononukleose verbunden. Diabetes mellitus ist dagegen häufig mit einer Glutenunverträglichkeit verbunden [20].

Literatur

1. Andreone P, Fiorino S, Cursaro C, et al. Vitamin E as treatment for chronic hepatitis B: results of a randomized controlled pilot trial. Antiviral Res 2001;49(2):75-81.

2. Chen MF, Li RC, Chen CH, et al. [Therapeutic effect of L-ornithine-L-aspartate on liver cirrhosis complicated by hepatic encephalopathy]. Di Yi Jun Yi Da Xue Xue Bao 2005;25(6):718-9, 722.

3. De Waele B, Vierendeels T, Willems G. Vitamin status in patients with acute pancreatitis. Clin Nutr 1992;11(2): 83-6.

4. Du WD, Yuan ZR, Sun J, et al. Therapeutic efficacy of high-dose vitamin C on acute pancreatitis and its potential mechanisms. World J Gastroenterol 2003;9(11): 2565-9.

5. Fabris C, Farini R, Del Favero G, et al. Copper, zinc and copper/zinc ratio in chronic pancreatitis and pancreatic cancer. Clin Biochem 1985;18(6):373-5.

6. Gómez JA, Molero X, Vaquero E, et al. Vitamin E attenuates biochemical and morphological features associated with development of chronic pancreatitis. Am J Physiol Gastrointest Liver Physiol 2004;287(1):G162-9.

7. Kang YJ, Zhou Z. Zinc prevention and treatment of alcoholic liver disease. Mol Aspects Med 2005;26(4-5): 391-404.

8. Lasztity N, Hamvas J, Biró L, et al. Effect of enterally administered n-3 polyunsaturated fatty acids in acute pancreatitis - a prospective randomized clinical trial. Clin Nutr 2005;24(2):198-205.

9. Liu Q, Duan ZP, Ha DK, et al. Synbiotic modulation of gut flora: effect on minimal hepatic encephalopathy in patients with cirrhosis. Hepatology 2004;39(5):1441-9.

10. Loguercio C, Federico A, Tuccillo C, et al. Beneficial effects of a probiotic VSL#3 on parameters of liver dysfunction in chronic liver diseases. J Clin Gastroenterol 2005;39(6):540-3.

11. Mager DR, McGeePL, Furuya KN, et al. Prevalence of vitamin K deficiency in children with mild to moderate chronic liver disease. J Pediatr Gastroenterol Nutr 2006; 42(1):71-6.

12. Mann ST, Stracke H, Lange U, et al. Vitamin D_3 in patients with various grades of chronic pancreatitis, according to morphological and functional criteria of the pancreas. Dig Dis Sci 2003;48(3):533-8.

13. Morisco F, Vitaglione P, Carbone A, et al. Tomato-based functional food as interferon adjuvant in HCV eradication therapy. J Clin Gastroenterol 2004;38(6 Suppl.):S118-20.

14. Murakami Y, Nagai A, Kawakami T, et al. Vitamin E and C supplementation prevents decrease of eicosapen-taenoic acid in mononuclear cells in chronic hepatitis C patients during combination therapy of interferon alpha-2b and ribavirin. Nutrition 2006;22(2):114-22.

15. Oláh A, Belágyi T, Issekutz A, et al. Randomized clinical trial of specific lactobacillus and fibre supplement to early enteral nutrition in patients with acute pancreatitis. Br J Surg 2002;89(9):1103-7.

16. Rahelic D, Kujundzic M, Romic Z, et al. Serum concentration of zinc, copper, manganese and magnesium in patients with liver cirrhosis. Coll Antropol 2006;30(3): 523-8.

17. Rayes N, Seehofer D, Theruvath T, et al. Supply of pre- and probiotics reduces bacterial infection rates after liver transplantation - a randomized, double-blind trial. Am J Transplant 2005;5(1):125-30.

18. Sanyal AJ, Mofrad PS, Contos MJ, et al. A pilot study of vitamin E versus vitamin E and pioglitazone for the treatment of nonalcoholic steatohepatitis. Clin Gastorenterol Hepatol 2004;2(12):1107-15.

19. Vaona B, Stanzial AM, Talamini G, et al. Serum selenium concentrations in chronic pancreatitis and controls. Dig Liver Dis 2005;37(7):522-5.

20. Zimmer KP. Pathophysiologie der Zöliakie. Monatsschr Kinderheilkd 2003;151(7):698-705.

4.9. Knochen- und Gelenkerkrankungen

Orthopädische Krankheiten sind sehr häufig. Sie betreffen den Stütz- und Halteapparat einschließlich Knochen, Knorpel, Gelenke, Muskulatur und Bindegewebe. Ihre Problematik ist vielseitig und geht einher mit Schmerzen, Funktionseinschränkungen und Einschränkungen der Lebensqualität. Es kommt z.B. zu Frakturen und es ergeben sich Arbeitsunfähigkeit sowie Frühberentung und Verlust der Selbstständigkeit – mit entsprechend großem Schaden für die Gesellschaft. Orthopädische Krankheiten stellen deshalb eine große Herausforderung für unser Gesundheitssystem dar.

Hauptthemen dieses Kapitels sind Arthrose, rheumatoide Arthritis, Osteoporose, aber daneben auch Fibromyalgie, Bursitis und Sudeck-Syndrom (sog. CRPS, komplexes regionales Schmerzsyndrom).

4.9.1. Epidemiologie

In Deutschland findet sich bei ca. 35 Millionen Menschen eine radiologisch nachgewiesene Arthrose, bei 5-15 Millionen ist sie manifest, d.h. mit klinischen Symptomen verbunden. 80 % der über

60-Jährigen sind davon betroffen. Pro Jahr treten ca. 540.000-1.350.000 Kniegelenksarthrosen (Gonarthrosen) und ca. 45.000-145.000 Hüftgelenksarthrosen (Koxarthrosen) neu auf.

An rheumatoider Arthritis leidet ca. 1 % der Weltbevölkerung, in Deutschland sind etwa 820.000 Menschen betroffen (Frauen 3-mal häufiger als Männer). Pro Jahr kommen etwa 33.000 neue Fälle von rheumatoider Arthritis in Deutschland hinzu.

Von Osteoporose sind derzeit mindestens 9 % der deutschen Bevölkerung (ca. 7 Millionen) betroffen, davon ca. 15 % Männer (= 1 Million) und 85 % Frauen (= 6 Millionen). Bei den Frauen findet man zu 30 % solche in der Postmenopause.

Die Osteoporose führt derzeit in Deutschland zu etwa 150.000 Schenkelhalsbrüchen und ca. 75.000 Wirbelbrüchen, weltweit wird die Erkrankung zu einer Zunahme der Oberschenkelhalsbrüche von ca. 900.000 im Jahre 1990 bis ca. 3,3 Millionen 2050 führen.

Etwa 3 % der Deutschen leiden unter Fibromyalgie, das Verhältnis Männer zu Frauen beträgt 1 : 8.

Das Sudeck-Syndrom tritt bei 0,5-5 % der als Ursache möglichen Ereignisse auf, ca. 15.000 Fälle pro Jahr in Deutschland.

4.9.2. Ätiologie

Die Arthrose wird definiert als zunehmender, altersabhängiger Knorpelabrieb der Gelenke (man spricht von degenerativen Gelenkveränderungen). Dieser Knorpelabrieb oder -abbau kann schleichend erfolgen und irgendwann in eine schmerzhafte Erkrankung übergehen (aktivierte Arthrose mit arthritischen Episoden). In fortgeschrittenen Fällen stellen sich auch Veränderungen im Bereich des gelenknahen Knochens, der Gelenkinnenhaut (sog. Synovialmembran), der Gelenkkapsel sowie der gelenkumspannenden Muskulatur ein, so dass die Arthrose als Krankheitsbild nicht auf die Knorpelschicht allein beschränkt bleibt. Interessanterweise steht die Stärke des Knorpelabbaus nicht in direktem Zusammenhang mit den Beschwerden eines Patienten. Das bedeutet, dass ein Patient mit relativ geringem Knorpelabbau unter deutlich stärkeren Schmerzen leiden kann als ein Patient mit deutlich weiter fortgeschrittener Arthrose. Die Ursache hierfür ist, dass die Knorpelveränderungen als solche keine Schmerzen verursachen, sondern die durch die Knorpelpartikel ausgelöste Reizung der Synovialmembran bzw. des Knochens.

Die Ursachen für Arthrosen sind vielfältig und reichen von genetischer Veranlagung über mangelnde Bewegung, Ungleichgewicht zwischen der Belastungsfähigkeit eines Gelenks und der tatsächlichen Belastung (z.B. durch Sport oder Übergewicht), Fehlstellungen, Verletzungen bis hin zu Stoffwechselerkrankungen (wie bei Hyperurikämie), Entzündungen oder Autoimmunprozessen.

Die infektiöse Arthritis ist in der Regel hämatogen erworben, seltener gelangen Bakterien direkt ins Gelenk, z.B. nach offener Fraktur, bei gelenknaher Osteomyelitis, bei eitriger Bursitis oder nach Eingriffen am Gelenk.

Die Gründe für das Entstehen der rheumatoiden Arthritis sind noch nicht vollständig geklärt. Es bestehen jedoch Zusammenhänge mit genetischen Faktoren und Autoimmunprozessen. Typische Symptome sind nächtliche und morgendliche Schmerzen in den betroffenen Gelenken (meist Finger- und Zehengelenke, meist symmetrisch) sowie Morgensteifigkeit dieser Gelenke, die über 15 Minuten anhält. In der Folge kommt es zum Befall weiterer Gelenke, zur Gelenkdeformation und seltener zu Organbeteiligungen (Augen, Speichel- und Tränendrüsen, Haut, Herz, Lunge).

Der Mineralgehalt der Knochen bzw. die Knochenmasse nimmt etwa bis zum 30. Lebensjahr zu. Danach folgt eine sog. Plateauphase von ein bis zwei Jahrzehnten, in der die Knochenmasse weitgehend konstant bleibt. Ungefähr ab dem 40. Lebensjahr werden dann 0,5-1,5 % des Knochens jährlich wieder abgebaut. Störungen, die diesen natürlichen Knochenabbau steigern, führen zur Entwicklung einer Osteoporose mit der Gefahr von Knochenbrüchen, meist in Form von sog. Spontanfrakturen.

Zu den wichtigsten Osteoporoserisiken zählen neben Hormonunterversorgung, Alkohol, Nikotin, Kortisoneinnahme und Lebererkrankungen vor allem die Unterversorgung an Calcium und Vitamin D sowie Bewegungsmangel.

Die Fibromyalgie ist eine primär nichtentzündliche, chronische Erkrankung, die durch ausgedehnte Schmerzen am Bewegungsapparat mit vielfältigen funktionellen und vegetativen Beschwerden gekennzeichnet ist. Ätiologie und Pathogenese der Erkrankung sind unklar. Es dürften mehrere psychische und somatische Faktoren zugrunde liegen wie genetische und psychosoziale Faktoren, verminderte Stressresistenz, Fehlsteuerung der Achse Hypothalamus-Hypophyse-Nebennierenrinde, Infektionen oder zentrale Schmerzstörungen.

Beim Sudeck-Syndrom, dem komplexen regionalen Schmerzsyndrom (CRPS, *Complex Regional Pain Syndrome)* besteht eine schmerzhafte Dystrophie und Atrophie der Weichgewebe und des Knochens an Extremitäten, begleitet von Schmerzen und neurologischen Symptomen. Die Krankheit tritt z.B. infolge gestörter zentraler Thermoregulation und neurogener Entzündung bei Frakturen, Distorsionen und Neuropathien auf; sie kommt aber auch ohne erkennbare Ursache vor.

4.9.3. Stellenwert der Mikronährstoffmedizin

Mikronährstoffe können in vielerlei Hinsicht sowohl in der Prävention als auch in der Therapie orthopädischer Krankheiten zum Einsatz kommen. Ihre Hauptwirkungen bestehen in Schutz- und Aufbauwirkung auf Knorpel, Knochen und Bindegewebe (z.B. Glucosamin, Chondroitin und Calcium) sowie in der Linderung von Schmerz, Besserung von Funktionsstörungen, Reduktion oxidativer Belastung (z.B. die Antioxidanzien Vitamin C und E sowie sekundäre Pflanzenstoffe), von Entzündungen und Autoimmunprozessen (z.B. ungesättigte Fettsäuren und Zink). Sie leisten auch einen wichtigen Beitrag zur Verbesserung von Lebensqualität und Stärkung der Selbstständigkeit.

4.9.4. Studien zur Wirkung der Mikronährstoffe bei Knochen- und Gelenkerkrankungen

Bei Entzündungen wurde in einer Vergleichsstudie von Beauchamp et al. [5] eine "antirheumatische Salatsoße" eingesetzt. In frisch gepresstem "Extra virgine"-Olivenöl ist Oleocanthal, ein Cyclooxygenasehemmer (COX-Hemmer) enthalten. Er wirkt ähnlich wie Ibuprofen entzündungshemmend und kann die Wirkung mediterraner Kost bei chronischen Erkrankungen (z.B. Herz-Kreislauf-Erkrankungen, Demenz, Brust- und Lungenkrebs, Knochen- und Gelenkerkrankungen) erklären.

■ Arthrosetherapie mit Glucosaminsulfat, Chondroitinsulfat oder Kombinationen

Die Behandlung der Arthrose mit **Glucosaminsulfat** (Tagesdosis 1.500 g) weist im Hinblick auf Struktur- und Symptommodifikation laut einer Metaanalyse kontrollierter, randomisierter Doppelblindstudien den Evidenzgrad I auf. Auch für Chondroitinsulfat liegen entsprechende Untersuchungen vor, wie Reginster et al. bereits im Jahr 2003 mitteilten ([52]; siehe auch [42, 45, 55]).

Glucosaminsulfat hemmt bei Arthrose in den Chondrozyten unter anderem dosisabhängig signifikant den nukleären Faktor NFκB, die Proteinsynthese und Ausschüttung von COX-2 (durch IL-1β) sowie PGE2 [38].

Bei einer Gonarthrose verzögert **Glucosaminsulfat** (Tagesdosis 1.500 mg) signifikant die Gelenkspaltverschmälerung im Vergleich zu Placebo [53]. Die Symptome nach Punktwert des WOMAC-*(Western Ontario and McMaster Universities-)*Arthroseindex verbesserten sich, wobei es unter Placebo zu einer Verschlechterung kam.

Bei leichter Kniegelenksarthrose führten **Glucosamin-HCl** (Glucosamin-Hydrochlorid) 1.000 mg, **Chondroitinsulfat** 800 mg und **Manganascorbat** 152 mg zu einer signifikanten Verbesserung des Schweregrads der Erkrankung (ISK, *Index of Severity of Osteoarthritis of the Knee*): Die Ansprechrate betrug 52 % verglichen mit 28 % unter Placebo (n=39 [18]).

Unter der Behandlung mit **Chondroitinsulfat** 800 mg (2 × 3 Monate pro Jahr) nahmen bei Gonarthrose (n=120 [67]) signifikant die Werte des AFI *("algo-functional index")* um 36 % (vs. 23 % in der Kontrollgruppe) sowie die sekundären Studienparameter ab. Der Gelenkspalt verschmälert sich nach 12 Monaten in der Placebogruppe signifikant weiter (keine Änderung dagegen unter Chondroitin). Es ergaben sich außerdem Hinweise auf eine Schmerzlinderung und verbesserte Kniefunktion.

Caruso u. Pietrogrande [12] setzten in einer klinischen Doppelblindstudie zur Therapie der Arthrose 1.200 mg **SAM** (S-Adenosyl-Methionin) bzw. 750 mg Naproxen ein. Beide Behandlungen zeigten eine vergleichbare und gegenüber Placebo stärkere analgetische Wirkung. SAM war signifikant besser verträglich als Naproxen.

Patienten mit degenerativen Wirbelsäulenerkrankungen erhielten in einer Doppelblindstudie (n=252 [70]) entweder 3 × 50 mg Diclofenac oder 3 × 1 Kapsel einer Kombination aus 50 mg Diclofenac, 50 mg **Vitamin B$_1$**, 50 mg B$_6$ und 0,25 mg B$_{12}$. Die Kombination erbrachte unter anderem bessere Ergebnisse bei den Schmerzsymptomen und führte signifikant häufiger zu einer vorzeitigen Beendigung der Behandlung wegen Schmerzfreiheit oder starker Besserung der Schmerzen. Durch das Kombinationsprodukt ließ sich der Verbrauch an NSAR reduzieren.

Bei aktivierter Kniegelenksarthrose (Arthrose mit deutlich entzündlicher Komponente) können **proteolytische Enzyme** in hoher Dosis eine signifikante Verbesserung von Ruhe- und Bewegungsschmerz im gleichen Umfang erzielen wie die Therapie mit 2 × 50 mg Diclofenac. Dieses Ergebnis berichten Singer u. Oberleitner [63] von einer kontrollierten Doppelblindstudie.

Auch in der 7-wöchigen placebokontrollierten Studie von Klein u. Kullich (n=73 [34]) konnte die **Enzym**therapie (Bromelain, Trypsin und Rutin) Schmerz und Gelenkfunktion gleich wirksam beeinflussen wie 3 × 50 mg Diclofenac.

Einige klinische Studien befassten sich mit der Gabe von Vitamin E bei aktivierter Arthrose. So ergab die Therapie mit 400 IE Vitamin E täglich (6 Wochen) eine signifikant besseres Schmerzlinderung gegenüber Placebo [7].

Patienten in einer Studie von Scherak et al. [59] verzeichneten durch 3 × 400 mg Vitamin E vs. 3 × 50 mg Diclofenac bei Knie- und Hüftgelenksarthrose eine vergleichbare signifikante Abnahme von Kniegelenkumfang, Ruhe-, Druck- und Bewegungsschmerz, eine Zunahme der Gelenkbeweglichkeit sowie eine Verlängerung der Gehzeit. Nebenwirkungen traten in der Gruppe mit Diclofenac vermehrt auf.

Substanz	Glucosaminsulfat
Biochemie und Physiologie	Bestandteil von Proteoglykanen (Makromolekülen) im Knorpel und in der Synovia
Hauptwirkung	• Neubildung von Knorpel- und Knochengewebe • Stimulation anaboler Prozesse im Knorpel, Inhibierung der Kollagenase und Phospholipase-A-Wirkung • Inhibierung des nukleären Transkriptionsfaktors NFκB • Reduktion der durch proinflammatorische Zytokine Il-1 und TNFα induzierten NO-Freisetzung • Steigerung des Einbaus von Prolin und schwefelhaltigen Aminosäuren in den Knorpel
Ursachen eines Mangels	degenerative Gelenkerkrankungen, Bewegungsmangel
Mangelsymptome/ Indikationsgebiete	Gelenkschmerzen
Zeichen einer Überdosierung	keine (evtl. Übelkeit)
Diagnostik	nicht möglich
Dosierung präventiv (Primärprävention)	500 mg/d p.o.
Dosierung therapeutisch (Sekundär-/Tertiärprävention)	bis 1.500 mg Glucosaminsulfat pro Tag bei degenerativen Gelenkerkrankungen, z.B. 3-4 × 500 mg/Tag p.o. zu den Mahlzeiten
Einnahmeempfehlung	Einnahme 3 × täglich p.o. zu den Mahlzeiten
Toxizität	keine
Dosierung parenteral (soweit möglich)	keine
Interaktionen/Wechselwirkungen mit Mikronährstoffen	positive Wirkungsverstärkung von Chondroitinsulfat und Glucosaminsulfat und Mangan sowie Vitamin C

Tab. 4.22: Übersicht zum Aminozucker Glucosaminsulfat.

Jonas et al. [32] setzten bei Arthrose **Nicotinamid** ein. Mit diesem B-Vitamin erreichten sie eine Senkung der Arthroseaktivität (um 29 %) und eine bessere Gelenkbeweglichkeit (um 4,5 Grad) im Vergleich zur Placebo-Gruppe. Außerdem war der Bedarf an entzündungshemmenden Arzneimitteln gegenüber Placebo um 13 % reduziert.

Bei mittlerer und hoher **Vitamin-C-Aufnahme** beobachteten Wissenschaftler in der Kohorte der *Framingham Osteoarthritis Cohort Study* (n=640 [44]) ein auf ca. 1/3 verringertes Gonarthroserisiko und ein verringertes Risiko für Knorpelabbau (OR 0,3). Teilnehmer mit hoher Vitamin-C-Aufnahme hatten auch ein reduziertes Risiko für Knieschmerz (OR 0,3). Im Zusammenhang mit einer hohen Aufnahme von Beta-Carotin bzw. Vitamin E ergab sich eine verringerte Arthroseprogression (OR 0,4 bzw. 0,7).

Bei den 556 Patienten der prospektiven *Framingham Heart Study* fanden McAlindon et al. [43] einen Zusammenhang zwischen niedriger **Vitamin-D-Aufnahme** und ansteigendem Risiko für das Fortschreiten einer Kniegelenksarthrose auf das 4fache (OR 4,0) im Vergleich zu einer hohen Vitamin-D-Zufuhr. Anhand niedriger Vitamin-D-Spiegel ließen sich auch Knorpelabau und Osteophytenwachstum voraussagen.

In einer 8-jährigen Studie mit der Bestimmung von Vitamin-D-Spiegeln in Relation zu arthrotischen Veränderungen des Hüftgelenks im Röntgenbild fanden Lane et al. (n=237 [37]), dass mit niedrigem 25(OH)-Vitamin D das Risiko für die Entwicklung einer Koxarthrose im Vergleich zu einem hohen Spiegel ansteigt (OR 3,34).

Omega-3-Fettsäuren (nicht aber andere Fettsäuren) können dosisabhängig die endogene und durch Interleukin-1 ausgelöste Bildung von Proteoglykan-Metaboliten im Gelenkknorpel (als Zeichen eines Abbaus) reduzieren. In der Studie von Curtis et al. [16] verringerten die mehrfach ungesättigten Fettsäuren außerdem die Aggrekanase- und Kollagenase-Aktivität sowie spezifisch das Vorkommen von Messenger-RNA (mRNA) für weitere knorpelabbauende Enzyme sowie Entzündungsmediatoren.

■ Rheumatoide Arthritis

Bei Rheumapatienten in Nordeuropa fanden sich signifikant niedrigere **25(OH)-Vitamin-D**-Spiegel als bei jenen in Südeuropa [17]. Dabei war auch ein jahreszeitlicher Rhythmus zwischen Winter und Sommer zu verzeichnen. Die 25(OH)-Vitamin-D-Spiegel korrelierten signifikant negativ mit der Aktivität der rheumatoiden Arthritis (sog. *Disease Activity Score*; DAS-28), was auf die Bedeutung des Vitamin D für die RA-Aktivität hinweist.

In einer placebokontrollierten Doppelblindstudie mit 198 Patienten mit juveniler rheumatoider Arthritis (ohne vorherige Kortikoidbehandlung) führte die Zufuhr von **Calcium** (1.000 mg) und **Vitamin D** (400 IE) zu einer signifikanten Zunahme der Knochendichte [39].

Die prospektive Kohortenstudie mit 29.368 Teilnehmerinnen *(Iowa Women's Health Study* [47]) zeigte, dass die höhere Aufnahme von **Vitamin D** mit einem verminderten Risiko für rheumatoide Arthritis bei älteren Frauen verbunden war (RR 0,67 für die höchste gegenüber der niedrigsten Zufuhr).

Bei der rheumatoiden Arthritis besteht eine signifikante inverse Beziehung zwischen **Vitamin D** – das die T-Zell-Produktion sowie Synthese von Zytokinen und TNF hemmt – und schmerzhaften Gelenken sowie zwischen Vitamin D$_3$ (Calcitriol) und der Krankheitsaktivität (Wert laut Gesundheitsfragebogen). Dies zeigte eine einjährige Studie mit 206 Patienten mit früher RA [50] unter anderem an der guten Beeinflussung des C-reaktiven Proteins.

Die Effekte von **Vitamin E** (3 × 400 mg) vs. 3 × 50 mg **Diclofenac** in einer Doppelblindstudie mit Parallelgruppenvergleich[73] waren vergleichbar: Beide Therapien wirkten sich signifikant positiv z.B. auf die Dauer der Morgensteifigkeit und den Schmerz aus.

In einer früheren placebokontrollierten Doppelblindstudie [21] reduzierte die tägliche Gabe von Vitamin E (2 × 600 mg) unabhängig von peripheren entzündungshemmenden Effekten signifikant die Schmerzparameter vs. Placebo.

Proteolytische Enzyme konnten in mehreren klinischen Studien eine signifikante Schmerzreduktion bei verschiedenen rheumatischen Erkrankungen (z.B. bei Schultergelenksentzündung, Gonarthritis und schmerzhaftem Wirbelsäulensyndrom), auch im Vergleich zu Diclofenac, nachweisen. So berichten es auch Klein u. Kullich [33].

▶ Bei Methotrexat-Therapie

Die Cochrane-Metaanalyse von Ortiz et al. [49] untersuchte 12 placebokontrollierte Studien. Die Autoren stellten fest, dass die Gabe von Folsäure die Methotrexat-Nebenwirkungen auf die Schleimhäute und den Magen-Darm-Trakt um 79 % reduzieren konnte.

Solche Nebenwirkungen, wie z.B. Mundulzera, Übelkeit, Magen-Darm-Beschwerden, Haarausfall, Leukopenie, lebertoxische Störungen und Homocysteinerhöhung, führen in 30 % der Fälle zu Therapieabbruch. Die Gabe von Folsäure reduzierte laut Übersichtsartikel von Whittle u. Hughes [72] die Inzidenz der Nebenwirkungen deutlich. Es werden deshalb routinemäßig 5-10 mg Folsäure wöchentlich am Morgen nach der Methotrexatgabe gefordert.

▶ Fischöl bzw. Omega-3-Fettsäuren bei rheumatoider Arthritis

Bei rheumatoider Arthritis fand sich unter **Fischölgabe** (entsprechend 2,6 g Omega-3-Fettsäuren) im Vergleich zu Placebo eine signifikante Verbesserung aller klinische Parameter (n=90 [22]). Die antirheumatische Medikation konnte dabei signifikant um bis zu 47 % reduziert werden.

Auch in einer weiteren placebokontrollierten Studie mit 50 RA-Patienten [71] ergab sich durch Fischöl mit einem Anteil von 60 % Omega-3-Fettsäuren ein signifikanter Rückgang der Gelenkschwellung (−36,7 %) im Vergleich zu Placebo. Auch weitere Parameter, wie Morgensteifigkeit, Gelenkschmerzen und Blutsenkungsgeschwindigkeit, wurden positiv beeinflusst.

Hansen et al. (n=109 [25]) setzen bei rheumatoider Arthritis **Antioxidanzien** ein, 6 Monate lang im Einzelnen Vitamin C 200 mg, Vitamin E 20 mg, Vitamin A 2 mg, Selen 0,4 mg pro Tag, daneben **Omega-3-Fettsäuren** (1,2 g pro Tag). Dabei kam es zu einer signifikanten Verbesserung bezüglich Dauer der Morgensteifigkeit, Zahl der geschwollenen Gelenke und Schmerzintensität. Auch die Kosten für die erforderlichen Arzneimittel konnten verringert werden.

In einer Kohortenstudie mit 18.709 Teilnehmern [36] betrug das relative Risiko für rheumatoide Arthritis in der Gruppe mit den höchsten **Selenspiegeln** gegenüber derjenigen mit den niedrigsten Spiegeln bei negativem Rheumafaktor-Befund

0,16 (−84 %; Rheumafaktor negativ) bzw. 0,96 (−4 %; Rheumafaktor positiv). Im Hinblick auf die **Vitamin-E-Spiegel** betrug das relative RA-Risiko in den ersten 10 Jahren der Nachbeobachtung bei den höchsten vs. niedrigsten Spiegeln 0,44 (−56 %), und zwar unabhängig vom Rheumafaktor.

In einer Studie mit 30 Kindern [23], die unter juveniler rheumatoider Arthritis litten, sind zum Diagnosezeitpunkt die Spiegel der **antioxidativen Enzyme** (Cat, GPx) erniedrigt, MDA, SOD und Entzündungsparameter sind erhöht. Unter anti-inflammatorischer Therapie bleiben in den meisten Fällen die Spiegel der antioxidativen Enzyme erniedrigt (insbesondere in den Fällen, die immunomodulatorische Wirkung z.B. mit Methotrexat erfordern), während sich die üblichen Entzündungsparameter (z.B. CRP) normalisieren.

Im Vergleich zu gesunden Probanden hatten Patienten mit juveniler RA signifikant reduzierte Konzentrationen an **Beta-Carotin, Retinol und Zink** (n=36 [27]). Die Aufnahme an Vitamin A, Vitamin E und Zink erreichte nicht die empfohlenen Mengen.

In einer Fall-Kontroll-Studie mit 1.419 Teilnehmern (>20 Jahre [28]) fand sich ein signifikanter Zusammenhang zwischen niedrigem **antioxidativem Index** und dem Risiko für die Entwicklung einer rheumatoiden Arthritis (RR 8,3, d.h. auf das 8,3fache erhöhtes Risiko für niedrigste vs. höchster Werte).

Wird Aspirin mit **Vitamin E** kombiniert, so steigt die Prostaglandin-E_2-Hemmung von 59 % auf 95 % im Vergleich zur alleinigen Aspirinanwendung. Dies zeigte eine **In-vitro**-Studie von Abate et al. [1]. Dabei wurden die Cyclooxygenase-2-Protein- und mRNA-Expression ebenfalls nahezu aufgehoben. Aspirindosis und -nebenwirkungen könnten daher durch die Kombination mit Vitamin E reduziert werden.

Patienten mit rheumatoider Arthritis konnten in einer randomisierten Studie [64] durch **mediterrane Kost** eine Reduktion der entzündlichen Arthritisaktivität sowie eine Verbesserung der körperlichen Funktion und Vitalität im Vergleich zu einer typischen westlichen Kost erzielen.

Unter der Gabe von Fischöl (30 mg/kg KG vs. Placebo, zusätzlich zu arachidonsäurereduzierter Kost in beiden Gruppen) kam es zu einer signifikanten Verringerung der Zahl druckempfindlicher (28 % vs. 11 %) und geschwollener Gelenke (34 % vs. 22 %). Diese Ergebnisse wurden in einer Doppelblindstudie mit 68 RA-Patienten [2] erzielt.

Bei Patienten mit rheumatoider Arthritis finden sich gewöhnlich erhöhte Nüchtern-**Homocysteinwerte** (n=48 [56]). Diese Werte lagen 33 % höher als bei Kontrollprobanden ohne RA.

Van Ede et al. [68] untersuchten in einer placebokontrollierten Doppelblindstudie (n=434) den Zusammenhang zwischen **Folsäuregabe** und Notwendigkeit einer toxizitätsbedingten Unterbrechung der Methotrexat-Therapie. Eine solche Unterbrechung aufgrund einer Erhöhung der Leberenzyme war unter Placebo in 38 % der Fälle, unter Folsäure (1 mg/Tag) in 17 % und unter Folinsäure (2,5 mg pro Woche) in 12 % der Fälle notwendig.

Die prospektive, bevölkerungsbasierte Fall-Kontroll-Studie von Pattison et al. [51] ergab, dass eine niedrige Aufnahme von **Obst und Gemüse sowie Vitamin C** mit einem erhöhten Risiko für die Entwicklung einer entzündlichen Polyarthritis verbunden. Das Risiko stieg in der Gruppe mit der niedrigsten gegenüber der Gruppe mit der höchsten Vitamin-C-Aufnahme das mehr als 3fache (OR 3,3) an.

■ Osteoporose

Einen signifikanten unabhängigen Risikofaktor für die Osteoporose stellt die **Hyperhomocysteinämie** dar, wobei die notwendige Senkung des Homocysteinspiegels mit Vitamin B_6, B_{12} und Folsäure erfolgt (n=2.406 [69]).

Eine hohe **Homocysteinkonzentration** wurde in der Framingham-Population (n=1.999 [46]) als ein wichtiger Risikofaktor für Hüftfrakturen bei älteren Menschen ermittelt. Das Risiko stieg für Männer auf das 4fache und für Frauen auf das 1,9fache gegenüber Personen mit normalen Homocysteinwerten an.

Bei **Vitamin-B_{12}-Spiegeln** von <148 pmol/l fand sich – im Rahmen der 5-jährigen *Framingham Offspring Osteoporosis* Study (n=2.576 [66]) – bei Männern eine signifikant niedrigere Knochendichte im Hüftgelenk, bei Frauen eine signifikant niedrigere Knochendichte in der Wirbelsäule. Die Ursache besteht in einer Hemmung der Osteoblastenaktivität unter Vitamin-B_{12}-Mangel, wo-

durch sich als Intervention die Behandlung in Form einer Anhebung des Vitamin-B_{12}-Spiegels auf >148 pmol/l empfiehlt.

In einer kontrollierten Doppelblindstudie mit 628 Patienten [57], die eine Hemiplegie nach Schlaganfall aufwiesen, wurde der Effekt von 5 mg **Folsäure und 1.500 μg Vitamin B_{12}** pro Tag untersucht. Bei den mit Placebo behandelten Patienten traten 43 Hüftfrakturen auf 1.000 Patientenjahre auf, dagegen bei den mit der Vitaminkombination behandelten Patienten nur 10 Frakturen auf 1.000 Patientenjahre. Durch die Behandlung war der Homocysteinwert um 38 % gesunken, während er unter Placebo um 31 % angestiegen war.

Auch in der Untersuchung von Cagnacci et al. [11] ergab sich bei 161 Frauen in der Postmenopause eine signifikante Korrelation zwischen **Folsäurezufuhr** und Knochenmineraldichte.

Vitamin C zeigte in einer multizentrischen Studie (n=775 [24]) einen dosisabhängigen Effekt auf die Knochenmineraldichte. Jede Erhöhung der Vitamin-C-Zufuhr von 100 mg über die Nahrung war verbunden mit einer Zunahme der Knochenmineraldichte um 0,017 g/cm² (p=0,002 Oberschenkelhals, p=0,005 Hüftgelenk).

In einer Untersuchung über den Zusammenhang zwischen Nährstoffen wie Protein, Calcium, Magnesium, Zink und Vitamin C (n=136 [30]) ergab sich zwischen diesen Substanzen und der Knochenmineraldichte eine signifikante positive Beziehung.

Bei den 2.591 Teilnehmern an der *Framingham Heart Study* [9] war die niedrigste **Vitamin-K-Auf**nahme gegenüber der höchsten Zufuhr bei Frauen in der Postmenopause mit einer signifikant niedrigeren Knochenmineraldichte (BMD) in Hüftgelenk und Wirbelsäule verbunden Bei Männern fand sich eine solche signifikante Korrelation nicht.

Unter der Supplementierung von **Vitamin K_2** (45 mg pro Tag) nahmen bei Frauen in der Postmenopause Knochenmasse und Oberschenkelhalsdurchmesser im Vergleich zu Placebo zu (n= 325 [35]).

Wird **Strontium** (2 g als Ranelat) bei Osteoporosepatientinnen in der Postmenopause verabreicht, so sinkt damit signifikant das Risiko für periphere sowie Wirbelsäulenfrakturen um −41 % (RR 0,59) gegenüber Placebo und die Knochenmineraldichte erhöht sich. Dies zeigte die placebokontrollierte Doppelblindstudie von Reginster et al. (n=5.091 [54]). Über solche positiven Ergebnisse einer 3-jährigen Behandlung mit Strontiumralenat wurden bereits in der Studie von Meunier et al. [48] berichtet.

Vitamin-D-Mangelzustände waren bei der Mehrzahl von heranwachsenden Mädchen (46 von 51 Mädchen) festgestellt worden [19]. Dieser Vitamin-D-Mangel beeinträchtigt die Knochenmasse am Ende des Wachstumsprozesses und erhöht das Osteoporoserisiko.

Bei jüngeren wie älteren Frauen entwickelte sich die Knochenmineraldichte signifikant günstiger unter **Calcium und Vitamin D₃** als unter Placebo. Dies berichten Di Daniele et al. [20] zu ihrer placebokontrollierten Doppelblindstudie mit 120 Frauen für die Dauer von 30 Monaten.

Eine Supplementierung von 1.200 mg **Calcium** und 800 IE **Vitamin D₃** führte zu einer Reduktion der Oberschenkelhalsfrakturen um 43 % und aller peripheren Frakturen um 32 % (n=3.270 ältere Frauen [14]). Die Knochenmineraldichte im Oberschenkelhals nahm unter der wirksamen Therapie um 2,7 % zu, unter Placebo dagegen um 4,6 % ab.

In einer weiteren Studie derselben Arbeitsgruppe [15] machte die Kombination aus 1.200 mg **Calcium** und 800 IE **Vitamin D₃** den senilen sekundären Hyperparathyreoidismus rückgängig und reduzierte den Knochenabbau im Hüftgelenk sowie das Risiko für Hüftfrakturen bei älteren Frauen (n=583). Gleichzeitig nahm das Frakturrisiko in der Placebogruppe um 69 % zu (RR 1,69).

Hohe **25-Hydroxyvitamin-D**-Spiegel korrelierten in einer Querschnittstudie (n=2.310 [65]) mit niedrigen Parathormonwerten und umgekehrt. Bei niedrigen 25-Hydroxyvitamin-D-Spiegeln führte die niedrige Calciumzufuhr von <800 mg/Tag zu signifikant höheren Parathormonwerten. Solange die Vitamin-D-Zufuhr gesichert ist, ist eine Calciumzufuhr von >800 mg zur Aufrechterhaltung des Calciumstoffwechsels nicht notwendig.

Altenheimbewohner, eine Risikogruppe im Hinblick auf Stürze, können von einer hohen Vitamin-D-Aufnahme (800 IE pro Tag) profitieren (n=124 [10]). In der Gruppe mit dieser hohen Vitamin-D-Zufuhr fand man eine um 72 % geringere Sturzrate als in der Gruppe ohne Vitamin-D-Supplementierung (RR=0,28).

Die Wissenschaftler um H.A. Bischoff-Ferrari [6] befassten sich in einem Übersichtsartikel mit dem optimalen Serumspiegel für 25-Hydroxyvitamin D in Bezug auf **Knochen- und Zahngesundheit** sowie **Fraktur-, Sturz- und Kolonkarzinomrisiko**. Sie fanden heraus, dass für einen optimalen Schutz Serumkonzentrationen von mindestens 75 nmol/l (30 ng/ml) erforderlich sind. Für diese Spiegel wird eine Zufuhr von mindestens 1.000 IE Vitamin D pro Tag empfohlen. Die beste Wirkung allerdings wird bei Spiegeln von 90-100 nmol/l (36-40 ng/ml) erreicht.

▶ Osteoporose und Morbus Crohn

Eine 2-jährige Behandlung mit 500 mg **Calcium** und 400 IE **Vitamin D₃** führte bei 154 Crohn-Patienten mit herabgesetzter Knochenmineraldichte zu einer signifikanten jährlichen Zunahme des Werts um 3-4 %. Die zusätzliche Gabe des Bisphosphonats Etidronat (400 mg) brachte keine weitere Wirkung über dieses Ergebnis hinaus [62].

▶ Steroidtherapie und **Osteoporose**

In einem Cochrane-Review mit 5 randomisierten, kontrollierten Studien zum Einsatz von Calcium und Vitamin D₃ bei steroidinduzierter Osteoporose [29] ergab die Analyse eine signifikante klinische und statistische Reduktion des Knochenmasseabbaus durch diese Mikronährstoffkombination.

▶ Epidemiologie

Trotz durchschnittlich 30 Stunden pro Woche unter der Sonne Hawaiis hatten 51 % der 93 Teilnehmer in der epidemiologischen Studie von Blinkley et al. [8] eine 25(OH)D-Konzentration von weniger als 30 ng/ml und damit einen niedrigen Vitamin-D-Status. Die geringsten Spiegel traten bei den Teilnehmern mit der geringsten Sonnenexposition und der wenigsten Hautbräunung auf.

Eine kombinierte Behandlung mit 1.000 IE **Vitamin D**, 600 mg **Calcium** und 45 mg **Vitamin K₂** (n=200 [58]) erhöhte bei Alzheimer-Patientinnen die Knochenmineraldichte um 2,3 % und schützte signifikant vor peripheren Frakturen: Bei den mit den Mikronährstoffen behandelten Patientinnen war es bei 3/90 zu Frakturen gekommen, dagegen zu 22/88 Frakturen bei den Patientinnen, die keine Mikronährstoffe erhalten hatte. Besonders deutlich waren die Unterschiede bei Frauen mit ausgeprägtem Vitamin-D-Mangel.

Die Supplementierung von **Kaliumcitrat** (0,08-0,1 g/kg KG) führte in einer 3-monatigen Studie (n=54, [40]) zu einer signifikanten Reduktion der Nettourinausscheidung an Säuren, Desoxypyridinol und Hydroxyprolin sowie der Ausscheidung an Osteocalcin. Diese konnte bei Frauen in der Postmenopause mit niedriger Knochenmineraldichte die Knochenresorption verringern und die potenziell ungünstigen Effekte einer proteinreichen Kost aufheben.

Ältere Frauen mit einem hohen Quotienten von tierischen/pflanzlichen **Proteinen** zeigten in einer prospektiven Kohortenstudie (n=1.035 [61]) einen beschleunigten Knochenabbau und ein höheres Frakturrisiko im Oberschenkelhals (RR 3,7; p=0,004) als Frauen mit einem niedrigeren Quotienten.

Raucher zeigten ein deutlich höheres **Risiko für Hüftgelenksfrakturen** als Nichtraucher. Die Aufnahmemenge an **Vitamin E, Beta-Carotin und Selen** ergab in einer epidemiologischen Studie (n=2.564 [75]) eine signifikant umgekehrte Korrelation mit dem Frakturrisiko. Für Vitamin C fand sich in dieser Studie keine lineare Beziehung, sondern ein Schwellenwertverhalten in Bezug auf das Frakturrisiko.

▶ Isoflavone und Knochenstoffwechsel

In einer Doppelblindstudie über 24 Wochen [3] führte die Gabe von 80,4 mg Isoflavonen pro Tag bei Frauen in der Perimenopause zu einer signifikanten Zunahme der Knochenmineraldichte um 5,6 % und des Knochenmineralgehalts um 10,1 %. (Zu weiteren Einsatzmöglichkeiten der Isoflavone ☞ auch Kap. 4.10.)

Ye et al. [74] führten mit 90 Chinesinnen eine placebokontrollierte Studie mit 84 mg bzw. 126 mg Isoflavonen durch. Dabei kam es im Vergleich zu Placebo zu einer signifikanten linearen Verbesserung der Knochenmineraldichte in der Lendenwirbelsäule und im Oberschenkelhals.

■ Fibromyalgie

Da die Fibromyalgie neben NSAR auch mit Antidepressiva behandelt wird, ☞ hierzu auch unter Kap. 4.14. "Psychische und psychiatrische Erkrankungen"

Bei Fibromyalgiepatienten zeigten sich im Vergleich zu Kontrollprobanden signifikant höhere Spiegel an Malondialdehyd und signifikant niedrigere Spiegel an Superoxiddismutase (n=165 [4]). Diese Ergebnisse weisen auf eine gestörte Balance zwischen Oxidanzien und Antioxidanzien im Organismus hin.

S-Adenosyl-Methionin (SAM) zeigte in einer placebokontrollierten Doppelblindstudie (n=44 [31]) eine entzündungshemmende und schmerzlindernde Wirkung. In der Dosis von 800 mg führte SAM, über die Dauer von 6 Wochen verabreicht, zu günstigen Effekten auf die **Fibromyalgiesymptome**, wie zu einer Verbesserung von Krankheitsaktivität, Schmerz, Müdigkeit, Steifigkeit und Stimmung, gegenüber Placebo.

Alle klinischen Parameter der **Fibromyalgie** wurden durch die Behandlung mit **5-HTP** (5-Hydroxytryptophan) bei nur geringen vorübergehenden Nebenwirkungen signifikant verbessert. Dies berichteten Caruso et al. [13] in einer placebokontrollierten Doppelblindstudie mit Patienten mit primärem Fibromyalgiesyndrom.

Schwarz et al. [60] wiesen in einer Studie zum Tryptophanstoffwechsel bei Fibromyalgie nach, dass durch einen Tryptophanmangel-Test bei den Patienten anders als bei Gesunden Interleukin-6 signifikant ansteigt. Bei gesunden Probanden sowie bei einem Teil der Patienten fällt der 5-Hydroxyindolacetatspiegel ab, bei einem Teil der Patienten steigt dieser an. Die Untersucher deuten dies als Ausdruck eines veränderten Tryptophanstoffwechsels bei einer Untergruppe von Fibromyalgiepatienten.

■ Sonstige Beschwerdebilder

Bei Patienten mit Handgelenksfrakturen kam es unter Placebo in 10,1 % der Fälle zum Auftreten eines **Sudeck-Syndroms**; unter der Gabe von **Vitamin C** (500-1.500 mg pro Tag) trat dieses Schmerzsyndrom nur in 2,4 % der Fälle auf (n=416 [76]).

In einer Metaanalyse, die 51 Studien im Bereich der ambulanten und stationären **Rehabilitation** umfasste [26], fanden sich direkte Zusammenhänge zwischen **Vitamin-D-Mangel** und **unspezifischen Muskel-/Knochenschmerzen**. Ein entsprechender Mangel ergab sich bei 93 % der Patienten mit solchen Beschwerden bzw. bei 100 % der Unter-30-Jährigen. Die Beschwerden werden auf niedrige Calcium- und Phosphatspiegel und ungenügende Mineralisierung der Knochen zurückgeführt.

Unter der Therapie mit proteolytischen Enzymen – Trypsin, Chymotrypsin, Bromelain, Papain, Rutosid –, die zusätzlich zur Standardtherapie bei schmerzhafter **akuter Thrombophlebitis** gegeben wurden (n=159 [41]), kam es gegenüber Placebo zu einer signifikant höheren Schmerzreduktion und zu signifikant besseren Ergebnissen im Hinblick auf Begleitsymptome (phlebitische Stränge, Hautrötung, Hyperthermie).

Substanz	Dosierung	Stufe und Bemerkungen
Vitamin C ✓	0,5-1,5 g	I
Vitamin D ✓	10-20 µg	I
Mangan	5 mg	II; Mangan-D-Gluconat ist ein Antioxidans, wichtig für die Knorpelsynthese
Glucosaminsulfat	500 mg	II; (z.B. als Grünlippmuschelextrakt), Baustein von Proteoglykanen ⇒ Wasserspeicher des Knorpelgewebes; Glucosaminsulfat stimuliert die Chondrozyten
Chondroitinsulfat	250 mg	II; ebenfalls Wasserspeicher im Knorpel; Elastizitätsfaktor; hemmt Chondrozytenenzyme, regelt die Kollagensynthese; beide Wirkstoffe (Glucosamin- und Chrondoitinsulfat) benötigen einander für ein gesundes Knorpelwachstum
Schwefel	100 mg	II; in Verbindung mit Methylsulfonylmethan (MSM; enthält 34 % Schwefel) nicht toxisch
L-Glutamin	200 mg	II; stabilisiert Knochen- und Knorpelwachstum durch STH-Anregung

1 Prävention von Arthrosen.

Substanz	Dosierung	Stufe und Bemerkungen
Calcium ✓	800 mg	I; wichtig für den Knochenaufbau
Vitamin D ✓	20 µg	I; reguliert die Calciumversorgung im Knochen
Vitamin K ✓	100 µg	I; ist an der Carboxylierung des Knochenmatrixproteins beteiligt, das als nichtkollagenes Glykoprotein gebildet wird und Calcium und Phosphat in den Knochen einbaut
Magnesium	800 mg	II; stabilisiert zusammen mit Calcium den Knochenaufbau
Vitamin C	350 mg	II; katalysiert die Umwandlung von Prolin in Hydroxyprolin (wichtig für die Synthese des belastungsfähigen Kollagens)
L-Glutamin	100 mg	II; regt die Knochenbildung über STH-Synthese an

2 Prävention der Osteoporose.

Praxistipp:
Hyperhomocysteinämie stellt einen unabhängigen Risikofaktor für Osteoprose dar. Deshalb Homocystein bestimmen und ggf. behandeln (Stufe I).

Substanz	Dosierung	Stufe und Bemerkungen
Mangan	25 mg	I; Mangan-D-Gluconat ist ein Antioxidans, wichtig für die Knorpelsynthese
Glucosaminsulfat ✓	800-1.500 mg	I; (z.B. als Grünlippmuschelextrakt), Baustein von Proteoglykanen $\Rightarrow$ Wasserspeicher des Knorpelgewebes; Glucosaminsulfat stimuliert die Chondrozyten
Chondroitinsulfat ✓	300-800 mg	I; ebenfalls Wasserspeicher im Knorpel; Elastizitätsfaktor; hemmt Chondrozytenenzyme, regelt die Kollagensynthese; beide Wirkstoffe (Glucosamin- und Chrondoitinsulfat) benötigen einander für ein gesundes Knorpelwachstum
S-Adenosyl-Methionin	1.200 mg	I; Schmerztherapie
Vitamin B_1	50 mg	I; Schmerztherapie
Vitamin B_6	50 mg	I; Schmerztherapie
Vitamin B_{12}	0,25 mg	I; Schmerztherapie
Nicotinamid	50-300 mg	I; wirkt entzündungshemmend
Vitamin D_3	3-10 µg	I
Proteolytische Enzyme ✓	150-300 mg	I; Schmerztherapie
Beta-Carotin	5 mg	I
Omega-3-Fettsäuren ✓	2-6 g	I
Vitamin C	300 mg	I
Vitamin E ✓	400-1.200 mg	I; wirkt antiinflammatorisch und antioxidativ
Schwefel	100 mg	II; in Verbindung mit Methylsulfonylmethan (MSM; enthält 34 % Schwefel) nicht toxisch
Selen	100 µg	II; wirkt antiinflammatorisch und antioxidativ

3 Therapie der Arthrose.

Praxistipp:

Die Gabe von Weidenrindenextrakt (salicinhaltig) wirkt entzündungshemmend, wobei kaum Nebenwirkungen am Gastrointestinaltrakt auftreten. Weitere antinflammtorisch wirksame Inhaltsstoffe sind die Flavonoide, Catechine und Phenole. Auch Brennesselextrakte werden empirisch bei Gelenkentzündungen eingesetzt. Brennesselextrakte haben wegen ihrer antiinflammatorischen Effekte und der TNF-α-Blockade von sich Reden gemacht.

Substanz	Dosierung	Stufe und Bemerkungen
Vitamin E ✓	600-1.200 mg	I
Vitamin C ✓	1-2 g	I
Vitamin A	0,5-1,5 mg	I
Vitamin D$_3$	1.000 IE	I; Immunmodulation, Osteoporoseprophylaxe bei Kortikoidtherapie
Selen	100-200 µg	I
Calcium	800-1.000 mg	II; Osteoporoseprophylaxe bei Kortikoid-therapie
Omega-3-Fettsäuren ✓	2-6 g	I
Proteolytische Enzyme ✓	150-300 mg	I
Folsäure	0,5-2 mg	I; bei Behandlung mit Folsäureantagonisten (z.B. Methotrexat)

4 Therapie der rheumatoiden Arthritis.

Praxistipps:
• Rheumapatienten haben häufig erhöhte Homocysteinwerte. Deshalb ist Homocystein zu bestimmen und ggf. zu behandeln (Stufe I).
• Als Basismaßnahme bei rheumatoider Arthritis sei an den Einsatz traditioneller mediterraner Kost und den Verzehr von Fisch erinnert (Stufe I).

Substanz	Dosierung	Stufe und Bemerkungen
Calcium ✓	1.000 mg	I; wichtig für den Knochenaufbau
Magnesium	800 mg	I; stabilisiert zusammen mit Calcium den Knochenaufbau
Vitamin D ✓	800 IE	I; reguliert die Calciumversorgung im Knochen
Vitamin K	100 µg	I; ist an der Carboxylierung des Knochenmatrixproteins beteiligt, das als nichtkollagenes Glykoprotein gebildet wird und Calcium und Phosphat in den Knochen einbaut
Vitamin B$_{12}$	20 µg	I; Homocystein beeinträchtigt die Quervernetzung von Elastin und Kollagenfasern und begünstigt bei einer Erhöhung damit die Osteoporose
Folsäure	0,4-2 mg	I
Strontium ✓	2 g	I
Kaliumcitrat	0,8 g/kg KG	I
Phytoöstrogene (Isoflavone)	50 mg	I
Vitamin C	350 mg	II; katalysiert die Umwandlung von Prolin in Hydroxyprolin (wichtig für die Synthese des belastungsfähigen Kollagens)
Kupfer	5 mg	II; die Lysyloxidase ist kupferabhängig und steuert die Quervernetzung der Kollagenfasern; Vitamin B$_6$ ist an dieser Reaktion als prosthetische Gruppe beteiligt
Mangan	25 mg	II; die Glykosyltransferase ist Mn-abhängig und katalysiert die Bildung saurer Mukopolysaccharide, die neben Kollagen die organische Hauptkomponente ausmachen
Vanadium	0,05 µg	II; stabilisiert die Knochensubstanz

5 Therapie der Osteoporose.

Praxistipps:
- Hyperhomocysteinämie stellt einen unabhängigen Risikofaktor für Osteoporose dar (vgl. Prävention).
- Bei Rauchern ggf. zusätzlich Vitamin E, Beta-Carotin und Selen supplementieren (Stufe I).
- Wegen der hormonellen Beteiligung bei der Osteoporose empfiehlt sich auch die Gabe von Phytohormonen, z.B. fördern Genistein (20 mg) und DHEA (15-20 mg) die Knochenregeneration.

Substanz	Dosierung	Stufe und Bemerkungen
S-Adenosyl-Methionin SAM ✓	800 mg	I
L-Tryptophan ✓	0,5-3 g	I
Vitamin C ✓	1-3 g	I; antioxidative Wirkung
Vitamin E ✓	600-1.200 mg	I; antioxidative Wirkung
Vitamin D_3	3-10 µg	II
Vitamin B_1	5-40 mg	II
Vitamin B_6	5-25 mg	II
Vitamin B_{12}	5-15 µg	II
Magnesium	300-500 mg	II
Zink	10-30 mg	II
Selen	100-200 µg	II
L-Carnitin	1-3 g	II; Energie
Coenzym Q_{10}	30-120 mg	II; Energie
L-Arginin	0,6-6 g	I; Wachstumshormon, Immunsystem

6 Therapie der Fibromyalgie.

Praxistipps:
- Bei Fibromyalgie zählen Bewegung, Stressmanagement und Vermeidung von Umweltbelastungen zu den nichtmedikamentösen Basismaßnahmen. Eine Optimierung des Säure-Basen-Haushalts und der Darmflora ist anzustreben.
- Als medikamentöse Ergänzung ist an Hypericum, Teufelskralle oder an trizyklische Antidepressiva zu denken.

Substanz	Dosierung	Stufe und Bemerkungen
Vitamin C ✓	bis 8 g für 3 Tage, dann 2-4 g für 8 Tage	II
Vitamin B_{12} ✓	1000 µg/Tag i.m. für 7-10 Tage, dann 500 µg	II
Proteolytische Enzyme ✓	150-300 mg	II

7 Therapie der Bursitis.

Substanz	Dosierung	Stufe und Bemerkungen
Vitamin C ✓	3 × 500 mg	I
Vitamin D_3 ✓	3-10 µg	II
Calcium	500-1.000 mg	II
Magnesium	150-300 mg	II
Strontiumranelat	2 g	II
Vitamin B_6	25-100 mg	II
Vitamin E ✓	400-800 mg	II
Proteolytische Enzyme ✓	150-300 mg	II

8 Therapie des Morbus Sudeck.

4.9.5. Rezepturbeispiele bei Knochen- und Gelenkerkrankungen

Literatur

1. Abate A, Yang G, Dennery PA, et al. Synergistic inhibition of cyclooxygenase-2 expression by vitamin E and aspirin. Free Radic Biol Med 2000;29(11):1135-42.

2. Adam O, Beringer C, Kless T, et al. Anti-inflammatory effects of a low arachidonic acid diet and fish oil in patients with rheumatoid arthritis. Rheumatol Int 2003; 23(1):27-36.

3. Alekel DL, German AS, Peterson CT, et al. Isoflavone-rich soy protein isolate attenuates bone loss in the lumbar spine of perimenopausal women. Am J Clin Nutr 2000;72(3):844-52.

4. Bagis S, Tamer L, Sahin G, et al. Free radicals and antioxidants in primary fibromyalgia: an oxidative stress disorder? Rheumatol Int 2005;25(3):188-90.

5. Beauchamp GK, Keast RS, Morel D, et al. Phytochemistry: ibuprofen-like activity in extra-virgin olive oil. Nature 2005;437(7055):45-6.

6. Bischoff-Ferrari HA, Giovannucci E, Willett WC, et al. Estimation of optimal serum concentrations of 25-hydroxyvitamin D for multiple health outcomes. Am J Clin Nutr 2006;84(1):18-28.

7. Blankenhorn G. Klinische Wirksamkeit von Spondyvit® (Vitamin E) bei aktivierten Arthrosen. Eine multicentrische placebokontrollierte Doppelblindstudie. Z Orthop Ihre Grenzgeb 1986;124(3):340-3.

8. Blinkley N, Novotny R, Krueger D, et al. Low vitamin D status despite abundant sun exposure. J Clin Endocrinol Metab 2007;92(6):2130-5.

9. Booth SL, Broe KE, Gagnon DR, et al. Vitamin K intake and bone mineral density in women and men. Am J Clin Nutr 2003;77(2):512-6.

10. Broe KE, Chen TC, Weinberg J, et al. A higher dose of vitamin D reduces the risk of falls in nursing home residents: a randomized, multiple-dose study. J Am Geriatr Soc 2007;55(2):234-9.

11. Cagnacci A, Baldassari F, Rivolta G, et al. Relation of homocysteine, folate, and vitamin B_{12} to bone mineral density of postmenopausal women. Bone 2003;33(6): 956-9.

12. Caruso I, Pietrogrande V. Italian double-blind multicenter study comparing S-adenosylmethionine, naproxen, and placebo in the treatment of degenerative joint disease. Am J Med 1987;83(5A):66-71.

13. Caruso I, Sarzi Puttini P, Cazzola M, et al. Double-blind study of 5-hydroxytryptophan versus placebo in the treatment of primary fibromyalgia syndrome. J Int Med Res 1990;18(3):201-9.

14. Chapuy MC, Arlot ME, Duboeuf F, et al. Vitamin D_3 and calcium to prevent hip fractures in the elderly women. N Engl J Med 1992;327(23):1637-42.

15. Chapuy MC, Pamphile R, Paris E, et al. Combined calcium and vitamin D3 supplementation in elderly women: confirmation of reversal of secondary hyperparathyroidism and hip fracture risk: the Decalyos II study. Osteoporos Int 2002;13(3):257-64.

16. Curtis CL, Rees SG, Little CB, et al. Pathologic indicators of degradation and inflammation in human osteoarthritic cartilage are abrogated by exposure to n-3 fatty acids. Arthritis Rheum 2002;46(6):1544-53.

17. Cutolo M, Otsa K, Laas K, et al. Circannual vitamin D serum levels and disease activity in rheumatoid arthritis: Northern versus Southern Europe. Clin Exp Rheumatol 2006;24(6):702-4.

18. Das A Jr, Hammad TA. Efficacy of a combination of FCHG49 glucosamine hydrochloride, TRH122 low molecular weight sodium chondroitin sulfate and manganese ascorbate in the management of knee osteoarthritis. Osteoarthritis Cartilage 2000;8(5):343-50.

19. Das G, Crocombe S, McGrath M, et al. Hypovitaminosis D among healthy adolescent girls attending an inner city school. Arch Dis Child 2006;91(7):569-72.

20. Di Daniele N, Carbonellli MG, Candeloro N, et al. Effect of supplementation of calcium and vitamin D on bone mineral density and bone mineral content in peri- and post-menopause women; a double-blind, randomized, controlled trial. Pharmacol Res 2004;50(6):637-41.

21. Edmonds SE, Winyard PG, Guo R, et al. Putative analgesic activity of repeated oral doses of vitamin E in the treatment of rheumatoid arthritis. Results of a prospective placebo controlled double blind trial. Ann Rheum Dis 1997;56(11):649-55.

22. Geusens P, Wouters C, Nijs J, et al. Long-term effect of omega-3 fatty acid supplementation in active rheumatoid arthritis. A 12-month, double-blind, controlled study. Arthritis Rheum 1994;37(6):824-9.

23. Gotia S, Popovici I, Hermeziu B. Antioxidant enzymes levels in children with juvenile rheumatoid arthritis. Rev Med Chir Soc Med Nat Iasi 2001;105(3):499-503.

24. Hall SL, Greendale GA. The relation of dietary vitamin C intake to bone mineral density: results from the PEPI study. Calcif Tissue Int 1998;63(3):183-9.

25. Hansen GV, Nielsen L, Kluger E, et al. Nutritional status of Danish rheumatoid arthritis patients and effects of a diet adjusted in energy intake, fish-meal, and antioxidants. Scand J Rheumatol 1996;25(5):325-30.

26. Heath KM, Elovic EP. Vitamin D deficiency: implications in the rehabilitation setting. Am J Phys Med Rehabil 2006;85(11):916-23.

27. Helgeland M, Svendsen E, Førre O, et al. Dietary intake and serum concentrations of antioxidants in children with juvenile arthritis. Clin Exp Rheumatol 2000;18(5): 637-41.

28. Heliövaara M, Knekt P, Aho K, et al. Serum antioxidants and risk of rheumatoid arthritis. Ann Rheum Dis 1994;53(1):51-3.

29. Homik J, Suarez-Almazor ME, Shea B, et al. Calcium and vitamin D for corticosteroid-induced osteoporosis. Cochrane Database Syst Rev 2000;(2):CD000952

30. Ilich JZ, Brownbill RA, Tamborini L. Bone and nutrition in elderly women: protein, energy, and calcium as main determinants of bone mineral density. Eur J Clin Nutr 2003;57(4):554-65.

31. Jacobsen S, Danneskiold-Samsøe B, Anderson RB. Oral S-adenosylmethionine in primary fibromyalgia. Double-blind clinical evaluation. Scand J Rheumatol 1991;20(4):294-302.

32. Jonas WB, Rapoza CP, Blair WF. The effect of niacinamide on osteoarthritis: a pilot study. Inflamm Res 1996; 45(7):330-4.

33. Klein G, Kullich W. Schmerzreduktion durch eine orale Enzymtherapie bei rheumatischen Erkrankungen. Wien Med Wochenschr 1999;149(21-22):577-80.

34. Klein G, Kullich W. Short-term treatment of painful osteoarthritis of the knee with oral enzymes. A randomized, double-blind study versus diclofenac. Clin Drug Invest 2000;19(1):15-23.

35. Knapen MH, Schurgers LJ, Vermeer C. Vitamin K2 supplementation improves hip bone geometry and bone strength indices in postmenopausal women. Osteoporos Int 2007;18(7):963-72.

36. Knekt P, Heliövaara M, Aho K, et al. Serum selenium, serum alpha-tocopherol, and the risk of rheumatoid arthritis. Epidemiology 2000;11(4):402-5.

37. Lane NE, Gore LR, Cummings SR, et al. Serum vitamin D levels and incident changes of radiographic hip osteoarthritis: a longitudinal study. Study of Osteoporotic Fractures Research Group. Arthritis Rheum 1999; 42(5):854-60.

38. Largo R, Alvarez-Soria MA, Díez-Ortego I, et al. Glucosamine inhibits IL-1beta-induced NFkappaB activation in human osteoarthritic chondrocytes. Osteoarthritis Cartilage 2003;11(4):290-8.

39. Lovell DJ, Glass D, Ranz J, et al. A randomized controlled trial of calcium supplementation to increase bone mineral density in children with juvenile rheumatoid arthritis. Arthritis Rheum 2006;54(7):2235-42.

40. Marangella M, Di Stefano M, Casalis S, et al. Effects of potassium citrate supplementation on bone metabolism. Calcif Tissue Int 2004;74(4):330-5.

41. Marshall M, Kleine M-W. Wirksamkeit und Verträglichkeit einer oralen Enzymtherapie bei der schmerzhaften akuten Thrombophlebitis superficialis. Phlebologie 2001;30(2):36-43.

42. McAlindon T. Glucosamine and chondroitin for osteoarthritis? Bull Rheum Dis 2001;50(7):1-4.

43. McAlindon TE, Felson DT, Zhang Y, et al. Relation of dietary intake and serum levels of vitamin D to progression of osteoarthritis of the knee among participants in the Framingham Study. Ann Intern Med 1996;125(5): 353-9.

44. McAlindon TE, Jacques P, Zhang Y, et al. Do antioxidant micronutrients protect against the development and progression of knee osteoarthritis? Arthritis Rheum 1996;39(4):648-56.

45. McAlindon TE, LaValley MP, Gulin JP, et al. Glucosamine and chondroitin for treatment of osteoarthritis: a systematic quality assessment and meta-analysis. JAMA 2000;283(11):1469-75.

46. McLean RR, Jacques PF, Selhub J, et al. Homocysteine as a predictive factor for hip fracture in older persons. N Engl J Med 2004;350(20):2042-9.

47. Merlino LA, Curtis J, Mikuls TR, et al. Vitamin D intake is inversely associated with rheumatoid arthritis: results from the Iowa Women's Health Study. Arthritis Rheum 2004;50(1):72-7.

48. Meunier PJ, Roux C, Seeman E, et al. The effects of strontium ranelate on the risk of vertebral fracture in women with postmenopausal osteoporosis. N Engl J Med 2004;350(5):459-68.

49. Ortiz Z, Shea B, Suarez-Almazor ME, et al. Folic acid and folinic acid for reducing side effects in patients receiving methotrexate for rheumatoid arthritis. Cochrane Database Syst Rev 1999;(4):CD000951.

50. Patel S, Farragher T, Berry J, et al. Association between serum vitamin D metabolite levels and disease activity in patients with early inflammatory polyarthritis. Arthritis Rheum 2007;56(7):2143-9.

51. Pattison DJ, Silman AJ, Goodson NJ, et al. Vitamin C and the risk of developing inflammatory polyarthritis: prospective nested case-control study. Ann Rheum Dis 2004;63(7):843-7.

52. Reginster JY, Bruyere O, Lecart MP, et al. Naturocetic (glucosamine and chondroitin sulfate) compounds as structure-modifying drugs in the treatment of osteoarthritis. Curr Opin Rheumatol 2003;15(5):651-5.

53. Reginster JY, Deroisy R, Rovati LC, et al. Long-term effects of glucosamine sulphate on osteoarthritis progression: a randomised, placebo-controlled clinical trial. Lancet 2001;357(9252):251-6.

54. Reginster JY, Seeman E, De Vernejoul MC, et al. Strontium ranelate reduces the risk of nonvertebral frac-

tures in postmenopausal women with osteoporosis: Treatment of Peripheral Osteoporosis (TROPOS) study. J Clin Endocrinol Metab 2005;90(5):2816-22.

55. Richy F, Bruyere O, Ethgen O, et al. Structural and symptomatic efficacy of glucosamine and chondroitin in knee osteoarthritis: a comprehensive meta-analysis. Arch Intern Med 2003;163(13):1514-22.

56. Roubenoff R, Dellaripa P, Nadeau MR, et al. Abnormal homocysteine metabolism in rheumatoid arthritis. Arthritis Rheum 1997;40(4):718-22.

57. Sato Y, Honda Y, Iwamoto J, et al. Effect of folate and mecobalamin on hip fractures in patients with stroke: a randomized controlled trial. JAMA 2005;293(9):1082-8.

58. Sato Y, Kanoko T, Satoh K, et al. Menatetrenone and vitamin D2 with calcium supplements prevent nonvertebral fracture in elderly women with Alzheimer's disease. Bone 2005;36(1):61-8.

59. Scherak O, Kolarz G, Schödl C, et al. Hochdosierte Vitamin-E-Therapie bei Patienten mit aktivierter Arthrose. Z Rheumatol 1990;49(6):369-73.

60. Schwarz MJ, Offenbaecher M, Neumeister A, et al. Evidence for an altered tryptophan metabolism in fibromyalgia. Neurobiol Dis 2002;11(3):434-42.

61. Sellmeyer DE, Stone KL, Sebastian E, et al. A high ratio of dietary animal to vegetable protein increases the rate of bone loss and the risk of fracture in postmenopausal women. Study of Osteoporotic Fractures Research Group. Am J Clin Nutr 2001;73(1):118-22.

62. Siffledeen JS, Fedorak RN, Siminoski K, et al. Randomized trial of etidronate plus calcium and vitamin D for treatment of low bone mineral density in Crohn's disease. Clin Gastroenterol Hepatol 2005;3(2):122-32.

63. Singer F, Oberleitner H. Ein Beitrag zur medikamentösen Therapie der aktivierten Arthrose. Zur Effektivität eines Enzymgemisches versus Diclofenac. Wien Med Wochenschr 1996;146(3):55-8.

64. Sköldstam L, Hagfors L, Johansson G. An experimental study of a Mediterranean diet intervention for patients with rheumatoid arthritis. Ann Rheum Dis 2003; 62(3):208-14.

65. Steingrimsdottir L, Gunnarsson O, Indridason OS, et al. Relationship between serum parathyroid hormone levels, vitamin D sufficiency, and calcium intake. JAMA 2005;294(18):2336-41.

66. Tucker KL, Hannan MT, Qiao N, et al. Low plasma vitamin B$_{12}$ is associated with lower BMD: the Framingham Osteoporosis Study. J Bone Miner Res 2005;20(1): 152-8.

67. Uebelhart D, Malaise M, Marcolongo R, et al. Intermittent treatment of knee osteoarthritis with oral chondroitin sulfate: a one-year, randomized, double-blind,

multicenter study versus placebo. Osteoarthritis Cartilage 2004;12(4):269-76.

68. Van Ede AE, Laan RF, Rood MJ, et al. Effect of folic or folinic acid supplementation on the toxicity and efficacy of methotrexate in rheumatoid arthritis: a forty-eight week, multicenter, randomized, double-blind, placebo-controlled study. Arthritis Rheum 2001;44(7):1515-24.

69. Van Meurs JB, Dhonukshe-Rutten RA, Pluijm SM, et al. Homocysteine levels and the risk of osteoporotic fracture. N Engl J Med 2004;350(20):2033-41.

70. Vetter G, Brüggemann G, Lettko M, et al. Verkürzung der Diclofenac-Therapie durch B-Vitamine. Ergebnisse einer randomisierten Doppelblindstudie, Diclofenac 50 mg gegen Diclofenac 50 mg plus B-Vitamine, bei schmerzhaften Wirbelsäulenerkrankungen mit degenerativen Veränderungen. Z Rheumatol 1988;47(5):351-62.

71. Volker D, Fitzgerald P, Major G, et al. Efficacy of fish oil concentrate in the treatment of rheumatoid arthritis. J Rheumatol 2000;27(10):2343-6.

72. Whittle SL, Hughes RA. Folate supplementation and methotrexate treatment in rheumatoid arthritis: a review. Rheumatology 2004;43(3):267-71.

73. Wittenborg A, Petersen G, Lorkowski G, et al. Wirksamkeit von Vitamin E im Vergleich zu Diclofenac-Natrium in der Behandlung von Patienten mit chronischer Polyarthritis. Z Rheumatol 1998;57(4):215-21.

74. Ye YB, Tang XY, Verbruggen MA, et al. Soy isoflavones attenuate bone loss in early postmenopausal Chinese women : a single-blind randomized, placebo-controlled trial. Eur J Nutr 2006;45(6):327-34.

75. Zhang J, Munger RG, West NA, et al. Antioxidant intake and risk of osteoporotic hip fracture in Utah: an effect modified by smoking status. Am J Epidemiol 2006; 163(1):9-17.

76. Zollinger PE, Tuinebreijer WE, Breederveld RS et al. Can vitamin C prevent complex regional pain syndrome in patients with wrist fractures? A randomized, controlled, multicenter dose-response study. J Bone Joint Surg Am 2007;89(7):1424-31.

4.10. Frauengesundheit: Schwangerschaft, Stillzeit, Klimakterium

Im Rahmen der Einsatzmöglichkeiten der Mikronährstoffmedizin werden in diesem Kapitel zunächst Probleme der Schwangerschaft von Seiten der Mutter (wie Präeklampsie bzw. Schwangerschaftshypertonie und Gestationsdiabetes) und des Feten besprochen. Zu letzteren zählen Entwicklungsstörungen (z.B. Neuralrohrdefekte, Down-

Syndrom, Lippen-Kiefer-Gaumen-Spalten, Herz-fehler, niedriges Geburtsgewicht) und Frühgeburten.

Aus dem Gebiet der Gynäkologie stellen wir insbesondere Fakten und Studien zu Adnexitiden, Kolpitis, prämenstruellem Syndrom, Dysmenorrhoe und Klimakterium sowie Mastopathie/Brustkrebs vor. Abschließend sollen die wichtigen Themen Hormonanwendung zur Kontrazeption und Behandlung von Wechseljahresbeschwerden sowie Fertilitätsstörungen bei der Frau zur Sprache kommen.

4.10.1. Epidemiologie

Zu den wichtigsten Schwangerschaftsproblemen, die die Mütter betreffen, zählt die Präeklampsie. Sie entwickelt sich in etwa 5-10 % aller Schwangerschaften, vor allem bei sehr jungen Frauen bzw. Erstgebärenden über 35 Jahre.

Die Häufigkeit des Gestationsdiabetes schwankt je nach ethnischer Zusammensetzung der untersuchten Gruppe zwischen 1 % und 20 % der Schwangeren. Für Deutschland geht man von einer Prävalenz von 4-10 % aus.

Mit groben Fehlbildungen werden bei uns ca. 3-5 % der Kinder geboren. Davon weist 1/3 multiple Defekte auf. Bei 1,5 % liegt ein unifaktorielles genetisches Leiden und bei 0,5 % eine Chromosomenanomalie vor. Schwangerschaftsinfektionen sind für 0,1-1 % der Fehlbildungen verantwortlich.

Als Down-Syndrom bezeichnet man eine spezielle Genmutation beim Menschen, nämlich die Verdreifachung (Trisomie) des 21. Chromosoms (daher auch: Trisomie 21) oder von Teilen davon. Das Down-Syndrom (Trisomie 21) tritt bei 1 : 500 bis 1 : 1.000 Geburten auf. Die Wahrscheinlichkeit für eine Frau im Alter von 25 Jahren, mit einem Kind mit Down-Syndrom schwanger zu werden, liegt bei unter 0,1 %, im Alter von 35 Jahren bei 0,3 %, im Alter von 40 Jahren bei 1 % und im Alter von 48 Jahren bei 9 %.

Neuralrohrdefekte (im unteren Wirbelsäulenbereich; sog. Spina bifida) findet man bei 1-5 : 1.000 Geburten. Die Lippen-, Kiefer- und Gaumenspalten sind eine Gruppe von angeborenen Fehlbildungen. Ihnen ist gemeinsam, dass sich in der Embryonalentwicklung Teile der Mundpartie nicht normal entwickeln. Alle Formen der Lippen-Kiefer-Gaumen-Spalten machen zusammen ungefähr

15 % aller Fehlbildungen aus bzw. kommen bei ca. 15 : 1.000 Kindern vor.

Schließlich treten angeborene Herzfehler bei ca. 1 % aller Neugeborenen auf.

Der Anteil der Frühgeburten beträgt in Deutschland ca. 10 %, derjenige an Neugeborenen mit niedrigem Geburtsgewicht ca. 4-8 % (davon sind ca. 50 % Frühgeburten).

Von einer Adnexitis sind vorwiegend Frauen im Alter zwischen dem 20. und 35. Lebensjahr betroffen. Bei Mädchen vor der Pubertät sowie bei Frauen nach der Menopause ist eine Adnexitis sehr selten. Die Häufigkeit hängt in hohem Maße vom Sexualverhalten und von der persönlichen Hygiene ab. Eine Adnexitis trifft jede 8. sexuell aktive Frau. Man geht davon aus, dass ca. 10 % aller Erkrankungen der weiblichen Geschlechtsorgane Entzündungen der Adnexen sind.

Ein Drittel der Frauen mit regelmäßiger Menstruation wird bei uns von einem prämenstruellen Syndrom betroffen, nach dem 40. Lebensjahr gehäuft.

Abhängig vom Kulturkreis haben 20-90 % aller Frauen zwischen 15 und 24 Jahren Schmerzen bei der Menstruationsblutung (Dysmenorrhoe). Dabei bezeichnen 15 % der Frauen ihre Beschwerden als schwer.

Der Häufigkeitsgipfel für eine Mastopathie liegt zwischen dem 30. und 50. Lebensjahr, seltener sind jüngere bzw. ältere Frauen betroffen. Da etwa 50-60 % aller Frauen an einer Mastopathie leiden, ist sie die häufigste Brustdrüsenveränderung überhaupt.

Unter den Krebserkrankungen der Frau ist das Karzinom der Brustdrüse (Mammakarzinom) mit 28 % die häufigste. Etwa 1 von 10 Frauen erkrankt in Deutschland an Brustkrebs, so kommt es jährlich zu schätzungsweise 57.970 Neuerkrankungen (Daten 2006; Krebsregisterdaten RKI: www.rki.de).

Bei uns wenden ca. 38 % der Frauen im gebärfähigen Alter bzw. ca. 55 % der 14- bis 19-jährigen Frauen Steroidhormone zur Empfängnisverhütung (sog. Kontrazeptiva) an.

Die natürliche Menopause, d.h. der Zeitpunkt der letzten Monatsblutung, tritt bei Frauen gewöhnlich zwischen dem 45. und 55. Altersjahr ein. Als vorzeitige Menopause wird eine ausbleibende Monatsblutung durch Funktionsstörung der Ovarien vor dem 40. Lebensjahr bezeichnet. Da die durchschnittliche Lebenserwartung in den westlichen Industrieländern, aber auch in Japan, mehr als 80 Jahre beträgt, verbringt die Frau nach der Menopause fast 30 Jahre ihres Lebens in einem Zustand des Quasi-"Östrogenmangels". Als Folgen dieses Mangels kommt es zu verschiedensten menopausalen Beschwerden, die in Europa durchschnittlich in 70-80 %, in Asien nur in 15-20 % der Fälle auftreten. Rund 35-40 % der 45- bis 60-jährigen Frauen erhalten eine postmenopausale Hormontherapie (HT) gegen diese Beschwerden. Im Alter zwischen 60 und 65 Jahren beträgt der Anteil der HT-Anwenderinnen nur noch 10-15 %.

In einer aktuellen Befragung gaben 63 % dieser Frauen an, niemals von ihren Ärzten über Risiken wie Herzinfarkt und Schlaganfall bei der HT aufgeklärt worden zu sein. 53 % sagten, ihr Arzt habe sie nicht über das Thromboserisiko informiert, 46 %, sie wären nicht einmal über das längst bekannte Brustkrebsrisiko aufgeklärt worden.

Die Verschreibungszahlen für Hormonpräparate in der Postmenopause haben sich 2005 im Vergleich zu 1999 etwa halbiert und waren vor allem zwischen 2003 und 2004 rückläufig (30 % der Frauen beendeten ihre Therapie nach dem Abbruch der WHI-Studie; *Women's Health Initiative)*. Im Jahr 1999, bevor es die ersten schlechten Nachrichten zur Hormontherapie gab, wurden in Deutschland über 1 Mrd. Tagesdosen verschrieben, 2004 waren es noch 459 Millionen.

Fertilitätsstörungen sind häufig. Nach unterschiedlichen Daten bleiben in Deutschland 3-15 % der Paare ungewollt kinderlos und ca. 10 % benötigen länger als 2 Jahre, um Kinder zu bekommen. Dabei beruhen 40-50 % der Unfruchtbarkeit auf rein weiblichen Ursachen, 30-40 % auf männlichen, und in 20 % der Fälle sind kombinierte Ursachen zu finden bzw. die Ursache ist unklar. Demnach sind zwischen 2 % und 7 % der deutschen Männer im Reproduktionsalter infertil.

4.10.2. Ätiologie

Die Präeklampsie (auch EPH-Gestose, Spätgestose) ist eine hypertensive Erkrankung der Schwangeren (Schwangerschaftshypertonie). Sie gilt als Vorstufe der Eklampsie und ist durch das Vorliegen von erhöhtem Blutdruck, Proteinurie und Ödemen charakterisiert. Daneben kommt es häufig zu Schwindel, Kopfschmerzen, Sehstörungen sowie Erbrechen. Die Ursachen für eine Präeklampsie sind nicht eindeutig geklärt. Diskutiert wird eine gestörte Implantation des Trophoblasten, die zu einer Fehlentwicklung der arteriellen Gefäße in der Plazenta führt. Auch Störungen im Prostaglandinstoffwechsel und Vitamin-D-Mangel in der Frühschwangerschaft scheinen eine Rolle zu spielen.

Als Gestationsdiabetes bezeichnet man eine Kohlenhydratstoffwechselstörung, die erstmalig während der Schwangerschaft auftritt bzw. erkannt wird. Die Ursachen liegen einerseits an verschiedenen Schwangerschaftshormonen, die zu einer Erhöhung des Blutzuckerspiegels führen (z.B. Östrogene, humanes Plazentalaktogen), andererseits an einem ungünstigen Ernährungsverhalten.

Die vielfältigen Fehlbildungen und Entwicklungsstörungen beim Feten sind entweder genetisch bedingt oder treten infolge von Schädigungen während der Schwangerschaft auf, z.B. durch Nikotin, Alkohol, Medikamente (vor allem Zytostatika, Barbiturate, androgene Hormone), Umweltgifte, Infektionen, Mikronährstoffmangel bzw. durch Deformierungen infolge räumliche Enge.

Bei Neuralrohrdefekten scheint eine multifaktoriellen Genese aus Genetik, Folsäureunterversorgung, Diabetes, Alkohol und Medikamenten-Nebenwirkungen (z.B. Antiepileptika) vorzuliegen. Die verschiedenen Formen der Trisomie 21 (des Down-Syndroms) entstehen meist durch spontane Fehler bei der Zellteilung, abhängig vom Alter der Mutter und möglicherweise beeinflusst durch ionisierende Strahlung. Nur bei der Translokationstrisomie 21 kann in etwa 30 % der Fälle eine familiäre Disposition nachgewiesen werden, nämlich dann, wenn ein oder beide Elternteile Träger einer sog. balancierten Translokation eines 21. Chromosoms sind.

Als Ursachen von Lippen-Kiefer-Gaumen-Spalten kommen genetische und exogene Faktoren in Frage. Exogene Ursachen sind Sauerstoffmangel während der Embryonalentwicklung, Rauchen und Alkoholmissbrauch der Mutter, ionisierende Strahlung, Vitaminmangel (Folsäure), aber auch Rötelninfektion der Mutter während der Schwangerschaft, Medikamenteneinnahme (z.B. Hydantoin) und evtl. Hyperthermie (Sauna).

Acht Herzfehler – Ventrikelseptumdefekt, Vorhofseptumdefekt, persistierender Ductus arteriosus Botalli, Aortenisthmusstenose, Pulmonalstenose, Aortenstenose, Fallot-Tetralogie, Transposition der großen Arterien – machen rund 80 % der angeborenen Herzfehler aus. In den meisten Fällen sind die Ursachen unbekannt. Häufig treten Herzfehler aber bei Erkrankungen mit Chromosomenveränderungen auf. So haben etwa 40 % der Menschen mit Down-Syndrom einen Herzfehler. Es gibt Risikofaktoren, die Fehlentwicklungen des Herzens, aber auch anderer Organe in der Schwangerschaft begünstigen können. Hierzu zählen Virusinfektionen, Medikamente (z.B. Zytostatika oder Immunsuppressiva), Alkohol, Nikotin, ionisierende Strahlung oder Sauerstoffmangel.

Häufige Ursachen für Frühgeburten sind Fruchtwasserinfektionen (z.B. durch Geschlechtskrankheiten), andere Infektionen der Mutter (z.B. Parodontitis), Rauchen, Stress oder eine Plazentainsuffizienz. In vielen Fällen lässt sich jedoch keine Ursache finden.

Das Auftreten von niedrigem Geburtsgewicht unter 2.500 g hängt mit Frühgeburten, Mehrlingsschwangerschaften, Mangelernährung, psychischem Stress und Depression der Mutter, Mikronährstoffunterversorgung (z.B. Eisenmangel), sozialen Faktoren, Rauchen, Alkohol, Infektionen der Mutter und evtl. Röntgen während der Schwangerschaft zusammen.

Die Adnexitis ist ein Sammelbegriff für ein Spektrum von meist bakteriellen Genitaltrakt-Infektionen der Frau. Betroffen sind vor allem Eileiter (oder Tuben; Salpingitis) und Eierstöcke (oder Ovarien; Oophoritis), aber auch dazugehörende Bindegewebsstrukturen.

Adnexitiden sind mit Schmerzen im Abdomen oder kleinen Becken, vaginalem Ausfluss, Metro- oder Menorrhagie, Dysurie und erhöhter Temperatur verbunden. Selten kommen auch Übelkeit, Erbrechen oder pleuritische Schmerzen dazu. Risikofaktoren sind ungeschützter Sexualverkehr und häufig wechselnde Geschlechtspartner.

Das prämenstruelle Syndrom ist ein bei Frauen in der Zeit der Menstruation auftretender Symptomkomplex mit abdominellen Beschwerden, Mastodynie, Ödemen, Kopfschmerzen, Kreislaufstörungen, Affektlabilität, Erschöpfung, Angst, Libidostörungen usw. Als Ursachen kommen in erster Linie Störungen im Verhältnis der Sexualhormone Östrogen und Progesteron zueinander (relativ zu niedrige Progesteronkonzentrationen in der zweiten Phase des Menstruationszyklus) und psychische Konfliktsituationen in Frage.

Schmerz ist ein zentrales Symptom der Menstruation und wird häufig als "Schicksal der Frau" angesehen. Während der Menstruation liegt eine Verstärkung der Uterusperistaltik vor, die von Sympathikus und Parasympathikus mit beeinflusst wird. Bei Patientinnen mit starken Menstruationsschmerzen (Dysmenorrhoe) liegt eine signifikante Änderung der Frequenz und Intensität dieser Kontraktionen vor. Verstärkt werden diese funktionellen Schmerzen durch Genetik, frühe Menarche, psychogene Faktoren, Rauchen, organische Veränderungen (z.B. Endometriose, Uterus myomatosus) und chronische Infekte.

Unter dem Begriff Mastopathie fasst man eine Vielzahl von proliferativen und regressiven Veränderungen des Brustdrüsenparenchyms zusammen. Die Hauptsymptome der Mastopathie sind Knotenbildung, Schmerzen (Mastodynie) und (selten) eine Sekretion aus der Mamille. Die Mastopathie wird insbesondere durch eine hormonelle Fehlsteuerung (mit Verschiebung des Östrogen-Progesteron-Gleichgewicht hin zum Östrogen) oder durch Mangel an Schilddrüsenhormonen ausgelöst.

Genetische Faktoren sind insgesamt nur für 5,5 % der Krebserkrankungen verantwortlich, können aber bei einzelnen Tumoren, z.B. beim Mammakarzinom (8,3 %), häufiger verantwortlich sein. Als spezifische Risikofaktoren gelten neben der Genetik Übergewicht, Bewegungsmangel und in gewissem Umfang regelmäßiger Alkoholkonsum. Mit einem erhöhten Brustkrebsrisiko sind außerdem eine frühe Menarche, Kinderlosigkeit oder ein höheres Alter bei der ersten Geburt sowie der späte Eintritt in die Wechseljahre verbunden. Im Klimakterium und der Postmenopause wird das Brustkrebsrisiko durch eine Hormontherapie mit Östrogenen und insbesondere einer Kombination aus Östrogenen und Gestagenen erhöht.

Nebenwirkungen hormoneller Kontrazeptiva sind Gewichtszunahme, erhöhtes Risiko für Thrombose und Herz-Kreislauf-Erkrankungen (insbesondere bei Raucherinnen), Brustspannen, Kopfschmerzen.

Menopausale Beschwerden treten als Hitzewallungen, Schlafstörungen, Leistungsminderung, Stimmungsschwankungen, Reizbarkeit und Unruhe oder auch Scheidentrockenheit auf.

Bei langjähriger Hormontherapie in der Postmenopause zur Behandlung dieser Beschwerden werden unterschiedliche negative Folgen diskutiert, wie Zunahme von Brustkrebs (Erhöhung des relativen Risikos um etwa 35 %), Herz-Kreislauf-Erkrankungen (z.B. Apoplex) und Thrombosen sowie Übelkeit, Kopfschmerz, Stimmungsschwankungen, Wassereinlagerungen und Gewichtszunahme. Als Kontraindikationen gegen eine Hormontherapie gelten heute unter anderem Brustkrebserkrankungen, Thromboseneigung, Embolie, bestehende Gefäßschäden, akuter Herzinfarkt oder Schlaganfall, schwere Lebererkrankungen, starkes Übergewicht und starkes Rauchen.

Von Fertilitätsstörungen bzw. Sterilität spricht man, wenn es bei einem Paar innerhalb eines Jahrs trotz ungeschütztem Geschlechtsverkehr nicht zur Schwangerschaft kommt. Sterilität bei der Frau bezeichnet man als Unfruchtbarkeit, beim Mann als Zeugungsunfähigkeit.

Zu den zahlreichen Faktoren, die bei Frauen zur Unfruchtbarkeit führen können, zählen genetische Defekte, Ovulationsschwierigkeiten, blockierte Eileiter, hormonelle Störungen (Hyperprolaktinämie, Hypothyreose), Endometriose, Unfähigkeit der befruchteten Eizelle, sich in der Gebärmutter einzunisten, Unfähigkeit, eine Schwangerschaft erfolgreich zu beenden, perniziöse Anämie, Infektion durch sexuell übertragbare Erkrankungen, Rauchen, längerfristige Einnahme von oralen Kontrazeptiva.

In Einzelfällen weist der Vaginaltrakt eine immunologische Reaktion gegen Bestandteile des Spermas auf.

4.10.3. Stellenwert der Mikronährstoffmedizin

Sowohl in der Prävention als auch in der Therapie spielen Mikronährstoffe rund um Schwangerschaft und Stillzeit sowie in der Gynäkologie eine herausragende Rolle. Sie beeinflussen ganz allgemein Stoffwechsel, Immunsystem, Entzündungsprozesse sowie oxidativen Stress günstig und reduzieren die Risiken für Infektionen, für andere chronische Erkrankungen und für Einbußen an Lebensqualität.

Insbesondere vor und während der Schwangerschaft sowie während der Stillzeit steigt physiologischerweise der Bedarf an Mikronährstoffen stark an (z.B. an Folsäure, Jod, Eisen). Und gerade in dieser Zeit kann eine optimierte Versorgung mit Mikronährstoffen der Frau der positiven Entwicklung des Feten und dem Geburtsvorgang in vielerlei Hinsicht dienlich sein. Außerdem verbessern sie die Fertilität.

Es gibt deutliche Hinweise darauf, dass eine lebenslange regelmäßige Zufuhr von Phytoöstrogenen und weiteren Mikronährstoffen das Risiko für Menstruations- und Wechseljahresbeschwerden sowie für andere Folgeprobleme der Hormonumstellung im Klimakterium (z.B. Osteoporose) und für verschiedene gynäkologische Tumoren (z.B. Endometriumkarzinom) senkt.

4.10.4. Studien zur Wirkung der Mikronährstoffe für die Frauengesundheit

■ Prämenstruelles Syndrom (PMS)

Der Magnesiumspiegel und das Zink-Kupfer-Verhältnis sind bei Frauen mit PMS signifikant niedriger als in einer Vergleichsgruppe (n=60). Bei diesen Frauen nahmen Magnesium- und Zinkspiegel signifikant in der lutealen (prämenstruellen) Phase im Vergleich zur follikularen (präovulatorischen) Phase des Zyklus ab [57].

Die 2-monatige Gabe von Vitamin E (Alpha-Tocopherol 150 IE, 300 IE oder 600 IE) gegenüber Placebo führte bei insgesamt 75 Frauen mit gutartiger Brustveränderung zu einer signifikanten Reduktion der prämenstruellen Beschwerden (in 3 von 4 Symptomklassen) [48].

Eine frühe Studie mit Magnesium (Tagesdosis 360 mg) bei PMS führte gegenüber Placebo im 2. Monat zu einer signifikanten Verbesserung gemäß *"Menstrual Distress Questionnaire"* (Gesamtpunktwert und zur Kategorie "negative Affekte") und zu einer signifikanten Erhöhung des Magnesiumspiegels in Lymphozyten und polymorphkernigen Leukozyten [24].

Ein systematischer Übersichtsartikel von Wyatt et al. über 9 klinische Studien befasste sich mit der Wirkung von Vitamin B$_6$ (Dosierungen bis 100 mg) beim PMS. Die insgesamt 940 Patientinnen zeigen gegenüber Placebo eine relative Verbesserung aller Symptome (OR 2,32). Bezüglich depressiver Verstimmung betrug die OR 1,69 [85].

De Souza et al. setzten 200 mg Magnesium und 60 mg Vitamin B_6 pro Tag bei PMS ein. Sie fanden nach 1-monatiger Behandlung gegenüber Placebo einen signifikanten Effekt auf angstbezogene prämenstruelle Symptome (wie nervöse Anspannung, Stimmungsschwankungen, Reizbarkeit, Angst) [17].

Bereits einige Jahr zuvor hatten Walker et al. eine Magnesiumsupplementierung (200 mg pro Tag) bei 38 Teilnehmerinnen und unter Placebokontrolle angewendet. Ab dem 2. Monatszyklus kam es zu einer deutlichen signifikanten Reduktion (p= 0,009) von Symptomen wie Gewichtszunahme, Schwellungen, Brustspannung oder Blähungen im Vergleich zu Placebo [82].

Auch Calcium wurde zur Therapie bei PMS angewendet: Thys-Jacobs et al. gaben 710 Teilnehmerinnen 3 Monate lang täglich 1.200 mg Calcium. Diese Behandlung führte im Vergleich zu Placebo während der lutealen Phase im 2. und 3. Monat zu einer signifikanten Verringerung des Punktwerts zum Gesamtsymptomkomplex (17 Kernsymptome und 4 Symptomfaktoren). Im 3. Monat führte Calcium zu einer 48 %igen Reduktion des Gesamtpunktwerts gegenüber einer 30 %igen Reduktion unter Placebo. Die 4 Symptomfaktoren (negative Affekte, Flüssigkeitsretention, Heißhunger, Schmerz) wurden durch Calcium signifikant reduziert [78].

Omega-3-Fettsäuren hatten ebenfalls bei Däninnen (n=181) zu einer hochsignifikanten Besserung der Menstruationsschmerzen geführt [18].

Wechseljahresbeschwerden

▶ Hitzewallungen

Ein klassisches Symptom der meisten Frauen in der Perimenopause und frühen Postmenopause (75-85 %) ist ein intermittierend auftretendes Hitzegefühl, das die Wechseljahre begleitet und allgemein als Hitzewallungen bezeichnet wird. Zur nutritiven Behandlung dieser und weiterer Wechseljahresbeschwerden liegt mittlerweile eine Vielzahl von Studien vor.

Bei Wechseljahresbeschwerden kann **Sojaprotein** (40 g pro Tag) mit 76 mg Isoflavonen täglich die Häufigkeit der Hitzewallungen signifikant redu-

zieren. Dies war das wesentliche Ergebnis einer 12-wöchigen placebokontrollierten Doppelblindstudie mit 104 Patientinnen [2].

Weitere placebokontrollierte Doppelblindstudien zur Wirkung von Sojaisoflavonen bei Wechseljahresbeschwerden wurden von anderen Arbeitsgruppen durchgeführt. Die Dauer der Behandlung betrug meist 3-4 Monate, die Dosierungen der Isoflavone lagen zwischen 50 mg und 100 mg (zur Übersicht ☞ Tab. 4.23).

Isoflavone kommen, mit etwas abweichender Zusammensetzung, neben Soja ebenfalls reichlich in Rotklee vor. Eine placebokontrollierte Studie mit Rotklee-Isoflavonen veröffentlichte Jeri 2002. Dabei konnte mit einer Tagesmenge von 40 mg Isoflavonen für die Dauer von 4 Monaten sowohl die Frequenz als auch die Schwere der Hitzewallungen signifikant reduziert werden [40].

In der placebokontrollierten Doppelblindstudie von Scambia et al. wurden Frauen in der Postmenopause mit einem standardisierten **Soja-Extrakt** (entsprechend 50 mg Isoflavone pro Tag) oder Placebo behandelt. Nach 6 Wochen kam es unter den Isoflavonen zu einer signifikanten Reduktion von Anzahl und Schwere von **Hitzewallungen**. Diese diätetische Behandlung eignet sich daher als Therapie von Hitzewallungen bei Frauen, die eine Hormontherapie ablehnen oder bei denen Kontraindikationen gegen eine HT bestehen [66].

▶ Kognitive Funktionen

Zu den Wechseljahresbeschwerden zählen neben Hitzewallungen auch Störungen der körperlichen und geistigen Leistungsfähigkeit sowie Stimmungsschwankungen, depressive Verstimmungen und Reizbarkeit. Bei Frauen in der Postmenopause untersuchten Kritz-Silverstein et al., ob Isoflavone aus Soja einen Effekt auf die kognitiven Leistungen haben. Durch die Behandlung mit täglich 110 mg Isoflavonen pro Tag ergab sich in der 6-monatigen placebokontrollierten Studie ein günstiger Effekt auf die kognitive Leistungsfähigkeit der Frauen [44].

Zunächst bei männlichen und weiblichen Studenten wurde untersucht, ob es unter einer 10-wöchigen isoflavonreichen Kost (Tagesmenge 100 mg Isoflavone) im Vergleich zu einer isoflavonarmen Kost zu einer signifikanten Verbesserung von **Kurz- und Langzeitgedächtnis** sowie geistiger Flexibilität kommt. Dabei wurden die Isoflavone über

Literatur	Patienten: Verum + Placebo	Form, Tagesmenge	Studiendauer	Wichtigste Ergebnisse	Signifikanz
[2]	51 + 53	Isoflavon-Protein (Pulver) 76 mg	3 Monate	• Signifikant stärkere Reduktion der mittleren Anzahl von Hitzewallungen pro Tag in der Isoflavon-Gruppe um 45 % im Vergleich zur Placebo-Gruppe (um 30 %).	$p < 0{,}01$; 4. Wo.: $p < 0{,}001$
[20]	39 + 36	Isoflavon-Kapsel 70 mg	4 Monate	• Reduktion der Hitzewallungen um 61 % in der Isoflavon- und um 21 % in der Placebo-Gruppe • Reduktion der Hitzewallungen um $\geq$50 % bei 65,8 % der Patientinnen in der Isoflavon-Gruppe im Vergleich zu 34,2 % in der Placebo-Gruppe wurden	$p < 0{,}01$ (ITT) (Frauen mit Reduktion der Hitzewallungen um $\geq$50 %: $p < 0{,}05$)
[30]	40 + 40	Isoflavon-Kapsel 100 mg	4 Monate	• Signifikant stärkere Reduktion der menopausalen Beschwerden in der Isoflavon-Gruppe (Abnahme Kupperman-Beschwerde-Index um 44 %) verglichen mit der Placebogruppe (Anstieg um 3 %)	$p < 0{,}01$
[40]	15 + 15	Isoflavon-Kapsel 40 mg	4 Monate	• Signifikante Reduktion der Häufigkeit der Hitzewallungen um 48,5 % (vs. 10,5 % unter Placebo). Der Index des Schweregrades der Beschwerden wurde ebenfalls signifikant von 2,53 auf 1,33 (−47 %) reduziert.	$p < 0{,}001$
[80]	59 + 63	Isoflavon-Tablette 50 mg	4 Monate	• Unterschied zwischen den Gruppen mit "Trend zur Signifikanz" ($p=0{,}08$): Abnahme der Häufigkeit von Hitzewallungen in der Verum-Gruppe um 28 % und in der Placebo-Gruppe um 19 %. • Signifikante Reduktion der Stärke der Hitzewallungen.	$p < 0{,}08$ (Trend); Wo. 1-6: $p < 0{,}03$ (Stärke der Hitzewallungen: $p < 0{,}01$)

Tab. 4.23: Klinische Studien – Einfluss von Isoflavonen auf vasomotorische menopausale Symptome. ITT: Intention-to-treat-Analyse.
Anmerkung: Patienten (Spalte 2) sind Frauen in der Peri-/Postmenopause mit menopausalen Symptomen.

sojahaltige Lebensmittel, z.B. Sojamilch oder Sojapudding, Sojabohnen, Sojamehl und Tofu, aufgenommen. Die Autoren konnten – bei Männern und Frauen gleichermaßen – eine solche signifikante Verbesserung der kognitiven Leistungen verzeichnen. Außerdem fand sich in der Gruppe mit isoflavonreicher Kost, allerdings nur bei den weiblichen Probanden, ein besseres Ergebnis im *"Letter Fluency Test"* und in einem speziellen Planungstest [25].

In einer Nachfolgestudie setzte man Sojaisoflavone über 12 Wochen in Form eines Supplements bei Frauen in der Postmenopause ein. Die Tagesmenge wurde mit 60 mg Isoflavonen festgesetzt. Mit signifikant positiven Ergebnissen unter Isoflavonen gegenüber Placebo in einem Gedächtnistest sowie einem Test zur geistigen Flexibilität wurden die Vorteile von Isoflavonen bezüglich der geistigen Leistungsfähigkeit in der Postmenopause bestätigt [21].

In einer prospektiven Doppelblindstudie (Crossover-Design) nahmen 78 gesunde Frauen in der Postmenopause je zur Hälfte über 6 Monate täglich 60 mg Isoflavone (davon 40-45 % Genistein, 40-45 % Daidzein und 10-20 % Glycitein) oder Placebo ein. Nach einer einmonatigen Auswaschphase wurden die Gruppen gewechselt und die Behandlung über ein weiteres halbes Jahr fortgesetzt. Nach jeder Studienphase absolvierten die Studienteilnehmerinnen eine Reihe psychometrischer Tests und bewerteten ihren Zustand anhand visueller Analogskalen. Mit diesen wurden sowohl die kognitive Leistung als auch die Gefühlslage nach Einnahme von Phytoöstrogenen bzw. Placebo verglichen.

In 6 der insgesamt 17 Einzeluntersuchungen fanden die Autoren signifikant bessere Ergebnisse in der Isoflavon- gegenüber der Placebophase. Nach den Studienergebnissen beeinflusste die Isoflavongabe sowohl die kognitive Leistungsfähigkeit als auch die Stimmungslage der Probandinnen vorteilhaft. Zudem schätzten die Frauen nach der Isoflavonphase in 7 von 8 Tests ihr emotionales Befinden positiver ein als nach Einnahme von Placebo [10].

Lignane zählen wie Isoflavone zu den Phytoöstrogenen und sind besonders reichlich in Leinsamen enthalten. Die Effekte einer hohen Zufuhr von Lignanen auf die kognitiven Funktionen wurden bei 394 Frauen in der Postmenopause untersucht. Gemessen an den Ergebnissen der *Mini Mental State Examination* (MMSE) war die geistige Leistungsfähigkeit bei hoher Lignanzufuhr um 49 % besser als bei einer Kost mit wenig Lignanen. Besonders ausgeprägt waren die Ergebnisse bei den Frauen, deren Menopause bereits lange (20-30 Jahre) zurück lag: Bei ihnen wurde die Leistung um rund 100 % verbessert [26].

■ Knochenstoffwechsel und Herz-Kreislauf-Parameter

In der Postmenopause erhöhen **Isoflavone im Vergleich zu** Kontrollprobandinnen signifikant **Knochenmineraldichte und Knochenmineralgehalt** der Wirbelsäule und beeinflussen kardiovaskuläre Risikofaktoren wie Gesamt-Cholesterin, LDL- und HDL-Cholesterin günstig. Dies ergab eine 6-monatige Doppelbindstudie mit 66 Teilnehmerinnen [58].

Italienische Wissenschaftler führten bei 90 Frauen in den Wechseljahren eine einjährige **Genistein-Therapie** (Tagesmenge 54 mg) durch. Dabei kam es zu einer signifikanten Senkung der Pyridinium-Crosslinks – Marker für Knochenabbau – im Vergleich zu Placebo. Ein ähnlicher Effekt wurde unter HT (Kombination 17β-Estradiol 1 mg + Norethi-

steronacetat 0,5 mg) beobachtet. Genistein erhöhte die knochenspezifische alkalische Phosphatase *(bone-ALP)* und Osteocalcin. Die HT senkte dagegen die Spiegel dieser Parameter. Genistein und HT erhöhten signifikant die **Knochenmineraldichte** im Femurkopf (Genistein 3,6 ± 3 %; HT = 2,4 ± 2 %) und in der Wirbelsäule (Genistein = 3 ± 2 %; HT = 3,8 ± 2,7 %) [52].

Mit der Wirkung von Isoflavonen auf die Osteoporose und kardiovaskuläre Krankheiten befassten sich Scheiber et al. Sie behandelten 42 Frauen 12 Wochen lang mit 60 mg Isoflavonen pro Tag. Danach stiegen die Werte für HDL-Cholesterin und Osteocalcin und sanken die Werte für LDL-Cholesterin, Triglyceride und N-Telopeptid im Urin (Senkung des Osteoporoserisikos) [67].

In einer weiteren Doppelblindstudie wurde Sojaprotein zur Behandlung von Frauen in der Postmenopause eingesetzt (n=28). Dadurch wurde die Gefäßfunktion (Vasodilatation) signifikant positiv beeinflusst, und zwar unabhängig von der Wirkung auf Lipide und frei Radikale [75].

Bei insgesamt 483 Probandinnen wurde der Zusammenhang zwischen Daidzein-Blutspiegel und Risiko für eine KHK (koronare Herzkrankheit) untersucht. Die Untersucher fanden heraus, dass mit hohen Spiegeln des Isoflavons Daidzein niedrigere Triglyceridwerte, ein höheres HDL-Cholesterin und ein vorteilhaftes Verhältnis zwischen Gesamt- und HDL-Cholesterin verbunden sind [5].

Speziell zu Olivenöl und seiner gesundheitsfördernden Wirkung liegen eine Reihe von Studien vor. In einer Studie aus dem Jahr 2005 wurde übliches Olivenöl und Sonnenblumenöl durch ein "Extra Virgine"-Olivenöl ersetzt, wodurch man eine Senkung des LDL-Cholesterin und des Apolipoproteins A2 erreichen konnte [61].

■ Tumoren in der Gynäkologie

Generell Obst und im Besonderen Äpfel und ihre vorteilhafte Wirkung bei Krebs wurden vielfach untersucht: Bei einer Zufuhr von >1 Apfel pro Tag lag z.B. die Inzidenz hormonabhängiger Krebserkrankungen niedriger als bei einer Menge von <1 Apfel pro Tag: für Brustkrebs um 18 %, für das Ovarialkarzinom um 15 % und für das Prostatakarzinom um 9 % niedriger. Die Ergebnisse ermittelten Gallus et al. in einer Fall-Kontroll-Studie, in der über 14.000 Teilnehmer 11 Jahr lang beobachtet wurden [27].

▶ Mammakarzinom

Niedrige **Folatspiegel** sind mit einem erhöhten Risiko für **Brustkrebs** (HR 6,46) verbunden. Dies fanden Rossi et al. in einer 20-jährigen Kohortenstudie mit 1.988 Teilnehmern [62].

Außerdem ergaben die Ergebnisse der prospektiven großen *Nurses' Health Study* (n=32.826), dass hohe Spiegel von **Cystein** (einem Vorläufer von Glutathion) oder N-Acetylcystein dosisabhängig signifikant mit einem reduzierten Risiko für **Brustkrebs** einhergingen (RR 0,44 für höchste im Vergleich zu niedrigste Spiegel) [93].

Die asiatischen Länder mit den niedrigeren Brustkrebsinzidenzraten stehen bereits seit Längerem im Mittelpunkt des Forschungsinteresses.

So fand die Arbeitsgruppe um H. Adlercreutz schon 1991 heraus, dass bei einer **typischen japanischen Kost** mit wenig Fett, viel Reis, Sojaprodukten, Fisch und Gemüse die Isoflavonausscheidung im Urin sehr hoch ist. Die Autoren folgerten, dass die niedrige Mortalität an **Brustkrebs und Prostatakrebs** bei Japanern durch die hohe Zufuhr an Sojaprodukten bedingt sein kann [1].

Im Zusammenhang mit den möglichen Effekten der asiatischen Ernährung und Lebensweise wurden besonders auch die Effekte von Migrationsmustern über mehrere Generationen von Frauen beobachtet. In einer frühen Fall-Kontroll-Studie zeigten amerikanische Frauen asiatischer Herkunft, die im Westen geboren waren und einen westlichen Lebensstil pflegten, ein mindestens 60 % höheres Brustkrebsrisiko als in Asien geborene Frauen, unabhängig davon, ob die Vorfahren im Westen oder Osten geboren waren [94]. Bei den im Osten geborenen Auswanderinnen hatten die aus Städten stammenden Frauen ein um 30 % höheres Brustkrebsrisiko als Frauen aus ländlichen Gegenden, und solche Migrantinnen, die für 10 Jahre oder länger im Western lebten, wiesen ein um 80 % höheres Risiko auf als diejenigen, die erst vor kurzem in die USA ausgewandert waren.

Bei asiatischen Frauen spielt offenbar die sojareiche Ernährung eine besondere Rolle, wenn man die niedrigeren Neuerkrankungsraten im Hinblick auf Mamma- oder Endometriumkarzinom betrachtet. So zeigte sich in einer japanischen Kohortenstudie mit 21.852 Japanerinnen, dass der häufige Verzehr von Miso-Suppe (mit reichlich Isoflavonen) mit einem niedrigeren **Brustkrebsrisiko**

verbunden ist (OR 0,46 für die höchste gegenüber der geringsten Isoflavonzufuhr), insbesondere in der Postmenopause [87].

Diese inverse Beziehung zwischen Isoflavonzufuhr und Brustkrebsrisiko bestätigte sich in einer neueren japanischen Studie, bei der die Serumspiegel der Isoflavone berücksichtigt worden (Risikoreduktion bei hohen Genisteinspiegeln: −66 %) [37].

Vor allem die Höhe der Sojazufuhr in der Kindheit und Jugend ist umgekehrt korreliert mit dem **Brustkrebsrisiko** sowohl in der Prä- als auch Postmenopause, wie Shu et al. in einer Fall-Kontroll-Studie bei Chinesinnen herausfanden (OR 0,51 für die höchste im Vergleich zur niedrigsten Zufuhr) [72].

Entsprechend ist auch die Ausscheidung von Isoflavonen und Lignanen bei Frauen mit **Brustkrebs** gegenüber Kontrollprobandinnen signifikant niedriger, wobei mit zunehmender Ausscheidung von Isoflavonen bzw. Lignanen das Brustkrebsrisiko sinkt (−38 % bzw. −60 % für die höchste gegenüber der geringsten Zufuhr von Isoflavonen bzw. Lignanen (*Shanghai Breast Cancer Study*) [15].

In einer prospektiven Fall-Kontroll-Studie (n= 590) zeigte sich auch eine Wirkung von anderen sekundären Pflanzenstoffen auf das Brustkrebsrisiko. Dieses war in der Gruppe mit der höchsten Aufnahme von **Beta-Carotin, Lycopin und Gesamtcarotinoiden** im Vergleich zur Gruppe mit der geringsten Aufnahme dieser Substanzen etwa um die Hälfte reduziert [65].

Kombinierte man bei Frauen ohne Hormontherapie in der Postmenopause die hohe Zufuhr von **Carotinoiden** mit derjenigen der Omega-3-Fettsäure Docosahexaensäure (DHA), so reduzierte sich das Brustkrebsrisiko um −43 % für Beta-Carotin und −48 % für die Kombination Carotinoide plus DHA (n=843) [53].

Auch in Deutschland konnte man in einer Fall-Kontroll-Studie den umgekehrten Zusammenhang zwischen hoher Phytoöstrogenzufuhr und Brustkrebsrisiko zeigen: So fanden Linseisen et al. eine signifikante Reduktion des Brustkrebsrisikos in der Prämenopause bei hoher Daidzein- (OR 0,62), hoher Genistein- (OR 0,47) und hoher Lignanaufnahme (genauer: Matairesinol; OR 0,58). Derselbe Zusammenhang war auch für die im menschlichen Organismus aus Pflanzenlignanen gebildeten Enterolignane (Enterodiol, Enterolacton) nachzuweisen [47].

Sojaisoflavone (40 mg pro Tag) reduzierten bei Frauen in der Prämenopause die freien Estradiol- bzw. Estronspiegel (in 53,9 % bzw. 55,6 % der Fälle unter Isoflavonen vs. 37,5 % bzw. 42,9 % unter Placebo). In der placebokontrollierten Doppelblindstudie wurde durch die Isoflavone auch das SHBG *(sexual hormone binding globulin)* erhöht (in 41,4 % der Fälle vs. 37,5 % der Frauen in der Placebogruppe). Der Menstruationszyklus verlängert sich im Vergleich zu Kontrollprobandinnen um 3,5 Tage und die follikuläre Phase um 1,46 Tage. Dies ist deshalb relevant, da eine höhere Zykluslänge bzw. eine geringere Anzahl von Zyklen mit einem geringeren **Brustkrebsrisiko** verbunden sind [45].

Durch eine hohe Aufnahme von Phytoöstrogenen (z.B. Isoflavonen, Lignanen) wird das Brustkrebsrisiko reduziert [36].

Genistein, eines der wichtigen Isoflavone in Soja, kann in vitro eine signifikante dosisabhängige, hemmende Wirkung auf die Proliferation von dysplastischen und malignen **Brustdrüsenzellen** ausüben. Zusätzlich mit **Tamoxifen** verabreicht, ergibt sich zwischen den Substanzen ein synergistische antiproliferativer Effekt. Diese Effekte werden nicht durch Estradiol moduliert [76].

Das **Brustkrebsrisiko** wird durch Alkoholkonsum erhöht. In der Kohorte der *Nurses' Health Study* n=88.818 Frauen über 16 Jahre) fanden Zhang et al., dass sich das alkoholbedingte stark erhöhte Risiko für Brustkrebs durch eine ausreichende Zufuhr von Folsäure verringern ließ: relatives Risiko (RR) für 600 µg Folsäure vs. 150-299 µg pro Tag: 0,55 [92].

Die Spiegel an reaktiven Sauerstoffspezies (ROS), Malondialdehyd (MDA) und die Aktivität antioxidativer Enzyme sind bei Brustkrebspatientinnen signifikant höher als bei Kontrollpersonen. Daneben waren die Spiegel an Vitamin C, Glutathion (GSH), oxidiertem Glutathion (GSSG) sowie der Quotient GSH/GSSG signifikant niedriger. Über diese Ergebnisse berichteten Yeh et al. [88].

Das **Brustkrebsrisiko** erhöht sich bei Frauen, die nach dem 18. Lebensjahr mindestens 25 kg Gewicht zugenommen haben um 45 %; bei Frauen, die nach der Menopause ca. 11 kg zunahmen, beträgt die Risikoerhöhung 18 % *(Nurses' Health*

Study, n=87.143 Teilnehmerinnen) [23]. 15 % aller Brustkrebsfälle lassen sich auf eine **Gewichtszunahme** von mindestens 2 kg nach dem 18. Lebensjahr und 4,4 % der Fälle auf eine Gewichtszunahme von mindestens 2 kg nach der Menopause zurückführen.

Frauen, die nach der Menopause mindestens 11 kg **abgenommen** hatten, wiesen umgekehrt ein um 57 % geringeres **Brustkrebsrisiko** auf.

In einer kontrollierten klinischen Studie im Vergleich zu Placebo wurde die Immunsuppression einer Chemotherapie wegen **Brustkrebs** mit **Arginin** (30 g) reduziert [9].

Frauen, die regelmäßig grünen Tee trinken, zeigten in einer anderen Fall-Kontroll-Studie (n= 2.018) ein signifikant reduziertes Risiko für **Brustkrebs**, das eindeutig invers mit der getrunkenen Teemenge korrelierte [91].

▶ Uterus- und Ovarialkarzinome

Das Risiko eines **Endometriumkarzinoms** (Gebärmutterschleimhautkrebs) wurde in einer Studie mit 843 Teilnehmerinnen durch eine hohe Aufnahme von Ballaststoffen, Vitamin A und Vitamin C sowie Soja (OR 0,46) und anderen Phytoöstrogenen – unabhängig von weiteren Risikofaktoren – reduziert. Dagegen war die Fettaufnahme positiv mit dem Risiko für Endometriumkarzinom verbunden [28]. Speziell die Auswirkung von Soja auf diesen Tumor wurden in einer Fall-Kontroll-Studie untersucht. Die Wissenschaftler fanden heraus, dass die regelmäßige Sojazufuhr mit einem reduzierten Risiko für diese Krebserkrankung (OR 0,67 für höchste vs. niedrigste Zufuhr) verbunden ist [86].

In einer Studie von Palan et al. (n=72) fanden sich signifikante niedrigere Plasmaspiegel von Alpha-Tocopherol und Alpha-Tocopheryl-Chinon (oxidiertes Alpha-Tocopherol) in der Gruppe mit **Zervixkarzinom** (Gebärmutterhalskrebs) im Vergleich zu einer Gruppe gesunder Frauen [56].

Während einer Strahlentherapie bei lokal fortgeschrittenem **Uteruskarzinom** konnten die wesentlichen Nebenwirkungen durch **proteolytische Enzyme** signifikant reduziert werden (n=120) [16].

Wird bei einem **Ovarialkarzinom** zusätzlich **Glutathion** zur Cisplatintherapie (6 Zyklen mit 100 mg/m²) gegeben, ermöglicht dies eine größere Anzahl von Therapiezyklen, reduziert signifikant die Toxizität und erhöht die Lebensqualität. So die Ergebnisse einer randomisierten Doppelblindstudie mit 151 Patientinnen mit Ovarialkarzinom [74].

■ Schwangerschaft und Stillzeit

▶ Vitamine

Zhang et al. führten eine Fall-Kontroll-Studie mit 368 Teilnehmerinnen durch. Sie fanden heraus, dass Frauen, die <85 mg **Vitamin C** pro Tag zuführten, ein doppelt so hohes **Präeklampsierisiko** (OR 2,1) hatten als Frauen mit höherer Tagesmenge Vitamin C. Frauen deren Vitamin-C-Plasmaspiegel <34,6 µmol/l lag, haben gegenüber Frauen mit den höchsten Spiegeln ein 3,8fach erhöhtes Risiko für Präeklampsie [89].

Bei Schwangeren mit **Präeklampsie** ist die **Lipid- und Proteinperoxidation** signifikant erhöht. Gleichzeitig sind die Spiegel an **Vitamin E und Gesamtcarotinoiden** signifikant erniedrigt (n=110) [69].

In einer prospektiven Kohortenstudie von Zhang et al. (n=755) verhielten sich **Vitamin-C-Plasmaspiegel** umgekehrt zum Risiko für **Schwangerschaftsdiabetes**. Frauen mit Spiegeln von <55,9 µmol/l haben ein 3,1fach erhöhtes Risiko im Vergleich zu Frauen mit Konzentrationen von >74,6 µmol/l. Die Frauen, die unter 70 mg Vitamin C täglich zuführten, wiesen ein 1,8fach erhöhtes Risiko auf [90].

Auch korrelieren die **Vitamin-C**-Spiegel während des 2. Schwangerschaftstrimenons signifikant positiv mit **Geburtsgewicht und Geburtslänge** (ein Anstieg um 1 µg/ml erhöht das Geburtsgewicht um 27,2 g und Geburtslänge um 0,17 cm). Am höchsten sind die Zuwächse, wenn die Spiegel beider Vitamine, Vitamin C und E, hoch sind (n=239) [46].

In einer Kohortenstudie mit 229 Schwangeren fand man eine signifikante inverse Korrelation zwischen niedriger **Vitamin-E-Zufuhr** und **hypertensiven Störungen:** Solche Störungen waren bei niedriger Vitamin-E-Zufuhr im Vergleich zu einer hohen Zufuhr um 75 % häufiger [64].

Bei Frauen mit erhöhtem Präeklampsierisiko war die Zufuhr von **Vitamin C** (1.000 mg pro Tag) und **Vitamin E** (400 IE pro Tag) im Vergleich zu Placebo mit einem 21 %igen Abfall des PAI-1/PAI-2-Verhältnisses verbunden (n=283). Hierbei ist PAI-

1, der Plasminogen-Aktivator-Inhibitor, ein Marker der vaskulären endothelialen Aktivierung, und PAI-2 der Marker für Plazentainsuffizienz. Die **Präeklampsie** trat unter Behandlung in 8 % und unter Placebo in 17 % der Fälle auf (Odds Ratio 0,39, d.h. Risikosenkung um 61 %) [11].

Bei hohen **Homocysteinspiegeln** ist im Vergleich mit niedrigen Spiegeln das Risiko für eine **Präeklampsie** um 32 %, für eine Frühgeburt um 38 % und für ein sehr niedriges Geburtsgewicht um 101 % erhöht [81]. In der *Hordaland Homocysteine Study*, in der 5.883 Frauen mit 14.492 Schwangerschaften untersucht wurden, waren außerdem Neuralrohrdefekte und Klumpfußentwicklung beim Kind signifikant mit dem Homocysteinspiegel verbunden.

Laut der Fall-Kontroll-Studie von López-Quesada et al. (n=96) haben Frauen mit hohen **Homocysteinspiegeln** im Vergleich zu den Kontrollprobandinnen ein auf das 7,7fache erhöhtes Risiko für **Präeklampsie** [49].

Rauchen ist mit einer erniedrigten mütterlichen Folatkonzentration in den Erythrozyten verbunden, und der mütterliche **Folatstatus** ist ein wichtiges signifikantes Kriterium für das **Geburtsgewicht** des Kindes. Offenbar kann der Folatstatus der Neugeborenen durch den mütterlichen Folat- und Vitamin-B_{12}-Status vorhergesagt werden. Diese Ergebnisse fanden Relton et al. in ihrer epidemiologischen Studie in der Frühschwangerschaft [60].

Frauen mit einer **Folsäureaufnahme** von 150-399 µg, 400-799 µg, 800-199 µg bzw. >1.200 µg Folsäureäquivalent zeigen ein um 34 %, 30 %, 56 % bzw. 77 % niedrigeres **Neuralrohrdefekt-Risiko** bei den Kindern im Vergleich zu Frauen mit der niedrigsten Folsäureaufnahme. Pro 500 µg zusätzliche Folsäureäquivalente pro Tag reduziert sich die Häufigkeit der Neuralrohrdefekte um 0,78 Fälle pro 1.000 Schwangere. Dies war das Ergebnis einer prospektiven epidemiologischen Studie mit über 23.000 Frauen [51].

Bailey et al. führten 2005 eine Analyse von Fall-Kontroll-Studien und kontrollierten Interventionsstudien durch. Sie beobachteten, dass eine ausreichende Zufuhr von **folsäure**haltigen Multivitaminprodukten zum Zeitpunkt der Konzeption das Auftreten von angeborenen **Herzfehlern** (vor allem eines Ventrikelseptumdefekts) um bis zu

50 % senken kann. Dabei wurde ein direkter Effekt speziell der Folsäure in diesen Studien nicht untersucht. Es fand sich kein Zusammenhang mit dem Auftreten von Mehrlingsschwangerschaften oder Fehlgeburten [4].

Auch ein grenzwertiger mütterlicher Vitamin-B$_{12}$-Status von <186 pmol/l erhöht das Risiko einer Spina bifida auf das 3,5fache im Vergleich zu Schwangeren mit hohen Vitamin-B$_{12}$-Spiegeln (n=182) [29].

Wie Krapels et al. (n=409) berichteten, führte die perikonzeptionelle Aufnahme von Vitamin B$_1$, Niacin und Vitamin B$_6$ zu einer signifikanten Verringerung des Risikos einer Mund-Kiefer-Gaumen-Spalte bei den Kindern [43].

Eine Interventionsstudie mit 2.122 Frauen ergab, dass die Einnahme von 10 mg Folsäure täglich neben einem Multivitaminpräparat (Dosierung etwa in Höhe der empfohlenen Nährstoffzufuhr; ohne Folsäure) für mindestens 2 Monate – vor sowie 3 Monate nach der Konzeption – das Risiko des erneuten Auftretens von Lippenspalten mit oder ohne Gaumenspalte um 65 % reduzierte [79].

Im gesamten Schwangerschaftsverlauf fand sich in einer Studie von Baker et al. (n=563) bei gesunden Schwangeren trotz guter Ernährung ein hoher Prozentsatz an kombinierten Hypovitaminosen, und zwar hinsichtlich Vitamin A, Vitamin B$_6$, Niacin, Vitamin B$_1$ und B$_{12}$. Dies weist auf eine ganz besondere Situation mit erhöhtem Mikronährstoffbedarf in der Schwangerschaft hin [6].

In einer Kohortenstudie mit 1.861 Teilnehmerinnen hatte eine Unterversorgung der Mutter mit Vitamin E und Zink einen negativen Einfluss auf die Atemfunktion des Neugeborenen. Außerdem erhöht sich aufgrund dieser Unterversorgung deutlich das Risiko für persistierendes Asthma im Kindesalter [19].

Schwangere, die täglich eine Mikronährstoffergänzung in physiologischen Mengen erhalten, haben höhere Spiegel an Vitamin C, E, B$_2$, B$_6$, an Beta-Carotin und Folsäure im Vergleich zu Placebo. Die Geburtsgewichte der Kinder steigen um 10 % an und die Zahl der untergewichtigen Neugeborenen fällt signifikant ab. Diese Ergebnisse ermittelten Hininger et al. in einer placebokontrollierten Doppelblindstudie mit 100 Schwangeren [34].

Eine erniedrigte Vitamin-D$_3$-Konzentration im letzten Schwangerschaftstrimenon bei der Mutter führte zu einer signifikanten Verminderung der Knochenmineralisierung des Gesamtskeletts bei den Kindern im Alter von 9 Jahren. 49 % der Schwangeren wiesen einen unzureichenden Vitamin-D-Status auf und 28 % zeigten in der späten Schwangerschaft einen eindeutigen Vitamin-D-Mangel (Längsschnittstudie bei 198 Kindern) [38].

Niedrige Aufnahmenmengen an Milch und Vitamin D$_3$ während der Schwangerschaft sind jeweils signifikant mit einem niedrigen Geburtsgewicht verbunden. Trinkt die Schwangere z.B. pro Tag 1 Glas Milch mehr, führt dies zu einem 41 g höheren Geburtsgewicht, jedes zusätzliche Mikrogramm Vitamin D zu einer Geburtsgewichtserhöhung um 11 g [50].

Kinder von Schwangeren, die 3 Monate vor Schwangerschaft und im 1. Trimenon Multivitaminprodukte eingenommen hatten, hatten ein um 24 % reduziertes Risiko für Herzfehler (Odds Ratio 0,76), insbesondere solchen des Ausflusstrakts (OR 0,46, −54 %) und Ventrikelseptumdefekte (OR 0,61, −39 %). Die Ergebnisse lassen darauf schließen, dass nahezu 1 von 4 größeren Herzfehlern durch perikonzeptionelle Mikronährstoffsupplementierung vermieden werden kann. Diese Untersuchungen wurden im Rahmen der Atlanta Birth Defects Case-Control Study (n=3.987) durchgeführt [8].

In derselben Bevölkerungsstudie (n=6.317) ergab sich bei Kindern von Diabetikerinnen, die 3 Monate vor der Schwangerschaft und im 1. Trimenon Multivitaminprodukte eingenommen hatten, kein erhöhtes Risiko für Geburtsfehler (Odds Ratio 0,15) – im Gegensatz zu Kindern von Diabetikerinnen ohne Mikronährstoffgabe (Odds Ratio 3,93) [13].

Frauen, die vor der Schwangerschaft schlank waren, senken das Präeklampsierisiko um 71 % durch Multivitaminpräparate, wenn sie diese vor und während des 1. Schwangerschaftstrimenons mindestens 1-mal pro Woche einnehmen. Diese Ergebnisse wurden in der Pregnancy Exposures and Preeclampsia Prevention Study (n=1.835) gewonnen [7].

In einer weiteren kontrollierten Studie (n=3.953) mit perikonzeptioneller Gabe einer Kombination aus 800 μg Folsäure und Multivitaminen kam es zu einer Verbesserung der Fertilität bzw. signifikant häufiger zur **Konzeption** (71,3 % vs. 67,9 bei den Kontrollprobandinnen) [14].

▶ Mineralstoffe und Spurenelemente

Hofmeyr et al. untersuchten in einem Cochrane-Review 12 randomisierte Studien mit insgesamt 15.206 Teilnehmerinnen. Die Gabe von **Calcium** in der Schwangerschaft konnte der Analyse zufolge das **Eklampsierisiko** halbieren (RR 0,48). Die Reduktion war besonders deutlich bei Risikoschwangerschaften (RR 0,22). Außerdem war unter der Calciumgabe das Risiko für Mortalität und schwere Erkrankung der Schwangeren (RR 0,80) und das Hypertonierisiko (RR 0,70) reduziert [35].

In einer kontrollierten Studie zur Schwangerschaftshypertonie (n=33) erhielten die Frauen entweder **Magnesium** (4 × 250 mg pro Tag) oder Methyldopa, eine Standardtherapie bei Hypertonie in der Schwangerschaft. Die Gruppe, die Magnesium erhalten hatte, zeigte signifikant niedrigere systolische und diastolische Blutdruckwerte als diejenige unter Methyldopa-Behandlung [63].

In einer internationalen Untersuchung in 33 Ländern (mit insgesamt 10.141 Frauen) zeigten die Schwangeren, die **Magnesiumsulfat** erhalten hatten, ein gegenüber Placebo um 58 % gesenktes **Eklampsierisiko**. Auch die Sterblichkeit der Mütter war niedriger [3].

Obwohl die meisten Frauen in Europa ein **Joddefizit** während der Schwangerschaft aufweisen, erhalten weniger als 50 % eine Jod-Supplementierung. Diese Schlussfolgerung zogen Zimmermann u. Delange in einem Literaturreview mit allen ab 1990 in MEDLINE dokumentierten Studien zum Thema Jod und Schwangerschaft [95].

Eine niedrige **Zinkzufuhr** in der Schwangerschaft ist mit einem ungefähr auf das 2fache erhöhten Risiko für niedriges Geburtsgewicht verbunden (n=818). Außerdem erhöht eine niedrige Zinkzufuhr in der Frühschwangerschaft das Frühgeburtsrisiko auf das über 3fache. Liegt darüber hinaus eine Eisenmangelanämie vor, so erhöht sich das Risiko weiter auf das 5,44fache (OR 5,44) [68].

▶ Langkettige, mehrfach ungesättigte Fettsäuren

Zahlreiche Studien haben sich im Zusammenhang mit Schwangerschaft und Stillzeit mit der Aufnahme von **Fischöl** befasst. Beispielsweise analysierten

Olsen et al. 6 randomisierte Studien mit 1.060 Risikoschwangerschaften. Die Gabe von 2,7 g bis 6,1 g Omega-3-Fettsäuren täglich reduzierte danach das Rezidivrisiko für **Frühgeburten** von 33 % auf 21 % [54].

In einer weiteren Kohortenstudie von Olsen et al. (n=8.729 Schwangere) fand man eine signifikant unterschiedliche Rate an **Frühgeburten** über 4 Gruppen der **Fischzufuhr**. Diese Raten betrugen 7,1 % in der Gruppe, die nie Fisch aß, bis zu 1,9 % in der Gruppe, die mindestens 1-mal pro Woche Fisch verzehrte. Somit war das Risiko in der Gruppe ohne jeden Fischkonsum auf das 3,6fache erhöht [55].

Besonders die Docosahexaensäure (DHA) spielt für die Schwangerschaft und die Entwicklung des Kindes eine große Rolle. In einer Doppelblindstudie mit 350 Schwangeren führte die Supplementierung von 133 mg DHA für 3 Monate zu einer **Verlängerung der Schwangerschaft** um 6 ± 2,3 Tage [73].

Gab man Frauen mit einer atopischen Erkrankung während der Schwangerschaft insgesamt 3,7 g Omega-3-Fettsäuren in Fischöl (n=98), so führte dies zu einer signifikanten Erhöhung der Omega-3-Fettsäuren in den Erythrozytenmembranen der Neugeborenen und reduzierte die Zytokinreaktion auf alle **Allergene** (IL-5, IL-13, IL-10, IFN-γ). Die Kinder der mit Fischöl behandelten Gruppe hatten 3-mal weniger positive Prick-Test-Ergebnisse auf Ei im Alter von 1 Jahr (OR 0,34) und signifikant weniger **schwere Erkrankungen** (OR 0,09) [22].

Anhand einer höheren Konzentration von **Docosahexaensäure** in der Muttermilch und einer höheren Zufuhr von Fisch und Meeresfrüchten lässt sich eine niedrigere Rate an **postpartaler Depression** prognostizieren. Dies ergaben die Daten von 14.532 Teilnehmerinnen aus 41 Studien in 23 Ländern *(Edinburgh Postpartum Depression Scale)* [32].

▶ Kognitive Funktion

Kinder, die ab der Geburt bis zum Alter von 4 Monaten langkettige, mehrfach ungesättigte Fettsäuren erhalten hatten, zeigten im Alter von 10 Monaten im Vergleich zu einer Kontrollgruppe signifikant bessere **kognitive Leistungen** [83]. Die Zufuhr von Fettsäuren ist offenbar bedeutsam für die Entwicklung der kindlichen Intelligenz.

Dies bestätigte sich ebenfalls in einer Doppelblind-studie (n=590). Hier hatten Kinder von Schwange-ren und Stillenden, die **Omega-3-Fettsäuren** (2.494 mg) erhalten hatten, im Alter von 4 Jahren gegenüber einer Gruppe mit Ergänzung von Ome-ga-6-Fettsäuren bessere Ergebnisse im *"Mental Processing Composite"* des K-ABC *(Kaufman Assessment Battery for Children).* Diese Werte korre-lierten signifikant mit dem Kopfumfang bei der Geburt und der Aufnahme von Omega-3-Fett-säuren durch die Mutter [31].

Außerdem fanden Wissenschaftler einen signifi-kanter Zusammenhang zwischen mütterlichem **DHA-Spiegel** und dem Schlafmuster der Neuge-borenen. Ein gutes neonatales Schlafmuster gilt als Zeichen einer guten **Gehirnentwicklung** [12].

Auch anderen Teile der Ernährung von Schwange-ren wurden im Zusammenhang mit der Entwick-lung der Kinder betrachtet: In einer Kohortenstu-die mit 1.212 Müttern und ihren Kindern bis zum Alter von 5 Jahren schützen insbesondere einer ho-her Verzehr von Äpfeln in der Schwangerschaft die Kinder vor **Asthma** (OR 0,47). Ein hoher **Fisch**ver-zehr der Schwangeren schützte signifikant vor **ato-pischer Dermatitis** (OR 0,57) [84].

▶ Akute lymphatische Leukämie

Für die Entstehung einer akuten lymphatischen Leukämie (ALL) bei Kindern von 0 bis 14 Jahren fand sich ebenfalls ein deutlicher Zusammenhang mit einer **Eisen- oder Folsäuresupplementierung** während der Schwangerschaft: Das Risiko einer ALL war durch die Supplementierung um −63 % reduziert, wobei Eisen, allein betrachtet, eine Risi-koreduktion um 25 % ausmachte [77].

Auch in der *Northern California Childhood Leuke-mia Study* (n=276) befasste man sich mit der Kost in der Schwangerschaft im Zusammenhang mit der kindlichen Leukämie – immerhin kann sich die akute lymphatische Leukämie (ALL) bereits beim ungeborenen Feten entwickeln. Die Aufnahme-menge von Gemüse (OR 0,53), Proteinquellen (OR 0,40) und Früchten (OR 0,71) sowie insbe-sondere von Carotinoiden (OR 0,65) und anti-oxidativem Glutathion (OR 0,43) durch die Mut-ter stand in umgekehrter Relation zum Auftreten einer ALL bei den Kindern [39].

■ Rolle der Probiotika

▶ Allgemein, außerhalb der Schwangerschaft

Patientinnen mit rezidivierenden vulvo-vaginalen Candida-Infektionen erzielten in einer 1-jährigen kontrollierten Crossover-Studie (n=33) nach Ein-nahme von Joghurt mit *Lactobacillus acidophilus* eine Abnahme der Infektionsrate auf 1/3 (0,38 ge-genüber 2,54 in der Kontrolle). Die Candida-Besiedlung nahm ebenfalls deutlich ab [33].

In einer weiteren Crossover-Studie behandelten Shalev et al. 46 Frauen mit Joghurt (150 ml), der *Lactobacillus acidophilus* enthielt, oder mit einfa-chem Joghurt als Kontrolle. Durch den angerei-cherten Joghurt wurden die Episoden einer rezidi-vierenden bakteriellen Vaginose und Candida-Vaginitis reduziert, während die Kolonisationsrate des Lactobacillus im Rektum und in der Vagina er-höht wurde [70].

▶ Während der Schwangerschaft

Während der Aufnahme von Probiotika in der Schwangerschaft erhöhten sich signifikant *Lacto-bacillus-acidophilus*-positive Vaginalkulturen, und das Auftreten **bakterieller Vaginosen** war deutlich im Vergleich zu Kontrollprobandinnen reduziert. Diese Studie lässt vermuten, dass Probiotika vor al-lem im ersten Schwangerschaftstrimenon für eine gesunde Vaginalflora sorgen können, insbesonde-re angesichts der schwierigen Antibiotikagabe in der Schwangerschaft [71].

Die Gabe von **Probiotika** an schwangere und still-lende Frauen erhöhte in einer placebokontrollier-ten Doppelblindstudie mit 62 Mutter-Kind-Paa-ren das **immunprotektive Potenzial** der Mutter-milch (TGF-β2 betrug 2.885 pg/ml vs. 1.340 pg/ml unter Placebo). Das Risiko für die Entwicklung ei-nes **atopischen Ekzems** während der beiden ersten Lebensjahre ging signifikant zurück (15 % vs. 47 % unter Placebo) [59].

In einer placebokontrollierten Doppelblindstudie (n=132) erhielten Mütter mit einer Allergie bzw. einem Allergierisiko pränatal, Risiko-Neugebore-ne postnatal *Lactobacillus rhamnosus* GG. Das Risi-ko einer atopischen Dermatitis in den ersten 2 Le-bensjahren wurde durch diese Behandlung gegen-über Placebo um die Hälfte reduziert (RR 0,51): Eine atopische Dermatitis trat unter den Probioti-ka in 23 %, unter Placebo in 46 % der Fälle auf [41].

In der Nachbeobachtungsphase bis zu 4 Jahren (n=107) bestätigten sich die Ergebnisse: Das Risiko für eine **atopische Dermatitis** bei Risikokindern wurde innerhalb der ersten 4 Lebensjahre um −43 % (RR 0,57) reduziert [42].

4.10.5. Rezepturbeispiele in Schwangerschaft, Stillzeit, Klimakterium

Literatur

1. Adlercreutz H, Honjo H, Higashi A, et al. Urinary excretion of lignans and isoflavonoid phytoestrogens in Japanese men and women consuming a traditional Japanese diet. Am J Clin Nutr 1991;54(6):1093-100.

2. Albertazzi P, Pansini F, Bonaccorsi G, et al. The effect of dietary soy supplementation on hot flushes. Obstet Gynecol 1998;91(1):6-11.

3. Altman D, Carroli G, Duley L, et al. for the Magpie Trial Collaborative Group. Do women with pre-eclampsia, and their babies, benefit from magnesium sulphate? The

Substanz	Dosierung	Stufe und Bemerkungen
Vitamin B$_6$ ✓	5-25 mg	I
Vitamin B$_{12}$ ✓	5-15 µg	I
Folsäure ✓	0,4-1 mg	I
Vitamin C	200-500 mg	II
Vitamin B$_1$	5 mg	II
Vitamin B$_2$	5 mg	II
Magnesium	300 mg	II
Zink	15 mg	II

1 Prävention eines Mikronährstoffmangels und anderer Folgeschäden unter Kontrazeptivaeinnahme.

Substanz	Dosierung	Stufe und Bemerkungen
Vitamin C ✓	1 g	I; auch für Gestationsdiabetes
Vitamin E	400 mg	I; auch für Schwangerschaftshypertonie
Carotinoide ✓	5-25 mg	I
Calcium	0,5-1 g	I; auch Hypertonie- und Todesrisiko
Magnesium (-sulfat) ✓	300-500 mg	I; auch Todesrisiko
Omega-3-Fettsäuren	1-4 g	I; Depression
Jod	50-150 µg	I; Jodmangel

2 Prävention von Präeklampsie und weiterer Schwangerschaftserkrankungen (z.B. Gestationsdiabetes, Schwangerschaftshypertonie).

Praxistipp:

Hohe Homocysteinspiegel sind ein Risikofaktor für Präeklampsie; ggf. bestimmen und behandeln.

Substanz	Dosierung	Stufe und Bemerkungen
Vitamin C ✓	0,5-2 g	I; Geburtsgewicht und Geburtslänge
Folsäure ✓	0,5-5 mg	I; Geburtsgewicht, auch Neuralrohrdefekte, Down-Syndrom
Vitamin B_{12} ✓	5-15 µg	I; Spina-bifida-Risiko
Vitamin B_1 ✓	5-40 mg	I; Mund-Kiefer-Gaumen-Spalte
Niacin	50-500 mg	I; Mund-Kiefer-Gaumen-Spalte
Vitamin B_6	5-25 mg	I; Mund-Kiefer-Gaumen-Spalte
Vitamin D_3	5-10 µg	I; Knochenmineralisierung, Geburtsgewicht
Zink	10-30 mg	I; Asthmarisiko; Geburtsgewicht
Vitamin E	600-800 mg	I; Asthmarisiko
Probiotika	$2\text{-}5 \times 10^9$ KBE	I; Immunsystem; Atopierisiko
Omega-3-Fettsäuren	1-4 g	I; Frühgeburts-, Allergie- und allgemeines Erkrankungsrisiko; kognitive Fähigkeiten, Schlaf

3 Prävention von Erkrankungen des Feten.

Substanz	Dosierung	Stufe und Bemerkungen
Folsäure ✓	0,4-5 mg	I; bei der Mutter bereits vor Konzeption

4 Prävention von Herzfehlern.

Praxistipp:
Hohe Homocysteinspiegel der Mutter sind ein Risikofaktor für Frühgeburt, niedriges Geburtsgewicht, Neuralrohrdefekte und Klumpfuß; ggf. bestimmen und behandeln.

Substanz	Dosierung	Stufe und Bemerkungen
Vitamin C ✓	1-2 g	II
Vitamin E ✓	400-600 mg	II
Vitamin B_2	10-20 mg	II
Beta-Carotin	3-6 mg	II
Vitamin A	5.000-10.000 IE	II
Pantothensäure	200-300 mg	II
Magnesium	600 mg	II
Zink ✓	10-25 mg	II
Selen	100 µg	II
Eisen	10 mg	II
Kupfer	2 mg	II

5 Therapie der Adnexitis.

Substanz	Dosierung	Stufe und Bemerkungen
Vitamin C ✓	1-2 g	II
Vitamin E	400-600 mg	II
Magnesium	600 mg	II
Zink ✓	10-25 mg	II
Selen	100 μg	II
Probiotika ✓	$2\text{-}5 \times 10^9$ KBE	II
L-Arginin	1-6 g	II

6 Therapie der Kolpitis.

Substanz	Dosierung	Stufe und Bemerkungen
Magnesium ✓	200 mg	I
Zink ✓	10-30 mg	I
Vitamin E ✓	400-600 mg	I
Vitamin B_6 ✓	50-100 mg	I

7 Therapie des prämenstruellen Syndroms (PMS).

Substanz	Dosierung	Stufe und Bemerkungen
Vitamin E	400 mg	II; mildert Menstruationskrämpfe
Vitamin B_1	20-40 mg	II; wirkt krampflösend
Niacin	100 mg	II; mildert Menstruationskrämpfe
Vitamin C	250 mg	II; verstärkt die Effektivität von Niacin
Zink ✓	30 mg	II; wirkt regulierend auf den Hormonhaushalt
Magnesium ✓	400 mg	II; wirkt krampflösend
Gamma-Linolensäure	2 g	II; wirkt entzündungshemmend

8 Therapie von Menstruationsschmerzen (Dysmenorrhoe).

Substanz	Dosierung	Stufe und Bemerkungen
Vitamin E ✓	400 mg	II; reduziert Schwellungen
Vitamin A	5.000-10.000 IE	II; reduziert Schwellungen
Jod	125 μg	II; reduziert Schwellungen, Schmerzen und möglicherweise Knotenbildung in der Brust
Zink ✓	30 mg	II; wirkt regulierend auf den Hormonhaushalt
Gamma-Linolensäure	2 g	II; wirkt entzündungshemmend und vermindert Knotenbildung in der Brust, besonders wenn diese vor der Menstruation auftreten

9 Therapie von Mastopathie und Mastodynie.

Praxistipps:

- Ernährungsphysiologisch sollte der Fettanteil in der Nahrung reduziert werden. Weiterhin ist ein Verzicht auf Genussgifte wie Koffein und Theobromin hilfreich. Beide Substanzen können zu Übersäuerung führen.
- Cave Hormoneinnahme: Östrogene können die Mastodynie verschlimmern. Sogar der Genuss von Fleisch mit Östrogenspuren kann sie auslösen.

Substanz	Dosierung	Stufeund Bemerkungen
Phytoöstrogene (Isoflavone) ✓	50-100 mg	I
Vitamin E	400 mg	II; reduziert Hitzwallungen, Erschöpfungen, Depression
Vitamin C	500 mg	II; verhindert Hitzwallungen und nächtliche Wadenkrämpfe
Zink ✓	30 mg	II; wirkt regulierend auf den Hormonhaushalt
Calcium	800 mg	II; vermindert Reizbarkeit und Stimmungs- schwankungen
Gamma Linolensäure	2 g	II; reduziert Hitzwallungen, Erschöpfungen, Depression
Vitamin D	10 µg	II; vermindert den Mineralverlust der Knochen
Tryptophan	2 g	II; Östrogene senken den Tryptophanspiegel, was wiederum zu Depressionen beitragen kann

10 Therapie von Wechseljahresbeschwerden.

Praxistipp:

Hormoneinnahme führt zu Folsäuremangel. Hormoneinnahme immer mit 400 µg Folsäure kombinieren. Auch Vitamin-B_6-Bedarf ist bei Frauen mit Hormoneinnahme 5-10-mal so hoch.

Substanz	Dosierung	Stufe und Bemerkungen
Vitamin C ✓	1.000 mg	II
Vitamin E ✓	600 mg	II
Vitamin B_6	4-25 mg	II
Vitamin B_{12}	10 µg	II
Folsäure	0,4-2 mg	II
Eisen	8-30 mg	II
Zink ✓	25 mg	II
Selen	100-200 µg	II
Magnesium	300-450 mg	II
Calcium	500-1.000 mg	II
L-Carnitin	200-600 mg	II
Arginin	1,5-6 g	II

11 Therapie von Fertilitätsstörungen der Frau.

Magpie Trial: a randomised placebo-controlled trial. Lancet 2002;359(9321):1877-90.

4. Bailey LB, Berry RJ. Folic acid supplementation and the occurrence of congenital heart defects, orofacial clefts, multiple births, and miscarriage. Am J Clin Nutr 2005;81(5):1213S-7S.

5. Bairey Merz CN, Johnson BD, Braunstein GD, et al. Phytoestrogens and lipoproteins in women. J Clin Endocrinol Metab 2006;91(6):2209-13.

6. Baker H, DeAngelis B, Holland B, et al. Vitamin profile of 563 gravidas during trimesters of pregnancy. J Am Coll Nutr 2002;21(1):33-7.

7. Bodnar LM, Tang G, Ness RB, et al. Periconceptional multivitamin use reduces the risk of preeclampsia. Am J Epidemiol 2006;164(5):470-7.

8. Botto LD, Mulinare J, Erickson JD. Occurrence of congenital heart defects in relation to maternal mulitivitamin use. Am J Epidemiol 2000;151(9):878-84.

9. Brittenden J, Heys SD, Ross J, et al. Natural cytotoxicity in breast cancer patients receiving neoadjuvant chemotherapy: effects of L-arginine supplementation. Eur J Surg Oncol 1994;20(4):467-72.

10. Casini ML, Marelli G, Papaleo E, et al. Psychological assessment of the effects of treatment with phytoestrogens on postmenopausal women: a randomized, double-blind, crossover, placebo-controlled study. Fertil Steril 2006;85(4):972-8.

11. Chappell LC, Seed PT, Briley AL, et al. Effect of antioxidants on the occurrence of pre-eclampsia in women at increased risk: a randomised trial. Lancet 1999; 354(918):810-6.

12. Cheruku SR, Montgomery-Downs HE, Farkas SL, et al. Higher maternal plasma docosahexaenoic acid during pregnancy is associated with more mature neonatal sleep-state patterning. Am J Clin Nutr 2002;76(3):608-13.

13. Correa A, Botto L, Liu Y, et al. Do multivitamin supplements attenuate the risk for diabetes-associated birth defects? Pediatrics 2003;111(5 Pt. 2):1146-51.

14. Czeizel AE, Dudás I, Métneki J. Pregnancy outcomes in a randomised controlled trial of periconceptional multivitamin supplementation. Final report. Arch Gynecol Obstet 1994;255(3):131-9.

15. Dai Q, Franke AA, Jin F, et al. Urinary excretion of phytoestrogens and risk of breast cancer among Chinese women in Shanghai. Cancer Epidemiol Biomarkers Prev 2002;11(9):815-21.

16. Dale PS, Tamhankar CP, George D, et al. Co-medication with hydrolytic enzymes in radiation therapy of uterine cervix: evidence of the reduction of acute side effects. Cancer Chemother Pharmacol 2001;47(Suppl.): S29-34.

17. De Souza MC, Walker AF, Robinson PA, et al. A synergistic effect of a daily supplement for 1 month of 200 mg magnesium plus 50 mg vitamin B6 for the relief of anxiety-related premenstrual symptoms: a randomized, double-blind, crossover study. J Womens Health Gend Based Med 2000;9(2):131-9.

18. Deutch B. Menstrual pain in Danish women correlated with low n-3 polyunsaturated fatty acid intake. Eur J Clin Nutr 1995;49(7):508-16.

19. Devereux G, Turner SW, Craig LC, et al. Low maternal vitamin E intake during pregnancy is associated with asthma in 5-year-old children. Am J Respir Crit Care Med 2006;174(5):499-507.

20. Drapier Faure E, Chantre P, Mares P. Effects of a standardized soy extract on hot flushes: a multicenter, double-blind, randomized, placebo-controlled study. Menopause 2002;9(5):329-34.

21. Duffy R, Wiseman H, File SE. Improved cognitive function in postmenopausal women after 12 weeks of consumption of a soya extract containing isoflavones. Pharmacol Biochem Behav 2003;75(3):721-9.

22. Dunstan JA, Mori TA, Barden A, et al. Fish oil supplementation in pregnancy modifies neonatal allergen-specific immune responses and clinical outcomes in infants at high risk of atopy: a randomized, controlled trial. J Allergy Clin Immunol 2003;112(6):1178-84.

23. Eliassen AH, Colditz GA, Rosner B, et al. Adult weight change and risk of postmenopausal breast cancer. JAMA 2006;296(2):193-201.

24. Facchinetti F, Borella P, Sances G, et al. Oral magnesium successfully relieves premenstrual mood changes. Obstet Gynecol 1991;78(2):177-81.

25. File SE, Jarrett N, Fluck E, et al. Eating soya improves human memory. Psychopharmacology (Berl) 2001; 157(4):430-6.

26. Franco OH, Burger H, Lebrun CE, et al. Higher dietary intake of lignans is associated with better cognitive performance in postmenopausal women. J Nutr 2005; 135(5):1190-5.

27. Gallus S, Talamini R, Giacosa A, et al. Does an apple a day keep the oncologist away? Ann Oncol 2005;16(11): 1841-4.

28. Goodman MT, Wilkens LR, Hankin JH, et al. Association of soy and fiber consumption with the risk of endometrial cancer. Am J Epidemiology 1997;146(4):294-306.

29. Groenen PM, van Rooij IA, Peer PG, et al. Marginal maternal vitamin B12 status increases the risk of offspring with spina bifida. Am J Obstet Gynecol 2004; 191(1):11-7.

30. Han KK, Soares JM Jr, Haidar MA, et al. Benefits of soy isoflavone therapeutic regimen on menopausal symptoms. Obstet Gynecol 2002;99(3):389-94.

31. Helland IB Smith L, Saarem K, et al. Maternal supplementation with very-long-chain n-3 fatty acids during pregnancy and lactation augments children's IQ at 4 years of age. Pediatrics 2003;111(1):e39-44.

32. Hibbeln JR. Seafood consumption, the DHA content of mothers' milk and prevalence rates of postpartum depression: a cross-national, ecological analysis. J Affect Disord 2002;69(1-3):15-29.

33. Hilton E, Isenberg HD, Alperstein P, et al. Ingestion of yogurt containing Lactobacillus acidophilus as prophylaxis for candidal vaginitis. Ann Intern Med 1992; 116(5):353-7.

34. Hininger I, Favier M, Arnaud J, et al. Effects of a combined micronutrient supplementation on maternal biological status and newborn anthropometrics measurements: a randomized double-blind, placebo-controlled trial in apparently healthy pregnant women. Eur J Clin Nutr 2004;58(1):52-9.

35. Hofmeyr GJ, Atallah AN, Duley L. Calcium supplementation during pregnancy for preventing hypertensive disorders and related problems. Cochrane Database Syst Rev 2006;(3):CD001059.

36. Ingram D, Sanders K, Kolybaba M, et al. Case-control study of phyto-oestrogens and breast cancer. Lancet 1997;350(9083):990-4.

37. Iwasaki M, Inoue M, Otani T, et al. Plasma isoflavone level and subsequent risk of breast cancer among Japanese women: a nested case-control study from the Japan Public Health Center-based prospective study group. J Clin Oncol 2008;26(10):1677-83.

38. Javaid MK, Crozier SR, Harvey NC, et al. Maternal vitamin D status during pregnancy and childhood bone mass at age 9 years: a longitudinal study. Lancet 2006; 367(9504):36-43.

39. Jensen CD, Block G, Buffler P, et al. Maternal dietary risk factors in childhood acute lymphoblastic leukemia (United States). Cancer Causes Control 2004;15(6):559-70.

40. Jeri AS. The use of Isoflavone supplement to relive hot flushes. Female Patient 2002;27:35-7. www.female-patient.com/html/arc/sig/comp/articles/article_5.asp

41. Kalliomäki M, Salminen S, Arvilommi H, et al. Probiotics in primary prevention of atopic disease: a randomised placebo-controlled trial. Lancet 2001;357 (9262):1076-9.

42. Kalliomäki M, Salminen S, Poussa T, et al. Probiotics and prevention of atopic disease: 4-year follow-up of a randomised placebo-controlled trial. Lancet 2003;361 (9372):1869-71.

43. Krapels IP, van Rooij IA, Ocké MC, et al. Maternal dietary B vitamin intake, other than folate, and the association with orofacial cleft in the offspring. Eur J Nutr 2004;43(1):7-14.

44. Kritz-Silverstein D, Von Mühlen D, Barrett-Connor E, et al. Isoflavones and cognitive function in older women: the SOy and Postmenopausal Health In Aging (SOPHIA) Study. Menopause 2003;10(3):196-202.

45. Kumar NB, Cantor A, Allen K, et al. The specific role of isoflavones on estrogen metabolism in premenopausal women. Cancer 2002;94(4):1166-74.

46. Lee BE, Hong YC, Lee KH, et al. Influence of maternal serum levels of vitamins C and E during the second trimester on birth weight and length. Eur J Clin Nutr 2004;58(10):1365-71.

47. Linseisen J, Piller R, Hermann S, et al. Dietary phytoestrogen intake and premenopausal breast cancer risk in a German case-control study. Int J Cancer 2004;110 (2):284-90.

48. London RS, Sundaram GS, Murphy L, et al. The effect of alpha-tocopherol on premenstrual symptomatology: a double-blind study. J Am Coll Nutr 1983;2(2):115-22.

49. López-Quesada E, Vilaseca MA, Lailla JM. Plasma total homocysteine in uncomplicated pregnancy and in preeclampsia. Eur J Obstet Gynecol Reprod Biol 2003; 108(1):45-9.

50. Mannion CA, Gray-Donald K, Koski KG. Association of low intake of milk and vitamin D during pregnancy with decreased birth weight. CMAJ 2006;174(9):1273-7.

51. Moore LL, Bradlee ML, Singer MR, et al. Folate intake and the risk of neural tube defects: an estimation of dose-response. Epidemiology 2003;14(2):200-5.

52. Morabito N, Crisafulli A, Vergara C, et al. Effects of genistein and hormone-replacement therapy on bone loss in early postmenopausal women: a randomized double-blind placebo-controlled study. J Bone Miner Res 2002;17(10):1904-12.

53. Nkondjock A, Ghadirian P. Intake of specific carotenoids and essential fatty acids and breast cancer risk in Montreal, Canada. Am J Clin Nutr 2004;79(5):857-64.

54. Olsen SF, Secher NJ, Tabor A, et al. Randomised clinical trials of fish oil supplementation in high risk pregnancies. Fish Oil Trials In Pregnancy (FOTIP) Team. BJOG 2000;107(3):382-95.

55. Olsen SF, Secher NJ. Low consumption of seafood in early pregnancy as a risk factor for preterm delivery: prospective cohort study. BMJ 2002;324(7335):447-50.

56. Palan PR, Woodall AL, Anderson PS, et al. Alpha-tocopherol and alpha-tocopheryl quinone levels in cervical intraepithelial neoplasia and cervical cancer. Am J Obstet Gynecol 2004;190(5):1407-10.

57. Posaci C, Erten O, Uren A, et al. Plasma copper, zinc and magnesium levels in patients with premenstrual tension syndrome. Acta Obstet Gynecol Scand 1994;73(6): 452-5.

58. Potter SM, Baum JA, Teng H, et al. Soy protein and isoflavones: their effects on blood lipids and bone density in postmenopausal women. Am J Clin Nutr 1998;68(6 Suppl.):1375S-9S.

59. Rautava S, Kalliomäki M, Isolauri E. Probiotics during pregnancy and breast-feeding might confer immunomodulatory protection against atopic disease in the infant. J Allergy Clin Immunol 2002;109(1):119-21.

60. Relton CL, Pearce MS, Parker L. The influence of erythrocyte folate and serum vitamin B12 status on birth weight. Br J Nutr 2005;93(5):593-9.

61. Ródenas S, Rodríguez-Gil S, Merinero MC, et al. Dietary exchange of an olive oil and sunflower oil blend for extra virgin olive oil decreases the estimate cardiovascular risk and LDL and apolipoprotein AII concentrations in postmenopausal women. J Am Coll Nutr 2005;24(5): 361-9.

62. Rossi E, Hung J, Beilby JP, et al. Folate levels and cancer morbidity and mortality: prospective cohort study from Busselton, Western Australia. Ann Epidemiol 2006;16(3):206-12.

63. Rudnicki M, Frølich A, Pilsgaard K, et al. Comparison of magnesium and methyldopa for the control of blood pressure in pregnancies complicated with hypertension. Gynecol Obstet Invest 2000;49(4):231-5.

64. Rumbold AR, Maats FH, Crowther CA. Dietary intake of vitamin C and vitamin E and the development of hypertensive disorders of pregnancy. Eur J Obstet Gynecol Reprod Biol 2005;119(1):67-71.

65. Sato R, Helzlsouer KJ, Alberg AJ, et al. Prospective study of carotenoids, tocopherols, and retinoid concentrations and the risk of breast cancer. Cancer Epidemiol Biomarkers Prev 2002;11(5):451-7.

66. Scambia G, Mango D, Signorile PG, et al. Clinical effects of a standardized soy extract in postmenopausal women: a pilot study. Menopause 2000;7(2):105-11.

67. Scheiber MD, Liu JH, Subbiah MT, et al. Dietary inclusion of whole soy foods results in significant reductions in clinical risk factors for osteoporosis and cardiovascular disease in normal postmenopausal women. Menopause 2001;8(5):384-92.

68. Scholl TO, Hediger ML, Schall JI, et al. Low zinc intake during pregnancy: its association with preterm and very preterm delivery. Am J Epidemiol 1993;137(10): 1115-24.

69. Serdar Z, Gür E, Colakoethullarý M, et al. Lipid and protein oxidation and antioxidant function in women with mild and severe preeclampsia. Arch Gynecol Obstet 2003;268(1):19-25.

70. Shalev E, Battino S, Weiner E, et al. Ingestion of yogurt containing Lactobacillus acidophilus compared with pasteurized yogurt as prophylaxis for recurrent candidal vaginitis and bacterial vaginosis. Arch Fam Med 1996;5(10):593-6.

71. Shalev E. Ingestion of probiotics: optional treatment of bacterial vaginosis in pregnancy. Isr Med Assoc J 2002;4(5):357-60.

72. Shu XO, Jin F, Dai Q, et al. Soyfood intake during adolescence and subsequent risk of breast cancer among Chinese women. Cancer Epidemiol Biomarkers Prev 2001;10(5):483-8.

73. Smuts CM, Huang M, Mundy D, et al. A randomized trial of docosahexaenoic acid supplementation during the third trimester of pregnancy. Obstet Gynecol 2003; 101(3):469-79.

74. Smyth JF, Bowman A, Perren T, et al. Glutathione reduces the toxicity and improves quality of life of women diagnosed with ovarian cancer treated with cisplatin: results of a double-blind, randomised trial. Ann Oncol 1997;8(6):569-73.

75. Steinberg FM, Guthrie NL, Villablanca AC, et al. Soy protein with isoflavones has favorable effects on endothelial function that are independent of lipid and antioxidant effects in healthy postmenopausal women. Am J Clin Nutr 2003;78(1):123-30.

76. Tanos V, Brzezinski A, Drize O, et al. Synergistic inhibitory effects of genistein and tamoxifen on human dysplastic and malignant epithelial breast cells in vitro. Eur J Obstet Gynecol Reprod Biol 2002;102(2):188-94.

77. Thompson JR, Gerald PF, Willoughby ML, et al. Maternal folate supplementation in pregnancy and protection against acute lymphoblastic leukaemia in childhood: a case-control study. Lancet 2001;358(9297): 1935-40.

78. Thys-Jacobs S, Starkey P, Bernstein D, et al. Calcium carbonate and the premenstrual syndrome: effects on premenstrual and menstrual symptoms. Premenstrual Syndrome Study Group. Am J Obstet Gynecol 1998; 179(2):444-52.

79. Tolarova M, Harris J. Reduced recurrence of orofacial clefts after periconceptional supplementation with high-dose folic acid and multivitamins. Teratology 1995; 51(2):71-8.

80. Upmalis DH, Lobo R, Bradley L, et al. Vasomotor symptom relief by soy isoflavone extract tablets in postmenopausal women: a multicenter, double-blind, randomized, placebo-controlled study. Menopause 2000; 7(4):236-42.

81. Vollset SE, Refsum H, Irgens LM, et al. Plasma total homocysteine, pregnancy complications, and adverse pregnancy outcomes: the Hordaland Homocysteine study. Am J Clin Nutr 2000;71(4):962-8.

82. Walker AF, De Souza MC, Vickers MF, et al. Magnesium supplementation alleviates premenstrual symptoms of fluid retention. J Womens Health 1998;7(9): 1157-65.

83. Willatts P, Forsyth JS, DiModugno MK, et al. Effect of long-chain polyunsaturated fatty acids in infant formula on problem solving at 10 months of age. Lancet 1998; 352(9129):688-91.

84. Willers SM, Devereux G, Craig LC, et al. Maternal food consumption during pregnancy and asthma, respiratory and atopic symptoms in 5-year-old children. Thorax 2007;62(9):773-9.

85. Wyatt KM, Dimmock PW, Jones PW, et al. Efficacy of vitamin B-6 in the treatment of premenstrual syndrome: systematic review. BMJ 1999;318(7195):1375-81.

86. Xu WH, Zheng W, Xiang YB, et al. Soya food intake and risk of endometrial cancer among Chinese women in Shanghai: population based case-control study. BMJ 2004;328(7451):1285-8.

87. Yamamoto S, Sobue T, Kobayashi M, et al. Soy, isoflavones, and breast cancer risk in Japan. J Natl Cancer Inst 2003;95(12):906-13.

88. Yeh CC, Hou MF, Tsai SM, et al. Superoxide anion radical, lipid peroxides and antioxidant status in the blood of patients with breast cancer. Clin Chim Acta 2005;361(1-2):104-11.

89. Zhang C, Williams MA, King IB, et al. Vitamin C and the risk of preeclampsia - results from dietary questionnaire and plasma assay. Epidemiology 2002;13(4):409-16.

90. Zhang C, Williams MA, Sorensen TK, et al. Maternal plasma ascorbic Acid (vitamin C) and risk of gestational diabetes mellitus. Epidemiology 2004;15(5):597-604.

91. Zhang M, Holman CD, Huang JP, et al. Green tea and the prevention of breast cancer: a case-control study in Southeast China. Carcinogenesis 2007;28(5):1074-8.

92. Zhang S, Hunter DJ, Hankinson SE, et al. A prospective study of folate intake and the risk of breast cancer. JAMA 1999;281(17):1632-7.

93. Zhang SM, Willett WC, Selhub J, et al. A prospective study of plasma total cysteine and risk of breast cancer. Cancer Epidemiol Biomarkers Prev 2003;12(11 Pt. 1): 1188-93.

94. Ziegler RG, Hoover RN, Pike MC, et al. Migration patterns and breast cancer risk in Asian-American women. J Natl Cancer Inst 1993;85(22):1819-27.

95. Zimmermann M, Delange F. Iodine supplementation of pregnant women in Europe: a review and recommendations. Eur J Clin Nutr 2004;58(7):979-84.

4.11. Urologische und andrologische Erkrankungen

Die wichtigsten "speziellen" Erkrankungen des Mannes sind mit der Prostata verbunden. Hier wird daher die benigne Prostatahyperplasie und das Prostatakarzinom besprochen, daneben aber auch die für das Wohlbefinden des Mannes wichtigen Themen erektile Dysfunktion, Climacterium virile und Fertilitätsstörungen (epidemiologische und allgemeine Daten ☞ Kap. 4.10. Frauengesundheit: Schwangerschaft, Stillzeit, Klimakterium).

4.11.1. Epidemiologie

Das Risiko einer benignen Prostatahyperplasie (BPH) beträgt 10-20 % in der Altersgruppe von 50-59 und 25-35 % in der Altersgruppe von 60 bis 69 Jahre. Die BPH kann aufgrund ihrer Häufigkeit bereits als Volkskrankheit gelten.

Unter den Krebserkrankungen im Bereich der Urologie ist das Prostatakarzinom mit rund 25 % die häufigste (höchste Inzidenzrate noch vor Darmkrebs und Lungenkrebs). Seit 1983 hat die Häufigkeit dieses Karzinoms um 50 % (!) zugenommen – Tendenz weiterhin steigend.

Die erektile Dysfunktion tritt altersabhängig auf, betroffen sind ca. 4 % bei 30-39-Jährigen, 9 % bei 40-49-Jährigen, 17 % bei 50-59-Jährigen, 34 % bei 60-69-Jährigen und 57 % bei 70-80-Jährigen. Insgesamt sind 31-44 % aller Männer mit ihrem Sexualleben unzufrieden.

Männer können ebenso wie Frauen unter dem Klimakterium leiden. Man spricht vom Climacterium virile (Andropause, partielles androgenes Defizit des alternden Mannes: PADAM). Etwa ab dem 45. Lebensjahr verändert sich auch der Hormonhaushalt des Mannes, wobei etwa 20-50 % der älteren Männer unter Beschwerden leiden, die im Zusammenhang mit dem veränderten Hormonhaushalt stehen, und bei etwa einem Drittel der Männer jenseits des 55. Lebensjahrs eine relevante abnehmende Hormonproduktion (partielles Testosterondefizit) besteht.

4.11.2. Ätiologie

Unter der BPH versteht man eine Hyperplasie der epithelialen und stromalen Komponente der Prostata mit grobknotiger Organvergrößerung. Es kann zu Miktionsbeschwerden, Harnblasendysfunktion, Hämaturie oder Harnwegsinfekten kommen. Ursachen sind zunehmendes Alter, Lebensstil mit Bewegungsmangel und ungünstiger Ernährung, Adipositas (mit erhöhten Östrogenspiegeln), Anwesenheit von Androgenen, vermehrte Expression von Wachstumsfaktoren (vor allem *fibroblast growth factor* – FGF, *keratinocyte growth factor* – KGF) sowie Alkohol, Rauchen, Medikamente (z.B. Antidepressiva) und evtl. auch geringe sexueller Aktivität. Gene scheinen insbesondere bei Auftreten der BPH bei über 60-jährigen Männern nur eine geringe Rolle zu spielen.

Genetische Faktoren sind insgesamt nur für 5,5 % der Krebserkrankungen verantwortlich, können aber bei einzelnen Tumoren, z.B. beim Prostatakarzinom (15,3 %), häufiger verantwortlich sein. Als spezifische Risikofaktoren sind neben der Genetik Übergewicht, eine Ernährung mit hohem Anteil an Fett (insbesondere an Omega-6-Fettsäuren), Alkohol, Bewegungsmangel und geringe sexuelle Aktivität anerkannt.

Zu den wichtigsten Ursachen der erektilen Dysfunktion zählen psychogene Faktoren, Krankheiten (z.B. Diabetes mellitus, Schilddrüsenfunktionsstörungen, kardiovaskulare Erkrankungen, Endotheldysfunktion, Prostatahypertrophie und Prostataoperationen, Parkinson-Krankheit, Epilepsie oder Tumoren), Rauchen, Alkohol, Mikronährstoffmangel sowie Androgendefizit, Arzneimittel (vor allem Antihypertensiva, Psychopharmaka, Lipidsenker, H_2-Blocker) und Rückenmarkläsionen.

Wichtig für die sexuelle Funktion sind insbesondere Dopamin und Serotonin (zentral), Stickstoffoxid, sympathische und parasympathische Nerven (peripher) sowie ein gut eingestellter Hormonhaushalt.

Bei den Folgen des Climacterium virile unterscheidet man psychische (Gemütsveränderungen, Reizbarkeit, Müdigkeit), vasomotorische (Hitzewallungen) und organische Störungen.

Die Ursache für die Infertilität bei Männern besteht in schlechter Qualität oder einem Mangel an Spermien. Dies kann bedingt sein durch genetische Störungen, retrograde Ejakulation, Krankheiten (z.B. Bauchhoden, Leistenhoden, Orchitis und Epididymitis), Wärme (z.B. Sauna, Sitzheizung im Auto), Hypothyreose, Alkohol, Drogen, Schadstoffbelastung, ionisierende Strahlung oder perniziöse Anämie.

Generell nimmt auch bei Männern die Fruchtbarkeit mit dem Alter ab.

4.11.3. Stellenwert der Mikronährstoffmedizin

Auch bei den Prostataerkrankungen sowie bei den im weiteren Sinne "krankhaften/krankmachenden" Beschwerden des Mannes, wie erektile Dysfunktion, Climacterium virile und Fertilitätsstörungen, können die Mikronährstoffe ihr breites Wirkspektrum ausspielen, indem sie das Immunsystem modulieren und Entzündung sowie die Belastung mit freien Radikalen reduzieren. Außerdem verbessern sie den Stoffwechsel und den Hormonhaushalt des Mannes, was z.B. bei der erektilen Dysfunktion (über eine höhere Anflutung von Stickstoffmonoxid und zyklischem Guanosin-Monophosphat), bei Veränderungen im Alter (über eine Erhöhung der Produktion von androgenen Hormonen und von Wachstumshormon) oder bei Störungen der Fertilität eine Rolle spielt.

Bei diesen Indikationen haben neben den klassischen Mikronährstoffen einige Aminosäuren und Aminsäurenderivate (z.B. L-Arginin, L-Carnitin) sowie die Phytoöstrogene einen hohen Stellenwert.

4.11.4. Studien zur Wirkung der Mikronährstoffe bei urologischen und andrologischen Erkrankungen

■ Prostatakrebs

Bei Aufnahme von **200 µg Selen** pro Tag fand sich in einer placebokontrollierten Doppelblindstudie mit männlichen Patienten, die unter einem Basalzell- oder Plattenepithelkarzinom litten, ein um 63 % geringeres Risiko für die Entwicklung eines **Prostatakarzinoms** (n=974) [15].

Im NPC Trial mit 1.312 Teilnehmern [20] konnte mit **Selen** (Tagesdosis 200 µg) – insbesondere bei einem PSA-Ausgangswert ≤4 ng/ml und niedrigen Selenspiegeln (<123,2 ng/ml) die **Inzidenz des**

Prostatakarzinoms signifikant um 49 % reduziert werden (RR 0,51).

Laut einer Fall-Kontroll-Studie *(Baltimore Longitudinal Study of Aging;* n=148 [9]) gehen niedrige **Selen**spiegel mit einem 4-5fach erhöhten Prostatakrebsrisiko einher.

Entsprechend sind höhere **Selen**spiegel mit einem geringeren Risiko für fortgeschrittenen Prostatakrebs verbunden (OR 0,49 für höchste vs. niedrigste Spiegel). Nach zusätzlicher Korrektur bezüglich Familienanamnese für Prostatakrebs, BMI, Aufnahme von Calcium und gesättigten Fettsäuren, Z.n. nach Vasektomie und geographischer Region fand sich eine OR von 0,35. Diese Ergebnisse wurden in der prospektiven *Health Professionals' Study* mit 51.529 Teilnehmern [41] ermittelt.

In einem experimentellen Tiermodell (Maus) [16] reduzierte hochdosiertes anorganisches **Selen** signifikant das Wachstum hormonrefraktärer **Prostatakarzinome** und die Entwicklung von Lymphknotenmetastasen.

In der placebokontrollierten Doppelblindstudie "ATBC" (Alpha-Tocopherol and Beta-Carotene) [24] wurde bei 29.133 Rauchern der Effekt von Vitamin E und Beta-Carotin auf Prostatakrebsinzidenz und -mortalität untersucht. Dabei verringerte **Vitamin E** (Alpha-Tocopherol 50 mg pro Tag) die Inzidenz des Prostatakarzinoms um 1/3, die Mortalität wurde um 41 % signifikant reduziert.

Raucher und ehemalige Raucher, die mindestens 100 IE **Vitamin E** als Supplement einnahmen, hatten in einer großen Kohorten Studie mit 47.780 Männern [3] ein um 56 % vermindertes Risiko für metastasierendes oder tödliches **Prostatakarzinom**.

Vitamin E unterdrückte in Prostatakrebszellen die Expression von PSA und die Funktion des Androgenrezeptors [42]. Außerdem hemmte die kombinierte Anwendung von Vitamin E und Flutamid (ein Antiandrogen) signifikant stärker das Wachstum der LNCaP-Zellen als Flutamid allein. Auch Selenomethionin zeigt einen inhibitorischen Effekt auf das Krebszellwachstum.

Auch durch den Verzehr von Tomaten bzw. gekochten **Tomaten**produkten kann das **Prostatakrebs-Risiko** reduziert werden. In der Metaanalyse von Etminan et al. [21], in die 11 Fall-Kontroll-Studien und 10 Kohortenstudien aufgenommen wurden, wurde das Krebsrisiko bei rohen Tomaten im Mittel um 11 %, bei gekochten Tomatenprodukten um 19 % reduziert.

Das in Tomaten vorhandene Carotinoid **Lycopin** spielt dabei einer besondere Rolle und stand daher bei zahlreichen epidemiologischen wie klinischen Studien im Mittelpunkt des Interesses. Eine prospektive Studie [23] mit 47.365 Männern ermittelte ein geringeres Risiko für Prostatakrebs aufgrund der Lycopinaufnahme. Gann et al. untersuchten in der *Physicians' Health Study* [22] mit 1.872 Teilnehmern den Zusammenhang zwischen Lycopinspiegel und Prostatakrebs. In den Fällen mit Prostatakrebs fand man eine deutliche umgekehrte Relation zwischen Lycopinspiegel und Krebs, und dies vor allem bei aggressivem Karzinom. Demnach ist Lycopin das Carotinoid mit der eindeutigsten inversen Relation zur Prostatakrebsentwicklung.

Lycopin, das Ansari u. Gupta [4] bei 20 Patienten mit fortschreitendem metastasierenden, hormonrefraktären Prostatakarzinom in der Tagesdosis von 10 mg über 3 Wochen einsetzten, führte zu einer kompletten (5 % der Patienten) und partiellen (30 %) Response, zur Verbesserung der Leistungsfähigkeit, Linderung der Knochenschmerzen sowie der Symptome der unteren Harnwege (LUTS).

Die Gabe von **Lycopin** (3 Wochen, 2 × 15 mg pro Tag) vor einer radikalen Prostatektomie wirkte sich positiv auf das Krebsgeschehen aus [28]: In der Gruppe von Prostatakrebspatienten, die Lycopin erhalten hatte, war die Tumorgröße geringer, die Ränder des Tumors waren klarer abgegrenzt und es lag ein fokaler Befall der Drüse (statt ein diffuser Befall) mit hochgradigen prostatischen intraepithelialen Neoplasien (IPN) bei 33 % vor (vs. 0 % in der Kontrollgruppe). Außerdem verzeichnete man einen Rückgang des PSA-Werts um 18 % in der Lycopin-Gruppe gegenüber einem PSA-Anstieg um 14 % in der Kontroll-Gruppe.

Auch die Kombination einer 6-monatigen **Lycopin**-Gabe (2 × 2 mg pro Tag) mit einer Orchiektomie brachte Vorteile im Vergleich zur alleinigen Orchiektomie (n=54) [3, 4]: Die Patienten, die unter einem fortgeschrittenen metastasierenden Prostatakarzinom litten, zeigten unter der Lycopin-Behandlung einen signifikant stärkeren PSA-Abfall und ein besseres Ansprechen auf die

Therapie. In der Lycopin-Orchiektomie-Gruppe zeigten 78 % der Patienten eine komplette PSA-Response gegenüber nur 40 % in der Orchiektomie-Gruppe.

Andere Wissenschaftler befasst sich intensiv mit der Frage des **Fisch**verzehrs im Zusammenhang mit dem Prostatakarzinom. In der 12-jährigen *Health Professionals' Follow-up Study* (n=47.882) [6] ergab sich bei einem Fischverzehr von >3-mal pro Woche eine Reduktion des Prostatakrebsrisikos, insbesondere bezüglich des metastasierenden Karzinoms (RR 0,56; −44 %). Für die Zufuhr von je 0,5 g Fischöl ergab sich eine 24 %ige Reduktion des Risikos eines metastasierenden Prostatakarzinoms.

Umgekehrt fanden Terry et al. [38, 39] in einer prospektiven Kohortenstudie mit 6.272 Schweden, dass Männer, die keinen Fisch essen, ein 2-3fach erhöhtes Prostatakrebsrisiko gegenüber den Männern haben, die mittlere bis große Mengen Fisch verzehren.

Arachidonsäure, ein wichtiger Vertreter der Omega-6-Fettsäuren, und ihr Metabolit Prostaglandin E_2 fördern die Migration von Krebszellen und so die Invasion der Zellen ins Knochenmark. Dagegen hemmen **Omega-3-Fettsäuren** die Wanderung der **Prostatakrebszellen** ins Knochenmark, wenn sie in der halben Konzentration wie die Omega-6-Fettsäure vorliegen [11]. Die Omega-3-Fettsäuren Eicosapentaensäure und Docosahexaensäure können möglicherweise verhindern, dass Prostatakrebszellen das Knochenmark erreichen.

Der Fettgehalt der Nahrung und der Fetttyp haben signifikanten Einfluss auf das Krebszellwachstum: Laut einer *Ex-vivo*-Studie [5] führte eine 4-wöchige fettmodifizierte Diät (Diät 1) im Vergleich zu einer fettreichen "westlichen" Kost (Diät 2) zu einer signifikanten Wachstumshemmung bei Prostatakrebszellen. Dies wurde im Rahmen der anschließenden Laboruntersuchungen mit dem Serum der Prostatakrebspatienten unter Diät 1 bzw. 2 festgestellt.

Im asiatischen Raum, vor allem in Japan und China, spielt der hohe **Soja**anteil an der Ernährung eine bedeutende Rolle für die Gesundheit und auch für z.B. die niedrigere Inzidenz von Krebserkrankungen. Entsprechend wurde in den letzten Jahrzehnten eine bedeutende Forschungsarbeit in die Untersuchung von Sojainhaltsstoffen (v.a. Iso-flavone) im Zusammenhang mit hormonabhängigen Tumoren wie Prostatakrebs (neben Brust- und Endometriumkrebs der Frau) investiert.

Die frühe Untersuchung von Adlercreutz et al. [1] ergab, dass bei Japanern ein 7-110-mal höherer **Isoflavonspiegel** als bei Finnen vorliegt. Die hohen Spiegel dieser sog. Phytoöstrogene können nach Meinung der Autoren das Wachstum von Prostatakrebszellen bei Japanern hemmen und so die niedrige Prostatakrebsmortalität bei Japanern erklären.

Gab man gesunden Männern eine Isoflavonkombination (täglich 2 × 50 mg), so schützte dies vor der TNF-α-induzierten Aktivierung von NFκB (einem spezifischen Transkriptionsfaktor im Zellkern) in Lymphozyten und reduzierte umgekehrt 5-OHmdU (5-Hydroxymethyl-2'-Deoxyuridin) als Marker für oxidative DNA-Schädigung [18].

Die 12-wöchige Supplementierung von 60 mg Sojaisoflavonen pro Tag bei Patienten mit Prostatakrebs beeinflusste wichtige Marker der Krebsproliferation, wie PSA-Wert und freies Testosteron. Die klinische Studie mit 76 Patienten [29] ergab, dass der PSA-Wert bei 69 % der Patienten in der Isoflavon-Gruppe abfiel bzw. konstant blieb. In der Placebo-Gruppe war dies nur bei 33 % der Fall.

■ Benigne Prostatahyperplasie

Das Risiko für benigne Prostatahyperplasie (BPH) sinkt – laut einer 11-jährigen Fall-Kontroll-Studie mit 2.820 Teilnehmern in Italien [37] – signifikant mit zunehmender Einnahme von **Carotinen** gesamt (−20 %) sowie im Einzelnen von α- (−17 %), β- (−18 %) und cis-Beta-Carotin (−18 %). Ein Trend zur Reduktion des BPH-Risikos zeigte sich ebenfalls für die vermehrte Einnahme von Vitamin C und Eisen.

Betrachtet man die Konzentration des **Isoflavons Genistein** im Prostatagewebe, so liegt diese bei BPH-Patienten signifikant niedriger als bei Probanden ohne BPH. Dies ergab eine Vergleichsstudie von 25 Koreanern [25].

Auch die Wissenschaftler um C. Brössner [10] bestimmten bei 94 Probanden den **Genistein**-Spiegel im Prostatagewebe. Die fanden heraus, dass bei Patienten mit geringerem Prostatavolumen der Wert (mit 20,9 ng/g Trockengewicht) signifikant höher lag als bei denjenigen, die ein größeres Drüsenvolumen aufwiesen (8,8 ng/g). Diese Daten weisen auf einen Einfluss von Genistein auf die Pathogenese der BPH hin.

■ Störungen der Sexualfunktion: erektile Dysfunktion

In einer randomisierten Studie mit 120 Teilnehmern im Alter von 60 bis 74 Jahren [12] verbesserte zum einem 160 mg Testosteron bzw. zum anderen eine Kombination aus 2 g Propionyl-L-Carnitin und 2 g Actyl-L-Carnitin signifikant die Parameter erektile Dysfunktion, Depression und Erschöpfung im Vergleich zu Placebo. Die Carnitinkombination verbessert dabei signifikant stärker als Testosteron die erektile Funktion (Wert nach *International Index of Erectile Function, IIEF*).

Die Sexualfunktion wurde außerdem durch hochdosiertes **L-Arginin** über 6 Wochen signifikant verbessert. Dies ergab eine placebokontrollierte Doppelblindstudie mit 50 Männern mit erektiler Dysfunktion [4]. Parallel zu Sildenafil (Viagra) gegeben, kann Vitamin E (800 IE) und Folsäure (5 mg) die erektile Dysfunktion bei den Männern verbessern, die zuvor auf die Sildenafil-Behandlung nicht ansprachen: 61 % der Patienten zeigten nun eine komplette oder partielle Response mit dem Urteil "zufriedenstellend" bis "ausgezeichnet" in rund 89 % der Fälle [27].

Bei Patienten mit **Ejaculatio praecox** (vorzeitigem Samenerguss) wurden in einer Fall-Kontroll-Studie [2] im Samenplasma, nicht aber im Blutserum signifikant niedrigere Magnesiumspiegel gemessen als bei den Kontrollprobanden. Die Ejaculatio praecox steht offenbar mit erniedrigtem **Magnesium** im Samenplasma in Zusammenhang.

■ Männliche Fertilitätsstörungen

Bei Männern mit Infertilität bei verminderter Samenqualität bilden die Spermatozoen vermehrt **reaktive Sauerstoffverbindungen**, insbesondere Superoxid-Anionen [34]. Auch Pasqualotto et al. [32] konnte bereits bei männlicher Infertilität mit normaler Spermienzahl einen signifikant höheren Radikalspiegel und eine signifikant reduzierte antioxidative Kapazität im Vergleich zu gesunden Männern nachweisen.

Bei Rauchern (n=75) verbesserte die Gabe von 1 g **Vitamin C** (Dauer: 1 Monat) in einer placebokontrollierten Studie [19] signifikant die Spermienqualität.

Die Gabe von **Vitamin E** (600 mg) verbesserte in einer anderen Doppelblindstudie mit 30 Patienten [26] die In-vitro-Spermienfunktion: Insbesondere war die Bindung an die Eizellhülle (im sog. *"zona pellucida binding"*-Test) verbessert.

Mit 800 mg **S-Adenosyl-Methionin** (SAM) für 3 Monate stieg in der italienischen Studie von Piacentino et al. [33] die Motilität der Spermatozoen im Vergleich zum Ausgangswert um 60 % an.

In einer weiteren italienischen Studie mit 40 Teilnehmern, die 6 Monate lang täglich 80 ml einer 10 %-igen **Arginin**-HCl-Lösung erhalten hatten, verbesserte sich signifikant die Spermienmotilität [35].

Zink (15 mg) und Folsäure (5 mg) in Kombination sind in der Lage, die Spermienqualität signifikant bei Männern mit Subfertilität zu erhöhen. In der Studie von Wong et al. [40] stieg die Zahl normal geformter Spermien um 74 % an.

Bei männlicher Infertilität kann außerdem **Selen** im Vergleich zu Placebo die Spermienmotilität signifikant verbessern [36]. Die Partnerinnen von 11 % der Probanden wurden während des Studienverlaufs schwanger.

Lenzi et al. [30] behandelten 20 Patienten mit Infertilität 2 Monate lang mit intramuskulärer **Glutathion**-Gabe (600 mg). Diese konnte gegenüber Placebo die Motilitätsrate der Spermien signifikant erhöhen. Ebenfalls 2004 fand dieselbe Arbeitsgruppe in einer placebokontrollierten Doppelblindstudie, dass die Kombination aus 2 g **L-Carnitin** und 1 g Acetyl-L-Carnitin alle Parameter im Spermiogramm, insbesondere aber die Motilität der Spermien signifikant verbessern kann [3].

Der Anteil von Spermien mit linearer progressiver Motilität wurde im Rahmen der *"Italian Study Group on Carnitine and Male Infertility"* (n=100) [17] mit der Gabe von 3 g **L-Carnitin** über 40 Monate signifikant verbessert. Die Therapie führte ebenfalls zu einem Anstieg der Spermienzahl.

4.11.5. Rezepturbeispiele bei urologischen und andrologischen Erkrankungen

Substanz	Dosierung	Stufe und Bemerkungen
Vitamin E ✓	30-600 mg	I
Lycopin ✓	6-10 mg	I
Selen ✓	100-200 µg	I
Fischöl ✓	0,5-3 g	I
Phytoöstrogene ✓ (Isoflavone)	40-100 mg	I
Folsäure	0,6-1 mg	I
Zink	20-30 mg	II

1 Prävention des Prostatakarzinoms.

Praxistipp:	
Prävention des Prostatakarzinoms über eine optimierte Ernährung ("Food-Cocktail"):	
Wirkstoffe	**Lebensmittel (Beispiele)**
Vitamin E	Olivenöl, Weizenkeimöl, Weizenkeime, Sesam
Selen	Vollkornprodukte, Seefisch, Rotbarsch
Lycopin	Tomatensaft
Zink	Weizenkeime, Nüsse
Phytoöstrogene	Sojajoghurt

Substanz	Dosierung	Stufe und Bemerkungen
Vitamin E ✓	50-400 mg	I
Omega-3-Fettsäuren ✓	100 mg	I
Phytoöstrogene (Isoflavone) ✓	60-100 mg	I; Hemmung des Krebswachstums
Lycopin	10 mg	I; insbesondere auch vor Prostatektomie
Vitamin C ✓	1.000-2.000 mg	II
Selen ✓	100-1.000 µg	II

2 Therapie des Prostatakarzinoms.

Substanz	Dosierung	Stufe und Bemerkungen
Vitamin C	10-30 mg	II; reduziert das Prostatawachstum
Carotinoide ✓	10-30 mg	II; reduzieren das Prostatawachstum
Zink	10-30 mg	II; Mangel trägt evtl. zur Vergrößerung der Prostata bei
Genistein ✓	40-80 mg	II; reduziert das Prostatawachstum
L-Alanin	500-1.000 mg	II; reduziert das Prostatawachstum
L-Glycin	500-1.000 mg	II; reduziert das Prostatawachstum
L-Glutaminsäure	500-1.000 mg	II; reduziert das Prostatawachstum

3 Therapie der benignen Prostatahyperplasie.

Praxistipp:
Die Kombination mit Sägepalmextrakten wirkt reduzierende auf das Prostatagewebswachstum. Cadmium-Belastung (z.B. bei Rauchern) regt das Prostatawachstum an.

Substanz	Dosierung	Stufe und Bemerkungen
Vitamin E ✓	800 mg	I; bei Viagra-Non-Respondern
Magnesium ✓	300-500 mg	I
L-Arginin ✓	3-12 g	I
L-Carnitin	1-3 g	I; auch Depression und Fatigue
Folsäure	5 mg	I; bei Viagra-Non-Respondern
Vitamin C	400-800 mg	II

4 Therapie der erektilen Dysfunktion.

Substanz	Dosierung	Stufe und Bemerkungen
Vitamin C ✓	1 g	I; Antioxidans
Vitamin E ✓	600 mg	I; Antioxidans, verbessert die Spermienqualität und die Fruchtbarkeit
Glutathion	50-200 mg	I
S-Adenosyl-Methionin	800 mg	I
L-Arginin ✓	3-6 g	I; erhöht Quantität und Qualität der Spermien
L-Carnitin	1-3 g	I
Zink ✓	15 mg	I; Qualität, Motilität und Anzahl der Samenzellen sowie der Testosteronspiegel werden erhöht
Folsäure	1-5 mg	I; Mangel an Folsäure beeinträchtigt die Fruchtbarkeit
S-Adenosyl-Methionin	400-800 mg	II
Coenzym Q_{10}	30-120 mg	II
Selen	100-200 µg	II
Vitamin B_{12}	5-15 µg	II
Vitamin B_6	100 mg	II; gleicht Schwankungen im Hormonspiegel aus
Gamma-Linolensäure	1 g	II; Sperma ist reich an Derivaten der GLS (Spermidine)

5 Therapie von Fertilitätsstörungen.

Praxistipp:
Adipositas und erhöhter Alkoholkonsum wirken sich negativ auf die Testosteronproduktion und damit auf die Fertilität aus.

Substanz	Dosierung	Stufe und Bemerkungen
L-Arginin ✓	2,5 g	I
L-Lysin	1-3 g	II
L-Glycin	500-1.000 mg	II
Ornithin	500-2.000 mg	II
Nicotinamid	25-50 mg	II
Vitamin B$_6$	25-50 mg	II
Isoflavone	50-75 mg	II

6 Therapie einer relativen Wachstumshormon-Unterversorgung im Alter.

Substanz	Dosierung	Stufe und Bemerkungen
Vitamin A	0,6-1,5 mg	II
Vitamin E	200-600 mg	II
Vitamin C	500-1.500 mg	II
Vitamin B$_6$	4-25 mg	II
Vitamin B$_{12}$	10 µg	II
Folsäure	0,4-2 mg	II
Vitamin D$_3$	3-10 µg	II
Coenzym Q$_{10}$	10-50 mg	II
L-Carnitin ✓	1-2 g	II
Zink	10-60 mg	II
Selen	50-100 µg	II
Magnesium	150-250 mg	II
Calcium	500-1.000 mg	II
Omega-3-Fettsäuren	ca. 0,5 g	II
L-Arginin ✓	3-12 g	I
Phytoöstrogene (Isoflavone) ✓	75 mg	II

7 Therapie des Climacterium virile.

Praxistipp:

Zusätzlich bei Bedarf je nach Klinik und Laborstatus Hormonersatztherapie.

Literatur

1. Adlercreutz H, Markkanen H, Watanabe S. Plasma concentrations of phyto-oestrogens in Japanese men. Lancet 1993;342(8881):1209-10.

2. Aloosh M, Hassani M, Nikoobakht M. Seminal plasma magnesium and premature ejaculation: a case-control study. BJU Int 2006;98(2):402-4.

3. Ansari MS, Gupta NP. A comparison of lycopene and orchidectomy vs orchidectomy alone in the management of advanced prostate cancer. BJU Int 2003;92(4): 375-8.

4. Ansari MS, Gupta NP. Lycopene: a novel drug therapy in hormone refractory metastatic prostate cancer. Urol Oncol 2004;22(5):415-20.

5. Aronson WJ, Barnard RJ, Freedland SJ, et al. Growth inhibitory effect of low fat diet on prostate cancer cells: results of a prospective, randomized dietary intervention trial in men with prostate cancer. J Urol 2010;183(1): 345-50.

6. Augustsson K, Michaud DS, Rimm EB, et al. A prospective study of intake of fish and marine fatty acids and prostate cancer. Cancer Epidemiol Biomarkers Prev 2003; 12(1):64-7.

7. Besset A, Bonardet A, Rondouin G, et al. Increase in sleep related GH and Prl secretion after chronic arginine aspartate administration in man. Acta Endocrinol (Copenh) 1982;99(1):18-23.

8. Blum A, Cannon RO 3rd, Costello R, et al. Endocrine and lipid effects of oral L-arginine treatment in healthy postmenopausal women. J Lab Clin Med 2000;135(3): 231-7.

9. Brooks JD, Metter EJ, Chan DW, et al. Plasma selenium level before diagnosis and the risk of prostate cancer development. J Urol 2001;166(6):2034-8.

10. Brössner C, Petritsch K, Fink K, et al. Phytoestrogen tissue levels in benign prostatic hyperplasia and prostate cancer and their association with prostatic diseases. Urology 2004;64(4):707-11.

11. Brown MD, Hart CA, Gazi E, et al. Promotion of prostatic metastatic migration towards human bone marrow stoma by omega 6 and its inhibition by omega 3 PUFAs. Br J Cancer 2006;94(6):842-53.

12. Cavallini G, Caracciolo S, Vitali G, et al. Carnitine versus androgen administration in the treatment of sexual dysfunction, depressed mood, and fatigue associated with male aging. Urology 2004;63(4):641-6.

13. Chan JM, Stampfer MJ, Ma J, et al. Supplemental vitamin E intake and prostate cancer risk in a large cohort of men in the United States. Cancer Epidemiol Biomarkers Prev 1999;8(10):893-9.

14. Chen J, Wollman Y, Chernichovsky T, et al. Effect of oral administration of high-dose nitric oxide donor L-arginine in men with organic erectile dysfunction: results of a double-blind, randomized, placebo-controlled study. BJU Int 1999;83(3):269-73.

15. Clark LC, Dalkin B, Krongrad A, et al. Decreased incidence of prostate cancer with selenium supplementation: results of a double-blind cancer prevention trial. Br J Urol 1998;81(5):730-4.

16. Corcoran NM, Najdovska M, Costello AJ. Inorganic selenium retards progression of experimental hormone refractory prostate cancer. J Urol 2004;171(2 Pt. 1):907-10.

17. Costa M, Canale D, Filicori M, et al. L-carnitine in idiopathic asthenozoospermia: a multicenter study. Italian Study Group on Carnitine and Male Infertility. Andrologia 1994;26(3):155-9.

18. Davis JN, Kucuk O, Djuric Z, et al. Soy isoflavone supplementation in healthy men prevents NF-kappa B activation by TNF-alpha in blood lymphocytes. Free Radic Biol Med 2001;30(11):1293-302.

19. Dawson EB, Harris WA, Teter MC, et al. Effect of ascorbic acid supplementation on the sperm quality of smokers. Fertil Steril 1992;58(5):1034-9.

20. Duffield-Lillico AJ, Dalkin BL, Reid ME, et al. Selenium supplementation, baseline plasma selenium status and incidence of prostate cancer: an analysis of the complete treatment period of the Nutritional Prevention of Cancer Trial. BJU Int 2003;91(7):608-12.

21. Etminan M, Takkouche B, Caamaño-Isorna F. The role of tomato products and lycopene in the prevention of prostate cancer: a meta-analysis of observational studies. Cancer Epidemiol Biomarkers Prev 2004;13(3): 340-5.

22. Gann PH, Ma J, Giovannucci E, et al. Lower prostate cancer risk in men with elevated plasma lycopene levels: results of a prospective analysis. Cancer Res 1999;59(6): 1225-36.

23. Giovannucci E, Rimm EB, Liu Y, et al. A prospective study of tomato products, lycopene, and prostate cancer risk. J Natl Cancer Inst 2002;94(5):391-8.

24. Heinonen OP, Albanes D, Virtamo J, et al. Prostate cancer and supplementation with alpha-tocopherol and beta-carotene: incidence and mortality in a controlled trial. J Natl Cancer Inst 1998;90(6):440-6.

25. Hong SJ, Kim SI, Kwon SM, et al. Comparative study of concentration of isoflavones and lignans in plasma and prostatic tissues of normal control and benign prostatic hyperplasia. Yonsei Med J 2002;43(2): 236-41.

26. Kessopoulou E, Powers HJ, Sharma KK, et al.; A double-blind randomized placebo cross-over controlled trial using the antioxidant vitamin E to treat reactive oxygen species associated male infertility. Fertil Steril 1995; 64(4):825-31.

27. Kuan JK, Brock GB. Oral vitamin E and folic acid supplementation during sildenafil therapy for erectile dysfunction improves salvage in non-responders. Meeting of the AUA 2003; Abstr. 1417.

28. Kucuk O, Sarkar FH, Sakr W, et al. Phase II randomized clinical trial of lycopene supplementation before radical prostatectomy. Cancer Epidemiol Biomarkers Prev 2001;10(8):861-8.

29. Kumar NB, Cantor A, Allen K, et al. The specific role of isoflavones in reducing prostate cancer risk. Prostate 2004;59(2); 141-7.

30. Lenzi A, Culasso F, Gandini L, et al. Placebo-controlled, double-blind, cross-over trial of glutathione therapy in male infertility. Hum Reprod 1993;8(10):1657-62.

31. Lenzi A, Sgrò P, Salacone P, et al. A placebo-controlled double-blind randomized trial of the use of combined l-carnitine and l-acetyl-carnitine treatment in men with asthenozoospermia. Fertil Steril 2004;81(6): 1578-84.

32. Pasqualotto FF, Sharma RK, Kobayashi H, et al. Oxidative stress in normospermic men undergoing infertility evaluation. J Androl 2001;22(2):316-22.

33. Piacentino R, Malara D, Zaccheo F, et al. Preliminary study of the use of s. adenosyl methionine in the management of male sterility. Minerva Ginecol 1991 43(4): 191-3.

34. Said TM, Agarwal A, Sharma RK, et al. Human sperm superoxide anion generation and correlation with semen quality in patients with male infertility. Fertil Steril 2004; 82(4):871-7.

35. Scibona M, Meschini P, Capparelli S, et al. L-arginina e infertilità maschile [L-arginine and male infertility]. Article in Italian. Minerva Urol Nefrol 1994;46(4):251-3.

36. Scott R, MacPherson A, Yates RW, et al. The effect of oral selenium supplementation on human sperm motility. Br J Urol 1998;82(1):76-80.

37. Tavani A, Longoni E, Bosetti C, et al. Intake of selected micronutrients and the risk of surgically treated benign prostatic hyperplasia: a case-control study from Italy. Eur Urol 2006;50(3):549-54.

38. Terry P, Lichtenstein P, Feychting M, et al. Fatty fish consumption and risk of prostate cancer. Lancet 2001; 357(9270):1764-6.

39. Terry PD, Rohan TE, Wolk A. Intakes of fish and marine fatty acids and the risks of cancers of the breast and prostate and of other hormone-related cancers: a review of the epidemiologic evidence. Am J Clin Nutr 2001; 77(3):532-43.

40. Wong WY, Merkus HM, Thomas CM, et al. Effects of folic acid and zinc sulfate on male factor subfertility: a double-blind, randomized, placebo-controlled trial. Fertil Steril 2002;77(3):491-8.

41. Yoshizawa K, willett WC, Morris SJ, et al. Study of prediagnostic selenium level in toenails and the risk of advanced prostate cancer. J Natl Cancer Inst 1998; 90(16):1219-24.

42. Zhang Y, Ni J, Messing EM, et al. Vitamin E succinate inhibits the function of androgen receptor and the expression of prostate-specific antigen in prostate cancer cells. Proc Natl Acad Sci U S A 2002;99(11):7408–13.

4.12. Schilddrüsenerkrankungen

Zu den Erkrankungen der Schilddrüse zählen in erster Linie die Struma ohne und mit Knoten bzw. ohne und mit Überfunktion ("heiße" oder "kalte" Knoten; autonomes Adenom). Hinzu kommen unter dem Aspekt der Schilddrüsenfunktion die Hyperthyreose (Überfunktion) mit der Unterform Basedow-Krankheit und die Hypothyreose (Unterfunktion), der häufig eine Autoimmunerkran-kung der Schilddrüse, die Hashimoto-Thyreoiditis, zugrunde liegt.

4.12.1. Epidemiologie

Rund 1,6 Milliarden Menschen (d.h. 30 % der Weltbevölkerung) leiden unter Jodmangel. Davon sind ca. 650 Millionen Strumapatienten, leiden also unter einer knotigen Vergrößerung der Schilddrüse, ohne dass dabei die Schilddrüsenfunktion gestört ist. Etwa 43 Millionen Menschen leiden unter schilddrüsenbedingter geistiger Retardierung oder zerebralen Schäden, und ca. 3-5 Millionen Menschen gelten als sog. Kretins.

Als häufigste Schilddrüsenerkrankung gilt in Deutschland die Jodmangelstruma, unter der rund ein Drittel der bundesdeutschen Bevölkerung leidet. Wegen dieser knotigen Vergrößerung der Schilddrüse erfolgen jährlich über 100.000 Strumektomien. Durch Jodmangel kommt es pro Jahr zu 1-2 Milliarden Euro Kosten für Diagnose, Therapie und Nachsorge und zu etwa 1,5 Millionen verlorenen Arbeitstagen.

Die Prävalenz der Hyperthyreose beträgt bei Frauen 2-5 % und bei Männern 0,2-0,7 %. Von einer Hypothyreose sind 0,5-1 % der Bevölkerung betroffen.

Die Hashimoto-Thyreoiditis ist in Gegenden mit ausreichender Jodaufnahme die häufigste Ursache einer Hypothyreose. Ihre jährliche Inzidenz beträgt 30-150 Fälle pro 1.000 Einwohner.

Die Basedow-Krankheit kommt bei ca. 1 % der Bevölkerung vor, und dies vor allem bei jüngeren Personen und bei Frauen (5- bis 6-mal häufiger als bei Männern). Autonome Adenome, d.h. gutartige, vom Drüsenepithel der Schilddrüse ausgehende Knoten, die vermehrt Schilddrüsenhormone produzieren (auch "heiße" Knoten genannt), werden vor allem ab dem 40. Lebensjahr auffällig und treten bei Frauen etwa 6-mal häufiger auf als bei Männern.

4.12.2. Ätiologie

Hauptursache für die Entstehung von Schilddrüsenkrankheiten, allen voran natürlich die Jodmangelstruma, ist neben genetischen Faktoren ein Jodmangel. Daneben spielen Selenunterversorgung, Belastung mit freien Radikalen, Entzündungen und Autoimmunprozesse, hormonelle Verschiebungen sowie verschiedene Umweltfaktoren (z.B. Rauchen) eine wichtige Rolle.

Die häufigsten Ursachen der Hyperthyreose sind in der ersten Lebenshälfte immunogene Prozesse (z.B. Basedow-Krankheit) und in der zweiten Lebenshälfte Schilddrüsenautonomien (z.B. autonomes Adenom). 65-75 % der Erkrankungen sind auf Immunthyreoiditiden (besonders Basedow-Krankheit) und 25-35 % auf funktionelle Autonomien zurückzuführen.

Die Hypothyreose wird durch eine zu geringe Bildung von Schilddrüsenhormonen ausgelöst, die meist infolge Strumaoperation, Radiojodtherapie oder Entzündung, seltener infolge genetischer Veränderungen auftritt.

Die Basedow-Krankheit (die meist mit einer Hyperthyreose einhergeht) und die chronische lymphozytäre Thyreoiditis Hashimoto (die oft zu einer Hypothyreose führt) gehören zu den Autoimmunerkrankungen, bei denen sich Antikörper gegen Schilddrüsengewebe bilden. Bei der Basedow-Krankheit werden Antikörper gegen ein Strukturprotein auf den Thyreozyten (den TSH-Rezeptor) gebildet, bei der Hashimoto-Thyreoiditis werden Follikelepithelien in einer zytotoxischen Reaktion (Hypersensitivitätsreaktion Typ 2) zerstört. Die Autoaggression richtet sich gegen bestimmte Histokompatibilitätsantigene (MHC-P) auf der Oberfläche der Schilddrüsenzellen. In 95 % der Fälle sind vermehrt Antikörper gegen thyreoidale Peroxidase (anti-TPO-AK), in 70 % der Fälle Antikörper gegen Thyreoglobulin (TAK) im Blut nachweisbar.

Ursachen eines autonomen Adenoms sind genetische Faktoren und Jodmangel.

4.12.3. Stellenwert der Mikronährstoffmedizin

Für eine optimale Funktion der Schilddrüse wird eine ausreichende Zufuhr der Spurenelemente Jod, Selen, Eisen und Zink benötigt. Bei der Mikronährstoffmangelkrankheit "Jodmangelstruma" ist eine individuell dosierte Zufuhr von Jod die Therapie der Wahl. Zusätzlich können je nach Indikation Antioxidanzien (z.B. Vitamin C, Selen) sowie immunmodulierende (z.B. Zink, Vitamin D), entzündungshemmende Stoffe (z.B. Omega-3-Fettsäuren) und die Hormonbildung anregende Substanzen (z.B. Jod) erfolgreich zum Einsatz kommen.

4.12.4. Studien zu Wirkung von Mikronährstoffen bei Schilddrüsenerkrankungen

■ Autoimmunthyreoiditis

Bei dieser besonderen Autoimmunerkrankung ließ sich eine signifikante Antikörperreduktion durch täglich 200 µg Selen oral herbeiführen. Dieses Ergebnis berichten Gärtner u. Gasnier [4] in einer placebokontrollierten Doppelblindstudie. In einer früheren Studie derselben Arbeitsgruppe [3] führte die Gabe von 200 µg Selen, zusätzlich zur L-Thyroxin-Gabe, zu einer signifikanten Abnahme der TPO-AK-Konzentration um −36,4 % vs. −12 % unter Placebo). Bei 9 Patienten der Selengruppe normalisierten sich die Antikörper völlig (vs. 2 Patienten der Placebogruppe).

Die Hashimoto-Thyreoiditis lässt sich ebenso mit 200 µg Selenmethionin, zusätzlich zu L-Thyroxin gegeben, behandeln. Diese Therapie führte in einer placebokontrollierten 6-monatigen Studie mit 65 Teilnehmern [2] zu einem Rückgang der TPO-Antikörper um 55,5 % (vs. 27 % unter Placebo). Selen scheint dabei auch die Aktivität der antioxidativen Enzyme und die Abwehr von oxidativem Stress zu verbessern.

Bei 57 Patienten mit Basedow-Krankheit erzielten Vrca et al. [5] mit einer 60-tägigen Antioxidanzien-Supplementierung (Vitamin C, E, Beta-Carotin, Selen) zusätzlich zur Behandlung mit Methimazol ein schnelleres Erreichen der Euthyreose als bei einer Therapie ohne Antioxidanzien-Ergänzung.

Bei weiblichen Basedow-Patienten fanden sich in einer japanischen epidemiologischen Studie [6] erniedrigte 25-Hydroxyvitamin-D-Spiegel von <25 nmol/l in 40 %, bei männlichen Basedow-Patienten in 18 % der Fälle. Eine Supplementierung von Vitamin D und/oder Calcium wird bei diesen Patienten empfohlen.

Eine andere Autorengruppe aus Japan [1] berichtet, dass 35 % der Basedow-Patienten niedrige Vitamin-D-Spiegel von <25 nmol/l und 26 % darüber hinaus erhöhte Parathormonspiegel aufweisen. Es findet sich bei diesen Patienten nämlich häufig ein sekundärer Hyperparathyreoidismus unter der medikamentösen Schilddrüsentherapie.

4.12.5. Rezepturbeispiele bei Schilddrüsenerkrankungen

Substanz	Dosierung	Stufe und Bemerkungen
Jod ✓	100-300 µg	I; Jod ist ein essenzieller Baustein des Schilddrüsenhormons. Nicht mehr als 1 mg Jod pro Tag und nicht bei Gefahr einer Hyperthyreose oder Autoimmunthyreopathie einnehmen.
Vitamin C	500-1.000 mg	II; schützt das Schildrüsengewebe vor Radikalstress und erhöhter Lipidperoxidation (Autoimmunität)
Vitamin A	10.000 IE	II; Hypothyreose verhindert die Umwandlung von Carotinoiden in Vitamin A. Hypothyreosen gehen daher häufig mit einem Vitamin-A-Mangel einher!
Zink ✓	30-60 mg	II; in Verbindung mit Vitamin wichtig für die Synthese des Schilddrüsenhormons
Selen	100-200 µg	II; reduziert den oxidativen Stress in der Schilddrüse, entgiftet toxische Schwermetalleinlagerungen und ist essenziell für die Wirkung der Trijodthyreonidase T4 $\Rightarrow$ T3.

1 Therapie bei Hypothyreose.

Substanz	Dosierung	Stufe und Bemerkungen
Selen ✓	200-300 µg	II
Vitamin C ✓	500-2.000 mg	II
Vitamin E ✓	400-800 mg	II
Vitamin D$_3$ ✓	5-16 µg	II; bei Mangel
Beta-Carotin	5-10 mg	II
Calcium	0,5-1,5 g	II; bei Mangel an Vitamin D
Alpha-Liponsäure	600 mg	II
Omega-3-Fettsäuren	1-2 g	II
N-Acetylcystein	0,5-1,5 g	II
Nicotinamid	50-300 mg	II

2 Therapie des Basedow-Krankheit (Autoimmunerkrankung mit Hyperthyreose).

Praxistipp:
Cave: übermäßige Jodzufuhr vermeiden ("normale" Zufuhr über Ernährung üblicherweise unproblematisch). Dringend Nikotinstopp!

Substanz	Dosierung	Stufe und Bemerkungen
Vitamin C	500-1.000 mg	II
Vitamin E	600-1.200 mg	II
Vitamin B$_3$	50-300 mg	II
Selen ✓	50-200 µg	I
Zink	30 mg	II
Omega3-Fettsäuren	1-4 g	II
Alpha-Liponsäure	600 mg	II

3 Therapie bei Hashimoto-Thyreoiditis.

Praxistipp:

Kombination mit L-Thyroxin 50-100 µg (zum Erreichen der Euthyreose). Jod nicht supplementieren. Dringend Nikotinstopp!

Literatur

1. Doi Y, Yamashita H, Noguchi S. High prevalence of secondary hyperparathyroidism due to vitamin D insufficiency in Graves' disease. Article in Japanese. Clin Calcium 2005;15(Suppl. 1):68-70.

2. Duntas LH, Mantzou E, Koutras DA. Effects of a six-month treatment with selenomethionine in patients with autoimmune thyroiditis. Eur J Endocrinol 2003; 148(4):389-93.

3. Gärtner R, Gasnier BC, Dietrich JW, et al. Selenium supplementation in patients with autoimmune thyroiditis decreases thyroid peroxidase antibodies concentrations. J Clin Endocrinol Metab 2002;87(4):1687-91.

4. Gärtner R, Gasnier BC. Selenium in the treatment of autoimmune thyroiditis. Biofactors 2003;19(3-4):165-70.

5. Vrca VB, Skreb F, Cepelak I, et al. Supplementation with antioxidants in the treatment of Graves' disease; the effect on glutathione peroxidase activity and concentration of selenium. Clin Chim Acta 2004;341(1-2):55-63.

6. Yamashita H, Noguchi S, Takatsu K, et al. High prevalence of vitamin D deficiency in Japanese female patients with Graves' disease. Endocr J 2001;48(4):63-9.

4.13. Neurologische Erkrankungen und Schmerz

Neurologische Erkrankungen nehmen stark zu und entwickeln sich zu Volkskrankheiten. In diesem Abschnitt werden die neurodegenerativen Erkrankungen (insbesondere vaskuläre Demenz und Alzheimer-Demenz), Parkinson-Krankheit, Polyneuropathien, Epilepsie, amyotrophe Lateralsklerose und multiple Sklerose, Restless-Legs-Syndrom, Karpaltunnelsyndrom, chronische Schmerzen und Migräne unter dem orthomolekularen, ernährungsmedizinischen Aspekt besprochen.

Der Schlaganfall (oder Apoplex) wird in Kap. 4.4. abgehandelt.

4.13.1. Epidemiologie

Insgesamt leiden in Europa weit über 51 Millionen Menschen an einer neurologischen Erkrankung. Die demografische Entwicklung wird in Zukunft für einen weiteren Anstieg vor allem bei den neurodegenerativen Erkrankungen sorgen.

Auch erbliche neurologische Krankheiten zählen dazu, so gehört z.B. die Huntington-Krankheit (auch bekannt als Chorea Huntington) mit einer Prävalenz von 5-10 pro 100.000 Personen zu den häufigsten neurologischen Erbkrankheiten.

Seit 1960 ist die Zahl älterer Menschen über 60 Jahren in den 15 "alten" EU-Mitgliedsstaaten von 49 Millionen (oder 15 % der Gesamtbevölkerung) auf 82 Millionen (oder 22 % der Gesamtbevölkerung) angewachsen. Ein weiterer Anstieg auf 124 Millionen ist bis 2050 zu erwarten. Der Zusammenhang zwischen Demenz und Schlaganfall lässt sich anhand von Daten mittlerweile deutlich zeigen. Vaskuläre Risikofaktoren, die einen Schlaganfall verursachen können, wirken sich auch ungünstig auf die intellektuelle Leistungsfähigkeit aus [18].

Eine Demenz bzw. Alzheimer-Demenz findet sich bei ca. 2 % der über 65-Jährigen, 3 % der 70-Jährigen, 6 % der 75-Jährigen und 25 % der 85-Jährigen. Das sind derzeit ca. 1,2 Millionen Menschen, von denen ca. 60 % an Alzheimer-Demenz, 16 % an vaskulärer Demenz und die übrigen an anderen Demenzformen leiden. Sie stellen jetzt schon ca. 70 % aller Pflegefälle dar.

Auch die Parkinson-Krankheit zählt mit 100-200 pro 100.000 Deutschen zu einer der häufigsten neurologischen Erkrankungen. Bei den über 65-Jährigen liegt die Prävalenz bei 1.800 pro 100.000 Personen mit steigender Tendenz.

Periphere Neuropathien treten insgesamt bei 2 % der Bevölkerung bzw. bei 8 % der über 50-Jährigen auf. Sie sind bei 10-30 % der Alkoholkranken und bei ca. 30 % der Diabetiker vorhanden und stellen dort den wichtigsten Risikofaktor für nichttraumatische Amputationen dar.

Mit einer Prävalenz von 0,5-1 % in der Bevölkerung stellen Epilepsien nach den neurovaskulären Erkrankungen die zweithäufigste Gruppe neurologischer Erkrankungen dar. Die Inzidenz beträgt 5-12 Neuerkrankungen auf 10.000 Personen pro Jahr. Zehnmal so viele Personen erleiden jedoch einzelne oder sehr wenige epileptische Anfälle, ohne dass die Anfälle chronisch rezidivieren.

Zahlen zu weiteren bedeutenden neurologischen Erkrankungen:

- Die amyotrophe Lateralsklerose (ALS) trifft 3-5 pro 100.000 Personen. Es kommt zu 1-2 Fällen von Neuerkrankungen pro 100.000 Personen und Jahr.

- Von der multiplen Sklerose (MS) sind in Deutschland zwischen 60 und 150 pro 100.000 Einwohner betroffen (ca. 120.000 Erkrankte). 75 % davon erkranken vor dem 40. Lebensjahr, und Frauen sind doppelt so häufig betroffen wie Männer.

- Das Restless-Legs-Syndrom kommt bei 2 % der Kinder und Jugendlichen und bei 5 % bis 10 % der Erwachsenen vor.

- Beim Karpaltunnelsyndrom liegt die Prävalenz zwischen 0,6 % bei Männern und 6 % bei Frauen.

- Etwa 20 Millionen Deutsche, ein Drittel der erwachsenen Bevölkerung, leiden unter chronischen oder wiederkehrenden Schmerzen. Ein Drittel davon ist stark beeinträchtigt. Etwa 10 % der Betroffenen, also 1-2 Mio. Menschen, leiden an "problematischen" Schmerzzuständen bzw. einer "Schmerzkrankheit".

- Die spezielle Form der Kopfschmerzen, die Migräne, findet man bei ca. 12 % der Bevölkerung, ein Drittel davon haben eine Beeinträchtigung von Lebensqualität und Arbeitsfähigkeit. 3-5 % der Migränefälle tauchen schon vor der Pubertät auf, und im Alter nimmt die Migräne-Häufigkeit wieder ab.

4.13.2. Ätiologie

Als Ursachen für die verschiedenen **Demenzformen** werden diskutiert:

- familiärer Belastung (z.B. ApoE-Genotyp und Amyloid-Ablagerungen)
- zerebrovaskuläre Erkrankungen (z.B. ischämische Infarkte)
- Stress
- Bewegungsmangel
- Nikotin- und Alkoholabusus
- Stoffwechselerkrankungen (z.B. Diabetes, Lebererkrankungen)
- Hyperhomocysteinämie
- Entzündungen
- Einnahme verschiedener Medikamente (z.B. Anticholinergika, Neuroleptika, Antiepileptika)
- Vitaminmangelkrankheiten (v.a. Vitamin B_1, B_6, B_{12}, Folsäure)
- Elektrolytstörungen
- rheologisch bedingte Störungen (z.B. Polyzythämie)
- Endokrinopathien (z.B. Hypothyreose)
- Intoxikationen
- chronische Infektionskrankheiten
- Spätfolgen von Leukodystrophien

Bei der **Huntington-Krankheit** handelt es sich um ein autosomal dominantes Erbleiden, das zum Absterben bestimmter Neurone im Gehirn führt und mit Störungen des mitochondrialen Energiestoffwechsels und oxidativem Stress verbunden ist. Es kommt zu Hyper- und Hypokinesie, Tremor, Athetose, Dystonie, motorische Bradykinesie, vegetativen Störungen, Depression, Antriebsschwäche, Psychosen und später zur Demenz.

Bei **vaskulärer Demenz** bestehen Durchblutungsstörungen des Gehirns. Risikofaktoren sind Alter, Bluthochdruck, Fettstoffwechselstörungen, Diabetes, Übergewicht und Rauchen.

Die **Parkinson-Krankheit** ist zunächst eine Bewegungsstörung und führt zu Ruhetremor, Muskelsteifheit (Rigor), Bewegungsverlangsamung (Bradykinese) und Störung der Halte- und Stellreflexe (posturale Instabilität). Es fehlt der Transmitter Dopamin. Dadurch erlangen die Transmitter Acetylcholin und Glutamat ein Übergewicht. Neben der seltenen genetischen Vorbelastung werden als begünstigende Faktoren eine verstärkte Belastung durch Insektenvernichtungsmittel oder Schwermetalle oder auch freie Radikale diskutiert. Es besteht aber derzeit wenig gesichertes Wissen über die Ursachen diese Erkrankung.

Periphere **Neuropathien** sind generalisierte Erkrankungen des peripheren Nervensystems. Sie führen zu Muskelschwäche, Sensibilitätsstörungen und Lähmungen. Sie werden durch genetische Faktoren, Alkohol (ca. 11 %), Diabetes (ca. 34 %), systemische Erkrankungen (z.B. Autoimmunprozesse, Tumoren), Entzündungen, Infektionen, Vitamin-B$_{12}$-Mangel und toxische Substanzen ausgelöst. Bei ca. 20 % der Fälle ist die Ursache ungeklärt.

Unter **Epilepsie** versteht man wiederholte, zumeist unprovozierte, fokale oder generalisierte epileptische Anfälle, die durch die plötzliche, zeitlich begrenzte, rhythmische und synchrone Entladung eines neuronalen Zellverbands, maximal des gesamten Gehirns charakterisiert sind. Häufig ist ein Ungleichgewicht zwischen Neurotransmittern vorhanden. Ursachen im Kleinkindesalter können Missbildungssyndrome, neurometabolische Erkrankungen und perinatal erworbene Hirnschädigungen sein. Im 2. bis 5. Lebensjahrzehnt sind Traumen, Alkoholentzugsanfälle, infektiöse Ursachen und Neoplasien die häufigsten Ursachen. In der 6. Lebensdekade und darüber sind Schlaganfälle für etwa 3/4 der neu entstehenden Epilepsien verantwortlich. Das restliche 1/4 teilt sich auf degenerative, entzündliche und metabolische Erkrankungen sowie seltene Ursachen auf.

Die **amyotrophe Lateralsklerose** ist eine chronisch-degenerative Erkrankung des Zentralnervensystems, die mit einer Atrophie der Skelettmuskulatur und Pyramidenbahnzeichen einhergeht. Eine familiäre Häufung ist bekannt, wahrscheinlich spielen auch oxidativer Stress, Infektionen und Autoimmunprozesse eine Rolle. Die Krankheit hat eine schlechte Prognose, wobei die durchschnittliche Überlebenszeit 3-5 Jahre beträgt.

Die **multiple Sklerose** ist eine chronisch-entzündliche Erkrankung von Gehirn und Rückenmark, bei der es zur Demyelinisierung (d.h. Entmarkung) bestimmter Nervenfasern kommt. Als Ursachen werden auch hier genetische Faktoren, Autoimmunprozesse, Infektionen, Hormonstörungen, Umweltfaktoren oder Stress beschrieben.

Das **Restless-Legs-Syndrom** ist eine neurologische Schlafstörung mit Bewegungsdrang und Gefühlsstörungen in den Beinen. Ursachen sind genetische Faktoren, Anämien, andere neurologische Erkrankungen, Intoxikationen (z.B. durch Arzneimittel), Neurotransmitterstörungen, Mangel an Eisen, Folsäure oder Vitamin B$_{12}$.

Das **Karpaltunnelsyndrom** beruht auf einer Medianuskompression am Handgelenk. Die Ursachen sind vielfältig, z.B. zählen Entzündungen und Schwellungen, Infektionen, degenerative und rheumatische Erkrankungen, Stoffwechselstörungen (z.B. Diabetes, Hypothyreose), Veränderungen des Hormonshaushalts, Verletzungen und Tumoren dazu.

Schmerz wird als "ein unangenehmes Sinnes- und Gefühlserlebnis, das mit aktueller oder potenzieller Gewebeschädigung verknüpft ist", beschrieben. Chronische Schmerzen bestehen über mindestens 3 bis 6 Monate und beeinträchtigen den betroffenen Patienten physisch, psychisch-kognitiv und sozial. Schmerz wird üblicherweise durch Gewebeschädigungen ausgelöst (z.B. durch Trauma, Nervenschädigung, Entzündung, Tumoren, medizinische Maßnahmen), kann aber auch durch die Psyche beeinflusst werden.

Die **Sonderform des Kopfschmerzes**, die **Migräne**, wird ausgelöst durch ein Zusammenspiel mehrerer Faktoren, wie Genveränderungen, Minderdurchblutung (Oligämie) der Hirnrinde, Magnesiummangel im Gehirn, Entzündung, Überempfindlichkeit gegen Stickstoffmonoxid (NO), Übererregbarkeit des Trigeminuskerns, Störungen des Serotoningleichgewichts, Hormonschwankungen, Stress, Überreizung, psychische Faktoren, Alkohol und Wetterwechsel.

4.13.3. Stellenwert der Mikronährstoffmedizin

Die Mikronährstoffmedizin kann in das Kausalitätsprinzip verschiedener neurodegenerativer und neurologischer Prozesse eingreifen und stellt daher schon häufig allein mangels nebenwirkungsfreier anderer Alternativen ein wichtiges Konzept dar – nicht nur zur Prophylaxe, sondern auch zur Therapie neurologischer Erkrankungen. Es sei an dieser Stelle daran erinnert, dass die frühen Wurzeln der wissenschaftlich orientierten Mikronährstoffmedizin in der Behandlung neurologischer und psychiatrischer Krankheitsbilder liegt.

Bei neurologischen Erkrankungen bieten sich vielfältige Anwendungsmöglichkeiten für Mikronährstoffe. Sie wirken gegen oxidativen Stress (z.B. Vitamin E) und Entzündungen (z.B. Omega-3-Fettsäuren), reduzieren Homocystein (B-Vitamine), modulieren das Immunsystem (z.B. Zink), verbessern den Energiehaushalt (z.B. Carnitin), sind an der Regeneration von Nerven (z.B. B-Vitamine) sowie an der Bildung von Myelinscheiden (z.B. Vitamin C und Phospholipide) beteiligt und müssen bei allen Formen von Mikronährstoffunterversorgung angemessen dosiert supplementiert werden (z.B. Folsäure bei der Antiepileptikatherapie, Magnesium bei Migräne).

4.13.4. Studien zur Wirkung der Mikronährstoffe bei neurologischen Erkrankungen und Schmerz

■ Allgemein

In einer Übersichtsarbeit [8] wird von Mutationen der mitochondrialen DNA bzw. über mitochondriale Funktionsstörungen mit Defekten in der Atmungskette und einem Ungleichgewicht zwischen Oxidanzien und Antioxidanzien berichtet. Diese Veränderungen führen zu Störungen im Energiestoffwechsel und zur Zelldegeneration. Sie spielen eine Schlüsselrolle bei neurodegenerativen Erkrankungen.

■ Demenz (einschließlich Alzheimer-Demenz)

Eine gesunde Kostform, wie z.B. eine obst- und gemüsereiche bzw. mediterrane Kost, kann positiven Einfluss auf das Demenzrisiko (auch Alzheimer-Demenz) nehmen. So fanden Dai et al. [10] in einer 10-jährigen prospektiven Studie mit 1.836 Teilnehmern, dass die Aufnahme von mindestens 3-mal wöchentlich **Obst- und Gemüsesaft** (mit vielen Polyphenolen) vor Demenz schützt und das **Alzheimer-Risiko** im Vergleich zu einer Aufnahme von <1-mal pro Woche reduziert (Hazard Ratio 0,24).

Eine **mediterrane Kost** war laut einer Fall-Kontroll-Studie mit 194 Demenz-Fällen vs. 1.790 Probanden ohne Demenz [38] mit einem signifikant niedrigeren Risiko für **Alzheimer**-Demenz verbunden (OR 0,76, p<0,001). Verglich man die Gruppe von Probanden, die anhand einer Skala die mediterrane Kost am strengsten einhielten, mit derjenigen, die die Kost am wenigsten streng einhielten, so fand man eine Risikoreduktion von −53 % in der Gruppe mit mittlerer bzw. −68 % in der Gruppe mit stärkster Einhaltung der Diät (jeweils vs. niedrigste Einhaltung).

Eine niederländische epidemiologische Studie (n= 5.395) [16] ergab, dass eine hohe Aufnahme von **Vitamin C und E** über die Nahrung mit einem verminderten Risiko für Alzheimer-Demenz verbunden ist (relatives Risiko 0,82).

In der Cache County Study [50] wurde bei 4.740 Probanden prospektiv untersucht, wie sich eine Einnahme von Produkten mit Vitamin C (mindestens 500 mg) und Vitamin E (mindestens 400 mg) auf das Alzheimer-Demenz-Risiko auswirkte. Die Autoren fanden, dass die gemeinsame Zufuhr dieser antioxidativen Vitaminen signifikant die Prävalenz (um −78 %) und Inzidenz der Alzheimer-Demenz (um −64 %) reduzieren konnte.

Eine weitere Studie, in der die gemeinsame Zufuhr von Vitamin C und E einen signifikanten protektiven Effekt gegenüber der vaskulären **Demenz** (OR 0,12; 95 % CI) und gegenüber eine Demenz gemischter Ursache (OR 0,31; 95 % CI) zeigte, ist die *Honolulu-Asia Aging cohort Study* (n=3.385) [26]. Bei den Studienteilnehmern, die keine Demenz aufwiesen, war die Zufuhr von Vitamin C oder E mit signifikant besseren kognitiven Leistungen verbunden.

Außerdem sind niedrige **Vitamin-E-Spiegel** offenbar mit einer 2,5fach höheren Wahrscheinlichkeit für **Demenz und kognitive Störungen verbunden**. So zeigten Cherubini et al. [9], dass ein hoher Vitamin-E-Plasmaspiegel einen signifikanten Schutz gegen kognitive Störungen und Demenz bedeutete.

In einer Längsschnittstudie von Wang et al. [47] fand man bei niedrigen Spiegel an **Vitamin B₁₂**

oder Folsäure ein gut doppelt so hohes Risiko, an Alzheimer-Demenz zu erkranken, wie bei Personen mit normalen Vitaminspiegeln (RR 2,1).

Eine signifikante Reduktion des Demenzrisikos lässt sich laut einer prospektiven epidemiologischen Studie ebenfalls durch regelmäßigen **Fischölkonsum** erzielen [5].

Freund-Levi et al. [19] gaben 204 Patienten mit leichter bis mäßiggradiger Alzheimer-Demenz in einer placebokontrollierten Doppelblindstudie 6 Monate lang täglich 1,7 g Docosahexaensäure (DHA) und 600 mg Eicosapentaensäure (EPA). Bei den Patienten mit sehr leichter Demenz (*Mini-Mental State Examination* (MMSE)-Wert >27 Punkte) fand man eine signifikante Verzögerung der Demenzprogression.

Bei Probanden im Alter von 45 bis 70 Jahren wurde das Verhältnis zwischen Verzehr von **fettem Fisch und Fischöl** und Risiko für kognitive Störungen sowie Geschwindigkeit des geistigen Abbaus untersucht. Die Wissenschaftler beobachteten dabei ein inverses Verhältnis zwischen Fisch-/Fischölaufnahme und Risiko (OR 0,81 bzw. 0,72 für kognitive Störungen bzw. Geschwindigkeit) [23].

Bei der Pathogenese der **Alzheimer Demenz** spielen verschiedene Faktoren eine Rolle. Möglicherweise gehört hierzu eine genetische Disposition (z.B. wird Apolipoprotein E4 bei ca. 50 % der Alzheimer-Patienten gefunden).

Eine höhere Aufnahme von **Vitamin E** war bei Studienteilnehmern, die ein spezifisches Allel für Apoliprotein E (ε4) nicht aufwiesen, mit einem niedrigeren **Alzheimer-Risiko** verbunden (RR 0,31 für höchste vs. niedrigste Vitamin-E-Aufnahme). Dies ergab eine 7-jährige Studie mit 815 Teilnehmern [29].

Auch erhöhte **Homocysteinspiegel** stehen mit der Krankheit in Zusammenhang, und als Ursache wird eine Überstimulation von Glutamatrezeptoren im Zentralnervensystem durch Homocystein diskutiert.

J.W. Miller [27] bespricht in einer Übersichtsarbeit 2 Studien mit Alzheimer-Patienten: In einer Studie mit 164 Patienten wurden im Vergleich zur Kontroll-Gruppe ohne Hirnleistungsstörungen signifikant erhöhte Homocysteinwerte gefunden. In einer weiteren Studie aus Schweden korrelierten die Homocysteinwerte bei 336 Demenz-Patienten invers mit den kognitiven Fähigkeiten.

Ein erhöhter **Homocysteinspiegel** erwies sich auch bei 1.092 Teilnehmern der Framingham-Studie (8-jährige Kohortenstudie) [40] als starker und unabhängiger Risikofaktor der Alzheimer- und vaskulären Demenz: Dieses Risiko war bei höherem Homocysteinwert (>14 μmol/l) nahezu verdoppelt.

Insgesamt 30 Patienten im Alter von über 65 Jahre mit leichter **geistiger Funktionsstörung**, die mit täglich 2 g **L-Carnitin** behandelten wurden, zeigten daraufhin signifikante Verbesserungen in Verhaltens-, Gedächtnis-, Aufmerksamkeits- und Wortfindungstests. Dies berichteten in einer frühen Doppelblindstudie Passeri et al. [34].

Im Jahr 1994 untersuchten Salvioli u. Neri die Wirkung von L-Acetylcarnitin (Tagesdosis 1,5 g) auf den geistigen Abbau bei leichter Demenz in verschiedenen Phasen: 30 Tage Placebo, 90 Tage Verum, 30 Tage Placebo. Sie fanden in ihrer multizentrischen Studie mit 481 Patienten, dass sich unter L-Acetylcarnitin die Leistungen in verschiedenen psychometrischen Tests (z.B. im MMSE) signifikant im Vergleich zu Placebo verbessert hatten [36].

In einer mexikanischen Studie verbesserte der Acetylcholin-Vorläufer Cholin-Alfoscerat in der Tagesdosis von 3 × 400 mg bei 261 Patienten mit leichter bis mäßiger Alzheimer-Demenz signifikant die kognitiven Symptome, die mit verschiedenen psychometrischen Tests (*Mini-Mental State Examination* (MMSE), *Alzheimer's Disease Assessment Scale* (ADAS), *Global Deterioration Scale* (GDS), *Clinical Global Impression* (CGI)) bestimmt wurden [11].

■ Parkinson-Krankheit

Bei **Rauchern** zeigt eine höhere Zufuhr von **Vitamin B$_6$** (unabhängig vom Homocystein-Metabolismus) einen Zusammenhang mit dem Parkinson-Risiko: Mit höherer Zufuhr war bei der Rotterdam-Kohortenstudie (n=5.289) ein signifikant geringeres Risiko für die Entwicklung einer Parkinson-Krankheit verbunden (HR 0,46, höchste vs. geringste Vitamin-B$_6$-Zufuhr) [12].

In einer großen epidemiologischen Studie (n= 124.221 Probanden, *Nurses' Health Study und Health Professionals Follow-Up Study* [51]) konnte eine hohe Zufuhr von **Vitamin E** signifikant das Risiko einer **Parkinson-Krankheit** reduzieren (Risikoreduktion -32 % bei höchster vs. niedrigster Vitamin-E-Aufnahme; [12-15 IE vs. 6-7 IE]). Auch die Aufnahme von Nüssen war mit einem signifikant reduzierten Parkinson-Risiko verbunden.

In einer Metaanalyse [17] aus 6 Fall-Kontroll-Studien, 1 Kohortenstudie und 1 Querschnittstudie wurde gezeigt, dass eine gesteigerte Aufnahme von **Vitamin E** vor Parkinson-Krankheit schützen kann (RR 0,81 bei mäßiger und 0,78 bei hoher Aufnahme).

Laut einer weiteren Metaanalyse [48], in der die wesentlichen Publikationen 1996-2005 gesichtet wurden, spielen die drei Antioxidanzien **Tocopherol, Coenzym Q$_{10}$ und Glutathion** sowie entsprechende Ergänzungsprodukte eine begrenzte günstige Rolle in Prävention und Therapie der Parkinson-Krankheit – insbesondere bezüglich freier Radikale und Defizite des mitochondrialen Komplexes 1. In zwei der analysierten 8 Studien ergaben sich für Coenzym Q$_{10}$ und Glutathion ein kleiner, aber statistisch signifikanter Nutzen für die Parkinson-Therapie.

Coenzym Q$_{10}$ verlangsamte signifikant und dosisabhängig (bei Dosierungen von 300 mg, 600 mg oder 1.200 mg) gegenüber Placebo die progrediente Funktionsverschlechterung bei der Parkinson-Krankheit (gemessen anhand der *Unified Parkinson Disease Rating Scale* (UPDRS)). Dieses Ergebnis ermittelten Shults et al. [41] in einer placebokontrollierten Doppelblindstudie mit 80 Patienten.

Der Verlust an dopaminergen Neuronen bei der Parkinson-Krankheit ist [15] mit einer vermehrten Bildung neurotoxischer Hydroxyl-Radikale sowie mit erhöhtem oxidativem Stress, Abnahme von reduziertem Glutathion, erhöhten Eisenspiegeln bei erniedrigtem Ferritin und Defiziten des mitochondrialen Komplexes 1 verknüpft.

Dabei gilt ein selektiver Schaden am **mitochondrialen Komplex 1** in den dopaminergen Neuronen der Substantia nigra als zentrales Ereignis bei der Parkinson-Krankheit [32]. Wahrscheinlich fördert das freie Radikal Peroxinitrit diesen Schaden, wobei die Vorbehandlung mit **Curcumin** die Hirnmitochondrien gegen Peroxinitrit schützen und die Glutathion-Spiegel erhöhen kann.

Oxidativer Stress und das Ubiquitin-Proteasom-System gelten als bedeutsam für die Pathogenese der Parkinson-Krankheit. So konnten Yamamoto et al. [49] zeigen, dass die Behandlung mit einem Proteasom-Inhibitor, Lactacystin, signifikant gegenüber 6-Hydroxydopamin-Toxizität bzw. freien Radikalen schützen und die Menge an Glutathion erhöhen kann.

■ Polyneuropathie

Die Gabe von 500 mg oder 1.000 mg **L-Acetylcarnitin** pro Tag brachte bei **diabetischer Polyneuropathie** – laut zwei placebokontrollierten Studien mit insgesamt 1.342 Patienten – eine signifikante Besserung im Hinblick auf Anzahl und Regeneration von Nervenfasern, Vibrations- und Schmerzempfinden [42, 43].

In der *"Alpha-Lipoic Acid in Diabetic Neuropathy"*-(ALADIN-)Studie mit 328 Neuropathiepatienten wurde die Anwendung von **Alpha-Liponsäure** gegenüber Placebo geprüft. Dabei beobachtete man nach 19 Tagen eine signifikante Besserung des Gesamtsymptom-Punktwerts (aufgrund Schmerz, Brennen, Parästhesien und Taubheit in den Füßen). Nach 19 Tagen war ebenfalls der Gesamtwert der *"Hamburg Pain Adjective List"* (HPAL) signifikant reduziert [52].

Bei Diabetikern mit Polyneuropathie mit zuvor erniedrigtem Zinkspiegel führte die 6-wöchige Gabe von **Zinksulfat** (660 mg pro Tag) zu einer hochsignifikanten Zunahme der motorischen Nervenleitgeschwindigkeit. Die Zinkspiegel vor Therapie waren signifikant erniedrigt. Diese Ergebnisse wurden in zwei Studien ([22], n=60; [21], n=50) ermittelt.

Bei 200 Diabetikern mit symptomatischer peripherer Polyneuropathie besteht ein Mangel an Vitamin B$_1$. Die Gabe von **Vitamin B$_1$** (25 mg) und **Vitamin B$_6$** (50 mg) führte in einer Studie von Abbas u. Swai [1] zu einer Abnahme des Schweregrads der Beschwerden um 48,9 % (vs. 11,4 % unter Placebo).

Die Metaanalyse von Sun et al. [44] auf der Basis von 7 randomisierten kontrollierten Studien ergab, dass sich **Vitamin B$_{12}$** bzw. ein Vitamin-B-Komplex mit Vitamin B$_{12}$ sich vorteilhaft auf somatische und autonome Symptome bei Polyneuropathie (z.B. Schmerz, Parästhesien) auswirken kann.

Schließlich erzielten Argyriou et al. [3] mit 2 × 300 mg **Vitamin E** signifikant weniger chemotherapiebedingte periphere Neuropathien (25 % vs. 73 %; RR 0,34) als ohne Supplementierung. Auch der Schweregrad der Neuropathie war mit Vitamin E deutlich geringer (Punktwert für periphere Neuropathie 3,4 vs. 11,5).

■ Amyotrophe Lateralsklerose (ALS)

Vitamin E, über 10 Jahre regelmäßig eingenommen, senkte in einer prospektiven Studie mit 957.740 Teilnehmern, der *American Cancer Society's Cancer Prevention Study II,* das Risiko einer ALS-Erkrankung um 62 %. Wurde Vitamin E regelmäßig, aber kürzer als 10 Jahre eingenommen, so betrug die Risikoreduktion 41 % [4].

Bei transgenen Mäusen mit amyotrophe Lateralsklerose entwickelt sich eine Fehlfunktion der Mitochondrien, die zum Zelltod führt. Eine orale hochdosierte **Kreatingabe** führte in der Tierstudie von Klivenyi et al. [25] zu einer dosisabhängigen Verbesserung der motorischen Funktionen, schützte vor Neuronenverlust und oxidativen Schäden und verlängerte die Überlebenszeit.

In der ALS-Pathogenese spielen also oxidative Schäden eine große Rolle. Bei Mäusen mit ALS führte auch die Gabe von N-Acetylcystein (über 4-5 Wochen) zu einer signifikanten Verlängerung der Überlebenszeit und zögerte das Auftreten muskulärer Schäden im Vergleich zu einer Kontrollgruppe hinaus [2].

In einer Fall-Kontroll-Studie mit 352 Probanden [45] reduzierte eine hohe Aufnahme von mehrfach ungesättigten Fettsäuren bzw. Vitamin E gemeinsam und signifikant das Risiko für die Entwicklung einer ALS um −60 %. Bei der kombinierten Analyse von PUFA plus Vitamin E war der Trend der Risikoreduktion noch deutlicher mit −74 % bzw. −63 % (für PUFA bzw. Vitamin E).

■ Multiple Sklerose

Das relative **Multiple-Sklerose**-Risiko betrug bei zwei großen Kohortenstudien *(Nurses' Health Study I + II,* n=92.253 + 95.310) in der Gruppe mit der höchsten gegenüber der niedrigsten Gesamt-**Vitamin-D-Aufnahme** 0,67; dies entspricht einer Risikoreduktion um −33 % [31]. Dabei erzielte die Aufnahme von 400 IE Vitamin D oder mehr in Form von Supplementen eine noch höhere Risikoreduktion von −41 %.

Somit können offenbar auch hohe Spiegel des Immunmodulators **25-Hydroxyvitamin D** vor multipler Sklerose schützen. Das Risiko sinkt bei Weißen pro 50-nmol-Anstieg der Serumkonzentration signifikant um −41 %. Dies ergab die prospektive 12-jährige eingebettete Fall-Kontroll-Studie [30], die zwischen 1992 und 2004 in einer Kohorte von über 7 Mio. Angehörigen der US-Armee durchgeführt wurde. Dabei wurden 257 Fällen von multipler Sklerose je 2 Kontrollprobanden zugeordnet.

Es gab auch bereits in den 1980er Jahren aufgrund der Initiative eines Dr. Nieper den Versuch, MS-Patienten mit typischen Beschwerden mit Calcium-EAP (d.h. dem Calciumsalz des Ethylaminphosphats, eines Membranschutzfaktors) oral und intravenös in einer Langzeittherapie zu behandeln. Diese Form der MS-Behandlung war wissenschaftlich nicht belegt und konnte sich nicht durchsetzen, und die US-amerikanische FDA unterband die Einfuhr dieser und aller weiterer Nieper-Wirkstoffe (http://www.accessdata.fda.gov/cms_ia/importalert_182.html).

In einer placebokontrollierten Doppelblindstudie mit 138 Multiple-Sklerose-Patienten [46] verbesserte sich durch **Vitamin-B$_{12}$-Injektionen** (1 mg i.m.) der Zustand signifikant, und zwar um 2 *Guy's Neurological Disability Scale* (GNDS)-Punkte. Wurden zusätzlich 2 × 500 mg L-Phenylalanin und 2 × 70 mg Lofepramin gegeben, wurde dieser positive Effekt um 0,6 GNDS-Punkte erhöht.

Auch aufgrund der Gabe von **Calcium, Magnesium** und **Vitamin D$_3$** über 1-2 Jahre sank bei jungen Multiple-Sklerose-Patienten die Zahl der Exazerbationen auf weniger als die Hälfte im Vergleich zu den Zahlen vor der Supplementierung [20].

Wurden 16 Patienten mit neuer MS-Diagnose 2 Jahre lang pro Tag 900 mg **langkettige ungesättigte Fettsäuren gemeinsam mit Vitaminen** und einer Diät verabreicht, reduzierte sich signifikant die Verschlechterung des Krankheitsbilds und der *"Expanded Disability Status Scale"*-(EDSS-)Wert im Vergleich zu den Werten zu Beginn der Studie [33]. Gleichzeitig stiegen die Omega-3-Fettsäurespiegel an, während die Omega-6-Fettsäurespiegel signifikant abfielen.

Bei 24 Multiple-Sklerose-Patienten und 24 Kontrollprobanden fanden Besler et al. [6, 7], dass die Spiegel der vier **Antioxidanzien** Vitamin C, Beta-

Carotin, Vitamin A und Vitamin E bei den **Multiple-Sklerose**-Patienten während der Schübe signifikant erniedrigt und die Parameter der Lipidperoxidation signifikant erhöht waren.

Daneben kam es bei diesen Patienten laut Studienergebnissen der Autoren im Jahr 2003 zu einem signifikanten Anstieg von Antikörpern gegen oxidiertes LDL sowie zu einem starkem Abfall der totalen antioxidativen Kapazität. Der **Homocysteinspiegel** war außerdem signifikant höher, die Vitamin-B_{12}- und Folsäurespiegel erniedrigt. Offenbar ist die Lipoproteinoxidation also ein wichtiger Faktor im Verlauf der multiplen Sklerose.

■ Migräne

Eine Therapie mit 3×100 mg **Coenzym Q_{10}** täglich erwies sich in einer placebokontrollierten Doppelblindstudie (n=42) [37] als gut wirksam: Es kam zu weniger Attacken, weniger Tagen mit Migräneattacken mit und ohne Übelkeit und war außerdem und gut verträglich. Der Anteil der Responder lag mit 47,6 % deutlich höher als bei Placebo (14,4 % Response-Rate).

Bei akuter Migräne kann 1 g Magnesiumsulfat, intravenös über 15 Minuten gegeben, vorteilhaft wirken. So konnte in der Studie von Demirkaya et al. [13] der Schmerz bei 86,6 % der Patienten zum Verschwinden gebracht werden, die Begleitsymptome wurden um 100 % gelindert. Auch die Patienten, die ohne Erfolg mit Placebo behandelt worden waren, sprachen zu 100 % auf eine folgende Magnesiumgabe an.

Auch 400 mg **Vitamin B_2** hatte sich in der Reduktion von Anfallshäufigkeit und Kopfschmerztagen als wirksam erwiesen [39]. Betrachtete man allein die Patienten, deren Symptome um 50 % gebessert waren, so betrug das Verhältnis zwischen diesen erfolgreich behandelten Fällen und Placebo 59 % : 15 %.

■ Sonstige neurologische Symptome

Bei Dialysepatienten lassen sich die Beinkrämpfe gleichermaßen effektiv mit Chinin und Vitamin E (400 IE) behandeln. Dies fanden Roca et al. [35] in einer kontrollierten Doppelblindstudie mit 40 Dialysepatienten.

Außerdem sind für die Reduktion von Beinkrämpfen bei Dialysepatienten Vitamin E 400 mg und Vitamin C 250 mg, entweder allein oder in Kombination, geeignet [24]. Diese Vitamine führten im Vergleich zu Placebo (7 %) zu einer signifikant stärkeren Besserung der Symptome, und zwar um 54 % (Vitamin E), 61 % (Vitamin C) und 97 % (Vitamin E + C).

Substanz	Dosierung	Stufe und Bemerkungen
Vitamin C ✓	500-2.000 mg	I
Vitamin E ✓	400 mg	I
Vitamin B_{12}	1 mg	I
Folsäure ✓	1 mg	I
Omega 3-Fettsäuren ✓	2-4 g	I
L-Carnitin	1-2 g	I
Vitamin B_6	100 mg	II
Cholin	1 g	II

1 Therapie von Demenz bzw. Alzheimer-Demenz.

Praxistipps:

- Hyperhomocysteinämie stellt einen unabhängigen Risikofaktor für Demenz-Erkrankungen dar. Deshalb Homocystein bestimmen und ggf. behandeln (Stufe I).
- Als Basismaßnahme sei an den Einsatz traditioneller mediterraner Kost und Fisch erinnert (Stufe I)
- Als besonders erfolgreich in der Therapie haben sich Cholininfusionen mit 1.500 mg Cholin in steigenden Dosierungen bei Alzheimer-Patienten zur Regeneration des Acetylcholinhaushalts erwiesen.

Substanz	Dosierung	Stufe und Bemerkungen
Vitamin E ✓	400-800 mg	I; Antioxidanzien schützen vor oxidativem Stress im ZNS
Vitamin B$_6$ ✓	50 mg	I; mangelhafte B$_6$-Versorgung kann die Symptome verschlimmern. Keine höhere Dosis in Verbindung mit (alleinigem) L-Dopa
Vitamin C	1.000 mg	II; mildert die Symptome in Verbindung mit L-Dopa
Folsäure	1 mg	II; häufig ist bei der Parkinson-Krankheit ein Folsäuremangel zu beobachten
Nicotinamid	50 mg	II
Coenzym Q$_{10}$ ✓	300-1.200 mg	I
Gamma-Linolensäure	2 g	II; reduziert das Zittern
L-Tyrosin	100 mg/kg KG	II; wird im Gehirn in Dopamin umgewandelt, weniger Nebenwirkungen als L-Dopa-Therapie
Alpha-Liponsäure	600 mg	II; schützt Membranen vor Radikalstress und erhöht den Glutathiongehalt im ZNS; leitet Schwermetalle aus
L-Methionin	500 mg	II; steigende Dosen bis zu mehreren Gramm verbessern Beweglichkeit, Kraft und Schlafverhalten
Glutathion (reduziert)	200-400 mg	II

2 Therapie der Parkinson-Krankheit.

Substanz	Dosierung	Stufe und Bemerkungen
Vitamin C	500-2.000 mg	II
Vitamin E ✓	200-600 mg	I
Benfotiamin (fettlösliches Vitamin B$_1$)	100-300 mg	II
Vitamin B$_6$ ✓	40 mg	I
Vitamin B$_1$	10 µg	I
Pantothensäure	5-30 mg	II
Zink	10-30 mg	I
Chrom	50-200 µg	II
Selen	50-100 µg	I
Alpha-Liponsäure ✓	600 mg	I
L-Carnitin ✓	1-3 g	I
Gamma-Linolensäure	400-600 mg	II

3 Therapie einer Polyneuropathie (z.B. diabetisch, alkoholisch).

Substanz	Dosierung	Stufe und Bemerkungen
Vitamin E ✓	500 mg	II; Epileptiker haben häufig einen niedrigeren Vitamin-E-Spiegel; Substitution kann die Häufigkeit vermindern.
Vitamin B$_6$ ✓	250 mg	II; Vitamin B$_6$ verbessert die Produktion des Neurotransmitters Gamma-Aminobuttersäure (GABA) im Gehirn, der dämpfende Funktionen ausübt.
Magnesium ✓	200 mg	II; Epileptiker haben häufig einen niedrigeren Magnesiumspiegel, Substitution kann die Anfallshäufigkeit vermindern
Nicotinamid ✓	1-3 g	II; hat antiepileptische Wirkung
Zink	20 mg	II; Epileptiker haben häufig einen niedrigeren Zinkspiegel. Substitution kann die Häufigkeit vermindern
Taurin	500-2.000 mg	II; hat antiepileptische Wirkung
Glycin	100-200 mg	II; Glycin hat antiepileptische Wirkung durch sedierende Wirkung (wirkt membran-stabilisierend)

4 Therapie der Epilepsie.

Praxistipp:

Epileptiker sollen hohe Dosen an Omega-3-Fettsäuren und Folsäure meiden, da diese Substanzen die Empfindlichkeit für Anfälle erhöhen können.

Substanz	Dosierung	Stufe und Bemerkungen
Vitamin E ✓	600-1.200 mg	I
Cystein/N-Acetylcystein ✓	0,5-1,5 g	I
Omega-3-Fettsäuren ✓	2-6 g	I
Coenzym Q$_{10}$ ✓	30-120 mg	II
L-Carnitin	1-3 g	II
Kreatin	1-2 g	I

5 Therapie der amyotrophen Lateralsklerose (ALS).

Substanz	Dosierung	Stufe und Bemerkungen
L-Carnitin ✓	1 g	I; verbessert Fatigue
Calcium ✓	1-1,5 g	I
Magnesium	300-500 mg	I
Vitamin D₃ ✓	5-10 µg	I
Vitamin A	0,6-1,5 mg	I
Vitamin B₁₂	1 mg	I; tägliche Injektion, ist für die Synthese von Fettsäuren in der Myelinschicht unerlässlich; im Krankheitsverlauf können Intervalle vergrößert werden
Omega-3-Fettsäuren ✓	1-2 g	I; können den Schubverlauf vermindern
Vitamin C ✓	500 mg	I; wichtiges Antioxidans, das Glutathionversorgung im ZNS verbessert
Vitamin E	800 mg	I; schützt Myelinsubstanz vor Neurodegeneration
Selen	100-300 µg	II; schwermetallbindend und schützt Myelinsubstanz vor Neurodegeneration
Vitamin B₆	50 mg	II; häufig ist bei M. Parkinson ein Folsäuremangel zu beobachten; mangelhafte Vitamin-B₆-Versorgung kann die Symptome verschlimmern
Gamma-Linolensäure	2 g	II; Nachtkerzenöl: gute Grundlage für die Synthese körpereigener Sphingomyeline
Phenylalanin	1 g	II; verbessert Stimmung und mildert die Krankheitssymptome

6 Therapie der Multiplen Sklerose.

Praxistipps:
• Als besonders erfolgreich bei MS Schüben haben sich Cholininfusionen mit 1.500 mg Cholin in steigenden Dosierungen erwiesen.
• Bei MS finden sich gehäuft erhöhte Homocysteinspiegel; ggf. messen und behandeln.

Substanz	Dosierung	Stufe und Bemerkungen
Vitamin C	1-2 g	II
Vitamin B₆	4-25 mg	II; wichtig für Dopaminbildung
Vitamin B₁₂	5-15 µg	II
Folsäure ✓	5-10 mg	II
Vitamin E ✓	200-600 mg	II
Eisen	8-30 mg	I; bei Eisenmangel
Magnesium	300-500 mg	II
L-Tryptophan ✓	2-3 g	II; abends einnehmen, Serotoninvorstufe
L-Tyrosin	2-6 g	II; wichtig für Dopaminbildung

7 Therapie des Restless-Legs-Syndrom.

Praxistipp:
Basismaßnahmen sind Bewegung, Anstreben des Normalgewichts und ggf. Rauchstopp.

Substanz	Dosierung	Stufe und Bemerkungen
Vitamin B6 ✓	100 mg	II; Bildung von Serotonin wird angeregt; Serotonin ist ein Neurotransmitter, der Schmerzempfindungen zentral dämpft
Vitamin B2	100 mg	II; verschlimmerte Symptome des KTS bei Mangel
Vitamin C	200 mg	II; reagiert abschwellend bei Entzündungen
Omega-3-Fettsäuren	2 g	II; entzündungshemmende Wirkung
Vitamin E ✓	400-1.200 mg	II
Magnesium	300-500 mg	II
Proteolytische Enzyme ✓	150-300 mg	II

8 Therapie des Karpaltunnelsyndroms.

Praxistipp:
Die Enzymdosis kann ebenfalls zur Reduktion des Gewebeödems beitragen und damit die Schwellung reduzieren.

Substanz	Dosierung	Stufe und Bemerkungen
Vitamin B1 ✓	500 mg	II; unterdrückt die Impulsübertragung über die Nervenstränge und kann Schmerzen (besonders Neuralgien) lindern
Vitamin B6 ✓	100 mg	II; Bildung von Serotonin wird angeregt; Serotonin ist ein Neurotransmitter, der Schmerzempfindungen zentral dämpft
Tryptophan	2 g	II; Bildung von Serotonin wird angeregt (Precursor)
Vitamin B12	1-5 mg	II; 1x wöchentlich i.m. reduziert krebsbedingte Schmerzen und Schmerzen der Wirbelsäule
Vitamin C	500 mg	II; verhindert Knochenschmerzen, Rücken-schmerzen und Schmerzen bei Krebs
Omega-3-Fettsäuren	2 g	II; entzündungshemmende Wirkung
Vitamin E	400 mg	II; wirksam bei Gelenk- und Rückenschmerzen
Selen	100 µg	II; wirksam bei Gelenk- und Rückenschmerzen
Magnesium ✓	400 mg	II; relaxierende Wirkung bei Rückenschmerzen
D,L-Phenylanin	1-4 g	II; regt das Endorphinsystem und damit die körpereigene Schmerzlinderung an

9 Therapie von chronischen Schmerzen.

Praxistipp:
Die Regulation des Säure-Basen-Haushalts kann ebenfalls zur Reduktion des Schmerzempfinden bei-tragen.

Substanz	Dosierung	Stufe und Bemerkungen
Coenzym Q_{10} ✓	300 mg	I
Magnesium ✓	400 mg	I
Vitamin B_2 ✓	400 mg	I
Vitamin B_1	500 mg	II; unterdrückt die Impulsübertragung über die Nervenstränge und kann Schmerzen (besonders Neuralgien) lindern
Vitamin B_6	100 mg	II; Bildung von Serotonin wird angeregt; Serotonin ist ein Neurotransmitter, der Scherzempfindungen zentral dämpft; besonders wichtig bei Frauen mit Menstruationsbeschwerden
Vitamin B_{12}	1-5 mg	II; 1 × wöchentlich i.m. reduziert krebsbedingte Schmerzen und Schmerzen der Wirbelsäule
Vitamin E	500 mg	II; reduziert den schwere Grad der Migräne
Omega-3-Fettsäuren	2 g	II; reduzieren den schwere Grad der Migräne
Selen	100 µg	II; reduziert den schwere Grad der Migräne
Chrom	200 µg	II
Mangan	15 mg	II
Zink	35 mg	II

10 Therapie der Migräne.

4.13.5. Rezepturbeispiele bei neurologischen Erkrankungen und Schmerzsyndromen

Literatur

1. Abbas ZG, Swai AB. Evaluation of the efficacy of thiamine and pyridoxine in the treatment of symptomatic diabetic peripheral neuropathy. East Afr Med J 1997;74(12):803-8.

2. Andreassen OA, Dedeoglu A, Klivenyi P, et al. N-acetyl-L-cysteine improves survival and preserves motor performance in an animal model of familial amyotrophic lateral sclerosis. Neuroreport 2000;11(11):2491-3.

3. Argyriou AA, Chroni E, Koutras A, et al. Vitamin E for prophylaxis against chemotherapy-induced neuropathy: a randomized controlled trial. Neurology 2005;64(1):26-31.

4. Ascherio A, Weisskopf MG, O'Reilly EJ, et al. Vitamin E intake and risk of amyotrophic lateral sclerosis. Ann Neurol 2005;57(1):104-10.

5. Barberger-Gateau P, Letenneur L, Deschamps V, et al. Fish, meat, and risk of dementia: cohort study. BMJ 2002;325(7370):932-3.

6. Besler HT, Comoglu S, Okcu Z. Serum levels of antioxidant vitamins and lipid peroxidation in multiple sclerosis. Nutr Neurosci 2002;5(3):215-20.

7. Besler HT, Comoglu S. Lipoprotein oxidation, plasma total antioxidant capacity and homocysteine level in patients with multiple sclerosis. Nutr Neurosci 2003;6(3):189-96.

8. Calabrese V, Scapagnini G, Giuffrida Stella AM, et al. Mitochondrial involvement in brain function and dysfunction: relevance to aging, neurodegenerative disorders and longevity. Neurochem Res 2001;26(6):739-64.

9. Cherubini A, Martin A, Andres-Lacueva C, et al. Vitamin E levels, cognitive impairment and dementia in older persons: the InCHIANTI study. Neurobiol Aging 2005;26(7):987-94.

10. Dai Q, Borenstein AR, Wu Y, et al. Fruit and vegetable juices and Alzheimer's disease: the Kame Project. Am J Med 2006;119(9):751-9.

11. De Jesus Moreno Moreno M. Cognitive improvement in mild to moderate Alzheimer's dementia after treatment with the acetylcholine precursor choline alfoscerate: a multicenter, double-blind, randomized, placebo-controlled trial. Clin Ther 2003;25(1):178-93.

12. De Lau LM, Koudstaal PJ, Witteman JC, et al. Dietary folate, vitamin B12, and vitamin B6 and the risk of Parkinson disease. Neurology 2006;67(2):315-8.

13. Demirkaya S, Vural O, Dora B, et al. Efficacy of intravenous magnesium sulfate in the treatment of acute migraine attacks. Headache 2001;41(2):171-7.

14. Döll M. Homocystein - Risikofaktor für senile Demenzen? PRAXIS-Telegramm 1999;6:29.

15. Ebadi M, Srinivasan SK, Baxi MD. Oxidative stress and antioxidant therapy in Parkinson's disease. Prog Neurobiol 1996;48(1):1-19.

16. Engelhart MJ, Geerlings MI, Ruitenerg A, et al. Dietary intake of antioxidants and risk of Alzheimer disease. JAMA 2002;287(24):3223-9.

17. Etminan M, Gill SS, Samii A. Intake of vitamin E, vitamin C, and carotenoids and the risk of Parkinson's disease: a meta-analysis. Lancet Neurol 2005;4(6):362-5.

18. Europäische Neurologengesellschaft. Neurologische Erkrankungen: Unterschätzte Probleme – viel versprechende neue Therapien. JournalMED 30.05.2006. Verfügbar unter: http://www.journalmed.de/newsview. php?id=12918 [03.03.2009; mit DocCheck-Passwort].

19. Freund-Levi Y, Eriksdotter-Jönhagen M, Cederholm T, et al.; Omega-3 fatty acid treatment in 174 patients with mild to moderate Alzheimer disease: OmegAD study: a randomized double-blind trial. Arch Neurol 2006; 63(10):1402-8.

20. Goldberg P, Fleming MC, Picard EH. Multiple sclerosis: decreased relapse rate through dietary supplementation with calcium, magnesium and vitamin D. Med Hypotheses 1986;21(2):193-200.

21. Gupta R, Garg VK, Mathur DK, et al. Oral zinc therapy in diabetic neuropathy. J Assoc Physicians India 1998; 46(11):939-42.

22. Hayee MA, Mohammad QD, Haque A. Diabetic neuropathy and zinc therapy. Bangladesh Med Res Counc Bull 2005;31(2):62-7.

23. Kalmjin S, van Boxtel MP, Ocké M, et al. Dietary intake of fatty acids and fish in relation to cognitive performance at middle age. Neurology 2004;62(2):275-80.

24. Khajehdehi P, Mojerlou M, Behzadi S, et al. A randomized, double-blind, placebo-controlled trial of supplementary vitamins E, C and their combination for treatment of haemodialysis cramps. Nephrol Dial Transplant 2001;16(7):1448-51.

25. Klivenyi P, Ferrante RJ, Matthews RT, et al. Neuroprotective effects of creatine in a transgenic animal model of amyotrophic lateral sclerosis. Nat Med 1999;5(3): 347-50.

26. Masaki KH, Losonczy KG, Izmirlian G, et al. Association of vitamin E and C supplement use with cognitive function and dementia in elderly men. Neurology 2000; 54(6):1265-72.

27. Miller JW. Homocysteine and Alzheimer's disease. Nutr Rev 1999;57(4):126-9.

28. Morisette G.N., "Results of the CaEAP Questionnaire", A.Keith Brewer Science Library, Richland Center, Wisconsin.

29. Morris MC, Evans DA, Bienias JL, et al. Dietary intake of antioxidant nutrients and the risk of incident Alzheimer disease in a biracial community study. JAMA 2002;287(24):3230-7.

30. Munger KL, Levin LI, Hollis BW, et al. Serum 25-hydroxyvitamin D levels and risk of multiple sclerosis. JAMA 2006;296(23): 2832-8.

31. Munger KL, Zhang SM, O'Reilly E, et al. Vitamin D intake and incidence of multiple sclerosis. Neurology 2004;62(1):60-5.

32. Mythri RB, Jagatha B, Pradhan N, et al. Mitochondrial complex I inhibition in Parkinson's disease: how can curcumin protect mitochondria? Antioxid Redox Signal 2007;9(3):399-408.

33. Nordvik I, Myhr KM, Nyland H, et al. Effect of dietary advice and n-3 supplementation in newly diagnosed MS patients. Acta Neurol Scand 2000;102(3):143-9.

34. Passeri M, Iannuccelli M, Ciotti G, et al. Mental impairment in aging: selection of patients, methods of evaluation and therapeutic possibilities of acetyl-L-carnitine. Int J Clin Pharmacol Res 1988;8(5):367-76.

35. Roca AO, Jarjoura D, Blend D, et al. Dialysis leg cramps. Efficacy of quinine versus vitamin E. ASAIO J 1992;38(3): M481-5.

36. Salvioli G, Neri M. L-acetylcarnitine treatment of mental decline in the elderly. Drugs Exp Clin Res 1994; 20(4):169-76.

37. Sándor PS, Di Clemente L, Coppola G, et al. Efficacy of coenzyme Q_{10} in migraine prophylaxis: a randomized controlled trial. Neurology 2005;64(4):713-5.

38. Scarmeas N, Stern Y, Mayeux R, et al. Mediterranean diet, Alzheimer disease, and vascular mediation. Arch Neurol 2006;63(12):1709-17.

39. Schoenen J, Jacquy J, Lenaerts M. Effectiveness of high-dose riboflavin in migraine prophylaxis. A randomized controlled trial. Neurology 1998;50(2):466-70.

40. Seshadri S, Beiser A, Selhub J, et al. Plasma homocysteine as a risk factor for dementia and Alzheimer's disease. N Engl J Med 2002;346(7).476-83.

41. Shults CW, Oakes D, Kieburtz K, et al. Effects of coenzyme Q_{10} in early Parkinson disease: evidence of slowing of the functional decline. Arch Neurol 2002;59(10): 1541-50.

42. Sima AA, Calvani M, Mehra M, et al. Acetyl-L-carnitine improves pain, nerve regeneration, and vibratory perception in patients with chronic diabetic neuropathy: an analysis of two randomized placebo-controlled trials. Diabetes Care 2005;28(1):89-94.

43. Sima AA, Calvani M, Mehra M, et al. Acetyl-L-carnitine improves pain, nerve regeneration, and vibratory perception in patients with chronic diabetic neuropathy: an analysis of two randomized placebo-controlled trials. Diabetes Care 2005;28(1):89-94.

44. Sun Y, Lai MS, Lu CJ. Effectiveness of vitamin B12 on diabetic neuropathy: systematic review of clinical controlled trials. Acta Neurol Taiwan 2005;14(2):48-54.

45. Veldink JH, Kalmijn S, Groeneveld GJ, et al. Intake of polyunsaturated fatty acids and vitamin E reduces the risk of developing amyotrophic lateral sclerosis. J Neurol Neurosurg Psychiatry 2007;78(4):367-71.

46. Wade DT, Young CA, Chaudhuri KR, et al. A randomised placebo controlled exploratory study of vitamin B-12, lofepramine, and L-phenylalanine (the "Cari Loder regime") in the treatment of multiple sclerosis. J Neurol Neurosurg Psychiatry 2002;73(3):246-9.

47. Wang HX, Wahlin A, Basum H, et al. Vitamin B(12) and folate in relation to the development of Alzheimer's disease. Neurology 2001;56(9):1188-94.

48. Weber CA, Ernst ME. Antioxidants, supplements, and Parkinson's disease. Ann Pharmacother 2006;40(5): 935-8.

49. Yamamoto N, Sawada H, Izumi Y, et al. Proteasome inhibition induces glutathione synthesis and protects cells from oxidative stress: relevance to Parkinson disease. J Biol Chem 2007;282(7):4364-72.

50. Zandi PP, Anthony JC, Khachaturian AS, et al. Reduced risk of Alzheimer disease in users of antioxidant vitamin supplements: the Cache County Study. Arch Neurol 2004;61(1):82-8.

51. Zhang SM, Hernán MA, Chen H, et al. Intakes of vitamins E and C, carotenoids, vitamin supplements, and PD risk. Neurology 2002;59(8):1161-9.

52. Ziegler D, Gries FA. Alpha-lipoic acid in the treatment of diabetic peripheral and cardiac autonomic neuropathy. Diabetes 1997;46(Suppl. 2):S62-6.

4.14. Psychische und psychiatrische Erkrankungen

In diesem Kapitel werden die Krankheitsbilder Depression und Schlafstörungen, Stress, Burn-out- bzw. Erschöpfungssyndrom sowie Lernstörungen, Konzentrationsstörungen und Aufmerksamkeitsdefizitsyndrom, Schizophrenie und Autismus besprochen. Dazu kommt die Mikronährstofftherapie von Angst, Alkoholentzugserscheinungen und Huntington-Krankheit sowie die weniger bekannten Themen Neurotransmitteraktivierung, Kryptopyrrolurie und Histaminstörungen.

Das Thema Nikotinabhängigkeit wird im Kap. 4.20. und die geistige Leistungsfähigkeit im Kap. 4.18. abgehandelt.

4.14.1. Epidemiologie

Mindestens 25 % der Patienten, die einen Arzt aufsuchen, leiden vorrangig an seelischen Störungen und Erkrankungen, 14 % der Bevölkerung in den ökonomisch entwickelten Ländern sind psychisch schwer krank, und 60 % der deutschen Führungskräfte leiden unter Neurosen. Von somatoformen Störungen sind insgesamt 80 % der Bevölkerung sowie 15-40 % der Patienten mit Herzbeschwerden betroffen. Bei 6-20 % chronifizieren die Beschwerden und spielen weiterhin eine zentrale Rolle im Leben.

Etwa 10 % der Bevölkerung erkranken einmal oder mehrmals im Leben an einer **schweren depressiven Episode,** und ca. 3-4 % aller depressiv Erkrankten nehmen sich im weiteren Verlauf das Leben. Bei schweren Depressionen sind dies sogar 15-20 %. 50 % aller depressiven Erkrankungen werden nicht diagnostiziert bzw. unzureichend behandelt. Depressionen sind für 6,3 % aller Frühberentungen und 2,2 % aller Arbeitsunfähigkeitstage verantwortlich. Was die andere bedeutende psychiatrische Erkrankung, die Schizophrenie, angeht, wird bei uns von einer Prävalenz von 0,5-1,0 % gesprochen.

Verschiedene **Angststörungen** betreffen zusammen zwischen 1-9 % der Bevölkerung.

Auch negativer Stress bzw. ein **Burn-out** wird zur zunehmenden Belastung für unsere Gesellschaft. So fühlen sich 82,6 % der Deutschen gestresst, wobei sich 26,6 % "oft bis sehr oft" gestresst fühlen. Fast jeder 4. leidet an arbeitsbedingtem Stress, und vermutlich sind bis zu 60 % aller versäumten Arbeitstage auf Stress zurückzuführen. Bei häufigem oder dauerndem Stress zu Hause oder am Arbeitsplatz steigt das Risiko für einen Herzinfarkt auf das 1,5- bis 2,1fache. Wenn gleichzeitig eine Depression besteht, steigt das Risiko auf das 2,4- bis 3,1fache an.

Für die Häufigkeit des Burn-out-Syndroms gibt es keine einheitlichen Zahlen. In mehreren Studien wird sie für ein mittelschweres Burn-out-Syndrom mit 15-25 % und für eine schwere Burn-out-Störung mit 2-3 % angegeben.

Auch die Berufsgruppe der Ärzte ist nicht vor diesem Gefühl des "Ausgebranntseins" geschützt: So leiden in Deutschland 32 % der Ärzte an mittelschwerem und 3,6 % an schwerem Burn-out-Syndrom. 48,9 % der Ärzte klagen über permanente Erschöpfungszustände, 30 % trinken zur Bewältigung mehr Alkohol, 29,7 % geben an, dass das Selbstwertgefühl sinkt, und 21 % würden am liebsten "alles hinwerfen".

Die Prävalenz des **chronischen Erschöpfungssyndroms** (CFS; *chronic fatigue syndrome,* auch: chronisches Müdigkeitssyndrom) liegt bei ca. 0,5 %. In Deutschland waren 1994 nach Angaben des Bundesgesundheitsministeriums ca. 300.000 bis 1.000.000 Menschen betroffen. Erstaunlicherweise sind neben Erwachsenen aber bereits auch Kinder und Jugendliche vom CFS betroffen: Eine australische Studie berichtet beispielsweise von 5,5 CFS-Fällen pro 100.000 Kinder bis zum Alter von 9 Jahren und von 47,9 Fällen pro 100.000 Kinder und Heranwachsende im Alter von 10-19 Jahren.

Bei den Suchterkrankungen spielt insbesondere die Alkoholabhängigkeit oder Alkoholkrankheit eine große Rolle; immerhin wird Alkohol in verschiedenster Form als gesellschaftsfähig und bürgerliche "Trinkkultur" toleriert. Von dieser Form der Suchterkrankung sind bei uns rund 4,3 Millionen Menschen betroffen, wobei Männer mit 70 % Anteil deutlich häufiger (gegenüber 30 % Frauen) alkoholabhängig sind.

Verhaltensauffälligkeiten zeigen in Deutschland 11,5 % der Mädchen und 17,8 % der Jungen. Die Häufigkeit von **Lernstörungen** variiert je nach Untersuchung zwischen 1,3 % und 6,2 % für die Dyskalkulie (eine Entwicklungsverzögerung des mathematischen Denkens) und zwischen 2 % und 8 % für die Legasthenie (eine Lese-Rechtschreib-Schwäche). Von hyperkinetischen Störungen im Sinne der **Aufmerksamkeitsdefizitstörung** (ADD) bzw. Aufmerksamkeitsdefizit-/Hyperaktivitätsstörung (ADHD) sind bei uns heute 3-7 % der Kinder im Grundschulalter, 2 % der Jugendlichen (Jungen 3-9-mal häufiger als Mädchen) und 1 % der Erwachsenen betroffen.

Die Prävalenz für alle tiefgreifenden **Entwicklungsstörungen**, darunter der **Autismus,** liegt bei 30-60 pro 10.000. In Bezug auf den frühkindlichen Autismus wird von einer Rate von 10 von 10.000 ausgegangen. Das Verhältnis der Geschlechter männlich : weiblich liegt bei 3-4 : 1. 30 % der Betroffenen weisen eine leichte bis mäßiggradige Beeinträchtigung der Intelligenz auf, 40 % zeigen eine deutliche geistige Behinderung, und 30 % verfügen über eine durchschnittliche Intelligenz.

4.14.2. Ätiologie

Die Ursachen für viele psychische Störungen sind im Metabolismus, d.h. bei Stoffwechselstörungen zu suchen. Das gilt nicht nur für Gendefekte, sondern auch für Verhaltensauffälligkeiten, die sich manchmal nicht primär auf Stoffwechsel und Ernährung zurückführen lassen. Die neuere Forschung hat gezeigt, dass es eine enge Wechselwirkung zwischen gastrointestinal gebildeten Neurotransmittern und dem Verhalten bzw. psychischen Störungen geben kann. Insbesondere gilt dies für das zu 95 % im Magen-Darm-Trakt produzierte Serotonin. Chronische Entzündungszustände und erhöhter oxidativer Stress reduzieren z.B. das zur Serotoninsynthese notwendige Enzym Tryptophanhydroxylase 1. Andererseits reduziert die Darmgasbildung – z.B. bei Fruchtzuckerintoleranz – die notwenige Bereitstellung von wichtigen Vorläufersubstanzen dieses Enzyms. Diese Kenntnisse öffnen einen neuen Einblick in die Zusammenhänge des Serotoninmangels. Auch die Synthese anderer wichtiger Neurotransmitter wird z.T. durch Verdauungsvorgänge beeinflusst. Histaminstörungen und die bei Zinkmangel häufiger auftretende Kryptopyrrolurie sind nur einige Beispiele für die Rückkopplung von Magen-Darm-Prozessen auf das Neuroendokrinium.

Neben genetischen Störungen gehört der "Distress" (negativer Stress im Gegensatz zum Eustress) zu den häufigsten auslösenden Faktoren von psychiatrischen Beschwerden. Ständiger Stress aktiviert über die Cortisolachse und Adrenalinwirkung zunächst kompensatorische Anpassungsprozesse im Körper, die aber gerade bei längerer Dauer und in Mikronährstoffmangelsituationen (Vitamin C, Vitamin B_6 u.a. sind für die Synthese der Neurotransmitter dringend erforderlich) zu psychischen oder somatischen Störungen beitragen können.

Die **Depression** ist eine schwere, oft lebensbedrohliche Erkrankung (cave: Suizide) mit hohem Leidensdruck und laut WHO eine der führenden Ursachen für Lebensbeeinträchtigung. Hauptsymptome sind gedrückte, niedergeschlagene Stimmung, Interessenverlust und Freudlosigkeit, Antriebsmangel und erhöhte Ermüdbarkeit. Als Ursachen sieht man erbliche Belastung (Polymorphismus des Gen P2RX7), organische Erkrankungen (z.B. Schlaganfall, Krebs), Infektionen, hormonelle Veränderungen, Stoffwechselstörungen, psychosoziale Belastungen und seelische Konflikte.

Stress ist eine "unspezifische Reaktion des Körpers auf jegliche Anforderung" (nach dem frühen Stressforscher Hans Selye, 1907-1982). Für uns sind der negative Stress und seine Auswirkungen wichtig. Als Ursachen sind psychosoziale Faktoren (z.B. Reizüberflutung, Zeitmangel, Mobbing, finanzielle Probleme) und physische Stressoren (z.B. Infektionen, Operationen, Lärm und andere Umweltbelastungen) anzusehen. Auslöser von arbeitsbedingtem Stress sind ein unsicheres Arbeitsverhältnis, hoher Termindruck, lange und unflexible Arbeitszeiten, Mobbing und Unvereinbarkeit von Beruf und Familie.

Risikofaktoren für das **Burn-out-Syndrom** sind neben individuellen Faktoren (Einstellungen, Ehrgeiz und Karriereerwartungen, Anerkennung, individuelle Stressverarbeitung) vor allem ungünstige Arbeitsbedingungen (Arbeitsmenge, fehlende Autonomie, zu geringer Verdienst), außerberufliche Faktoren (z.B. Unterstützung bzw. Anforderungen von Seiten der Familie) und Neurotransmitterstörungen.

Das **chronische Erschöpfungssyndrom** ist eine Krankheit, die charakterisiert ist durch eine lähmende geistige und körperliche Erschöpfung/Erschöpfbarkeit sowie durch eine spezifische Kombination weiterer Symptome, wie Kopfschmerzen, Gelenk- und Muskelschmerzen, Konzentrations-, Gedächtnis- und Schlafstörungen sowie einer Verschlechterung des Zustands nach Anstrengungen. Die genauen Ursachen und Krankheitsmechanismen sind bis heute nicht bekannt. Wahrscheinlich führen verschiedene Ursachen zu dieser Erkrankung, wie Schwächung oder chronische Aktivierung des Immunsystems, neuroimmunologische Regulationsstörungen (Zusammenwirken zwischen Immun-, Nerven- und Hormonsystem) und traumatische Kindheitserlebnisse. Bei über 75 % der Patienten mit CFS geht eine Infektionskrankheit voraus.

Lernstörungen zeichnen sich dadurch aus, dass die betroffenen Kinder bei normaler Intelligenz im Vergleich mit Gleichaltrigen Defizite im Lesen und Schreiben (Legasthenie) oder Rechnen (Dyskalkulie) haben. Am wahrscheinlichsten erscheint, dass mehrere Faktoren an der Entstehung beteiligt sind. Man untersucht derzeit neurobiologische und genetische Grundlagen. Es finden sich genetische Faktoren, Störungen der Informationsverarbei-

tung und des Sozialverhaltens, hyperkinetische Störungen und Depression.

Die **Aufmerksamkeitsdefizitstörungen ADD/ ADHD** bestehen in einer Beeinträchtigung aufmerksamkeitsabhängiger und zielorientierter Informationsverarbeitungsprozesse und führt zu Unaufmerksamkeit, motorischer Unruhe und Impulsivität. Ursachen sind in der Kombination mehrerer Faktoren zu sehen, wie Genetik (z.B. Polymorphismen der Dopaminrezeptor- und -transporter-Gene), Temperamentfaktoren, Schwangerschaft- und Geburtskomplikationen, mütterliche postpartale Depression, niedriges Geburtsgewicht, Infektionen und Toxine (z.B. Nikotin, Alkohol), Erkrankungen des ZNS, erworbene Neurotransmitterstörungen, psychosoziale Faktoren (z.B. frühkindliche Traumatisierung, sozialer Status, Fernsehgewohnheiten), Mangel an ungesättigten Fettsäuren, Kryptopyrrolurie, Nahrungsmittelunverträglichkeiten oder erniedrigte Zinkspiegel.

Die **Schizophrenie** ist eine Psychose mit gestörtem Denken, Fühlen, Wahrnehmen und Interagieren mit der Umwelt. Die Ursachen sind multifaktoriell, es wirken offenbar angeborene Faktoren zusammen mit Belastungen und Konflikten aus dem Umfeld, erhöhter Stressanfälligkeit, Neurotransmitterstörungen sowie perinatalen und erworbenen Hirnschädigungen.

Zu den **Autismus**-Ursachen zählen genetische Faktoren, assoziierte körperliche Erkrankungen (z.B. Epilepsie, Phenylketonurie), Hirnschädigungen bzw. Hirnfunktionsstörungen, biochemische Auffälligkeiten, Störungen der Mitochondrienaktivität, neuropsychologische Defizite sowie die Wechselwirkung dieser Faktoren.

Ursachen verschiedener **Angststörungen**, wie generalisierter Angst, Panikstörungen, Agoraphobie, spezifischen und sozialen Phobien, sind Depression, psychosoziale Faktoren, Intoxikationen (z.B. Coffein, Medikamente), Stoffwechselstörungen (z.B. Hypothyreose, Hypokaliämie), Herz- und Atemwegskrankheiten und neurologische Erkrankungen.

Die **Hämopyrrollaktamurie** oder **Kryptopyrrolurie** geht mit Depressionen, Angstzuständen, Schmerzen u.ä. einher. Sie zählt zu den Porphyrinopathien und besteht in einem genetisch bedingten Mangel an Pyridoxyl-5-Phosphat und Zink.

Der Schweregrad kann durch physischen und psychischen Stress sowie durch niedrige Histaminspiegel und Glutenüberempfindlichkeit erhöht werden.

4.14.3. Stellenwert der Mikronährstoffmedizin

Wir möchten gerade bei den psychischen und psychiatrischen Krankheitsbildern noch einmal daran erinnern, dass zu den ersten Anwendungen der wissenschaftlich orientierten Mikronährstoffmedizin auch die erfolgreiche Behandlung psychiatrischer Patienten gehörte. Es gelten für den Einsatz der orthomolekularen Medizin ähnliche Regeln wie bei den verwandten neurologischen Erkrankungen.

Mikronährstoffe wirken gegen oxidativen Stress (z.B. Vitamin E) und Entzündungen (z.B. Omega-3-Fettsäuren), reduzieren Homocystein (B-Vitamine), modulieren das Immunsystem (z.B. Zink) und fördern die Entgiftung. Sie verbessern die geistige Leistungsfähigkeit, die Energiegewinnung in den Mitochondrien (z.B. Carnitin), den Neurotransmitterstoffwechsel und die Wirkung anderer Therapien. Bei Neurotransmitterstörungen (z.B. bei Depressionen) spielen vor allem Aminosäuren (z.B. Tryptophan, Tyrosin, Cystein, Methionin, Lysin) sowie Vitamin C, die B-Vitamine und Calcium eine wichtige Rolle. Im Zusammenhang mit einer Kryptopyrrolurie wird der Einsatz von B-Vitaminen und Zink notwendig. Bei Störungen des Neurotransmitter-, Kryptopyrrol- und Histaminstoffwechsels sind sie anderen Maßnahmen derzeit deutlich überlegen.

4.14.4. Studien zur Wirkung der Mikronährstoffe bei psychischen und psychiatrischen Erkrankungen

■ Depression

Nach einer Doppelblindstudie von Benton et al. (n=129) [4] verbessert die Einnahme von **9 Vitaminen** über ein Jahr signifikant die **Stimmung** (die Vitaminspiegel stiegen entsprechend an).

S-Adenosyl-Methionin-(SAM-)Spiegel sind bei Patienten mit schwerer Depression ebenfalls signifikant erniedrigt [7]. Dies liefert den Beleg für den antidepressiven Effekt von **SAM**. Eine entsprechende Zufuhr lässt die Spiegel signifikant ansteigen.

Einer kontrollierten Doppelblindstudie von Bell et al. [3] zufolge hatten nach 4 Wochen Therapie 62 % der Patienten mit **SAM**, verglichen mit 50 % der Patienten mit Desipramin (ein trizyklisches Antidepressivum), eine signifikante Verbesserung der Symptome. Es besteht eine signifikante Beziehung der Verbesserung zu den SAM-Spiegeln.

Gab man 195 Patienten in einer offenen Multicenter-Studie 15 Tage lang parenteral 400 mg **SAM**, so beobachtet man bereits nach 7 Tagen eine antidepressive Wirkung, die mit der nach 15 Tagen vergleichbar war [17].

Durch **Omega-3-Fettsäuren** als Ergänzung zur Standardtherapie der Depression konnte in einer placebokontrollierten Doppelblindstudie signifikant die Wirkung der eingesetzten Antidepressiva steigern [29].

Die Menge von 1 g Eicosapentaensäure (EPA) stellt eine sichere und effektive Form der Monotherapie bei Frauen mit mäßiggradigem Borderline-Syndrom dar. Es reduzierte in einer placebokontrollierten Studie (30 Teilnehmer, Dauer 8 Wochen) Aggression und Schwere der depressiven Symptome [44]. Die gleiche EPA-Dosis setzen neben der Standardmedikation Peet u. Horrobin [34] bei 70 depressiven Patienten ein. Nach der 12-wöchigen Behandlung fanden sich signifikant bessere Ergebnisse anhand der Hamilton-Depressionsskala, der *Montgomery Asberg Depression Scale* und des *Beck Depression Inventory*. Die Omega-3-Fettsäure hatte starke vorteilhafte Effekte auf Depression, Angst, Schlaf, Niedergeschlagenheit, Libido und Selbstmordgedanken.

Su et al. [40] setzten placebokontrolliert insgesamt 6,6 g Omega-3-Fettsäuren zusätzlich zur ärztlichen Therapie bei Patienten mit Depression ein; bei den 28 Teilnehmern, die 8 Wochen lang behandelt wurden, ergab sich eine signifikante Abnahme der Punktwerte auf der Hamilton-Depressionsskala.

Laut der Cochrane-Analyse von Shaw et al. [38] mit randomisierten, placebokontrollierten Studien wirken **Tryptophan** und 5-Hydroxytryptophan besser gegen Depression als Placebo (sog. "Peto Odds Ratios" 4,10, 95 %-KI 1,28-13,15; Risikodifferenz 0,36, *"Numbers needed to treat"* [NNT]: 2,78).

Coppen u. Bailey [11] gaben 127 depressiven Patienten neben der antidepressiven Therapie mit

20 mg Fluoxetin 500 µg **Folsäure** (oder Placebo). Es zeigte sich, dass Folsäure zu einer signifikant verbesserten Wirkung des Fluoxetins führt. Dabei benötigen Männer eine höhere Folsäuredosis als Frauen.

Zink in einer Tagesdosis von 25 mg, die neben der Standardtherapie der Depression angewendet wurde, verbesserte im Vergleich zu Placebo signifikant die Punktwerte nach der Hamilton-Depressionsskala und dem *Beck Depression Inventory* [32].

Bereits 1998 untersuchten Dolberg et al. [15] die Wirkung von **Melatonin** (einem Hormon der Zirbeldrüse) auf Schlafstörungen bei Depression. In ihrer Doppelblindstudie fanden die Untersucher, dass sich mit Melatonin der Schlaf von Patienten mit Depression signifikant verbessern ließ.

Bei 145 HIV-Patienten mit leichter Depression kam es unter **DHEA** (100-400 mg täglich über 8 Wochen) gegenüber Placebo zu einer Verbesserung der Stimmungslage (62 % DHEA-Responder vs. 33 % unter Placebo) [36].

Laut einer Doppelblindstudie mit 28 an Depression erkrankten Kindern [30] konnten Omega-3-Fettsäuren ebenfalls eine signifikante Besserung in den Punktwerten nach *Children's Depression Rating Scale* (CDRS), *Child Depression Inventory* (CDI) und *Clinical Global Impression* (CGI) erzielen.

■ Schizophrenie

Bereits 1990 fanden Godfrey et al. [18], dass rund 1/3 einer Patientengruppe mit akuten psychiatrischen Erkrankungen einen zu niedrigen **Folsäure**spiegel aufwiesen. Diese Patienten wurden anschließend mit Methylfolat behandelt, was mit einer signifikanten Besserung in klinischer und sozialer Hinsicht einherging.

Bei einer Neuroleptika-Therapie zur Behandlung einer Schizophrenie kommt es auch zu Folgeerscheinungen, wie Spätdyskinesien und Parkinson-Symptomen. In einer placebokontrollierten Doppelblindstudie wurden solche psychiatrischen Patienten zusätzlich zur Neuroleptikatherapie mit **Vitamin B$_6$** (400 mg pro Tag) behandelt. Gegenüber Placebo fand sich bei ihnen eine signifikante Reduktion der Neuroleptika-Nebenwirkungen [28].

Vitamin B$_6$ in der Tagesmenge von 600 mg konnte im Vergleich zu Placebo die neuroleptikabedingte Unruhe (Akathisie), Stressbelastung und den Punktwert auf der Barnes-Skala zur Akathisie (BAS) signifikant verbessern [27].

Auch **Vitamin C** kann, zusätzlich zu atypischen Antipsychotika gegeben, den oxidativen Stress (anhand des MDA-Spiegels) signifikant reduzieren und bei den so behandelten Schizophreniepatienten die Werte gemäß *Brief Psychiatric Rating Scale* (BPRS) signifikant verbessern (verringern). Dabei fand man ebenfalls einen deutlichen Zusammenhang zwischen Ascorbinsäurespiegeln und den BPRS-Werten [14].

Bei einer Schizophrenie sind **Omega-3-Fettsäuren** in Ergänzung zur Standardtherapie möglicherweise in der Lage, die Nebenwirkungen der Behandlung sowie die Rezidivhäufigkeit zu reduzieren und die Mentalfunktionen zu bessern. Dieses Ergebnis wurde in einem systematischen Review der Cochrane-Datenbank [23] aufgrund von 6 Studien mit 353 Patienten ermittelt.

■ Stressbedingte Erkrankungen

Unter psychischer Stressbelastung steigt in vivo und in vitro der NFκB-Spiegel (als Ausdruck zellulärer Funktionsstörungen) parallel zu den erhöhten Spiegeln von Katecholaminen und Cortisol rasch an. Nach 60 Minuten erreicht er wieder Normalwerte [5].

Ebenso steigen unter Stress Cortisol und IL-2 signifikant sowie lösliches ICAM-1 *(intercellular adhesion molecule-1)* und IL-1β an. Dies zeigten Heinz et al. [20] in einer Studie mit 18 Probanden.

Was Auswirkungen von Stress betrifft, haben Beschäftigte mit hoher Arbeitsbelastung ein signifikant auf das 2,2fache erhöhtes kardiovaskuläres Mortalitätsrisiko gegenüber Kollegen mit geringerer Belastung. Eine prospektive Kohortenstudie mit 812 Teilnehmern [26] zeigte außerdem, dass bei einem Ungleichgewicht zwischen Arbeitseinsatz und Lohn das Risiko auf das 2,4fache ansteigt.

Die Gabe von 3 × 1 g **Vitamin C** pro Tag bei 120 Teilnehmern einer placebokontrollierten Studie verringerte im Vergleich zu Placebo Stressreaktionen, wie z.B. hohen Blutdruck (Anstieg um 23 mmHg vs. 31 mmHg) und erhöhte Cortisolausschüttung [8].

Schon eine frühe placebokontrollierte Doppelblindstudie im Jahr 1995 [31] ergab, dass **Tyrosin** in einer Dosierung von 150 mg/kg Körpergewicht unter anhaltender Arbeit bei Schlafentzug während Nachtschichten zu einer signifikanten Verbesserung der psychomotorischen Leistung führen kann. Außerdem kam es unter der Behandlung zu einer signifikanten Abnahme der Fehlerwahrscheinlichkeit bei Aufgaben, die eine hohe Aufmerksamkeit erforderten.

Unter Placebokontrolle wurden 80 Studienteilnehmer mit täglich 400 mg einer **Phospholipid-Kombination** aus Sojalecithin behandelt [21]. Dieses Supplement enthielt Phosphatidsäure und Phosphatidylserin, wichtige Phospholipide für das Gehirn. Nach der Behandlung verringerten sich signifikant die Serum-ACTH- und -Cortisolspiegel sowie Cortisolwerte im Speichel. Gleichzeitig wurde die psychische Stressreaktion (bestimmt anhand der Spielberger-Skala sowie standardisierter psychosozialer Belastungstests, wie z.B. dem *Trier Social Stress Test*, unter Belastung verbessert. In der Placebo-Gruppe wurden dagegen unter Belastung erhöhte Stressreaktionen festgestellt.

Psychischer Stress und neurohumorale Aktivierung fördern das metabolische Syndrom. Eine **Meditationsbehandlung** von 16 Wochen modulierte in der Studie von Paul-Labrador et al. [33] bei 103 Teilnehmern die Stressreaktion und wirkte sich vorteilhaft auf die KHK und das metabolische Syndrom aus. Der systolischer Blutdruck sank (vs. Placebo) um $-3,4 \pm 2,0$ mmHg (vs. $2,8 \pm 2,1$ mmHg; p<0,05) und die Insulinresistenz verbesserte sich um $-0,75 \pm 2,04$ (vs. $0,52 \pm 2,84$; p=0,01) gegenüber einer Gruppe von Stresspatienten, die lediglich eine Aufklärung über eine gesunde Lebensweise erhalten hatten.

■ Erschöpfung bzw. Chronic-Fatigue-Syndrom (CFS)

Bereits eine Studie aus dem Jahr 1973 [16] ergab eine signifikante Besserung von Erschöpfungssymptomen durch **Vitamin B$_{12}$**, das in einer Dosierung von 2×5 mg täglich intramuskulär verabreicht wurde.

Unter der Behandlung mit 30 mg/kg Körpergewicht **L-Tryptophan** war die subjektiv und objektiv empfundene Müdigkeit nach Alkoholgenuss signifikant gegenüber Placebo gebessert. Dies fanden Cunliffe et al. [13] in einer klinischen Studie.

Ermüdungsbedingte kognitive Defizite und Stimmungstiefs bei 32 Krankenpflegern und -schwestern im Schichtdienst konnten in einer Doppelblindstudie mit einer Kombination aus **Vitaminen, Mineralstoffen** und **Ginsengextrakt** signifikant reduziert werden [43].

Bei einem postviralen Fatigue-Syndrom brachten **ungesättigte Fettsäuren** nach 3 Monaten Behandlung in 85 % der Fälle eine Besserung der Beschwerden; unter Placebo war dies nur bei 17 % der Fälle zu beobachten. In dieser kontrollierten Doppelblindstudie hatten Behan et al. [2] eine Kombination aus Linolsäure, Gamma-Linolensäure, Eicosapentaen- und Docosahexaensäure (8×500 mg pro Tag) eingesetzt.

Bei 144 Frauen (Alter 18 bis 55 Jahre) mit ungeklärter Erschöpfung verbesserte **Eisen** (Tagesdosis 80 mg) den Schweregrad der Müdigkeit, der anhand einer visuellen Analogskala von 0-10 Punkten bestimmt wurde, um 29 % (vs. Placebo -13 %). In dieser 4-wöchigen Doppelblindstudie [42] profitieren allerdings nur Frauen mit Ferritinspiegeln von <51 µg/l.

Die 2-monatige Gabe von **L-Carnitin** ergab in einer Crossover-Studie mit 30 CFS-Patienten [35] eine signifikante Verbesserung von 12 der 18 untersuchten Parameter. Amantadin führte dagegen zu keiner Besserung und wurde zudem sehr schlecht vertragen.

Insgesamt 32 CFS-Patienten, die in einer placebokontrollierten Doppelblindstudie mit **Magnesiumsulfat** i.m. behandelt wurden, hatten mehr Energie, eine bessere Stimmung und weniger Schmerzen als die Patienten unter Placebo [12]. Gleichzeitig untersuchten die Wissenschaftler in einer Fall-Kontroll-Studie mit 20 CSF-Patienten und 20 gesunden Probanden den Magnesiumgehalt in den Erythrozyten. Sie fanden heraus, dass die Patienten mit chronischer Müdigkeit eine geringere Magnesiumkonzentration aufwiesen.

Bei 30 CFS-Patienten erwiesen sich im Vergleich zu Gesunden verschiedene vitaminabhängige Funktionen als eingeschränkt, z.B. die Grundaktivität

- der Glutamat-Oxalacetat-Transaminase (GOT, auch Aspartat-Aminotransferase; AST) in Bezug auf Vitamin B$_6$ (2,84 U/g vs. 6,41 U/g Hämoglobin)

- der Glutathionreduktase (GTR) in Bezug auf Vitamin B_2 (6,13 U/g vs. 7,42 U/g Hb) und

- der Transketolase (TK) in Bezug auf Vitamin B_1 (0,5 U/g vs. 0,6 U/g Hb).

Diese Daten [19] liefern den Nachweis eines verminderten Vitamin-B-Status beim Chronic-Fatigue-Syndrom.

Darüber hinaus zeigen Chronic-Fatigue-Patienten ohne kardiovaskuläre Risikofaktoren in einer Untersuchung von Kennedy et al. [25] (n=81) signifikant höhere Spiegel an 8-Iso-Prostaglandin-F2α-Isoprostanen und oxidiertem LDL sowie signifikant niedrigere Spiegel an HDL-Cholesterin als gesunde Kontrollpersonen. Bei CFS-Patienten korrelierten die Erschöpfungssymptome mit den Isoprostan-Spiegeln.

Tomassini et al. [41] behandelten 36 Patienten mit multipler Sklerose und Erschöpfungssymptomen 3 Monate lang mit **Acetyl-L-Carnitin** (1 g pro Tag) oder mit Amantadin (2 × 100 mg pro Tag). Dabei konnte L-Carnitin die Schwere der Symptome im Vergleich zum Arzneimittel signifikant bessern.

■ Kindliche Verhaltensstörungen

▶ Autismus

Bei Kindern mit Autismus ist die Lipidperoxidation gegenüber Kindern ohne Autismus erhöht, dagegen die Spiegel der wichtigsten antioxidativen Proteine erniedrigt [10]. Außerdem findet sich eine starke Korrelation zwischen erniedrigten Spiegeln von Transferrin (eisenbindendes Protein) und Coeruloplasmin (kupferbindendes Protein) einerseits und dem Verlust an sprachlichen Fähigkeiten andererseits.

Betrachtet man bei autistischen Kindern die Plasmaspiegel von Methionin, S-Adenosylmethionin (SAM), Cystathion, Cystein und Gesamtglutathion und S-Adenosylhomocystein (SAH), Adenosin und oxidiertem Glutathion, so finden sich deutlich erhöhte Werte für diese Substanzen als Zeichen eines **erhöhten oxidativen Stress**. Dies stellten James et al. [22] im Vergleich zu Kontrollkindern ohne Autismus fest.

▶ Lern- und Verhaltensstörungen sowie ADHD

Bei 20 lerngestörten Kindern, die in einer Crossover-Studie placebokontrolliert bis zu 4 Jahre lang **Mikronährstoffe** (B-Vitamine und Mineralstoffe) erhalten hatten [9], kam es bereits innerhalb von Wochen bis Monaten zu eine signifikanten Verbesserung von Schulleistungen und Verhalten. Nach Beendigung der Einnahme der Mikronährstoffe beobachtet man nach einiger Zeit wieder eine signifikante Verschlechterung.

Mit einer 8-wöchigen Supplementierung von **Vitaminen** und **Mineralstoffen** kann man bei Kindern mit Verstimmung und Verhaltensproblemen eine signifikante Symptombesserung – anhand *Child Behavior Checklist* (CBCL), *Youth Outcome Questionnaire* (YOQ) und *Young Mania Rating Scale* (YMRS) – verzeichnen [24].

Omega-3- und Omega-6-Fettsäuren konnten im Vergleich zu Placebo bei 117 Kindern mit entwicklungsbezogener Koordinationsstörung (DCD, *Developmental coordination disorder)* nach 6-monatiger Behandlung zu einer signifikanten Verbesserung von Lesen, Schreiben und Verhalten führen [37]. Die DCD kommt bei ca. 5 % der Schulkinder vor.

Bei der Aufmerksamkeitsdefizit-/Hyperaktivitätsstörung (ADHD, *Attention deficit hyperactivitiy disorder)* kann sich die Gabe von **Zink** günstig auswirken. So fanden Bilici et al. [6] in einer placebokontrollierten Doppelblindstudie (9,5 Wochen, n=400), dass durch die tägliche Gabe von 150 mg Zinksulfat die Symptome der Hyperaktivität bei den Kindern signifikant reduziert wurden.

Bei 18 ADHD-Kindern, die Amphetamin oder ein Gamma-Linolensäure-reiches Produkt erhalten hatten, konnten Arnold et al. [1] mit einer Zinkergänzung die Amphetaminwirkung linear zur Zinkgabe steigern. Ein positiver Effekt von Gamma-Linolensäure zusammen mit der Zinksupplementierung fand sich dagegen allein bei den Kindern, die schlecht mit Zink versorgt waren.

Ebenso lassen sich durch diese essenzielle mehrfach ungesättigte Fettsäure bei ADHD-Symptomen eine signifikante Besserung erreichen. Dies zeigte die placebokontrollierte Studie von Sinn und Bryan [39] mit 132 Kindern im Alter von 7 bis 12 Jahren.

4.14.5. Rezepturbeispiele bei psychischen und psychiatrischen Erkrankungen

Substanz	Dosierung	Stufe und Bemerkungen
S-Adenosyl-Methionin ✓	400-800 mg	I
Tryptophan ✓	0,5-3 g	I
Folsäure	500 µg	I; verbessert Wirkung von Fluoxetin
Omega-3-Fettsäuren	1-6 g	I; verbessern auch Wirkung von Antidepressiva
Melatonin ✓	0,3-3 mg	I
Zink	25 mg	I
Vitamin B$_6$	20 mg	II; verbessert die Serotoninversorgung; Mangel kann Depression hervorrufen
Vitamin B$_1$	100 mg	II; Mangel erhöht den Milchsäurespiegel im Gehirn; Milchsäure kann bei anfälligen Patienten angstauslösend sein
Vitamin B$_2$	200 mg	II; für die Glutathionversorgung wichtig
Vitamin B$_{12}$	5-15 µg	II; 1x wöchentlich i.m.; besonders bei älteren Menschen
Calcium	800 mg	II; besonders wichtig bei saisonalen Depressionen
Vitamin D	20 µg	II; besonders wichtig bei saisonalen Depressionen
Magnesium	400 mg	II; Mangel tritt häufig in Folge von Stress auf und verstärkt die Depression
Eisen	30 mg	II; Mangel führt häufig zu Depression
Phenylalanin	1-2 g	II; Vorläufer von Noradrenalin, NA hebt die Stimmung; beginnend mit 0,5 g pro Tag in steigender Dosis

1 Therapie der Depression.

Praxistipp:

Evtl. Versuch mit DHEA 100-200 mg.

Substanz	Dosierung	Stufe und Bemerkungen
Melatonin ✓	0,3-3 mg	I; bei Depression
Tryptophan ✓ (oder 5-HTP)	1-3 g (150-300 mg)	II; verbessert Schlafqualität
Nicotinamid ✓	50-300 mg	II
Magnesium ✓	300-500 mg	II
Eisen	8 30 mg	II; nur bei Mangel
Kupfer	0,5-4 mg	II; nur bei Mangel
Vitamin C	1-2 g	II
Zink	10-30 mg	II
Mangan	2-5 mg	II
Molybdän	75-250 µg	II
Inositol	650 mg	II

2 Therapie von Schlafstörungen.

Praxistipp:
Eine Kombination mit Baldrian hat sich bewährt.

Substanz	Dosierung	Stufe und Bemerkungen
Vitamin C ✔	1-3 g	I
L-Tyrosin	150 mg/kg KG	I
Vitamin E	200-600 mg	II
Vitamin B_1 ✔	7,5-40 mg	II
Nicotinamid	50-300 mg	II
Vitamin B_6 ✔	4-25 mg	II
Folsäure	0,4-2 mg	II
Pantothensäure	10-30 mg	II
Magnesium	100-200 mg	II
Calcium	900 mg	II
Zink	10-20 mg	II
Kupfer	0,5-4 mg	II
Melatonin ✔	1-5 mg	II
Tryptophan ✔	0,5-3 g	II

3 Therapie von Stress.

Substanz	Dosierung	Stufe und Bemerkungen
Vitamin B_{12}	5-15 µg	I
Vitamin B_6 ✔	4-25 mg	I
Vitamin B_2	5-40 mg	I
Vitamin B_1 ✔	5-40 mg	I
L-Tryptophan ✔	30 mg/kg KG	I
L-Carnitin ✔	1 g	I
Magnesium(sulfat) ✔	300-500 mg	I
Eisen	80 mg	I; nur bei Eisenmangel
Omega-3-Fettsäuren	2-4 g	I

4 Therapie des Burn-out- und chronischen Erschöpfungssyndroms.

Substanz	Dosierung	Stufe und Bemerkungen
Zink ✔	20 mg	I; verbessert auch die Wirkung des L-Glutamins
Omega-3-Fettsäuren ✔	1-2 g	I; wichtig für die geistige Entwicklung des Kindes; EPA ist für die Gehirnentwicklung essenziell
L-Glutamin	200 mg	I; verbessert die Aufnahmefähigkeit des ZNS und die Kognition
Vitamin B$_6$ ✔	5-25 mg	I
Vitamin B$_1$ ✔	5-40 mg	I
Vitamin B$_2$	5-40 mg	I
Nicotinamid	50-300 mg	I
Pantothensäure	10-30 mg	I
Vitamin B$_{12}$	5-15 µg	I
Folsäure	0,4-2 mg	I
Vitamin A	0,6-1,5 mg	I
Vitamin D	3-10 µg	I
Vitamin E	200-800 mg	I
Eisen	8-50 mg	I
Selen	50-100 µg	I
Lecithin	5 g	II; verbessert die Lern- und Konzentrationsfähigkeit

5 Therapie von Lernschwäche.

Praxistipp:

Da Kinder nur begrenzt Hypoglykämien regulieren können, sind regelmäßige Essenszeiten wichtig. Cave: Schwermetallbelastung bei Kindern durch die Muttermilch.

Substanz	Dosierung	Stufe und Bemerkungen
Vitamin C	500 mg	II; verbessert die Durchblutung des Gehirns und wirkt antioxidativ
Vitamin B$_6$ ✔	50 mg	II; verbessert die Konzentrationsfähigkeit besonders im Alter
Vitamin B$_1$ ✔	50 mg	II; verbessert die Lernfähigkeit
Vitamin B$_{12}$	5-15 µg	II; kann die Konzentrationsfähigkeit verbessern, besonders im Alter
Folsäure	1 mg	II; kann die Konzentrationsfähigkeit verbessern, besonders im Alter
Lecithin ✔	5 g	II; verbessert die Lern- und Konzentrationsfähigkeit
Nicotinamid	100 mg	II; erhöht die Perfusion der Gehirnkapillaren

6 Therapie von Konzentrationsstörungen.

Substanz	Dosierung	Stufe und Bemerkungen
Zink ✓	20 mg	I
Omega-3-Fettsäuren ✓	1-2 g	I; Mangel an essenziellen Fettsäuren wirkt sich negativ auf die geistige Entwicklung aus
Gamma-Linolensäure	400-600 mg	II; bessert Symptome
Vitamin B$_6$	50 mg	II; verbessert die Serotoninversorgung; Serotonin wirkt dämpfend auf das ZNS
Vitamin B$_1$ ✓	25 mg	II; verbessert die Lernfähigkeit
Nicotinamid	50 mg	II; reguliert den Zuckerstoffwechsel und wirkt auf die Umwandlung von Tryptophan zu Serotonin
Calcium	1-2 g	II; Mangel verschlimmert motorische Unruhe, Calcium wirkt als Gefäßstabilisator der erhöhten Gefäßpermeabilität entgegen
Magnesium	200 mg	II; verbessert die Lern- und Konzentrationsfähigkeit, wirkt beruhigend
Tryptophan	200 mg	II; bei Hinweis auf Neurotransmitterstörung

7 Therapie des Aufmerksamkeitsdefizit-/Hyperaktivitätsstörung (ADHD) (bezogen auf 50 kg KG).

Praxistipp:

Erhöhter Zuckerkonsum trägt zur Permeabilitätsstörung im ZNS bei. Als Ursachen der Hyperaktivität werden häufig Lebensmittelunverträglichkeiten mit erhöhtem Histaminspiegel beobachtet. Auch Reaktionen auf Konservierungs- und Farbstoffe (Pseudoallergien) können ursächlich beteiligt sein. Es kann ebenfalls eine Fehlernährung (Phosphate) Hyperaktivität auslösen.

Substanz	Dosierung	Stufe und Bemerkungen
Vitamin C ✓	1-2 g	I
Vitamin B$_6$ ✓	400-600 mg	I
Folsäure	0,4-5 mg	I
Omega-3-Fettsäuren	2-4 g	I
Nicotinamid	50-300 mg	II
Zink ✓	20-30 mg	II

8 Therapie von Schizophrenien.

Substanz	Dosierung	Stufe und Bemerkungen
Vitamin B$_6$ ✓	400-600 mg	I; reduziert neuroleptikainduzierte Unruhe, Spätdyskinesien und Parkinson-Symptome
Omega-3-Fettsäuren ✓	2-5 g	I

9 Prävention/Behandlung von Nebenwirkungen einer klassischen Schizophrenietherapie.

Substanz	Dosierung	Stufe und Bemerkungen
S-Adenosyl-Methionin ✓	400-800 mg	I
Vitamin C ✓	1-2 g	II
Vitamin E ✓	600-800 mg	II

10 Therapie des Autismus.

Substanz	Dosierung	Stufe und Bemerkungen
Vitamin B_6	50 mg	II; verbessert die Serotoninversorgung; Serotonin wirkt dämpfend auf das ZNS, besonders bei Patienten mit Hyperventilation
Vitamin B_1	100 mg	II; Mangel erhöht den Milchsäurespiegel im Gehirn; Milchsäure kann bei anfälligen Patienten angstauslösend sein
Nicotinamid	200 mg	II; reguliert den Zuckerstoffwechsel und wirkt auf die Umwandlung von Tryptophan zu Serotonin
Calcium	800 mg	II; Mangel kann motorische Unruhe auslösen
Magnesium	200 mg	II; Mangel kann motorische Unruhe auslösen
Tryptophan ✓	1-2 g	II; erhöht den Serotoninspiegel im Gehirn

11 Therapie von Angststörungen.

Substanz	Dosierung	Stufe und Bemerkungen
Vitamin B_1 ✓	100 mg	II
Nicotinamid ✓	500 mg	II
Glutamin ✓	2-3 g	II
Taurin	2-3 g	II

12 Therapie von Entzugserscheinungen bei Alkoholabusus.

Substanz	Dosierung	Stufe und Bemerkungen
Vitamin C	1-3 g	II; Antioxidans
Vitamin E ✓	200-600 mg	II; Antioxidans
Beta-Carotin	5-10 mg	II; Antioxidans
Coenzym Q_{10}	100 mg	II; Energiegewinnung, gegen oxidativen Stress
Omega-3-Fettsäuren ✓	1-3 g	II; antiinflammatorisch
Kreatin	4 g (6 ×/Woche)	II; Energiegewinnung
S-Adenosyl-Methionin ✓	400-600 mg	II; Depression

13 Maßnahmen bei Huntington-Krankheit: Therapie von Hirnstoffwechselstörungen bzw. Neuroprotektion bei genetischem Risiko.

Praxistipp:
Wichtig sind Physiotherapie, Logopädie, Ergotherapie.

Substanz	Dosierung	Stufe und Bemerkungen
Vitamin C	500 mg	II
Vitamin B_6 ✓	37,5 mg	II
Folsäure	200 µg	II
Calcium	110 mg	II
5-Hydroxytryptophan ✓	150 mg	II
L-Tyrosin ✓	1.500 mg	II
L-Lysin	250 mg	II

14 Neurotransmitteraktivierung.

Substanz	Dosierung	Stufe und Bemerkungen
Vitamin B_6 ✓	300-1.000 mg morgens	II
Zink ✓	15-30 mg abends	II
Vitamin B_2	10-40 mg	II
Magnesium	150 mg	II
(Mangan)	2-5 mg	II
Sofortwirkung: Pyridoxal-5-Phosphat sublingual		II

15 Therapie der Kryptopyrrolurie.

Substanz	Dosierung	Stufe und Bemerkungen
Vitamin C ✓	1-2 g	II; Cofaktor der DAO (Diaminooxidase)
Vitamin B_{12}	5-15 µg	II
Vitamin B_6	4-25 mg	II; Cofaktor der DAO (Diaminooxidase)
Zink ✓	10-30 mg	II
Mangan(gluconat)	2-5 mg	II
S-Adenosyl-Methionin ✓	400-800 mg	II
Calcium(gluconat) ✓	800-1.000 mg	II

16 Therapie von erhöhtem Histamin (Histaminintoleranz, sog. Histadelie).

Praxistipps:
- Erhöhtes Histamin ist nicht nur im Zusammenhang mit Allergien zu berücksichtigen. Es kann sich als Histadelie bzw. "Histaminintoleranz" (Ungleichgewicht zwischen Histamin und Histaminabbau) negativ auf den Organismus auswirken. Es kann zu vielfältigen vorwiegend psychischen Störungen führen und ist oft mit Symptomen einer Depression verbunden. Weitere Symptome können sein: Kopfschmerz, Fließschnupfen, Diarrhoe, Dysmenorrhoe, Hypotonie, Arrhythmie, Urtikaria, Juckreiz, Flush-Symptomatik und Asthamanfälle.
- Histaminreiche Nahrungsmittel und Folsäure meiden, evtl. Versuch mit DNCG (Cromoglycinsäure).
- ☞ "Kryptopyrrolurie" (s. oben)

Substanz	Dosierung	Stufe und Bemerkungen
Vitamin B$_{12}$ ✓	5-15 µg	II
Folsäure ✓	1-5 mg	II
Zink ✓	10-30 mg	II
L-Tryptophan ✓	0,5-3 g	II
Mangan(gluconat)	2-5 mg	II
Nicotinamid ✓	50-300 mg	II

17 Therapie von erniedrigtem Histamin (sog. Histapenie).

Literatur

1. Arnold LE, Pinkham SM, Votolato N. Does zinc moderate essential fatty acid and amphetamine treatment of attention-deficit/hyperactivity disorder? J Child Adolesc Psychopharmacol 2000;10(2):111-7.

2. Behan PO, Behan WM, Horrobin D. Effect of high doses of essential fatty acids on the postviral fatigue syndrome. Acta Neurol Scand 1990;82(3):209-16.

3. Bell KM, Potkin SG, Carreon D, et al. S-adenosylmethionine blood levels in major depression: changes with drug treatment. Acta Neurol Scand Suppl 1994; 154:15-8.

4. Benton D, Haller J, Fordy J. Vitamin supplementation for 1 year improves mood. Neuropsychobiology 1995; 32(2):98-105.

5. Bierhaus A, Wolf J, Andrassy M, et al. A mechanism converting psychosocial stress into mononuclear cell activation. Proc Natl Acad Sci U S A 2003;100(4):1920-5.

6. Bilici M, Yildirim F, Kandil S, et al. Double-blind, placebo-controlled study of zinc sulfate in the treatment of attention deficit hyperactivity disorder. Prog Neuropsychopharmacol Biol Psychiatry 2004;28(1):181-90.

7. Bottiglieri T, Godfrey P, Flynn T, et al. Cerebrospinal fluid S-adenosylmethionine in depression and dementia: effects of treatment with parenteral and oral S-adenosylmethionine. J Neurol Neurosurg Psychiatry 1990; 53(12):1096-8.

8. Brody S, Preut R, Schommer K, et al. A randomized controlled trial of high dose ascorbic acid for reduction of blood pressure, cortisol, and subjective responses to psychological stress. Psychopharmacology (Berl) 2002; 159(3): 319-24.

9. Carlton RM, Ente G, Blum L, et al. Rational dosages of nutrients have a prolonged effect on learning disabilities. Altern Ther Health Med 2000;6(3):85-91.

10. Chauhan A, Chauhan V, Brown WT, et al. Oxidative stress in autism: increased lipid peroxidation and reduced serum levels of ceruloplasmin and transferring - the antioxidant proteins. Life Sci 2004;75(21):2539-49.

11. Coppen A, Bailey J. Enhancement of the antidepressant action of fluoxetine by folic acid: a randomised, placebo controlled trial. J Affect Disord 2000;60(2):121-30.

12. Cox IM, Campbell MJ, Dowson D. Red blood cell magnesium and chronic fatigue syndrome; Lancet 1991; 337(8744):757-60.

13. Cunliffe A, Obeid OA, Powell-Tuck J. A placebo controlled investigation of the effects of tryptophan or placebo on subjective and objective measures of fatigue. Eur J Clin Nutr 1998;52(6):425-30.

14. Dakhale GN, Khanzode SD, Khanzode SS, et al. Supplementation of vitamin C with atypical antipsychotics reduces oxidative stress and improves the outcome of schizophrenia. Psychopharmakology (Berl) 2005; 182(4):494-8.

15. Dolberg OT, Hirschman S, Grunhaus L. Melatonin for the treatment of sleep disturbances in major depressive disorder. Am J Psychiatry 1998;155(8):1119-21.

16. Ellis FR, Nasser S. A pilot study of vitamin B12 in the treatment of tiredness. Br J Nutr 1973;30(2):277-83.

17. Fava M, Giannelli A, Rapisarda V, et al. Rapidity of onset of the antidepressant effect of parenteral S-adenosyl-L-methionine. Psychiatry Res 1995;56(3):295-7.

18. Godfrey PS, Toone BK, Bottiglien T, et al. Enhancement of recovery from psychiatric illness by methylfolate. Lancet 1990;336(8712):392-5.

19. Heap LC, Peters TJ, Wessely S. Vitamin B status in patients with chronic fatigue syndrome; J R Soc Med 1999; 92(4):183-5.

20. Heinz A, Hermann D, Smolka MN, et al. Effects of acute psychological stress on adhesion molecules, interleukins and sex hormones: implications for coronary heart disease. Psychopharmacology 2003;165(2):111-7.

21. Hellhammer J, Fries E, Buss C, et al. Effects of soy lecithin phosphatidic acid and phosphatidylserine complex (PAS) on the endocrine and psychological responses to mental stress. Stress 2004;7(2):119-26.

22. James SJ, Cutler P, Melnyk S, et al. Metabolic biomarkers of increased oxidative stress and impaired methylation capacity in children with autism. Am J Clin Nutr 2004;80(6):1611-7.

23. Joy CB, Mumby-Croft R, Joy LA. Polyunsaturated fatty acid supplementation for schizophrenia. Cochrane Database Syst Rev 2006;3:CD001257.

24. Kaplan BJ, Fisher JE, Crawford SG, et al. Improved mood and behavior during treatment with a mineral-vitamin supplement: an open-label case series of children. J Child Adolesc Psychopharmacol 2004;14(1):115-22.

25. Kennedy G, Spence VA, McLaren M, et al. Oxidative stress levels are raised in chronic fatigue syndrome and are associated with clinical symptoms. Free Radic Biol Med 2005;39(5):584-9.

26. Kivimäki M, Leino-Arjas P, Luukkonen R, et al. Work stress and risk of cardiovascular mortality: prospective cohort study of industrial employees. BMJ 2002; 325(7369):857-60.

27. Lerner V, Bergman J, Statsenko N, et al. Vitamin B_6 treatment in acute neuroleptic-induced akathisia: a randomized, double-blind, placebo-controlled study. J Clin Psychiatry 2004;65(11):1550-4.

28. Miodownik C, Cohen H, Kotler M, et al. Vitamin B_6 add-on therapy in treatment of schizophrenic patients with psychotic symptoms and movement disorders. Article in Hebrew. Harefuah 2003;142(8-9):592-6, 647.

29. Nemets B, Stahl Z, Belmaker RH. Addition of omega-3 fatty acid to maintenance medication treatment for recurrent unipolar depressive disorder. Am J Psychiatry 2002;159(3):477-9.

30. Nemets H, Nemets B, Apter A, et al. Omega-3 treatment of childhood depression: a controlled, double-blind pilot study. Am J Psychiatry 2006;163(6):1098-100.

31. Neri DF, Wiegmann D, Stanny RR, et al. The effects of tyrosine on cognitive performance during extended wakefulness. Aviat Space Environ Med 1995;66(4):313-9.

32. Nowak G, Siwek M, Dudek D, et al.; Effect of zinc supplementation on antidepressant therapy in unipolar depression: a preliminary placebo-controlled study. Pol J Pharmacol 2003;55(6):1143-7.

33. Paul-Labrador M, Polk D, Dwyer JH, et al. Effects of a randomized controlled trial of transcendental meditation on components of the metabolic syndrome in subjects with coronary heart disease. Arch Intern Med 2006; 166(11):1218-24.

34. Peet M, Horrobin DF. A dose-ranging study of the effects of ethyl-eicosapentaenoate in patients with ongoing depression despite apparently adequate treatment with standard drugs. Arch Gen Psychiatry 2002;59(10) 913-9.

35. Plioplys AV, Plioplys S. Amantadine and L-carnitine treatment of chronic fatigue syndrome. Neuropsychobiology 1997;35(1):16-23.

36. Rabkin JG, McElhiney MC, Rabkin R, et al. Placebo-controlled trial of dehydroepiandrosterone (DHEA) for treatment of nonmajor depression in patients with HIV/AIDS. Am J Psychiatry 2006;163(1):59-66.

37. Richardson AJ, Montgomery P. The Oxford-Durham study: a randomized, controlled trial of dietary supplementation with fatty acids in children with developmental coordination disorder. Pediatrics 2005; 115(5):1360-6.

38. Shaw K, Turner J, Del Mar C. Tryptophan and 5-hydroxytryptophan for depression. Cochrane Database Syst Rev 2002;(1):CD003198.

39. Sinn N, Bryan J. Effect of supplementation with polyunsaturated fatty acids and micronutrients on learning and behavior problems associated with child ADHD. J Dev Behav Pediatr 2007;28(2):82-91.

40. Su KP, Huang SY, Chiu CC, et al. Omega-3 fatty acids in major depressive disorder. A preliminary double-blind, placebo-controlled trial. Eur Neuropsychopharmacol 2003;13(4):267-71.

41. Tomassini V, Pozzilli C, Onesti E, et al. Comparison of the effects of acetyl L-carnitine and amantadine for the treatment of fatigue in multiple sclerosis: results of a pilot, randomised, double-blind, crossover trial. J Neurol Sci 2004;218(1-2):103-8.

42. Verdon F, Burnand B, Stubi CL, et al. Iron supplementation for unexplained fatigue in non-anaemic women: double blind randomised placebo controlled trial. BMJ 2003;326(7399):1124-7.

43. Wesnes K, Luthringer R, Ambrosetti L, et al. The effects of a combination of Panax ginseng, vitamins and minerals on mental performance, mood and physical fatigue in nurses working night shifts: a double-blind, placebo controlled trial. Curr Top Nutraceutical Res 2003; 1(3):169-76.

44. Zanarini MC, Frankenburg FR. Omega-3 fatty acid treatment of women with borderline personality disorder: a double-blind, placebo-controlled pilot study. Am J Psychiatry 2003;160(1):167-9.

4.15. Augenerkrankungen

Mit dem Alter in Zusammenhang stehende oder "altersbedingte" Augenerkrankungen nehmen in der westlichen Welt rasch zu, nicht zuletzt auch aufgrund der zunehmenden Lebenserwartung. Sie führen zunächst zu einer Verringerung der Sehkraft und häufig zur Erblindung. Im Folgenden werden die wichtigsten und am häufigsten vorkommenden Erkrankungen, wie die senile Katarakt ("grauer Star"), die altersabhängige Makuladegeneration (AMD), das Glaukom ("grüner Star") und die diabetische Retinopathie, und einige

Studien zu selteneren Augenproblemen vorgestellt. Die diabetische Retinopathie wird auch im Kap. 4.5. "Diabetes und metabolisches Syndrom" angesprochen. Zu den sog. mitochondrialen Erkrankungen im Augenbereich (Neuropathie, Ataxie und Retinitis pigmentosa; hereditäre Leber-Optikus-Neuropathie und chronisch-progressive externe Ophthalmoplegie) sowie einer Beispielrezeptur sei auf Kap. 3.2. "Energiestoffwechsel (mitochondriale Medizin)" verwiesen.

4.15.1. Epidemiologie

Derzeit leben in Deutschland rund 145.000 blinde und 500.000 sehbehinderte Menschen.

- Von der **Katarakt** sind 20 % der 65-75-Jährigen und 40-50 % der über 75-Jährigen betroffen.

- Bei der **AMD** unterscheidet man zwischen 2 Formen, der häufigeren sog. trockenen AMD (90 %) und der sog. feuchten (exsudative bzw. neovaskuläre) AMD (10 %). Die AMD beginnt meist nach dem 50. Lebensjahr, von ihr sind über 1 Million Deutsche betroffen, 5 % der 65-Jährigen und bereits 25 % der über 75-Jährigen.

- Rund 500.000 Deutsche leiden an einem erhöhten Augeninnendruck, wobei die Dunkelziffer offenbar sehr hoch ist. Man geht davon aus, dass in Deutschland insgesamt etwa 1 Million Menschen von einem **Glaukom** betroffen sind, 10 % davon droht die Erblindung.

- Unter Zeichen der **diabetischen Retinopathie** leiden bei Stellung der Diagnose Diabetes bereits ca. 30 % und nach 20 Jahren Diabetes-Erkrankung ca. 90 % der Patienten.

- Die Häufigkeit der **mitochondrialen Erkrankungen** wird auf 1-1,5 pro 10.000 geschätzt und ist wahrscheinlich aufgrund vieler Falschdiagnosen sogar höher.

4.15.2. Ätiologie

Ursachen für die genannten Augenkrankheiten sind – neben genetischen Faktoren, dem Alter und einem hohen Sauerstoffumsatz mit einer hohen Bildungsrate freier Radikale – vor allem auch im modernen Lebensstil und in degenerativen Prozessen zu finden. Risikofaktoren sind u.a.:

- Rauchen

- ungünstige Ernährungsgewohnheiten, Übergewicht

- Stress

- lebenslang zunehmende Lichtexposition mit ihren oxidativen Veränderungen an den Photorezeptoren

- Stoffwechselerkrankungen (z.B. Diabetes)

- Hypertonie, Arteriosklerose

- Autoimmunvorgänge (z.B. beim Glaukom)

- Störungen der Mitochondrienfunktion

Im Zusammenhang mit der Kataraktentwicklung befasst man sich auch mit der Einwirkung von kosmischer Strahlung und einer möglichen Risikoerhöhung. So ergab eine Fall-Kontroll-Studie mit Piloten [36] (n=445), dass diese Berufsgruppe im Vergleich zu Nichtpiloten ein auf das 3fache erhöhtes Risiko hat, an einem grauen Star zu erkranken.

4.15.3. Stellenwert der Mikronährstoffmedizin

Neben teilweise gut etablierten Therapien gibt es für einige der häufigsten Augenkrankheiten nur belastende, sehr teure bzw. nur in einem kleineren Teil der Fälle wirkende konservative Behandlungsmethoden, weshalb alternative Wege besonders gefragt sind.

Eine oxidative Belastung ist in hohem Masse an der Entstehung und der Progression vieler Augenerkrankungen beteiligt. Hier bieten Antioxidanzien, wie die Carotinoide, und hier insbesondere Lutein und Zeaxanthin (die u.a. für die Farbbildung des gelben Flecks im Zentrum der Netzhaut mit verantwortlich sind), einen effektiven Schutz. Daneben haben auch die Vitamine C und E sowie die Spurenelemente Zink und Selen einen positiven Einfluss. Schließlich reduzieren Mikronährstoffe Entzündungsprozesse an den Augen und verbessern Stoffwechsel, Regenerationsfähigkeit und Energiegewinnung, vor allem im Zusammenhang mit den mitochondrialen Augenerkrankungen.

Eine evtl. vorliegende Unterversorgung an essenziellen Mikronährstoffen sollte in der Augenheilkunde unbedingt und frühzeitig behoben werden.

4.15.4. Studien zur Wirkung der Mikronährstoffe bei Augenerkrankungen

■ Alterskatarakt

Eine Fall-Kontroll-Studie [26] zeigte, dass die niedrigsten Serumspiegel an Alpha-Tocopherol und Beta-Carotin mit einem auf das 2,6fache erhöhten Risiko für die Katarakt (im Vergleich zur Gruppe mit den höchsten Serumspiegeln) verbunden waren. Dabei erwiesen sich die niedrigen Vitamin-E-Spiegel als eigenständige Risikofaktoren des grauen Stars.

Über eine signifikante Reduktion des Kataraktrisikos berichteten Sperduto et al. [47], und zwar auf Basis zweier randomisierter Interventionsstudien aus China (mit 2.141 bzw. 3.249 Teilnehmern): Durch die Mikronährstoffe Vitamin A, E, C, B_2, Nicotinamid, Selen, Molybdän und Beta-Carotin ergab sich ein um 36 % bzw. 44 % gesenktes Risiko.

Auch Taurin bietet eine Schutz der Linse vor der Glykosylierung der Linsenproteine und oxidativen Schäden [16].

In der großen Augenstudie *Blue Mountain Eye Study* [29] (n=2.873) konnte mit einer Kombination aus Vitamin B_2, Nicotinamid, Vitamin B_{12}, Folsäure und Vitamin A die Prävalenz der nukleären Katarakt um fast rund 40 % gesenkt werden (Odds Ratio 0,6).

Besonders die Carotinoide spielen unter den für die Augengesundheit wichtigen Mikronährstoffen eine große Rolle, vor allem Lutein und Zeaxanthin. So wurde durch eine erhöhte Aufnahme dieser beiden Carotinoide das Risiko für die Katarakt in einer Kohorte von 36.644 Probanden *(Health Professionals Follow-up Study* [8]) um 19 % gesenkt.

In einer im Jahr davor veröffentlichten großen Studie mit über 50.000 Teilnehmerinnen *(Nurses' Health Study* [23]) hatten Frauen mit der höchsten Aufnahme von Vitamin A und Carotinoiden ein 39 % geringeres Kataraktrisiko als die Frauen mit der niedrigsten Aufnahme. Bei denjenigen, die schon 10 Jahre oder länger über 200 mg Vitamin C täglich als Supplement aufgenommen hatten, war sogar ein um 45 % niedrigeres Risiko für die Entstehung eines grauen Stars beobachtet worden.

Im Jahr 2000 hatten Mares-Perlman et al. [33] bei 3.684 Studienteilnehmern, die über 5 Jahres beob

achtet wurden, eine Risikoreduktion für Katarakt von −60 % bei denjenigen festgestellt, die über 10 Jahre Multivitamine oder Vitamin-C- und -E-haltige Produkte eingenommen hatten (−40 % für Kernkatarakt, −60 % für Rindenkatarakt).

Zu ähnlichen Ergebnissen waren vorher bereits Leske et al. [30] in einer Studie mit 764 Probanden gekommen: Das Risiko für eine Linsentrübung war bei regelmäßiger Einnahme von Multivitamin-Supplementen (−31 %) oder Vitamin E (−57 %) und bei Personen mit hohem Vitamin-E-Spiegel (−42 %) deutlich reduziert.

Lutein und Zeaxanthin bzw. eine lutein- und zeaxanthinreiche Kost können das Risiko für eine Kataraktoperation senken. Diese Reduktion betrug in einer großen Kohortenstudie [9] −22 % im Vergleich zu einer geringen Zufuhr an diesen Carotinoiden.

> **Zusammenfassend lässt sich daher für Katarakte feststellen:**
> - Oxidation und Vernetzung der Linsen-Proteine führt zu Katarakten
> - Lutein/Zeaxanthin sind die einzigen Carotinoide in der Linse
> - Hohe Luteinspiegel schützen vor Vernetzung der Linsen-Proteine
> - Eine hohe Aufnahme von Lutein senkt deutlich das Risiko für Altersstar

Menschen mit den höchsten Plasmawerten an Zeaxanthin wiesen in der POLA-Kohortenstudie (n=899) [15] ein signifikant niedrigeres Risiko auf, an einer altersbedingten Makuladegeneration (AMD; Risiko -93 %) oder einer Katarakt (−47 %) zu erkranken. Bei der AMD bestand ein deutlicher Zusammenhang mit hohen Zeaxanthin- und vor allem Luteinspiegeln (−79 %).

Generell spielen Antioxidanzien eine Rolle bei der altersbedingter Linsentrübung. So berichten Ates et al. [3] über ein im Fall eines grauen Stars verändertes Gleichgewicht zwischen Antioxidanzien und Oxidanzien im Körper. Nach den Studienergebnissen war die Katalaseaktivität signifikant niedriger und der MDA-Spiegel signifikant höher bei Kataraktpatienten im Vergleich zu gesunden Kontrollprobanden.

Mit einer hohen Zufuhr an Obst und Gemüse können sich Frauen vor dem grauen Star schützen und das Risiko um 10-15 % reduzieren. Dies ergab die 10-jährige prospektive Kohortenstudie mit fast 40.000 Teilnehmerinnen aus dem Jahr 2005 [11].

Auch im Rahmen der *Nurses' Health Study* fand sich eine signifikant geringere Prävalenz einer Katarakt bei hohen gegenüber niedrigen Spiegeln an **Vitamin C** (Risiko −69 %), **Vitamin E, Vitamin B₂**, **Folsäure** (nichtsignifikant), **Beta-Carotin** sowie **Lutein/Zeaxanthin**. Diese Ergebnisse wurden von Jaques et al. [25] berichtet.

Auch ein hoher Verzehr von Fisch und **Omega-3-Fettsäuren** führte zu einer mäßiggradigen Risikoreduktion im Hinblick auf eine Kataraktoperation bei Frauen *(Nurses' Health Study* [31]), und zwar um −12 %.

■ Altersbedingte Makuladegeneration (AMD): Epidemiologische Studien

Eine positive kausale Beziehung zwischen zu viel Sonnenlichteinstrahlung und der Progression einer AMD wurde in einer 10-jährigen Studie *(Beaver Dam Eye Study* [48]) untersucht.

Ähnlich wie bei der Kataraktentstehung kann auch gegenüber der AMD **Lutein** und **Zeaxanthin** schützen. Die Aufnahme von Lutein und Zeaxanthin korrelieren in einer Untersuchung [14] signifikant mit der optischen Dichte des Makulapigments.

Dies wurde von Moeller et al. [35] bei 1.787 Studienteilnehmern in der bis 7 Jahre laufenden CARED-Studie für die regelmäßige Zufuhr von **Lutein-** und **Zeaxanthin**-reicher Kost (z.B. viel Spinat und Grünkohl) bei gesunden Frauen unter 75 Jahren bestätigt. Bei ihnen reduzierte sich das Risiko für die AMD um −43 %.

Eine weitere große Studie bei AMD war 1994 [42] die Multicenter-Studie *Eye Disease Case-Control Study* mit 876 Teilnehmern. Das Risiko für die fortgeschrittene und exsudative AMD war in der Gruppe mit der höchsten Aufnahme an **Carotinoiden** mit der Nahrung gegenüber der Gruppe mit der niedrigsten Aufnahme um −43 % gesenkt.

Für **einzelnen Carotinoide** zeigte sich in einer Studie mit 380 Teilnehmern [19], dass bei Vorliegen von niedrigen **Zeaxanthin**spiegeln im Vergleich zu höheren Spiegeln das AMD-Risiko signifikant auf das Doppelte erhöht ist (Odds Ratio 2,0), bei niedrigen **Lutein**-Spiegeln betrug die Odds Ratio 1,7 (Differenz nicht signifikant).

Menschen, die eine hohe **Zink**zufuhr aufweisen, haben gegenüber denjenigen mit niedriger Zufuhr ein um −40 % geringeres Risiko, an einer AMD zu erkranken. Dies fanden Mares-Perlman et al. [32] in einer Kohortenstudie mit 1.968 Probanden.

Bei einem Zustand nach Katarakoperation kommt es vermehrt zu einer AMD. Auch allgemein führt eine fortgeschrittene Katarakt zu einem leicht erhöhtem Risiko für AMD. Diesem Zusammenhang gingen Freeman et al. [18] nach. Sie analysierten gemeinsam die Daten aus drei bevölkerungsbasierten Studien *(Salisbury Eye Evaluation*, Salisbury, Maryland; *Proyecto VER*, Arizona; *Baltimore Eye Survey*, Baltimore, Maryland) mit rund 13.000 Personen. Die Wissenschaftler fanden ein erhöhtes AMD-Risiko, wenn bei den Patienten eine schwere Katarakt vorlag, doch war die Differenz statistisch nicht signifikant.

Einen solchen signifikanten Unterschied stellen allerdings im selben Jahr Wang et al. [53] fest. Sie hatten zu ihrer Untersuchung die beiden großen Studien *Beaver Dam Eye Study* und *Blue Mountains Eye Study* mit rund 9.000 Teilnehmern herangezogen. Anhand der zusammengefassten Daten fanden sie den Nachweis, dass ältere Menschen nach Kataraktoperation ein erhöhtes Risiko für die Entwicklung einer späten AMD, speziell der feuchten AMD haben.

Besondere Hinweise auf oxidativen Stress in Verbindung mit der AMD stellte man in Studien in den Jahren 2004 und 2006 fest. Zunächst fanden Yildirim et al. [55] bei 90 AMD-Patienten eine signifikant erniedrigte Katalaseaktivität und einen signifikant erhöhten Spiegel von Malondialdehyd (MDA). Danach stellten Baskol et al. [5] bei 66 Patienten mit AMD im Vergleich zu Probanden ohne AMD ebenfalls erhöhte MDA-Spiegel als Zeichen eine vermehrten Lipidperoxidation fest. Daneben war die Aktivität von Paraoxonase 1, eines antioxidativ wirksamen Bestandteils des HDL-*(High-Density Lipoprotein-)*Partikels verringert.

In einer Fall-Kontroll-Studie von Snellen et al. [46] beobachtete man bei 138 Teilnehmern ein auf mehr als das Doppelte erhöhtes AMD-Risiko durch geringere Aufnahme von **Antioxidanzien** (Risiko +70 %) und **Lutein** (Risiko +250 %). Dabei ergab sich auch eine deutliche Dosis-Wirkungs-

Beziehung bei den Quartilen der aufgenommen Antioxidanzien- und Luteinmenge.

Eine erhöhte Zufuhr von **Vitamin C, Vitamin E, Beta-Carotin** und **Zink** war laut einer 8-jährigen Kohortenstudie in Rotterdam (n=5.836) [51] mit einer Senkung des AMD-Risikos um −35 % verbunden.

Auch mehrfach ungesättigte essenzielle Fettsäuren, wie die **Omega-3-Fettsäuren**, können offenbar positiv auf die Gesundheit des Makula einwirken. So zeigte eine In-vitro-Studie [17], dass marine Omega-3-Fettsäuren im retinalen Pigmentepithel die Akkumulation von Lipofuscin und oxidative Schäden verhindern und möglicherweise der Entwicklung einer AMD vorbeugen können.

Eine regelmäßige Zufuhr von mehrfach ungesättigten **Omega-3-Fettsäuren,** insbesondere in Form von Fischöl, schützte ebenfalls in der *Blue Mountains Eye Study* (n=3.654) [12] vor dem Auftreten einer frühen und späten AMD. Personen, die einmal wöchentlich Fisch aßen, hatten ein um ca. 40 % niedrigeres Risiko einer frühen Makuladegeneration. Bei Personen, die mindestens 3-mal pro Woche Fisch aßen, fiel das AMD-Risiko sogar um 75 % ab.

Das Risiko für die neovaskuläre ("feuchte") AMD war auch in einer Fall-Kontroll-Studie innerhalb der ARED-Studie (n=4.5139) [40, 41] bei der höchsten gegenüber der niedrigsten Zufuhr von **Omega-3 Fettsäuren** signifikant erniedrigt (Odds Ratio 0,60 entspr. −40 %). Ein Fischkonsum von mehr als 2-mal pro Woche war gleichfalls mit einem erniedrigten Risiko (OR 0,49; −51 %) verbunden.

In einer prospektiven Studie (als Nachfolgestudie zur *Nurses' Health Study* und *Health Professionals Follow-up Study,* n=72.489 Teilnehmer) [10] wurde die Gesamtfettaufnahme oder die Fischaufnahme mit dem AMD-Risiko korreliert. Hier fand sich eine positive Beziehung zwischen Gesamtfettaufnahme und AMD-Risiko (Risiko und +54 % erhöht), dagegen eine umgekehrte Relation zwischen einem hohen Fettverzehr und der AMD: Hier war das Risiko um −35 % reduziert.

In einer Zwillingsstudie (n=681; *US Twin Study of Age-Related Macular Degeneration* [43]) weisen Raucher ein 1,9fach erhöhtes Risiko auf, an einer AMD zu erkranken. Studienprobanden, die 2-mal oder öfter pro Woche **Fisch** mit ihrem hohen Gehalt an **Omega-3-Fettsäuren** aßen, hatten ein deutlich geringeres AMD-Risiko (−45 %).

Eine spezielle Rolle spielt bei der AMD ebenso wie bei zahlreichen anderen Erkrankungen der **Homocystein-Stoffwechsel** und die Spiegel an **C-reaktivem Protein (CRP)**. So kann eine Entzündung bei der Entwicklung der AMD als unabhängiger Risikofaktor gelten. Die CRP war bei den 930 Patienten einer AREDS-Fall-Kontroll-Studie [44], die unter fortgeschrittener AMD litten, signifikant höher, und das Risiko der fortgeschrittenen AMD war im Quintil mit den höchsten CRP-Spiegeln im Vergleich zu den Patienten im Quintil mit den niedrigsten CRP-Spiegeln um 65 % höher (OR 1,65).

Bei feuchter AMD finden sich auch signifikant erhöhte Spiegel von **Homocystein** (18 µmol/l) im Vergleich zu Probanden ohne AMD (6,7 µmol/l). Die Autoren Coral et al. [13] fanden bei den insgesamt 36 Studienteilnehmern außerdem, dass die Spiegel an Glutathion sowie der Gesamtthiolgehalt bei feuchter AMD um die Hälfte niedriger lag als bei den Kontrollprobanden.

Eine deutliche positive Beziehung zwischen erhöhten **Homocysteinspiegeln** und exsudativer AMD (aber nicht trockener AMD) ergab sich in einer Studie mit 173 Teilnehmern [4].

Auch bei einer weiteren Fall-Kontroll-Studie im Rahmen der AREDS-Studie (n=934) [45] fand man etwa erhöhte Homocysteinwerte bei fortgeschrittener AMD gegenüber der Vergleichsgruppe (9,51 µmol/l vs. 8,81 µmol/l; p=0,01). Dabei sind Werte von über 12 µmol/l mit einem erhöhten AMD-Risiko verbunden.

Die AMD-Risikofaktoren – erhöhte **CRP- und Homocysteinspiegel** – ergaben sich auch in einer Fall-Kontroll-Studie (n=156; *AMD Genetic Study* [52]). Bei AMD waren sowohl CRP (mit 3,42 mg/l vs. 2,30 mg/l) als auch Homocystein (11,72 µmol/l vs. 8,88 µmol/l) signifikant erhöht. Damit findet sich ein Hinweis auf die Bedeutung einer chronischen Entzündung und der Atherosklerose für die Entstehung einer AMD.

■ Altersbedingte Makuladegeneration (AMD): Interventionsstudien

Wohl die bekannteste Interventionsstudie zur AMD liegt mit der ARED-Studie [1, 2] vor. Zunächst wurde im Jahr 1996 die Ergebnisse einer prospektiven Doppelblindstudie mit 71 Patienten mit trockener AMD berichtet [38].

Diese Patienten erhielten 18 Monate lang entweder Placebo (n=32) oder eine Kombination aus den **Mikronährstoffen** (n=39) Vitamin E, C, B$_2$, Beta-Carotin, Bioflavonoide und die Spurenelemente Zink und Selen. Die Gruppe mit der Mikronähr-stoff-Supplementierung stabilisierte ihre Seh-schärfe beim Blick in die Ferne, in der Placebo-gruppe nahm diese ab, Auch die Sehschärfe in der Nähe zeigte in der Verumgruppe nach 18 Monaten eine leichte Stabilisierung.

Einteilung der Patienten in folgende AMD-Kategorien nach AREDS	
Kategorie 1:	keine oder nur einzelne kleine harte Drusen (<63 µm) mit einem Kreisdurchmesser <125 µm, keine Pigment-Abnormitäten
Kategorie 2:	kleine Drusen (<63 µm) mit Kreis-durchmesser >125 µm, Pigment-abnormitäten nicht vorhanden oder vorhanden, aber keine geogra-phische Atrophie oder mittelgroße Drusen <125 µm oder keine Drusen, wenn Pigment-abnormitäten vorhanden
Kategorie 3a:	mittelgroße Drusen (63 µm <125 µm), Kreisdurchmesser >360 µm, wenn schwach ver-schwommene Drusen vorhanden, Pigmentabnormitäten vorhanden oder vorhanden, aber keine zentrale geographische Atrophie oder mittelgroße Druse >656 µm Kreis-durchmesser, wenn schwach, mindestens eine große Druse (>125 µm) oder keine Druse, wenn nicht zentrale geographische Atrophie vorhanden
Kategorie 3b:	erstes Auge wie Kategorie 3a, Visus <0,6 nicht AMD-bedingt
Kategorie 4a:	erstes Auge wie Kategorie 1, 2, oder 3a, fortgeschrittene AMD im zwei-ten Auge
Kategorie 4b:	erstes Auge wie Kategorie 1, 2 oder 3 a, Visus <0,6 AMD-bedingt oder eine fortgeschrittene AMD ist nicht vorhanden.

Tab. 4.24: Einteilung der Patienten in AMD-Katego-rien nach AREDS.

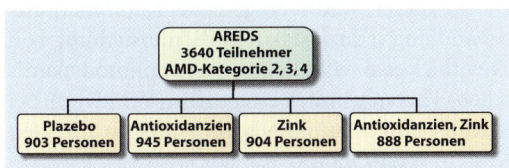

Abb. 4.16: AREDS-Teilnehmer – Gruppenaufteilung.

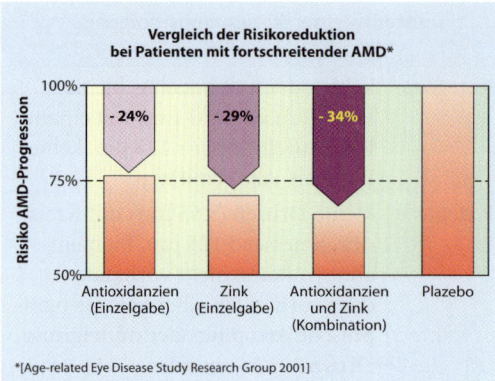

Abb. 4.17: Vergleich der Risikoreduktion bei Einzelgabe von Antioxidanzien, Einzelgabe von Zink, einer Kombination von Antioxidanzien und Zink sowie Placebo-Gabe.

Im Jahr 2001 folgte die eigentliche Veröffentlichung der evidenzbasierten klinischen Studie mit 3.640 AMD-Patienten (Alter 55-80 Jahre) [1]. Die Patienten wurden placebokontrolliert über einen Zeitraum von 6,3 Jahren mit verschiedenen **Antioxidanzien** behandelt: pro Tag Vitamin C 500 mg, Vitamin E 400 IE, Beta-Carotin 15 mg. Daneben erhielt eine Gruppe allein Zink plus Kupfer (80 mg bzw. 2 mg) und eine weitere Gruppe die Kombination der Antioxidanzien plus Zink/Kupfer.

Eine statistisch signifikante Progressionsminderung der Seheinschränkung bei fortgeschrittener AMD (Patienten-Kategorie 3 und 4, mäßige und ausgeprägte AMD) konnte nur bei der **Kombinationsgabe von Zink und Antioxidanzien** festgestellt werden. In dieser Gruppe betrug die Risikoreduktion für die Patienten mit mäßiger bis ausgeprägter AMD −34 % (bei Zink + Kupfer allein: −29 %, bei Antioxidanzien allein: −24 %). Auch der Verlust der Sehschärfe konnte durch die Kombination der Mikronährstoffe signifikant um 27 % reduziert werden.

Die in dieser Studie eingesetzte Kombinationsbehandlung reduziert laut der Untersuchung von Trevithick et al. [49] die Kosten der photodynamischen Therapie mit Verteporfin (Visudyne) bei feuchter AMD (um 5,6 Mrd. Can$ an direkten Kosten; West-Ontario, Kanada).

In der placebokontrollierten Doppelblindstudie LAST (Lutein Antioxidant Supplementation Trial [39]) stand das Carotinoid **Lutein** im Mittelpunkt. Hier wurden 90 männlichen Patienten mit atro-

phischer AMD in 3 Gruppen eingeteilt: Die Patienten der Gruppe 1 erhielten 12 Monate lang täglich 10 mg Lutein, die Gruppe 2 erhielt Lutein und eine Kombination aus hochdosierten Antioxidanzien (u.a. verschiedene Vitamine, Mineralstoffe und weitere sekundäre Pflanzenstoffe). Die Gruppe 3 diente als Kontrollgruppe und nahm ein Jahr lang ein Placebo. Nach 4, 8 und 12 Monaten wurden die Makulapigmentdichte, das Blendungsempfinden und die Kontrastempfindlichkeit gemessen. Bei Patienten der Gruppe 1 stieg die Pigmentdichte um 36 % an und bei den Patienten der Gruppe 2 wurde eine Zunahme der Dichte um 43 % beobachtet. Dagegen sanken diese Werte in der Placebogruppe. Auch Blendungsempfinden und Kontrastsehen wurden durch die Supplementierung der Kombination aus Lutein und Antioxidanzien verbessert.

Glaukom

Im Vergleich zu Gesunden haben Patienten mit primärem Offenwinkelglaukom signifikant niedrigere Spiegel an EPA, DHA und Gesamt-Omega-3-Fettsäuren [37]. Durch diese **essenziellen Fettsäuren** könnten möglicherweise Mikronzirkulation, Blutfluss und neuropathische Schäden moduliert werden.

Patienten mit fortgeschrittenem Glaukom weisen – auch als Zeichen des oxidativen Stresses – einen gegenüber gesunden Probanden um mehr als das Doppelte erhöhten Spiegel an Lipidperoxidationsprodukten (z.B. Malondialdehyd [28]) in der vorderen Augenkammer auf. Die totale antioxidative Aktivität ist dagegen reduziert.

Die beim Offenwinkelglaukom signifikant erhöhten Plasma-MDA-Spiegel wiesen ebenfalls Yildirim et al. [54] in ihrer Studie mit 100 Teilnehmern nach.

In einer Untersuchung mit 87 Studienteilnehmern fanden Izzotti et al. [24] erhöhte Spiegel an 8-OH-dG (8-Hydroxyguanosin) und vermehrte oxidative DNA-Schäden bei Glaukompatienten im Vergleich zu Kontrollprobanden. Die DNA-Schäden korrelierten signifikant mit dem Augeninnendruck und mit Gesichtsfeldstörungen. Eine bestimmte Genmutation (des Glutathion-S-Transferase-Isoenzyms) macht offenbar gegenüber DNA-Schäden bei Glaukom anfällig.

Patienten mit neu diagnostiziertem primärem Offenwinkelglaukom wiesen in der Studie von

Gherghel et al. [21] gegenüber den Kontrollpersonen signifikant niedrigere Spiegel an reduziertem sowie Gesamtglutathion auf.

Auffällige Befunde wurden in den letzten Jahren ebenfalls beim Pseudoexfoliationsglaukom erhoben. Das Pseudoexfoliationssyndrom ist eine Erkrankung, die nicht nur Linse und Pupillarsaum betrifft, sondern alle Strukturen des vorderen Augensegmentes (wie z.B. Hornhautendothel, Trabekelwerk, Kammerwasser und alle Irisgewebselemente). Bei diese Form des Glaukoms fanden Gartaganis et al. [20] im Vergleich zu den Kontrollprobanden niedrigere Spiegel an **Glutathion** ($-28\,\%$) und um bis zu 23 % erhöhte Spiegel an Glutathiondisulfid im Kammerwasser. Das Verhältnis GSH : GSSH war deutlich reduziert und TBA-reaktive Spezies um 100 % erhöht. Alle diese Befunde zeigen eine oxidativen Stress an.

Ein Jahr vorher ergaben die Untersuchungen bei 60 Teilnehmern einer Fall-Kontroll-Studie [7], dass Patienten mit Pseudoexfoliationsglaukom im Vergleich zu gesunden Probanden signifikant um das Doppelte erhöhte **Homocystein**spiegel im Kammerwasser aufweisen.

Beim Pseudoexfoliationsglaukom sind auch die Werte an 8-Isoprostaglandin F2α im Kammerwasser signifikant gegenüber den Kontrollprobanden erhöht, die **Vitamin-C**-Konzentration ist dagegen signifikant erniedrigt [27]. Damit fand sich eine umgekehrte Relation zwischen dem Anzeichen für oxidative Schädigungen der DNA (8-Iso-PGF2α) und dem wichtigsten Antioxidans im wässrigen Milieu, Vitamin C.

■ Sonstige Augenerkrankungen

Verschiedene Mikronährstoffe bieten sich Studien zufolge auch bei anderen Augenveränderungen an, wie beim Syndrom des trockenen Auges, der endemischen bzw. epidemischen Optikusneuropathie oder auch bei durch Bildschirmarbeit ausgelöster Ermüdung der Augen.

Die Stabilität der Tränenflüssigkeit und der Oberflächenzustand der Augen bei Patienten mit einem Syndrom des trockenen Auges (Sicca-Syndrom) verbesserten sich signifikant unter der Supplementierung von **Antioxidanzien** im Vergleich zu Placebo [6].

Bei der entweder endemischen oder epidemischen Optikusneuropathie (in Kuba) wurden niedrige Konzentrationen verschiedener **Aminosäuren** gefunden. Dabei waren besonders Asparaginsäure, Valin, Glutaminsäure und das Aminosäurederivat Taurin beteiligt [22]. Insbesondere **Taurin** ist wichtig für die Funktion der Photorezeptoren in der Retina, und ein entsprechendes Taurindefizit trägt zur Entwicklung dieser Erkrankung des Sehnerven bei.

Im Rahmen der *Women's Health Study* mit insgesamt 32.470 Teilnehmerinnen [50, 34] zeigten Frauen mit einer hohen Aufnahme an **Omega-3-Fettsäuren** ein reduziertes Risiko für die Entwicklung des trockenen Auges.

Taurin in höher Dosierung (Tagesmenge 3 g, n=25 [57]) verringerte gegenüber Placebo signifikant die durch Bildschirmarbeit ausgelöste Müdigkeit der Augen.

4.15.5. Rezepturbeispiele bei Augenerkrankungen

Substanz	Dosierung	Stufe und Bemerkungen
Vitamin E ✓	800 mg	I; verhindert Linsentrübung
Vitamin A ✓	0,6-1,5 mg	I
Vitamin B$_{12}$	5-15 µg	I
Vitamin B$_2$	5-40 mg	I; wichtig für den Linsenstoffwechsel
Nicotinamid	50-500 mg	I
Beta-Carotin	4 mg	I
Vitamin C	500 mg	I; verhindert Linsentrübung
Zink	30 mg	I; wirkt regulierend auf den Hormonhaushalt
Selen	100-200 µg	I
Taurin	0,2-4 g	I
Lutein ✓	4-10 mg	I
Zeaxanthin ✓	100-300 µg	I
Omega-3-Fettsäuren	2-4 g	I; bei Frauen

1 Therapie des grauen Stars (der senilen Katarakt).

Substanz	Dosierung	Stufe und Bemerkungen
Lutein ✓	4-10 mg	I
Zeaxanthin ✓	100-300 µg	I
Beta-Carotin	4 mg	I
Omega-3-Fettsäuren	1-4 g	I
Vitamin C ✓	100 mg	I; stabilisiert die Gefäßmembran
Vitamin E ✓	400 mg	I; reduziert den oxidativen Stress im Auge
Zink	30 mg	I; reduziert den oxidativen Stress im Auge durch Stimulierung der Superoxiddismutase. Dadurch werden in der Makula vorkommende mehrfach ungesättigte Fettsäuren vor Oxidation geschützt
Arginin	2 g	II; wirkt gefäßrelaxierend und durchblutungsfördernd
Chrom III	400 µg	II; niedrigere Chromwerte im Körper werden mit hohem Augendruck in Verbindung gebracht
Alpha-Liponsäure	200 mg	II; verbessert die Glutathionversorgung
Taurin	0,2-4 g	II; reduziert den oxidativen Stress und normalisiert den Blutdruck

2 Therapie der altersbedingten Makuladegeneration (AMD).

Praxistipp:
Erhöhte Homocysteinspiegel stellen eines Risikofaktor für AMD dar; ggf. messen und behandeln.

Substanz	Dosierung	Stufe und Bemerkungen
Glutathion ✓	50-250 mg	I
Vitamin C ✓	800 mg	I; reduziert oxidativen Stress und Augendruck
Vitamin E	400-600 mg	II; reduziert oxidativen Stress und Augendruck
Arginin	2 g	II; wirkt gefäßrelaxierend und durchblutungsfördernd
Zink	30 mg	II; wirkt als Antagonist von Kupfer einem Glaukom entgegen
Chrom	400 µg	II; niedrigere Chromwerte im Körper werden mit hohem Augendruck in Verbindung gebracht
Vitamin B$_1$	100 mg	II; reduziert den Augendruck, verbessert den Stoffwechsel
Omega-3-Fettsäuren	1-2 g	II; reduzieren Entzündung, verbessern Durchblutung
Bioflavonoide	50-100 mg	II; verbessern Durchblutung, reduzieren oxidativen Stress

3 Therapie des grünen Stars (Glaukom).

Substanz	Dosierung	Stufe und Bemerkungen
Vitamin C ✓	500-2.000 mg	II
Vitamin E	200-600 mg	II
Zink ✓	10-30 mg	II
Chrom	50-200 µg	II
Lutein	4-10 mg	II
Quercetin und Anthocyane	500 mg	II

4 Therapie der diabetischen Retinopathie.

Literatur

1. AREDS Research Group. A randomized, placebo-controlled, clinical trial of high-dose supplementation with vitamins C and E, beta carotene, and zinc for age-related macular degeneration and vision loss. AREDS Report No. 8. Arch Ophthalmol 2001;119(10):1417-36.

2. AREDS Research Group. Potential public health impact of Age-Related Eye Disease study results: AREDS Report No. 11. Arch Ophthalmol 2003;121(11):1621-4.

3. Ates NA, Yildirim O, Tamer L, et al. Plasma catalase activity and malondialdehyde level in patients with cataract. Eye 2004;18(8):785-8.

4. Axel-Siegel R, Bourla D, Ehrlich R, et al. Association of neovascular age-related macular degeneration and hyperhomocysteinemia. Am J Ophthalmol 2004;137(1):84-9.

5. Baskol G, Karakucuk S, Oner AO, et al. Serum paraoxonase 1 activity and lipid peroxidation levels in patients with age-related macular degeneration. Ophthalmologica 2006;220(1):12-6.

6. Blades KJ, Patel S, Aidoo KE. Oral antioxidant therapy for marginal dry eye. Eur J of Clin Nutr 2001;55(7):589-97.

7. Bleich S, Roedl J, von Ahsen H, et al. Elevated homocysteine levels in aqueous humor of patients with pseudoexfoliation glaucoma. Am J Ophthalmol 2004;138(1):162-4.

8. Brown L, Rimm EB, Seddon JM, et al. A prospective study of carotenoid intake and risk of cataract extraction in US men. Am J Clin Nutr 1999;70(4):517-24.

9. Chasan-Taber L, Willett WC, Seddon JM, et al. A prospective study of carotenoid and vitamin A intakes and risk of cataract extraction in US women. Am J Clin Nutr 1999;70(4):509-16.

10. Cho E, Hung S, Willett WC, et al. Prospective study of dietary fat and the risk of age-related macular degeneration. Am J Clin Nutr 2001;73(2):209-18.

11. Christen WG, Liu S, Schaumberg DA, et al. Fruit and vegetable intake and the risk of cataract in women. Am J Clin Nutr 2005;81(6):1417-22.

12. Chua B, Flood V, Rochtchina E, et al. Dietary fatty acids and the 5-year incidence of age-related maculopathy. Arch Ophthalmol 2006;124(7):981-6.

13. Coral K, Raman R, Rathi S, et al. Plasma homocysteine and total thiol content in patients with exudative age-related macular degeneration. Eye 2006;20(2):203-7.

14. Curran-Celentano J, Hammond BR Jr, Diulla TA, et al. Relation between dietary intake, serum concentrations, and retinal concentrations of lutein and zeaxanthin in adults in a Midwest population. Am J Clin Nutr 2001;74(6):796-802.

15. Delcourt C, Carrière I, Delage M, et al. Plasma lutein and zeaxanthin and other carotenoids as modifiable risk factors for age-related maculopathy and cataract: the POLA Study. Invest Ophthalmol Vis Sci 2006;47(6): 2329-35.

16. Devamanoharan PS, Ali AH, Varma SD. Prevention of lens protein glycation by taurine. Mol Cell Biochem 1997;177(1-2):245-50.

17. Elner VM. Retinal pigment epithelial acid lipase activity and lipoprotein receptors: effects of dietary omega-3 fatty acids. Trans Am Ophthalmol Soc 2002;100:301-38.

18. Freeman EE, Munoz B, West SK, et al. Is there an association between cataract surgery and age-related macular degeneration? Data from three population-based studies. Am J Ophthalmol 2003;135(6):849-56.

19. Gale CR, Hall NF, Phillipas DI, et al. Lutein and zeaxanthin status and risk of age-related macular degeneration. Invest Ophthalmol Vis Sc 2003;44(6):2461-5.

20. Gartaganis SP, Georgakopoulos CD, Patsoukis NE, et al. Glutathione and lipid peroxide changes in pseudoexfoliation syndrome. Curr Eye Res 2005;30(8):647-51.

21. Gherghel D, Griffiths HR, Hilton EJ, et al. Systemic reduction in glutathione levels occurs in patients with primary open-angle glaucoma. Invest Ophthalmol Vis Sci 2005;46(3):877-83.

22. González-Quevedo A, Obregón F, Fernandez R, et al. Amino acid levels and ratios in serum and cerebrospinal fluid of patients with optic neuropathy in Cuba. Nutr Neurosci 2001;4(1):51-62

23. Hankinson SE, Stampfer MJ, Seddon JM, et al. Nutrient intake and cataract extraction in women: a prospective study. BMJ 1992;305(6849):335-9.

24. Izzotti A, Saccà SC, Cartiglia C, et al. Oxidative deoxyribonucleic acid damage in the eyes of glaucoma patients. Am J Med 2003;114(8):638-46.

25. Jaques PF, Chylack LT Jr, Hankinson SE, et al. Long-term nutrient intake and early age-related nuclear lens opacities. Arch Ophthalmol 2001;119(7):1009-19.

26. Knekt P, Heliövaara M, Rissanen A, et al. Serum antioxidant vitamins and risk of cataract. BMJ 1992; 305(6866):1392-4.

27. Koliakos GG, Konstas AG, Schlötzer-Schrehardt U. 8-Isoprostaglandin F2a and ascorbic acid concentration in the aqueous humour of patients with exfoliation syndrome. Br J Ophthalmol 2003;87(3):353-6.

28. Kurysheva NI, Vinetskaia MI, Erichev VP, et al. Contribution of free-radical reactions of chamber humor to the development of primary open-angle glaucoma. Article in Russian. Vestn Oftalmol 1996;112(4):3-5.

29. Kuzniarz M, Mitchell P, Cumming RG, et al. Use of vitamin supplements and cataract: the Blue Mountains Eye Study. Am J Ophthalmol 2001;132(1):19-26.

30. Leske MC, Chylack LT Jr, He Q, et al. Antioxidant vitamins and nuclear opacities: the longitudinal study of cataract. Ophthalmology 1998;105(5):831-6.

31. Lu M, Cho E, Taylor A, et al. Prospective study of dietary fat and risk of cataract extraction among US women. Am J Epidemiol 2005;161(10):948-59.

32. Mares-Perlman JA, Klein R, Klein BE, et al. Association of zinc and antioxidant nutrients with age-related maculopathy. Arch Ophthalmol 1996;114(8):991-7.

33. Mares-Perlman JA, Lyle BJ, Klein R, et al. Vitamin supplement use and incident cataracts in a population-based study. Arch Ophthalmol 2000;118(11):1556-63.

34. Miljanovic B, Trivedi KA, Dana MR, et al. Relation between dietary n-3 and n-6 fatty acids and clinically diagnosed dry eye syndrome in women. Am J Clin Nutr 2005;82(4):887-93.

35. Moeller SM, Parekh N, Tinker L, et al. Associations between intermediate age-related macular degeneration and lutein and zeaxanthin in the Carotenoids in Age-Related Eye Disease Study (CAREDS). Ancillary Study of the Women's Health Initiative. Arch Ophthalmol 2006; 124(8):1151-62.

36. Rafnsson V, Olafsdottir E, Hrafnkelsson J, et al. Cosmic radiation increases the risk of nuclear cataract in airline pilots: a population-based case-control study. Arch Ophthalmol 2005;123(8):1102-5.

37. Ren H, Magulike N, Ghebremeskel K, et al. Primary open-angle glaucoma patients have reduced levels of blood docosahexaenoic and eicosapentaenoic acids. Prostaglandins Leukot Essent Fatty Acids 2006;74(3): 157-63.

38. Richer S. Multicenter ophthalmic and nutritional age-related macular degeneration study - part 2: antioxidant intervention and conclusions. J Am Optom Assoc 1996;67(1):30-49.

39. Richer S, Stiles W, Statkute L, et al. Double-masked, placebo-controlled, randomized trial of lutein and antioxidant supplementation in the intervention of atrophic age-related macular degeneration: the Veterans LAST study (Lutein Antioxidant Supplementation Trial). Optometry 2004;75(4):216-30.

40. SanGiovanni JP, Chandra SR, Chew EY, and the Age-Related Eye Disease Study (AREDS) Research Group. Dietary omega-3 long-chain polyunsaturated fatty acids and risk for age-related macular degeneration. Annual Meeting of the Association for Research in Vision and Ophthalmology (ARVO), Fort Lauderdale, FL, May 4-9, 2003.

41. SanGiovanni JP, Chew EY, Clemons TE, et al. The relationship of dietary lipid intake and age-related macular degeneration in a case-control study: AREDS Report No. 20. Arch Ophthalmol 2007;125(5):671-9.

42. Seddon JM, Ajani UA, Sperduto RD, et al. Dietary carotenoids, vitamins A, C, and E, and advanced age-related macular degeneration. Eye Disease Case-Control Study Group. JAMA 1994;272(18):1413-20.

43. Seddon JM, Gensler G, Klein ML, Milton RC. Evaluation of plasma homocysteine and risk of age-related macular degeneration. Am J Ophthalmol 2006;141(1):201-3.

44. Seddon JM, Gensler G, Milton RC, et al. Association between C-reactive protein and age-related macular degeneration. JAMA. 2004;291(6):704-10.

45. Seddon JM, George S, Rosner B. Cigarette smoking, fish consumption, omega-3 fatty acid intake, and associations with age-related macular degeneration: the US Twin Study of Age-Related Macular Degeneration. Arch Ophthalmol 2006;124(7):995-1001.

46. Snellen EL, Verbeek AL, van den Hoogen GW, et al. Neovascular age-related macular degeneration and its relationship to antioxidant intake. Acta Ophthalmol Scand 2002;80(4):368-71.

47. Sperduto RD, Hu TS, Milton RC, et al. The Linxian cataract studies. Two nutrition intervention trials. Arch Ophthalmol 1993;111(9):1246-53.

48. Tomany SC, Cruickshanks KJ, Klein R, et al. Sunlight and the 10-year incidence of age-related maculopathy: the Beaver Dam Eye Study. Arch Ophthalmol 2004;122(5):750-7.

49. Trevithick J, Massel D, Robertson JM, et al. Model study of AREDS antioxidant supplementation of AMD compared to Visudyne: a dominant strategy? Ophthalmic Epidemiol 2004;11(5):337-46.

50. Trivedi KA, Dana MR, Gilbard JP, et al. Dietary omega-3 fatty acid intake and risk of clinically diagnosed dry eye syndrome in women. ARVO Annual Meeting. Invest Ophthalmol Vis Sci 2003;44;Abstr. 811-B786.

51. Van Leeuwen R, Boekhkoorn S, Vingerling JR, et al. Dietary intake of antioxidants and risk of age-related macular degeneration. JAMA 2005;294(24):3101-7.

52. Vine AK, Stader J, Branham K, et al. Biomarkers of cardiovascular disease as risk factors for age-related macular degeneration. Ophthalmology 2005;112(12):2076-80.

53. Wang JJ, Klei R, Smith W, et al. Cataract surgery and the 5-year incidence of late-stage age-related maculopathy: pooled findings from the Beaver Dam and Blue Mountains eye studies. Ophthalmology 2003;110(10):1960-7.

54. Yildirim O, Ates NA, Ercan B, et al. Role of oxidative stress enzymes in open-angle glaucoma. Eye 2005;19(5):580-3.

55. Yildirim O, Ates NA, Tamer L, et al. Changes in antioxidant enzyme activity and malondialdehyde level in patients with age-related macular degeneration. Ophthalmologica 2004;218(3):202-6.

56. Zhang M, Bi LF, Ai YD, et al. Effects of taurine supplementation on VDT work induced visual stress. Amino Acids 2004;26(1):59-63.

4.16. Hautkrankheiten

Dieses Kapitel zu den Hautkrankheiten (Fachgebiet: Dermatologie) beschäftigt sich mit dem Einsatz von Mikronährstoffen in der Therapie verschiedener Hautkrankheiten, wie Ekzemen, Psoriasis, Lupus erythematodes, Akne, Nagelwachstumsstörungen, Alopezie, Seborrhoe und Vitiligo. Außerdem werden die Prävention von Hautschäden durch Strahlung sowie Schönheit und Jugendlichkeit (u.a. Cellulite) behandelt. Die Indikationen Neurodermitis und Wundheilungsstörungen werden in den Kapiteln Immunsystem und Akutmedizin abgehandelt.

4.16.1. Epidemiologie

- **Kontaktekzeme** kommen mit einer geschätzten Inzidenzrate von jährlich 1,7 bis 7 pro 1.000 Personen im Jahr mit steigender Tendenz vor. Nickel (1,9-4,5 Mio. betroffenen Personen) und Duftstoffe (1,4-3,4 Mio. Personen) sind die häufigsten Kontaktekzeme auslösenden Einzelsubstanzen in Deutschland.

- Die **Psoriasis** (Schuppenflechte) zählt heute zu den großen Volkskrankheiten und findet sich bei ca. 2-3 % der Deutschen.

- Unter einem **Lupus erythematodes** (SLE, systemischer Lupus erythematodes) leiden in Deutschland etwa 50 von 100.000 Einwohner, und pro Jahr werden 5-10 Neuerkrankungen auf 100.000 Einwohner diagnostiziert. Dabei sind Frauen bis zu 10-mal häufiger betroffen als Männer. In Deutschland leiden insgesamt etwa 40.000 Menschen an Lupus erythematodes.

- Eine **Akne** betrifft 80 % bis 90 % der Jugendlichen, am häufigsten im Alter zwischen 15 und 18. Bei 70 % verläuft die Erkrankung mild. 30 % entwickeln jedoch eine "klinische" Akne, bei der eine ärztliche Behandlung erfolgen muss. Eine schwere Form der Akne stellt die Akne conglobata et indurata dar; sie hat mit weniger als 1 % aller Jugendlichen eine geringe Prävalenz.

- Die androgenetische **Alopezie**, die häufigste Form des Haarausfalls, trifft 60-80 % der Männer und ca. 30 % der Frauen nach dem 40. Lebensjahr. Unter einer Alopecia areata, der zweithäufigsten Form, leiden 20 von 100.000 Menschen.

- Die **Vitiligo** oder Weißfleckenkrankheit tritt bei 1-2 % der Bevölkerung auf und entsteht meist vor dem 30. Lebensjahr.

- Aktuell nehmen **Schäden durch UV-Licht** kontinuierlich zu, doch gibt es leider keine verlässlichen Zahlen zur Häufigkeit der UV-bedingten Hautschäden in Deutschland. Sie korrelieren aber mit der Häufigkeit der UV-Strahlung, weshalb die 12 Millionen Solarienbenutzer in Deutschland in Überlegungen bezüglich Schäden durch UV-Strahlung einbezogen werden müssen.

- Die **Cellulite** (oder "Orangenhaut") kommt fast ausschließlich bei Frauen und in unterschiedlichem Ausmaß vor. Sie findet sich insbesondere bei Übergewicht bereits vor dem 25. Lebensjahr, und im späteren Alter bei 80-90 % aller Frauen.

Das Interesse am Thema Schönheit und Attraktivität nimmt rasant zu, wobei derzeit immer noch ca. 80 % der "Kunden" von Beauty-Dienstleistungen Frauen sind. So hat sich in Deutschland die Zahl der Schönheitseingriffe in einem Zeitraum von nur 2 Jahren mehr als verdoppelt. Jeder 20. Deutsche zwischen 40 und 49 soll sich bereits einer Schönheitsoperation unterzogen haben, wobei 10 % der Eingriffe an unter 20-Jährigen vorgenommen werden. Schon unter 9- bis 14-Jährigen

wünscht sich anscheinend jeder fünfte eine Schönheitsoperation.

Laut der Deutschen Gesellschaft der Plastischen, Rekonstruktiven und Ästhetischen Chirurgen sollen Ärzte im Jahre 2005 in Deutschland ca. 750.000-mal Fett abgesaugt, Haut straff gezogen, Knochen weggemeißelt und Falten aufgefüllt haben. Laut GÄCD (Gesellschaft für ästhetische Chirurgie Deutschland) sind bei Frauen die häufigsten ästhetischen Eingriffe:

- Faltenbehandlungen mit Botox (30.000)

- laserchirurgische Eingriffe im Gesicht (29.600)

- Faltenbehandlungen mit Fillermaterialien (21.800)

- Fettabsaugungen (18.800)

- Lidplastiken (10.900)

- Brustvergrößerungen (6.200)

- Nasenkorrekturen (5.500)

Die häufigsten Maßnahmen bei Männern sind:

- laserchirurgische Eingriffe im Gesicht (9.200)

- Faltenbehandlungen mit Botox (5.300)

- Faltenbehandlungen mit Fillermaterialien (4.100)

- Fettabsaugungen (2.600)

4.16.2. Ätiologie

- Eine der belastendsten ekzematösen Hauterkrankungen ist das allergische **Kontaktekzem**, das aufgrund einer Kontaktallergie bzw. einer verzögerten Überempfindlichkeitsreaktion vom Typ IV entsteht. Auslöser können unterschiedliche Stoffe sein, z.B. Metalle (vor allem Nickel), Chemikalien (z.B. Duftstoffe) und andere toxische Agenzien (z.B. Sonne). Das Kontaktekzem heilt nach Meiden des Allergens vollständig ab, tritt jedoch bei erneutem Kontakt wieder auf. Andere Ekzemursachen sind z.B. die atopische Dermatitis (früher: Neurodermitis), bakterielle Infektionen, verstärkter Talgfluss (Seborrhoe), Fehlregulation des Schwitzens (Dyshidrose), Stauungen bei chronisch-venöser Insuffizienz oder trockene Haut.

- Bei der **Psoriasis** (Schuppenflechte) unterscheidet man zwischen Typ 1 (meist vor dem 40. Lebensjahr) und Typ 2 (meist nach dem 40. Lebensjahr). Charakteristisch für diese Erkrankung sind umschriebene rote Flecken mit silbrig-weißer Schuppung an den Ellenbogen, Knien, auf der Kopfhaut, an den Schienbeinen und im Kreuzbeinbereich, seltener an den Händen. Die häufigste Form ist die Psoriasis vulgaris mit einzelnen, später zumeist konfluierenden erythemato-squamösen Plaques.

  Bei der Psoriasis kommt es zu einer komplexen Immunreaktion mit Entzündung und epidermaler Hyperproliferation. Die Psoriasis ist wohl genetisch bedingt, häufig tritt sie aber gemeinsam mit entzündlichen Darmerkrankungen, Diabetes und kardiovaskulären Erkrankungen auf.

- Der **Lupus erythematodes** ist eine systemische Autoimmunerkrankung aus der Gruppe der Kollagenosen. Die wichtigste Form ist der systemische Lupus erythematodes SLE (oder auch Lupus erythematosus disseminatus), bei dem unterschiedlich schwer verlaufende Entzündungen (Gelenke, Niere, Lungen, Herz, Gehirn) mit Gefahr des Multiorganversagens, Hautveränderungen (Erytheme), Abgeschlagenheit, Empfindlichkeit gegenüber Sonnenlicht, Magen-Darm-Beschwerden, Raynaud-Syndrom, Lymphopathien und andere Symptome auftreten. Der milde verlaufende chronisch-diskoide Lupus erythematodes (CDLE) betrifft nur die Haut ("Hautlupus") und manifestiert sich meist in scheibenförmiger ("diskoider") Form. Nur bei ca. 5 % der Betroffenen entwickelt sich ein SLE. Die Ätiologie des SLE ist weitgehend unbekannt. Neben einer starken genetischen Disposition muss auch an Umweltfaktoren (z.B. UV-Strahlung), hormonelle Faktoren, gestörte Clearance apoptotischer Zellen, antinukleäre Faktoren, Medikamente oder Viren gedacht werden.

- **Akne** ist bedingt durch eine Entzündung der Talgdrüsen der Haut und äußert sich durch eine fettige Haut mit Pickeln, Pusteln und Mitessern. Neben der "gewöhnlichen Akne" oder Akne vulgaris kommt es auch zur schwer verlaufenden Akne conglobata et indurata mit schmerzhaften Knoten, eiternden Abszesse, entstellenden Narben und großen Komedonen im Gesicht, auf den Schultern und am Oberkörper.

- Eine häufige Form des **Haarausfalls** (Alopezie) ist die Alopecia areata; sie besteht in einem kreisrunden rückbildungsfähigen Haarausfall. Es handelt sich um eine entzündliche Erkrankung, wahrscheinlich auf dem Boden einer Autoimmunreaktion.

  Der androgenetische Haarausfall als "Normvariante" bei Männern ist genetisch bedingt. Es besteht eine Empfindlichkeit der Haarfollikel gegenüber Dihydrotestosteron. Auch bei Frauen ist Alopezie oft androgenetisch bedingt. Ursache sind Disposition, erhöhte Empfindlichkeit der Androgenrezeptoren am Haarfollikel oder erhöhte Spiegel an männlichen Hormonen. Weitere Ursachen für Alopezie sind Hauterkrankungen, Entzündungen, Infekte, Anämien, Tumoren, Vergiftungen, Arzneimittel, Strahleneinwirkung und mechanische Schädigungen.

- Bei **Vitiligo** (Weißfleckenkrankheit) handelt es sich um Depigmentierungen infolge Verlust der normalen Melaninpigmentierung der Haut. Als Ursachen werden endogene (Genetik, Autoimmunreaktionen, oxidativer Stress, neurochemische und psychische Faktoren) und exogene Faktoren (z.B. chemische Substanzen) diskutiert.

- Die verschiedenen Formen von **UV-Licht** (z.B. im Sonnenlicht, Solarien) führen im Bereich der Haut zunächst zu Hauterythem und Sonnenbrand, des Weiteren zu Störungen des Immunsystems und zur Bildung freier Radikale bis hin zu Zellschäden und beschleunigter Hautalterung sowie DNA-Schädigung und Hautkrebs.

- Die **Cellulite** ist eine unter anderem durch Östrogen bedingte Dellenbildung der Haut, vorzugsweise an Oberschenkeln. Cellulite entsteht bevorzugt bei Frauen, weil die die das subkutane Fettgewebe durchziehenden bindegewebigen Septen – als steppdeckenähnliche Unterteilung der Fettläppchen – unter den zyklischen Hormonveränderungen anschwellen und sichtbar werden. Die Cellulite wird aus medizinischer Sicht nicht als Krankheit behandelt.

4.16.3. Stellenwert der Mikronährstoffmedizin

Viele Hautbeschwerden und Hautschäden lassen sich durch eine Supplementierung von Mineralstoffen, Vitaminen oder Aminosäuren erheblich lindern bzw. beseitigen. Möglichkeiten ergeben sich in der Modulation des Immunsystems, der Verringerung von Entzündungen und freien Radikalen sowie in der Förderung des Strukturaufbaus (etwa durch Vitamin C und Aminosäuren). Daneben bieten Mikronährstoffe vielfältige Möglichkeiten, die Funktion des Darms und den Säure-Basen-Haushalt zu beeinflussen und damit z.B. die Funktion und Regeneration der Haut zu verbessern.

4.16.4. Studien zur Wirkung der Mikronährstoffe bei Hautkrankheiten

Bei der diätetischen Behandlung von Probanden mit **Beta-Carotin** (24 mg pro Tag) oder einer Kombination aus **Beta-Carotin, Lutein** und **Lycopin** (Tagesdosis je 8 mg) wurden durch UV-Strahlen induzierte Erytheme signifikant gegenüber Placebo reduziert. Dies war das wesentliche Ergebnis einer placebokontrollierten 12-wöchigen Studie mit 36 Teilnehmern [1].

Auch Kakaogetränke, jeweils mit unterschiedlichen Kakaopulvern (s. unten) hergestellt, konnte positive Wirkungen an der Haut entfalten. In einer kontrollierten Studie mit 24 Teilnehmerinnen, bei der dieses Kakaogetränk entweder mit hohem oder niedrigem Flavanol-Gehalt (Tagesmenge 326 mg bzw. 27 mg Flavanole pro Tag) verabreicht wurde, konnte die höhere Flavanol-Konzentration nach 6 bzw. 12 Wochen ein durch UV-Strahlen induziertes Erythem um 15 % bzw. 25 % im Vergleich zur niedrigen Flavanol-Konzentration vermindern [2]. Das Getränk mit hoher Flavanol-Konzentration enthielt 61 mg Epicatechin und 2 mg Catechin pro Tag, das mit niedriger Flavanol-Konzentration dagegen 6,6 mg Epicatechin und 1,6 mg Catechin. Neben der günstigen Wirkung bezüglich des Erythems waren unter der hohen Flavanol-Gabe Haut und Unterhaut besser durchblutet, und Dicke und Hydratation der Haut waren erhöht.

Stücker et al. [4] behandelten Patienten mit atopischer Dermatitis 8 Wochen lang mit einer **Vitamin-B_{12}-Creme**, die 2-mal täglich aufgetragen wurde. In der placebokontrollierten Studie mit 49 Patienten waren danach die Punktwerte der Dermatitis signifikant reduziert, sowohl was Ausdehnung als auch Schweregrad der Hautläsionen betraf.

Die 2-monatige Therapie mit **Chondroitinsulfat** (800 mg pro Tag) [5] führte bei 11 Patienten mit Kniegelenksarthrose bei therapieresistenter Psoriasis zu einer deutlichen, statistisch signifikanten Verbesserung des Hautzustands mit Reduktion von Schwellung, Rötung, Hautdicke u.a. Diese Besserung wurde sowohl klinisch als auch histopathologisch untersucht.

Bei 60 Patienten, die unter einem systemischen Lupus erythematodes (SLE) litten, konnten Wright et al. in einer placebokontrollierten Doppelblindstudie [6] mit **Omega-3-Fettsäuren** (3 g) signifikante Verbesserungen der Krankheitsaktivität, der Endothelfunktion (flussvermittelte Dilatation; FMD) und oxidativem Stress (8-Isoprostane) erzielen.

Unter einer **diätetischen Kombination** (u.a. Sojaextrakt, Fischprotein und Polysaccharide, Teeextrakte, Traubenkernextrakt, Tomatenextrakt, Vitamin C und E, Zink und Kamillenextrakt) entwickelt sich nach 6-monatiger Therapie bei der Mehrzahl von rund 30 Messgrößen (wie Kondition, Struktur und Festigkeit) das "jugendliche Aussehen" bei 100 Frauen in der Postmenopause signifikant besser als unter Placebo (n=100) [3] .

4.16.5. Rezepturbeispiele bei Hautkrankheiten

Substanz	Dosierung	Stufe und Bemerkungen
Vitamin A	1 mg	II
Beta-Carotin	10-20 mg	II
Vitamin C ✓	300-2.000 mg	II
Vitamin E	100-600 mg	II
Selen	100-1.000 µg	II
Zink ✓	$3 \times 20 - 3 \times 50$ mg	II
Omega-3-Fettsäuren ✓	2-4 g	II
Gamma-Linolenäure/ Nachtkerzenöl	1-2 g	II

1 Therapie von Ekzemen.

Substanz	Dosierung	Stufe und Bemerkungen
Chondroitin ✓	800 mg	I; bei Psoriasis mit Arthrose
Vitamin A	5.000-10.000 IE	II; höhere Dosen nur unter ärztliche Kontrolle einnehmen. Einnahmezeit 2-4 Monate
Vitamin E ✓	400 mg	II; hilft zur Kopfdurchblutung
Vitamin B$_6$	100 mg	II; reduziert die Schuppenbildung
Zink ✓	20 mg	II; reduziert die Schuppenbildung
Gamma-Linolensäure/ Nachtkerzenöl	2 g	II; Nachtkerzenöl wirkt auf die Schuppenbildung reduzierend

2 Therapie der Psoriasis.

Praxistipp:

Eine Therapie mit Probiotika hilft bei der natürlichen Versorgung mit Nährstoffen und kann entzündungshemmend wirken.

Substanz	Dosierung	Stufe und Bemerkungen
Vitamin E ✓	600-1.200 mg	II
Vitamin C ✓	500-1.000 mg	II
Vitamin B$_6$	5-25 mg	II
Vitamin B$_{12}$	5-15 µg	II
Vitamin A	5.000-15.000 IE	II
Selen	50-200 µg	II
Zink	10-20 mg	II
Mangan	2-5 mg	II
Gamma-Linolensäure	320 mg	II
Omega-3-Fettsäuren ✓	1-6 g	I
Proteolytische Enzyme	150-300 mg	II

3 Therapie des Lupus erythematodes.

Substanz	Dosierung	Stufe und Bemerkungen
Vitamin A ✓	5.000-50.000 IE	II; höhere Dosen sind nur unter ärztliche Kontrolle einzunehmen; die Therapie muss über 2-4 Monate erfolgen, Dosisreduktion ausschleichend
Vitamin E	800 mg	II; verlangsamt den Abbau von Vitamin A
Vitamin B$_6$	50 mg	II; geeignet für die Linderung der prämenstruellen Akne; Einnahme jeweils 1 Woche vor und während der Menstruation
Zink ✓	50 mg	II; wirkt entzündungshemmend
Gamma Linolensäure/ Nachtkerzenöl ✓	2 g	II; Nachtkerzenöl wirkt entzündungshemmend
Chrom	200 µg	II; wirkt stoffwechselregulierend

4 Therapie der Akne.

Substanz	Dosierung	Stufe und Bemerkungen
Pantothensäure ✓	10-30 mg	II
L-Cystein ✓	0,5-1,5 g	II
Vitamin A	0,6-1,5 mg	II
Vitamin B$_1$ ✓	5-40 mg	II
Silicea (Kieselerde)	720 mg	II

5 Therapie von Nagelwachstumsstörungen.

Substanz	Dosierung	Stufe und Bemerkungen
Vitamin E	400 mg	II; verbessert die Durchblutung der Kopfhaut, besonders indiziert bei Haarausfall nach Bestrahlung
Nicotinamid	50 mg	II; verbessert die Durchblutung der Kopfhaut
Pantothensäure ✓	50 mg	II; Pantothensäure ist wichtig für das Haarwachstum
Vitamin B$_1$	5-40 mg	II
Vitamin B$_6$	50 mg	II
Vitamin C ✓	500 mg	II; verbessert die Haarstruktur
Gamma-Linolensäure	1 g	II; beugt brüchigem Haar und Haarausfall vor
L-Cystein ✓	500 mg	II; liefert den Schwefel für die Haarbildung
Biotin	2,5-5 mg	II

6 Therapie von Alopezie.

Praxistipp:
Wichtig ist auch eine Versorgung mit Bierhefe als Quelle von niedermolekularen Proteinen (10 g pro Tag).

Substanz	Dosierung	Stufe und Bemerkungen
Biotin	100-500 µg	II
Vitamin B$_6$ ✓	4-25 mg	II; auch topische Anwendung
Folsäure	0,5-2 mg	II
Vitamin B$_{12}$	5-15 µg	II
Vitamin E ✓	300-600 mg	II
Zink ✓	10-30 mg	II; auch topische Anwendung
Selen ✓	100-200 µg	II; auch topische Anwendung

7 Therapie der Seborrhoe.

Substanz	Dosierung	Stufe und Bemerkungen
Vitamin D$_3$	10-20 µg	II
Folsäure	1-10 mg	II
Vitamin C	1-2 g	II; oxidativer Stress führt zum Untergang von Melanozyten
Vitamin A	0,6-1,5 mg	II
Vitamin E	1.000-1.800 mg	II; oxidativer Stress führt zum Untergang von Melanozyte
Kupfer ✓	0,5-4 mg	II; wichtig für Tyrosinase-Aktivierung (Umwandlung Tyrosin in Melatonin)
L-Phenylalanin ✓	2-5 g	II; Tyrosin-Vorstufe
L-Glutamin	1-3 g	II
N-Acetylcystein	200-600 mg	II
Vitamin B$_6$ ✓	4-25 mg	II
Vitamin B$_{12}$ ✓	5-15 µg	II
Calcium	500-1.000 mg	II; Zellaktivierung bei der Bildung von Melanozyten
Zink	10 mg	II
Selen	100 µg	II
Proteolytische Enzyme	150-300 mg	II

8 Therapie der Vitiligo.

Substanz	Dosierung	Stufe und Bemerkungen
Beta-Carotin ✓	4-10 mg	I
Lutein ✓	8 mg	I
Lycopin ✓	6 mg	I
Vitamin E ✓	200-600 mg	II
Vitamin C ✓	500-1.500 mg	II
Folsäure	0,4-2 mg	II
Vitamin A	0,6-1,5 mg	II
Selen	70-200 µg	II
Zink	10-25 mg	II

9 Prävention UV-induzierter Erytheme (Sonnenschutz).

Substanz	Dosierung	Stufe und Bemerkungen
Vitamin E ✓	200 mg	II; verbessert die Blutzirkulation in der Subkutis
Selen ✓	100 µg	II; reduziert den oxidativen Stress in der Subkutis
Zink ✓	30 mg	II; unterstützt die Bindegewebsfunktion
Vitamin C ✓	500 mg	II; verbessert die Kollagenstruktur

10 Therapie von Cellulite.

Substanz	Dosierung	Stufe und Bemerkungen
Vitamin C ✓	500-1.000 mg	II
Vitamin E ✓	100-600 mg	II
Beta-Carotin	10-20 mg	II
Vitamin B_6	4-25 mg	II
Vitamin B_{12}	5-15 µg	II
Folsäure	0,4-1 mg	II
Biotin	150-1.000 µg	II
Selen	50-100 µg	II
Zink ✓	30-45 mg	II
L-Cystein	500 mg	II
Phytoöstrogene (Isoflavone)	60 mg	II
Lycopin	6 mg	II
Omega-3-Fettsäuren	2 g	II
Gamma-Linolensäure	1-2 g	II

11 Prävention: "Schönheit von innen".

Substanz	Dosierung	Stufe und Bemerkungen
Vitamin E ✓	800 mg	I; schützt Hautfette und trägt zum Hautturgor bei
Zink ✓	50 mg	I; schützt die Haut vor Oxidationsschäden, die Faltenbildung und Altersflecken verursachen
Vitamin C ✓	500 mg	I; wichtiges Antioxidans, das den oxidativen Stress der Haut reduziert
Phytoöstrogene (Isoflavone)	60 mg	I
Omega-3-Fettsäuren	1-3 g	I
Pantothensäure	10-20 mg	II
Lycopin	6 mg	I
Biotin	5 mg	II; Schutzfaktor für gesunde Haut
Gamma-Linolensäure/ Nachtkerzenöl	1-2 g	II; Nachtkerzenöl ist eine gute Grundlage, um die Haut geschmeidig zu halten

12 Prävention für Haut Haare Nägel ("Beauty-Medizin").

Praxistipp:
Kaltgepresstes Sesam-, Leinsamen-, Mais- oder Distelöl helfen, die Haut feucht, geschmeidig und zart zu halten. DHEA schützt ebenfalls vor Hautalterung (Dosis; Mann 25 mg, Frau 15-20 mg).

Literatur

1. Heinrich U, Gärtner C, Wiebusch M, et al. Supplementation with beta-carotene or a similar amount of mixed carotenoids protects humans from UV-induced erythema. J Nutr 2003;133(1):98-101.

2. Heinrich U, Neukam K, Tronnier H, et al. Long-term ingestion of high flavanol cocoa provides photoprotection against UV-induced erythema and improves skin condition in women. J Nutr 2006;136(6):1565-9.

3. Skovgaard GR, Jensen AS, Sigler ML. Effect of a novel dietary supplement on skin aging in post-menopausal women. Eur J Clin Nutr 2006;60(10):1201-6.

4. Stücker M, Pieck C, Stoerb C, et al. Topical vitamin B_{12} – a new therapeutic approach in atopic dermatitis – evaluation of efficacy and tolerability in a randomized placebo-controlled multicentre clinical trial. Br J Dermatol 2004;150(5): 977-83.

5. Vergés J, Montell E, Herrero M, et al. Clinical and histopathological improvement of psoriasis with oral chondroitin sulfate: a serendipitous finding. Dermatol Online J 2005;11(1):31.

6. Wright SA, O'Prey FM, McHenry MT, et al. A randomised interventional trial of omega-3-polyunsaturated fatty acids on endothelial function and disease activity in systemic lupus erythematosus. Ann Rheum Dis 2008; 67(6):841-8.

4.17. Zahnerkrankungen

In diesem Abschnitt werden einige Hintergrunddaten und Studien sowie Rezepturen im Bereich Parodontitis (oder umgangssprachlich Parodontose) und Karies vorgestellt.

4.17.1. Epidemiologie

Rund 35 % der Erwachsenen zwischen 30 und 90 Jahren haben eine Parodontitis, 21,8 % eine leichte und die übrigen eine schwerere Form dieser Zahnbetterkrankung. Die Prävalenz einer juvenilen Parodontitis liegt bei unter 1 %. Schätzungsweise erkranken 70-80 % der Bevölkerung im Laufe ihres Lebens mindestens einmal an einer Parodontopathie, wobei ca. 50 % aller Zähne aufgrund einer Parodontitis verloren gehen.

Die Karieshäufigkeit ist bei Kindern und Erwachsenen rückläufig. In Deutschland haben inzwischen weit über 50 % der Kinder keine Karies und keine Füllungen mehr.

4.17.2. Ätiologie

Der bisher meist umgangssprachlich gebräuchliche Begriff "Parodontose" bezeichnet eigentlich einen nichtentzündlichen Schwund des Zahnbetts. Er wird heute aber häufig in der Fachsprache mit der Diagnose **Parodontitis** gleichgesetzt. Die Parodontitis ist eine bakteriell bedingte Entzündung, die u.a. zu Zahnfleischbluten, Mundgeruch und einer weitgehend irreversiblen Zerstörung des Zahnhalteapparats führen kann. Ursachen für die Parodontitis sind erbliche Faktoren, mangelnde Zahnhygiene, Gingivitis (Zahnfleischentzündung), Karies oder auch ein Lebenspartner mit Parodontitis, Schwangerschaft, Rauchen, Diabetes mellitus, Osteoporose, Mundatmung, ungünstig platzierte Piercings sowie eine schlechte Immunabwehr, unausgewogene Ernährung und Mikronährstoffunterversorgung.

Unter **Zahnkaries** versteht man den akuten oder chronischen Zerfall der harten Substanz der Zähne. Verschiedene Faktoren beeinflussen sich gegenseitig, und fördernd im Hinblick auf die Entstehung der Zahnkaries sind erbliche Faktoren, mangelnde Zahnpflege, schlechte Zahnmineralqualität, Zahnstellung, Zahnanomalien, Plaquebildung, Speichelstörungen (z.B. reduzierter Speichelfluss nach Bestrahlung), dann auch die Zusammensetzung der Nahrung (insbesondere hoher Anteil an niedermolekularen Kohlenhydraten) oder Streptokokken (z.B. Übertragung durch Eltern).

4.17.3. Stellenwert der Mikronährstoffmedizin

Zu Zahnerkrankungen gibt es relativ wenige aussagekräftige Untersuchungen über einen evtl. Nutzen von Mikronährstoffen. Diese können aber sicher zur Kräftigung des Zahnhalteapparats, zur Reduktion von Entzündungen und von oxidativer Belastung sowie zur Stabilisierung des Immunsystems und zur Verringerung von Begleitschäden durch Infektion der Zähne (z.B. im Herz-Kreislauf-Bereich) beitragen.

4.17.4. Studien zur Wirkung der Mikronährstoffe in der Zahnheilkunde

Fall-Kontroll-Studien und sonstige epidemiologische Untersuchungen haben gezeigt, dass ein Zusammenhang zwischen chronischen Parodontopathien und kardio- und zerebrovaskulären Erkrankungen besteht. Auch wenn der Einfluss von Kovariablen, wie Alter, Geschlecht, Rauchen, Hypertonie, berücksichtigt wird, bleibt nach diesen Studien ein nicht zu vernachlässigendes Risiko durch Zahnfleischentzündung für die Atherosklerose bestehen [5].

In den Jahren 2002 und 2005 wurden auf einer Teeplantage 128 Arbeiter auf Plaquebildung, Zahnfleischbluten und Taschentiefe hin untersucht. Der **Vitamin-C**-Plasmaspiegel korrelierte negativ mit einer Erkrankung des Zahnhalteapparats. Somit zeigten die Zahnmediziner des Java-Projekts bei Parodontopathien [10], dass ein Vitamin-C-Mangel die Entstehung einer Parodontitis fördern kann.

Schon im Jahr 1986 führten Leggot et al. [7] eine klinische Studie durch, mit der bestimmt werden sollte, welche Effekte **Vitamin-C**-Spiegel auf die Parodontalgesundheit haben. Dazu wurden Änderung des Plaqueaufbaus, Zahnfleischgesundheit und Taschentiefe bei Probanden ermittelt, die sich 3 Monate lang einer Ernährungsintervention unterzogen, die sich aus kontrollierten Phasen mit unterschiedlicher Vitamin-C-Supplementierung zusammensetzte:

11 gesunde männliche Nichtraucher im Alter von 19-28 Jahre aßen in einer rotierenden 7-Tage-Diät alle Nährstoffe außer Vitamin C. Diese Grundkost, die weniger als 5 mg Vitamin C pro Tag ausmachte, wurde 2 Wochen lang mit einer Tagesmenge von 60 mg Vitamin C, 4 Wochen lang mit 0 mg, 3 Wochen lang mit 600 mg und 4 Wochen lang wieder mit 0 mg Vitamin C ergänzt.

Die **Ascorbatspiegel** in den Körperflüssigkeiten und in Leukozyten sprach rasch auf die sich verändernden Vitamin-C-Aufnahmen an. Es fanden sich keine Änderungen der Schleimhautbefunde und des Plaqueaufbaus oder der Taschentiefe in den Phasen des Vitamin-C-Mangels oder der Supplementierung. Aber die Messgrößen für die Zahnfleischentzündung waren direkt mit dem Vitamin-C-Status korreliert. Die Ergebnisse zeigen, dass die Ascorbinsäure die frühen Phasen der Gingivitis und insbesondere das Zahnfleischbluten beeinflusst.

Polysaccharide in bakteriellen Plaques stimulieren die Neutrophilen und Makrophagen im Zahnfleisch zur Bildung von Interleukin-1 [8]. IL-1 ver-

ursacht eine Reihe von Neuverteilungsprozessen mit der Leber als zentralem Organ: Die Akkumulation von Zink in der Leber und die dortige Kupfer- und Coeruloplasmin-Bildung löst ebenfalls einen Anstieg von Kupfer und einen Abfall von Zink im Zahnfleisch aus. Die **erhöhten Kupferspiegel in Verbindung mit Zinkmangel** in der Gingiva verursachen eine Erhöhung der Permeabilität des Zahnfleischepithels für Bakterien. Daraufhin bildet das stimulierte entzündliche Infiltrat mehr IL-1 und der Teufelskreis schließt sich.

Neben Zink und Kupfer spielt auch **Fluorid** eine große Rolle für die Gesundheit der Zähne. Nach dem Zahndurchbruch wird lokal einwirkendes Fluorid in die äußerste Schicht des Zahnschmelzes aufgenommen und trägt so zur Kariesresistenz bei. Nach dem Zahndurchbruch wirkt das aus der Nahrung resorbierte Fluorid nur noch über eine geringfügige Erhöhung des Speichelfluoridgehalts direkt auf den Zahnschmelz. Im Übrigen wird die Prophylaxe lediglich durch lokales Fluorid in einer Zahnpasta o.ä. gewährleistet [4].

Nach Untersuchungen zum Einfluss von Milch auf die Mundhygiene befassten sich Wissenschaftler in den letzten Jahre vermehrt mit Probiotika, die in Milchprodukten vorkommen. Hatakka u. Mitarb. [3] untersuchten, ob die Behandlung mit Käse, der eine Mischung von Probiotika enthält, das Wachstum von oraler Candida beim älteren Menschen hemmen kann. Sie fanden heraus, dass die untersuchten Stämme, wie **Lactobacillus** oder **Propionibacterium**, die orale Candida eindämmen und der Hyposalivation des älteren Menschen entgegenwirken kann.

In einer weiteren Untersuchung identifizierte man unter 23 Mikroorganismen in Milchprodukten zwei *Streptococcus-thermophilus*- und zwei *Lactococcus-lactis*-Stämme, die in der Lage waren, sich an speichelbenetzte Hydroxylapatitkugeln anzuheften [2]. Einige davon gelangten auch in einen mit den Zahnbelägen vergleichbaren "Biofilm". Innerhalb dieses Milieus modulierten die Probiotika das Wachstum von Mundbakterien und verminderten insbesondere die Besiedlung mit *Streptococcus oralis* und weiteren Stämmen. So können offenbar nichtpathogene Bakterienstämme in Milchprodukten das kariogene Potenzial von Zahnbelägen vermindern.

Die Bedeutung von **Probiotika**-Supplementen im Zusammenhang mit einer kieferorthopädischen Therapie wurde auch von S. Randy Sarantos [9] diskutiert. Er folgerte, dass die Probiotika wegen des verstärkten oxidativen Stress, der durch die mechanische Behandlung im Mundbereich hervorgerufen wird, von wesentlicher Bedeutung sind. Die Probiotika tragen dazu bei, dass viele Toxine neutralisiert, das Immunsystem gestützt und pathogene Mikroorganismen im Wachstum gehemmt werden.

In einer In-vitro-Studie estnischer Wissenschaftler [6] wurden aktuell Stämme von Laktobazillen identifiziert, die sowohl eine starke antimikrobielle Wirkung als auch eine hohe Toleranz gegenüber Umweltbelastung zeigten. Die Autoren meinen, dass man das Potenzial der oralen Laktobazillen als Probiotika für die Mundgesundheit nutzen sollte.

Die US-Erhebung zur Gesundheit und Ernährung *"National Health and Nutrition Examination Survey"* (NHANES) 2001/02 befasst sich ebenfalls mit Fragen der Gesundheit des Zahnhalteapparats (sog. Parodontopathien) und zeigte, dass ein niedriger Folsäurespiegel unabhängig mit der Parodontitis des älteren Menschen in Zusammenhang stand. Dieser **Folsäure**spiegel eignet sich nach Meinung der Autoren [11] als Indikator für die Parodontitis und kann ein wichtiges klinisches Interventionsziel für die Mundgesundheit sein.

Auch in der Kohorte zur NHANES-III-Studie (n=11.480) wurden Untersuchungen zur Beziehung zwischen **Vitamin-C**-Serumspiegel, Bilirubin und **TAOC** (Gesamtantioxidanzienspiegel) mit der Parodontitis vorgenommen [1]. Die Untersucher fanden, dass eine höhere Serumkonzentration an Vitamin C, Bilirubin und TAOC mit einem geringeren Auftreten besonders der ausgeprägten Parodontitis korreliert war. Die Parodontitishäufigkeit wurde bei höheren Konzentrationen von Vitamin C um −47 %, von Bilirubin um −35 % und von TAOC um −37 % verringert.

4.17.5. Rezepturbeispiele bei Zahnerkrankungen

Substanz	Dosierung	Stufe und Bemerkungen
Biotin	2,5 mg	II; stabilisiert die Darmflora; wird von ihr selbst synthetisiert; bei dysbiotischen Zuständen, die häufig bei Lactoseintoleranz auftreten, liegt meist ein Mangel vor (persönliche Beobachtung)
Vitamin C ✔	1.000 mg	II; repariert das Zahnfleisch und das Periodontalligament; verhindert Zahnfleischinfektionen durch immunstärkende Wirkung
Coenzym Q_{10} ✔	100 mg	II; Parodontitis bedeutet ein Absinken der Coenzym-Q_{10}-Werte im Zahnfleisch
Vitamin D	20 µg	II; stabilisiert die Zahnsubstanz und den Zahnhalteapparat
Mangan	30 mg	II; reduziert den oxidativen Stress und stabilisiert den Knochenaufbau

1 Therapie der Parodontitis.

Substanz	Dosierung	Stufe und Bemerkungen
Vitamin C ✔	500 mg	II
Vitamin D ✔	5 µg	II
Calcium	200-400 mg	II
Fluorid ✔	250-1.000 µg	II

2 Therapievorschlag für Karies.

Literatur

1. Chapple IL, Milward MR, Dietrich T. The prevalence of inflammatory periodontitis is negatively associated with serum antioxidant concentrations. J Nutr 2007; 137(3):657-64.

2. Comelli EM, Guggenheim B, Stingele F, et al. Selection of dairy bacterial strains as probiotics for oral health. Eur J Oral Sci 2002;110(3):218-24.

3. Hatakka K, Ahola AJ, Yli-Knuuttila H, et al. Probiotics reduce the prevalence of oral candida in the elderly - a randomized controlled trial. J Dent Res 2007;86(2):125-30.

4. Heseker H. Fluorid. Funktionen, Physiologie, Stoffwechsel, Empfehlungen und Versorgung in der BRD. Ernähr Umsch 1999;46(8):305-7.

5. Kocher T, Griewing B, Lösche W. Parodontitis marginalis und kardiovaskuläre Erkrankungen. Dtsch Ärztebl 1999;96(42):C1968-71.

6. Köll P, Mändar R, Marcotte H. Characterization of oral lactobacilli as potential probiotics for oral health. Oral Microbiol Immunol 2008;23(2):139-47.

7. Leggot PJ, Robertson PB, Rothmann DL, et al. The effect of controlled ascorbic acid depletion and supplementation on periodontal health. J Periodontol 1986; 57(7):480-5.

8. Polenik P. Zinc in etiology of periodontal disease. Med Hypotheses 1993;40(3):182-5.

9. Sarantos SR. The importance of probiotic supplementation in conjunction with orthodontic therapy. J N J Dent Assoc 2006;77(2):10-3.

10. Timmerman MF, Abbas F, Loos BG, et al. Java project on periodontal diseases: the relationship between vitamin C and the severity of periodontitis. J Clin Periodontol 2007;34(4):299-304.

11. Yu Y-H, Kuo H-K, Lai Y-L. The association between serum folate levels and periodontal disease in older adults: Data from the National Health and Nutrition Examination Survey 2001/02. J Am Geriatr Soc 2007; 55(1):108-13.

4.18. Störungen der körperlichen und geistigen Leistungsfähigkeit

In diesem Kapitel sollen vorwiegend präventive Themen, wie Erhaltung und Optimierung der körperlichen und geistigen Aktivität, zur Sprache kommen, wobei erwähnt werden muss, dass körperliche Fitness auch zur Verbesserung der geistigen Fitness beitragen kann.

Gesundes Altern "mit Lebensqualität" wird ebenfalls in Kap. 4.10. Frauengesundheit: Schwanger-schaft, Stillzeit, Klimakterium und 4.11. Urologische und andrologische Erkrankungen vorgestellt, neurodegenerative Erkrankungen werden in Kap. 4.13. Neurologische Erkrankungen und Schmerz behandelt.

4.18.1. Epidemiologie

Unsere Bevölkerung altert schnell. Im Jahre 2020 werden 35 % der Deutschen über 65 Jahre alt sein und ihre durchschnittliche Lebenserwartung wird bei ca. 80 Jahren liegen.

Die Erhaltung der geistigen Fitness im Alter stellt einen wichtigen wirtschaftlichen Faktor für unser Gesundheitssystem dar. Beispielsweise verlieren in Kanada jedes Jahr 10 % der nicht behinderten 75-Jährigen ihre Fähigkeit zur Selbstbestimmung im Alltag. Die hierdurch entstehenden Kosten werden auf 40 % des Gesamtvolumens des Gesundheitswesens geschätzt.

Rund 30 % der Deutschen geben an, dass sie regelmäßig, und 36 %, dass sie gelegentlich Sport treiben. Es wurde aber festgestellt, dass 50-60 % der 20- bis 70-Jährigen und 70-80 % der über 70-Jährigen weniger als 2 Stunden pro Woche körperlich aktiv sind.

4.18.2. Ätiologie

Das Alter ist nach Meinung der Mehrheit unter den Wissenschaftlern keine Krankheit, sondern ein normaler biologischer Prozess, der bereits vor dem 30. Lebensjahr beginnt. Er lässt sich durch verschiedene Faktoren beschleunigen oder verlangsamen. Er wird z.B. durch einen gesunden Lebensstil mit möglichst wenig Genussgiften, wie Nikotin oder Alkohol, mit wenig negativem Stress (sog. Distress), mit gesunder Ernährung und regelmäßiger körperlicher Aktivität, aber auch durch ein günstiges soziales Umfeld, Zufriedenheit und ausreichend Zeit für sich selbst positiv beeinflusst. Wichtig sind daneben eine optimale Funktion des Immunsystems sowie die Eindämmung von Entzündungen, freien Radikalen und weiteren individuellen Risikofaktoren, um Krankheiten zu vermeiden oder hinauszuzögern und eine möglichst lang anhaltende, optimale Stoffwechselfunktion zu gewährleisten.

Menschen treiben aus vielerlei Gründen Sport: um sich selbst zu verwirklichen, zum Ausgleich, für die Figur und die Gewichtskontrolle, aus Spaß, zur

Geselligkeit und wegen der Gesundheit, aber auch, weil sie Höchstleistungen erbringen wollen oder süchtig nach Sport sind. Falsch betriebener Sport führt u.a. zu vermehrten Verletzungen und zu Stress, zu einer Schwäche des Immunsystems und zu beschleunigter Alterung.

Es stellt eine große Herausforderung für Therapeuten dar, die Allgemeinheit zu mehr Bewegung und zur Verbesserung der körperlichen Fitness anzuregen, was durch richtig und regelmäßig betriebenes, gesundes Training von Ausdauer, Kraft, Beweglichkeit und Koordination erreicht wird. Training reduziert Krankheitsrisiken und verbessert die Funktionen des Herz-Kreislauf- und Atemwegssystems. Es verlangsamt den Alterungsprozess, stabilisiert im Alter die Muskulatur und erhält die körperliche Selbstständigkeit.

Das Gehirn muss, genau wie der Körper, ein ganzes Leben lang gefordert und mit immer neuen Informationen "gefüttert" werden, um möglichst lange möglichst gut arbeiten zu können. So trägt das "Training" der geistigen Funktionen – weiß man heute – sogar zur Neubildung von Nervenzellen (sog. Neurogenese) und zur Knüpfung neuer Synapsen zwischen Nervenzellen bei. Es verbessert die schulischen und beruflichen Chancen in unserer modernen Gesellschaft, reduziert die Risiken für neurodegenerative Erkrankungen und verlängert die Zeiten geistiger Selbstständigkeit im Alter.

4.18.3. Stellenwert der Mikronährstoffmedizin

Mikronährstoffe verbessern die körperliche Leistungsfähigkeit, die Sauerstoffaufnahme sowie die Regeneration nach Training und Wettkampf. Sie sind deshalb heute im Freizeit- und Leistungssport unverzichtbar. Vitamine, Mineralstoffe, Spurenelemente, Aminosäuren, essenzielle Fettsäuren, sekundäre Pflanzenstoffe und proteolytische Enzyme reduzieren einzeln und gemeinsam als Antioxidanzien, Immunmodulatoren, Entzündungshemmer sowie als Bausteine für Strukturaufbau und Energiegewinnung die Laktatbildung, Verletzungsanfälligkeit, Infekte oder Schäden durch vermehrt anfallende freie Radikale.

Mikronährstoffe beeinflussen auch die geistige Leistungsfähigkeit und die Intelligenz signifikant positiv, wie sich in vielen Studien gezeigt hat. Besonders effektive Substanzen sind in diesem Zusammenhang die **Folsäure** und andere **B-Vitamine, Omega-3-Fettsäuren, Zink, Isoflavone** und **Antioxidanzien**, welche den allgemeinen und Nervenstoffwechsel verbessern sowie Entzündungen und Radikalbelastung verringern.

Im Zusammenhang mit der Optimierung der körperlichen und geistigen Leistungsfähigkeit und unter Berücksichtigung der Erkenntnisse aus anderen Kapiteln kann man sagen, dass Mikronährstoffe auch eine unverzichtbare Aufgabe bei der Verlangsamung des Alterungsprozesses, der Reduktion von Alterskrankheiten mit ihren negativen Folgen und der Verbesserung der Lebensqualität im Alter erfüllen.

4.18.4. Studien zur Wirkung der Mikronährstoffe bei Störungen der körperlichen und geistigen Leistungsfähigkeit

■ Sport: Steigerung der Leistungsfähigkeit

In einer Interventionsstudie [18] fielen bei 9 gut trainierten Sportlern 10 Minuten nach maximaler Fahrradergometrie die Spiegel an freiem Carnitin signifikant ab. Erhielten die Sportler dagegen eine **L-Carnitin**-Supplementierung (1 g), so blieben diese Werte nach derselben Belastung konstant.

Laut einer früheren Studie von Marconi et al. [16] steigerte L-Carnitin bei trainierten Langstreckengehern die **Sauerstoffaufnahme** signifikant um 6 %.

Außerdem führte L-Carnitin bei Rugby-Spielern zu einer signifikanten Verbesserung der **Ausdauerleistung** auf dem Fahrradergometer (Doppelblindstudie von Cha et al. [5]); diese konnte durch zusätzliche Gabe von Coffein noch verstärkt werden.

Das Vitaminoid **Coenzym Q$_{10}$** (Tagesdosis 90 mg) konnte in einer placebokontrollierten Studie mit finnischen Spitzen-Skilangläufern [31] alle untersuchten Parameter der Leistungsfähigkeit signifikant verbessern. In der Verumgruppe fanden 94 % der Sportler (vs. 33 % in der Placebogruppe), dass das Supplement bei ihnen zu einer Verbesserung der Leistungsfähigkeit und zu einer kürzeren Erholungszeit geführt hätte.

Bei insgesamt 16 Eliteruderern in einer polnischen Studie [7] verbesserte die 5-tägige Gabe von täglich 20 g **Kreatin** gegenüber Placebo die Laktatschwelle als Zeichen der verbesserten Ausdauerleistung und die anaerobe Leistung, unabhängig vom intensiven Ausdauertraining.

In einer weiteren **Kreatin**studie (mit täglich 0,2 g/kg KG Kreatin direkt nach dem Training der Armmuskulatur) führte diese Supplementierung im Vergleich zu Placebo zu einer stärkeren Zunahme der Muskeldicke der trainierten Arme [6].

In einer placebokontrollierten Crossover-Studie konnten Vandebuerie et al. [29] mit 25 g **Kreatin** (täglich für 5 Tage) vor einem Test bei 12 Spitzenradfahrern die Leistung bei intermittierenden Sprints nach 2,5 Stunden starker Ausdauerbelastung um 8-9 % gegenüber der Placebophase erhöhen. Eine zusätzliche weitere Kreatingabe während der Belastung hatte keinen Effekt. Insgesamt verbesserte demnach eine vorbereitende mehrtägige Kreatingabe die Sprintkapazität zum Ende eines Ausdauertrainings bis zur Belastungsgrenze.

Auch Izquierdo et al. [14] hatten trainierten Handballspielern über 5 Tage 20 g **Kreatin** verabreicht. In ihrer Doppelblindstudie führte die Supplementierung zu einer signifikanten Erhöhung der Zahl der Wiederholungen bei Hocke und Bankdrücken, der Zahl der Wiederholungen bei erschöpfender Belastung sowie der Sprungkraft und der Laufzeit bei wiederholten 15-Meter-Sprints.

Man weiß, dass bei Intensivausdauersportlern die Infektionsrate mit Intensität und Dauer der Belastung ansteigt. In einer placebokontrollierten Studie von Castell et al. (n=200) [3] betrug der Anteil ohne Infektion innerhalb der nächsten Tage unter den Sportlern, die direkt nach sowie erneut 2 Stunden nach dem Training einen **Glutamin-Drink** erhalten hatten, 81 % gegenüber 49 % unter Placebo.

In einer weiteren placebokontrollierten Studie [25] führte die parenterale Gabe von **L-Arginin** zur signifikanten Reduktion der Laktat- und Ammoniakbildung – als Zeichen für größere sportliche Belastungsfähigkeit.

Weitere Folgen eines sehr starken Trainings bei Ausdauersportlern ist das Auftreten von Muskelverletzungen, die mit dem erhöhten Spiegel des Kreatinkinase-MB (CK-MB) in den Muskeln und oxidativem Stress einhergehen. Bei Gabe von 150 µg **Selen**, 120 mg **Vitamin C** und 20 mg **Vitamin E** konnten diese Erscheinungen signifikant gesenkt werden. Erhöhte Werte fanden sich entsprechend für Glutathion (GSH), Glutathionperoxi-

dase und Superoxiddismutase in den Erythrozyten [20].

Auch epidemiologische Studien befassten sich mit den Zusammenhängen zwischen dem über die Nahrung aufgenommenen Mengen an **Vitamin C und E sowie Beta-Carotin** und der körperlichen Leistungsfähigkeit. Einen signifikanten Zusammenhang zwischen diesen Mikronährstoffen (und dem damit verbundenen reduzierten oxidativen Stress) und der körperlichen Leistungsfähigkeit fand die InCHIANTI-Studie [4] mit 936 Probanden.

Ultramarathonläufer (Laufstrecke 90 km, n=92) konnten laut einer placebokontrollierten Studie [23] von der 14-tägigen Gabe von **Vitamin C** (600 mg/Tag) nach dem Lauf profitieren, indem die Symptome von Atemwegsinfektionen signifikant (33 % vs. 68 % unter Placebo) reduziert wurden. Auch Dauer und Schweregrad der Symptome waren signifikant geringer nach der Vitamin-C-Supplementierung.

Die Kombination von **Vitamin C 1 g, Vitamin E 500 mg** und **Beta-Carotin 30 mg** führte bei Sportlern in einer Interventionsstudie [28] zu einem signifikant höheren Verhältnis "Glutathion : Glutathion-Disulfid" in den Neutrophilen. Die Antioxidanziengabe erhöhte ebenfalls in den Neutrophilen die Aktivität der Superoxiddismutase und Katalase. Schließlich waren die Plasmaspiegel von Vitamin E, Beta-Carotin bzw. Vitamin C in der Verumgruppe 1,6-, 10,0- bzw 1,2-mal höher als unter Placebo.

Profi-Basketballspieler, also hochtrainierte Athleten, erhielten in einer Interventionsstudie [27] über 32 Tage **Alpha-Tocopherol 600 mg, Vitamin C 1 g** und **Beta-Carotin 32 mg** oder Placebo. Dabei sanken bei den Teilnehmern in der Antioxidanziengruppe die Lipidperoxidspiegel signifikant, und das Verhältnis von Lipidperoxiden : gesamtantioxidativem Status sank um 15,3 % als Zeichen für eine Reduktion des oxidativen Stresses. Gleichzeitig war es in der Placebogruppe zu einem Absinken der Vitamin-C-Spiegel in einen grenzwertig niedrigen Bereich gekommen.

Bei Radrennen kann sich die Ozonbelastung negativ auf die Lungenfunktion auswirken. Laut einer 15-wöchigen placebokontrollierten Studie von Grievink et al. (n=38) [11] konnten **Vitamin E** (100 mg) und **Vitamin C** (500 mg) in Kombination diesen Einfluss signifikant vermindern. Die FEV_1 verringerte sich bei einem Unterschied in der Ozonbelastung von 100 µg/m³ in der Antioxidanziengruppe um −1 ml und in der Placebogruppe um −95 ml. Die Änderung bei der forcierten Vitalkapazität beträgt −42 ml in der Antioxidanziengruppe und −125 ml in der Placebogruppe.

Vitamin C 2 g und Vitamin E 400 IE, 2 Stunden vor einem Tauchgang (30 Minuten in 30 m Tiefe) verabreicht, verringerte in einer Crossover-Studie mit 6 Marinetauchern die Belastung für das Herz-Kreislauf-System durch das Tauchen [19]. Die Blutgefäße waren im Vergleich zur Placebophase nicht so stark erweitert und konnten besser auf abrupte Änderungen des Blutflusses reagieren. Auch kehrte die ursprüngliche Elastizität der Gefäße sehr viel früher zurück als ohne die Vitamingabe.

Die **Vitamine B₁, B₂ und B₆** sind insbesondere für Energiebereitstellung und **B₁₂** und **Folsäure** für die Zellbildung notwendig [30]. Schon eine geringfügige Unterversorgung kann bei intensivem Sport zu Einschränkungen von Leistungsfähigkeit, Regeneration und Immunabwehr führen. Ursachen für eine Unterversorgung sind u.a. erhöhter Bedarf (erhöhter Energiebedarf, beschleunigter Gewebeumbau) und stärkere Metabolisierung und Ausscheidung der B-Vitamine beim Sport.

■ Reaktionen auf Belastung: freie Radikale, Immunsystem, Entzündung, Homocystein

Extremer Ausdauersport (z.B. 50 km Ultramarathon) regt die Lipidperoxidation an, und das Plasma-F2-Isoprostan steigt von einem Ausgangswert von 75 pg/ml auf 131 pg/ml nach dem Lauf an [17].

In der Erholungsphase nach intensivem Sport findet sich eine verminderte Konzentration an Lymphozyten und sekretorischem IgA in der Schleimhaut, dagegen eine erhöhte Konzentration an Neutrophilen und proinflammatorischen Zytokinen (insbesondere IL-6). Somit ist – der Studie von Pedersen et al. [21] zufolge – intensiver Sport mit einer Entzündungsreaktion und vorübergehender Suppression des zellulären Immunsystems verknüpft.

Nach einem Marathonlauf kommt es innerhalb von 24 Stunden zu einem signifikanten Anstieg des Plasma-**Homocysteins** um 19 %: Vor dem Rennen hatten 20 % der Teilnehmer einer Studie [24] einen Homocysteinspiegel >10 µmol/l, danach wa-

ren es 50 % der Sportler, die einen erhöhten Wert zeigten.

Während submaximaler körperlicher Aktivität zeigte sich in einer Crossover-Doppelblindstudie von Lukashi (n=14, Alter 20-31 Jahre) [15], dass niedrige **Zink**spiegel bei Männern mit signifikant niedrigerer Aktivität der Carboanhydrase in den roten Blutzellen sowie mit einer Einschränkung der Herz- und Atmungsfunktion verbunden waren. Diese Ergebnisse wurden durch jeweils 9-wöchige Phasen mit niedriger Zinkversorgung bzw. Zinksupplementierung ermittelt.

■ Gleichgewicht und Beweglichkeit

Bei über 65-jährigen Menschen mit **Vitamin-D-Mangel** und Sturzanamnese verbessert schon eine einmalige Gabe von Vitamin D (600.000 IE Ergocalciferol i.m.) Gleichgewicht und Beweglichkeit (d.h. neuromuskuläre Funktionen) signifikant. An der placebokontrollierten Studie [8] hatten 139 ältere Menschen teilgenommen.

■ Geistige Leistungsfähigkeit: Intelligenz-Quotient

In einer placebokontrollierten Studie mit 245 Schulkindern fanden Schoenthaler et al. [26] durch die kombinierte Gabe von **Vitamin A, D, E, B₁, B₂, B₆, B₁₂, Nicotinamid, Pantothensäure, Folsäure, Eisen, Zink, Chrom, Molybdän, Selen und Kupfer** eine signifikante Erhöhung des IQ-Werts gegenüber den Kindern, die Placebo erhalten hatten.

Schon in früheren Untersuchungen hatte man 6-jährigen Kindern 8 Wochen lang ein **Multivitamin- und Mineralstoffprodukt** oder Placebo verabreicht. In der Verumgruppe war danach der Punktwert nach der sog. *British Ability Scale*, einem Intelligenztest, um 7,6 Punkte höher, während er im gleichen Zeitraum unter Placebo um 1,7 Punkte abfiel (n=47) [1].

Benton u. Roberts hatten bereits zuvor [2] 90 Schulkinder im Alter von 12 bis 13 Jahren 3 Jahre lang ein Ernährungstagebuch führen lassen. Eine placebokontrollierte Intervention mit einem **Multivitamin- und Mineralstoffprodukt** über 8 Monate bei 60 der 90 Kinder hatten eine signifikante Erhöhung der nonverbalen Intelligenz bewirkt. Eine vergleichbarer Effekt fand sich in der Placebogruppe nicht.

Die Gabe von **Folsäure** (3 Jahre, 800 µg pro Tag) bei älteren Menschen mit einem Homocystein-spiegel über 13 µmol/l (FACIT-Studie) [9] führte zu einer Erhöhung der Folsäurekonzentration um 576 %. Unter anderem die Gedächtnisleistung, Informationsverarbeitung und sensomotorische Geschwindigkeit waren durch diese Behandlung gegenüber Placebo signifikant besser – die Ge-dächtnisleistung war vergleichbar mit 4,7 Jahre jüngeren Personen, die sensomotorische Ge-schwindigkeit mit 1,7 Jahre jüngeren und die Ge-schwindigkeit der Informationsverarbeitung mit 2,1 Jahre jüngeren Personen.

Auch das Spurenelement **Zink** spielt offenbar eine Rolle für die geistige Leistung von Jugendlichen. Dies zeigten Penland et al. (n=209) [22] in ihrer Studie, in der die Gabe von 20 mg Zink täglich für 10 Wochen die geistige Leistungsfähigkeit deutlich verbessern konnte. Die Reaktionszeit verkürzte sich um 12 %, das visuelle Gedächtnis verbesserte sich um 9 %, die Wortfindung um 6 %.

Für **Beta-Carotin** konnte die *Physicians' Health Study* II (n=5.956) [12] mit der langfristigen Gabe von 50 mg jeden 2. Tag über 18 Jahre kognitive Leistung, verbales Gedächtnis und Wortflüssigkeit im Vergleich zu Placebo signifikant verbessern. Die Kurzzeitbehandlung (1 Jahr) mit Beta-Carotin konnte dagegen keine Änderung der kognitiven Leistung herbeiführen.

Durch den regelmäßigen Verzehr von **Fischöl** durch Schwangere ließ sich in einer placebokon-trollierten Doppelblindstudie (n=341) [13] eine signifikant höhere Intelligenz bei den 4 Jahre alten Kindern feststellen.

■ Gesundheit im Alter

Wenn ältere, akut erkrankte Patienten zusätzlich zur Krankenhauskost regelmäßig über 6 Wochen Vitamin- und Eiweißsupplemente einnehmen, lässt sich dadurch die Rate der stationären Neuauf-nahme signifikant reduzieren [10]. Im Einzelnen wurden in einem Zeitraum von 6 Monaten ab Ende der diätetischen Behandlung bei 65 Patienten (29 %) der Verum- gegenüber 89 Patienten (40 %) der Placebogruppe (HR 0,68) eine erneute Auf-nahme ins Krankenhaus notwendig.

4.18.5. Rezepturbeispiele bei Störungen der körperlichen und geistigen Leistungsfähigkeit

Substanz	Dosierung	Stufe und Bemerkungen
Vitamin C ✓	1.000 mg	I; verbessert die Muskelfunktion zur Fett-verbrennung, kompensiert den erhöhten Anstieg freier Radikale im Sport
Vitamin E	400 IE	I; verbessert die Muskelfunktion zur Fett-verbrennung, kompensiert den erhöhten Anstieg freier Radikale im Sport
Zink	40 mg	I; kompensiert die Verluste, die beim Schwitzen entstehen; reguliert den Säure-Basen-Haushalt
Coenzym Q_{10} ✓	90-120 mg	I; verbessert den Energiehaushalt in der Muskulatur; Ausdauerleistungsfähigkeit
L-Carnitin ✓	300-1.000 mg	I; verbessert den Energiehaushalt in der Muskulatur; Ausdauerleistungsfähigkeit
Kreatin	20-25 g	I; Maximal- und Explosivkraft
L-Arginin	3-6 g	I
Beta-Carotin	4-30 mg	I
Selen	100-150 µg	I; stärkt Immunsystem
Glutamin	5 g	II; unterstützt die optimale Energieversorgung bei der Verbrennung der Kohlenhydrate
Vitamin B_1	50 mg	II; unterstützt die optimale Energieversorgung bei der Verbrennung der Kohlenhydrate
Vitamin B_2	50 mg	II; unterstützt die optimale Energieversorgung bei der Verbrennung der Kohlenhydrate
Nicotinamid	50 mg	II; unterstützt die optimale Energieversorgung bei der Verbrennung der Kohlenhydrate
Vitamin B_6	5-50 mg	II
Vitamin B_{12}	5-15 µg	II
Folsäure	0,4-1 mg	II
Bifidobakterien	$2\text{-}4 \times 10^9$ KBE	II; unterstützen Lactoseabbau; bei Sportlern kommt es häufig durch die entstehende Lactat-acidose zu einer latent metabolischen Azidose, die durch eine intestinale Fehlgärung verstärkt wird
Inulin	200 mg	II; Probiotikum; verbessert die Darmflora
Calcium	1.000 mg	II; verbessert die Kontraktilität der Muskulatur
Magnesium	400 mg	II; verbessert die Ausdauerleistungsfähigkeit der Muskulatur

1 Empfehlungen für Sport ("Sport-Basis"; Verbesserung der körperlichen Leistungsfähigkeit und Prävention von Folgeschäden).

Praxistipps:

- Unter starker sportlicher Belastung kann es zu einer Erhöhung des Homocysteins kommen: ggf. bestimmen und behandeln.
- Sportler haben meist einen erhöhten Bedarf an Aminosäuren. Eine erhöhte Zufuhr von Proteinen über die Nahrung oder in Form von Eiweißpräparaten ist aber häufig nicht wünschenswert. In bestimmten Fällen wird deshalb eine Supplementierung der wichtigsten – insbesondere der essenziellen – Aminosäuren sinnvoll sein.

Substanz	Dosierung
Coenzym Q_{10}	30-250 mg
L-Carnitin	500-2.000 mg
L-Isoleucin, L-Leucin, L-Valin	je bis zu 2-3 g
L-Glutamin	bis zu 2-3 g
L-Arginin	bis zu 2-3 g
Pyruvat	4-6 g

2 Speziell: Leitsubstanzen für Ausdauer.

Praxistipp:

Antioxidanzien besonders hoch dosieren, evtl. Kohlenhydrat- und Mineralstoff-Konzentrate einsetzen; Eiweiß- und Aminosäurezufuhr etwas erhöhen, vor allem in der Regeneration.

Substanz	Dosierung
Kreatin	4 × 5 g über 5 Tage, dann 2-3 g über ca. 4 Wochen
Coenzym Q_{10}	30-250 mg
L-Carnitin	0,5-2 g
L-Leucin, L-Valin, L-Isoleucin	jeweils bis zu 2-3 g
L-Arginin	bis zu 2-3 g
L-Glutamin	bis zu 2-3 g
L-Lysin	bis zu 2-3 g
L-Ornitin	bis zu 2-3 g
L-Tryptophan	bis zu 2-3 g
L-Glycin	0,5-1 g

3 Speziell: Leitsubstanzen für Kraft.

Praxistipp:

Antioxidanzien höher dosieren; hohe Eiweiß- und Aminosäurezufuhr; evtl. Eiweiß-Konzentrate einsetzen.

Substanz	Dosierung
Kreatin	4 × 5 g über 5 Tage, dann 2-3 g über ca. 4 Wochen
Coenzym Q_{10}	30-250 mg
L-Glycin	0,5-1 g
Pyruvat	4-6 g

4 Speziell: Leitsubstanzen für Schnelligkeit.

Praxistipp:

Zusätzlich Aminosäuren wie bei Kraft; Aminosäurezufuhr etwas erhöhen; evtl. Aminosäure-Konzentrate einsetzen.

Substanz	Dosierung	Stufe und Bemerkungen
Vitamin C ✓	bis 8 g für 3 Tage, dann 2-4 g für 8 Tage	II
Zink	40-60 mg	II
L-Glutamin, L-Lysin, L-Prolin, L-Valin, L-Leucin, L-Isoleucin	jeweils bis zu 2-3 g	II
Omega-3-Fettsäuren	0,5-3 g	II
proteolytische Enzyme ✓	150-300 mg	II

5 Akuttherapie von Sportverletzungen.

Praxistipp:

Vorgesehen zur Verbesserung der Heilung, aber auch vorbeugend zur Reduktion der Verletzungsanfälligkeit geeignet; als Ergänzung zu Sport Basis.

Substanz	Dosierung	Stufe und Bemerkungen
Beta-Carotin	25 mg	I
Folsäure	0,4-1 g	I
Vitamin B1	5-40 mg	I
Vitamin B2	5-40 mg	I
Nicotinamid	5-50 mg	I
Vitamin B6	5-25 mg	I
Vitamin B12	5-15 µg	I
Vitamin Folsäure	0,4-1 mg	I
Zink	10-20 mg	I
Omega-3-Fettsäuren	1-4 g	I
Phytoöstrogene (Isoflavone)	60 mg	I; bei Frauen in der Postmenopause

6 Empfehlungen zu Optimierung der geistigen Leistungsfähigkeit.

Praxistipp:

Es ist für eine ausgewogene und optimierte Zufuhr aller essenziellen Mikronährstoffe zu sorgen.

Substanz	Dosierung	Stufe und Bemerkungen
Phytoöstrogene (Isoflavone) ✓	50-100 mg	I
Omega-3-Fettsäuren	1-4 g	I
L-Carnitin	1-3 g	I
L-Arginin	1-6 g	I
Vitamin B_6 ✓	5-25 mg	I
Vitamin B_1 ✓	5-40 mg	I
Vitamin B_2	5-40 mg	I
Nicotinamid	50-300 mg	I
Pantothensäure	10-30 mg	I
Vitamin B_{12}	5-15 µg	I
Folsäure	0,4-1 mg	I
Vitamin A	0,6-1,5 mg	I
Vitamin C	1-2 g	I
Vitamin D	5-10 µg	I
Vitamin E	100-600 mg	I
Eisen	8-50 mg	I
Zink	10-20 mg	I
Selen	50-100 µg	I

7 Empfehlungen für gesundes Altern allgemein.

Praxistipps:

- Hyperhomocysteinämie stellt einen unabhängigen Risikofaktor für verschiedene altersbegleitende Erkrankungen dar (z.B. Osteoporose, Demenz, Herz-Kreislauf-Erkrankungen); es sollte deshalb gemessen und ggf. behandelt werden.
- Ältere Menschen, die regelmäßig **Curcumin** (Pflanzenextrakt aus Kurkuma, z.B. in Currymischungen, u.a. antioxidative und antiinflammatorische Eigenschaften) konsumieren, haben signifikant verbesserte Funktionen im MMS ("Mini Mental State"-Test) bzw. eine höhere **kognitive Leistungsfähigkeit** (Quelle: Kohortenstudie mit 1.010 Teilnehmern; Ng TP, Chiam PC, Lee T, et al. Curry consumption and cognitive function in the elderly. Am J Epidemiol 2006;164(9):898-906.)

Literatur

1. Benton D, Cook R. Vitamin and mineral supplements improve the intelligence scores and concentration of six-year-old children. Pers Individ Diff 1991;12(11):1151-8.

2. Benton D, Roberts G. Effect of vitamin and mineral supplementation on intelligence of a sample of school-children. Lancet 1988;331(8578):140-3.

3. Castell LM, Poortmans JR, Newsholme EA. Does glutamine have a role in reducing infections in athletes? Eur J Appl Physiol 1996;73(5):488-90.

4. Cesari M, Pahor M, Bartali B, et al. Antioxidants and physical performance in elderly persons: the Invecchiare in Chianti (InCHIANTI) study. Am J Clin Nutr 2004; 79(2):289-94.

5. Cha YS, Choi SK, Suh H, et al. Effects of carnitine coingested caffeine on carnitine metabolism and endurance capacity in athletes. J Nutr Sci Vitaminol (Tokyo) 2001; 47(6):378-84.

6. Chilibeck PD, Stride D, Farthing JP, et al.; Effect of creatine ingestion after exercise on muscle thickness in males and females. Med Sci Sports Exerc 2004;36(10): 1781-8.

7. Chwalbińska-Moneta J. Effect of creatine supplementation on aerobic performance and anaerobic capacity in elite rowers in the course of endurance training. Int J Sport Nutr Exerc Metab 2003;13(2):173-83.

8. Dhesi JK, Jackson SH, Bearne LM, et al. Vitamin D supplementation improves neuromuscular function in older people who fall. Age Ageing 2004;33(6):589-95.

9. Durga J, van Boxtel MP, Schouten EG, et al. Effect of 3-year folic acid supplementation on cognitive function in older adults in the FACIT trial: a randomised, double blind, controlled trial. Lancet 2007;369(9557):208-16.

10. Gariballa S, Forster S, Walters S, et al. A randomized, double-blind, placebo-controlled trial of nutritional supplementation during acute illness. Am J Med 2006; 119(8):693-9.

11. Grievink L, Zijlstra AG, Ke X, et al. Double-blind intervention trial on modulation of ozone effects on pulmonary function by antioxidant supplements. Am J Epidemiol 1999;149(4):306-14.

12. Grodstein F, Kang JH, Glynn RJ, et al. A randomized trial of beta carotene supplementation and cognitive function in men: the Physicians' Health Study II. Arch Intern Med 2007;167(20):2184-90.

13. Helland IB, Smith L, Saarem K, et al. Maternal supplementation with very-long-chain n-3 fatty acids during pregnancy and lactation augments children's IQ at 4 years of age. Pediatrics 2003;111(1):e39-44.

14. Izquierdo M, Ibañez J, González-Badillo JJ, et al. Effects of creatine supplementation on muscle power, endurance, and sprint performance. Med Sci Sports Exerc 2002;34(2):332-43.

15. Lukaski HC. Low dietary zinc decreases erythrocyte carbonic anhydrase activities and impairs cardiorespiratory function in men during exercise. Am J Clin Nutr 2005;81(5):1045-51.

16. Marconi C, Sassi G, Carpinelli A, et al. Effects of L-carnitine loading on the aerobic and anaerobic performance of endurance athletes. Eur J Appl Physiol Occup Physiol 1985;54(2):131-5.

17. Mastaloudis A, Leonard SW, Traber MG. Oxidative stress in athletes during extreme endurance exercise. Free Radic Biol Med 2001;31(7):911-22.

18. Nüesch R, Rossetto M, Martina B. Plasma and urine carnitine concentrations in well-trained athletes at rest and after exercise. Influence of L-carnitine intake. Drugs Exp Clin Res 1999;25(4):167-71.

19. Obad A, Palada I, Valic Z, et al. The effects of acute oral antioxidants on diving-induced alterations in human cardiovascular function. J Physiol 2007;578(Pt 3): 859-70.

20. Palazzetti S, Rousseau AS, Richard MJ, et al. Antioxidant supplementation preserves antioxidant response in physical training and low antioxidant intake. Br J Nutr 2004;91(1):91-100.

21. Pedersen BK, Rohde T, Ostrowski K. Recovery of the immune system after exercise. Acta Physiol Scand 1998; 162(3):325-32.

22. Penland JG, Lukaski HC, Gray JS. Zinc affects cognition and psychosocial function of middle-school children [Abstract]. J Fed Am Soc Exp Biol 2005;19(5):A973.

23. Peters EM, Goetzsche JM, Grobbelaar B, et al. Vitamin C supplementation reduces the incidence of postrace symptoms of upper-respiratory-tract infection in ultramarathon runners. Am J Clin Nutr 1993;57(2):170-4.

24. Real JT, Merchante A, Gómez JL, et al. Effects of marathon running on plasma total homocysteine concentrations. Nutr Metab Cardiovasc Dis 2005;15(2):134-9.

25. Schaefer A, Piquard F, Geny B, et al. L-arginine reduces exercise-induced increase in plasma lactate and ammonia. Int J Sports Med 2002;23(6):403-7.

26. Schoenthaler SJ, Bier ID, Young K, et al. The effect of vitamin-mineral supplementation on the intelligence of American schoolchildren: a randomized, double-blind placebo-controlled trial. J Altern Complement Med 2000;6(1):19-29.

27. Schröder H, Navarro E, Tramullas A, et al. Nutrition antioxidant status and oxidative stress in professional basketball players: effects of a three compound antioxidative supplement. Int J Sports Med 2000;21(2):146-50.

28. Tauler P, Aquiló A, Fuentespina E, et al. Diet supplementation with vitamin E, vitamin C and beta-carotene cocktail enhances basal neutrophil antioxidant enzymes in athletes. Pflugers Arch 2002;443(5-6):791-7.

29. Vandebuerie F, Vanden-Eynde B, Vandenberghe K, et al. Effect of creatine loading on endurance capacity and sprint power in cyclists. Int J Sports Med 1998;19(7): 490-5.

30. Woolf K, Manore MM. B-vitamins and exercise: does exercise alter requirements? Int J Sport Nutr Exerc Metab 2006;16(5):453-84.

31. Ylikoski T, Piirainen J, Hanninen O, et al. The effect of coenzyme Q_{10} on the exercise performance of cross-country skiers. Mol Aspects Med 1997;18(Suppl.):S283-90.

4.19. Akute und chirurgische Krankheitsbilder

Im Folgenden werden Wundheilungsstörungen (inkl. Druckgeschwüre) und Möglichkeiten zur Vermeidung von Nebenwirkungen bzw. zur Verbesserung der Wirkung einiger akutmedizinischer Interventionen besprochen.

Dabei sollen auch Nebenwirkungen bei Maßnahmen der ästhetischen Medizin zur Sprache kommen. Zusätzliche Informationen sind z.B. Kap. 4.3. Tumorerkrankungen und 4.4. Herz-Kreislauf-Erkrankungen zu entnehmen. Zu Infektionen und

Sepsis in der Akutmedizin, ☞ Kap. 4.2 Krankheiten des Immunsystems und Infektionskrankheiten.

4.19.1. Epidemiologie

Störungen der Wundheilung gehören zum Alltag in der Akutmedizin. Die Fallzahlen werden sehr unterschiedlich angegeben, je nachdem, ob sie von Kritikern oder Befürwortern bestimmter Methoden vorgestellt werden, oder auch, ob nur schwere oder auch leichtere Komplikationen einbezogen werden. Es werden einige beispielhafte Zahlen genannt.

So beträgt bei Arthrodesen des oberen Sprunggelenks die Gesamtkomplikationsrate ca. 29 %, wobei **Wundheilungsstörungen** ohne Keimnachweis ca. 6 % und Infektionen ca. 12 % ausmachen. Bei der Entnahme der V. saphena magna für Bypassoperationen ergeben sich bei ca. 31 % der Fälle Wundheilungsstörungen. Wird das Spektrum der Wundheilungsstörungen um **Hämatome** am Ober- und Unterschenkel erweitert, so erhöht sich die Anzahl von Wundheilungsstörungen auf 50 %.

Bei **Weisheitszahnoperationen** liegt die Häufigkeit der Wundheilungsstörungen für primär verschlossene Wunden bei 21,6 % und für sekundär heilende, drainierte Wunden bei 26,5 %.

Allein bei der **Fettabsaugung**, der mit 150.000 Eingriffen jährlich häufigsten ästhetischen Operation in Deutschland, leidet etwa jeder 10. Patient anschließend an Sensibilitätsstörungen, Nachblutungen oder lang anhaltenden Schmerzen. Gravierende Komplikationen, wie Embolien oder schwere Infektionen, treten bei 1 von 1.000 Patienten auf, jeder 5.000. Patient verstirbt daran.

Das Auftreten von **Druckgeschwüren** (Dekubitus) und schlecht heilenden, chronischen Wunden stellt auch in der Langzeitpflege, besonders bei geriatrischen oder immobilen Patienten, eine häufige Komplikation dar. Man spricht von jährlich 1,4 Millionen Menschen, die ein Druckgeschwür entwickeln. In Akutkrankenhäusern leiden 5-10 % und in geriatrischen Kliniken oder Pflegeheimen bis zu 30 % der Patienten an Dekubitalulzera.

4.19.2. Ätiologie

Neben der ausreichenden Blutversorgung ist für eine optimale Gewebsversorgung die optimale Verfügbarkeit von Energie und Nährstoffen unverzichtbar. Die Wunde selbst erhöht den Bedarf an Energie und spezifischen Nährstoffen – Aminosäuren wie Arginin, Cystein und Methionin, mehrfach ungesättigte Fettsäuren, Vitamine A, C, E und der Vitamin-B-Komplex, Zink, Selen, Mangan und Kupfer – erheblich. Bei einer häufig vorzufindenden qualitativ schlechten Ernährungslage mit einer inadäquaten Bedarfsdeckung an Mikronährstoffen erhöht im Krankheitsfall der entsprechend höhere Nährstoffbedarf das Mangelernährungsrisiko um bis zu 60 %. Zwischen dem Auftreten von Wundheilungsstörungen und Druckgeschwüren, einem Eiweiß- und Energiemangel einerseits und der vorherigen sowie aktuellen Ernährung andererseits kann ein direkter kausaler Zusammenhang nachgewiesen werden.

Wundheilungsstörungen treten in Form von Hämatomen, Seromen, Wundrandnekrosen, Nahtdehiszenz, septischen Prozessen, Fisteln und Dekubitalulzera auf und sind von der Komplexität des Eingriffs und vielen anderen Faktoren abhängig.

Häufige Ursachen für Wundheilungsstörungen sind

- prädisponierende bzw. nicht ausreichend therapierte Krankheiten

- vorbestehende Infekte

- Mangeldurchblutung

- schlechter Ernährungszustand und Mangelernährung

- Stoffwechselstörungen (Diabetes mellitus)

- Entzündungen

- Immunschwäche

- vermehrte freie Radikale

- Übergewicht und Adipositas

- Gerinnungsstörungen

- Rauchen

- operativ-technische Mängel

- fehlende, ungenügende oder infektionsbegünstigende Wunddrainagen

- mangelnde Hygiene

- ungenügende Blutstillung mit unvollständiger Hämatomausräumung

4.19.3. Stellenwert der Mikronähr-stoffmedizin

Operierte oder traumatisierte Patienten leiden häufig unter massivem oxidativem Stress und unter Entzündungen. Stoffwechsel und Immunsystem sind meist überfordert, insbesondere wenn zusätzlich belastende Grundkrankheiten oder Risikofaktoren (z.B. Rauchen) vorliegen. Alle diese Faktoren erhöhen das intra- und postoperative Risiko sowie die Gefahren Wundheilungsstörung, Infektion, Schock und Sepsis.

Hier kann der Einsatz von Mikronährstoffen aus physiologischen und biochemischen Gründen einen unschätzbaren Nutzen bringen. Mikronährstoffe sind ideal geeignet, um in der Akutmedizin (und bei chronisch bettlägerigen Pflegebedürftigen) durch Beeinflussung von Immunsystem, Entzündung und oxidativem Stress zur Gewebestärkung und -regeneration beizutragen und sowohl Infektionen als auch Wundheilungsstörungen zu reduzieren. Außerdem wird so die Wundheilung beschleunigt und die Wirkung der ärztlichen Therapiemaßnahmen verbessert.

Bei größeren Eingriffen und ungünstigen Ernährungsgewohnheiten übersteigt zudem der Bedarf an den für den Stoffwechsel und den Gewebeaufbau dringend benötigen Aminosäuren (z.B. Glutamin und Arginin) die Möglichkeiten einer normalen Zufuhr über die Nahrung und muss deshalb mit **wundspezifischen Supplementen** gedeckt werden. Auch der erhöhte Bedarf an Entzündungshemmern (vor allem ungesättigte Fettsäuren), Immunmodulatoren, wie Zink, und antioxidativen Substanzen kann mit Lebensmitteln allein nicht realisiert werden und erfordert eine Nahrungsergänzung.

4.19.4. Studien zur Wirkung der Mikronährstoffe bei akuten und chirurgischen Krankheitsbildern

Es besteht ein signifikanter Zusammenhang zwischen niedrigen **Zinkspiegeln** und verzögerter Wundheilung: In einer Studie mit 97 Patienten, die nach Fraktur eine Hüftgelenk-Hemiarthroplastik erhalten hatten, waren Zinkspiegel von <95 µg/dl mit einer Erhöhung des Risikos einer Wundheilungsstörung um das 11,76fache verbunden [15].

In einer weiteren klinischen Studie mit 80 Patienten fanden Zorrilla et al. [15], dass ein niedriger Zinkspiegel prognostisch bedeutsam ist im Hinblick auf verzögerte Wundheilung nach Totalendoprothese des Hüftgelenks.

Das Infektionsrisiko bei chirurgischen Patienten wird durch die Gabe von 25 g **L-Arginin** täglich durch signifikante Stärkung des Immunsystems reduziert. Dies ermittelten Wissenschaftler in einer randomisierten placebokontrollierten Studie [3].

In der Chirurgie konnte – laut einer randomisierten, kontrollierten Studie mit 595 Intensiv-Patienten [9] – der frühe Einsatz der **antioxidativen Vitamine E und C** (1.000 IE Alpha-Tocopherol per Sonde und 1.000 mg Ascorbinsäure i.v.) signifikant die Inzidenz eines Organversagens (−57 %) und einer Lungenerkrankung (−19 %) reduzieren. Außerdem wurde der Aufenthalt auf der Intensivstation verkürzt.

Die Gabe der **probiotischen Bakterienspezies** *Lactobacillus plantarum*, postoperativ nach Baucheingriffen 60 Patienten verabreicht [11], reduzierte signifikant die Infektionshäufigkeit (10 % vs. 30 %) und die Dauer der Antibiotikatherapie gegenüber Placebo (4 vs. 8 Tage).

In einer randomisierten Studie mit 172 Patienten [12] wurde mit dem **Probiotikum** *Lactobacillus plantarum 299* und **Ballaststoffen** die Häufigkeit postoperativer bakterieller Infektionen nach Magen-, Leber- oder Pankreasresektion signifikant um 4 % vs. 13 % sowie nach Lebertransplantation (13 % vs. 34 %) reduziert. Auch die Dauer einer notwendigen Antibiotikatherapie war signifikant kürzer in der Verumgruppe im Vergleich zur Gruppe mit Standardtherapie.

Probiotika und **Glutamin** reduzieren im Vergleich zu Placebo bei Patienten mit Schädel-Hirn-Trauma den Aufenthalt auf der Intensivstation, die Tage mit künstlicher Beatmung sowie signifikant die Infektionshäufigkeit. Dies ergab eine kontrollierte Studie mit 23 Patienten [4].

Unter chirurgisch bedingtem Stress verlagert sich die Balance zwischen den T-Helferzellen 1 und 2 (Th1 und Th2) in Richtung Th2-Dominanz. Die präoperative "**Immunnutrition**" (u.a. mit L-Arginin, Omega-3-Fettsäuren und RNA) korrigierte z.B. bei 36 Patienten mit kolorektalem Karzinom das gestörte Th1/Th2-Verhältnis [8].

In einer randomisierten Studie mit 53 Patienten [5] reduzierte die 11-wöchige Gabe von *Lactobacillus johnsonii* zusätzlich zu **Clarithromycin** und im Vergleich zu Placebo die Dichte des *Helicobacter pylori* sowie Entzündungserscheinungen und Gastritisaktivität im Magenantrum.

Auch in einer weiteren Studie mit **Probiotika** (*Lactobacillus acidophilus* und *Bifidobacterium bifidum*) während der Antibiotikatherapie gegen *H.-pylori*-Infektion (n=30) [7] konnte die Probiotikagabe die antibiotikabedingte Reaktion der intestinalen Mikroflora modulieren und im Vergleich zu Placebo signifikant die Anaerobier vermindern.

Bereits 1994 konnten Saaverda et al. zeigen, dass die Gabe von *Bifidobacterium bifidum* und *Streptococcus thermophilus* gegenüber Placebo bei 55 stationär behandelten Kindern die akuten Durchfälle (7 % vs. 31 %) und die Ausscheidung von Rotaviren (10 % vs. 39 %) vermindern kann [13].

Bei Traumapatienten führte die Gabe von **Selen, N-Acetylcystein, Vitamin C** und **E** gegenüber Placebo zu signifikant weniger infektiösen Komplikationen und weniger Organversagen [10].

In einer placebokontrollierten Doppelblindstudie [2] profitierten die 20 Verbrennungspatienten von einer Erhöhung der üblichen Therapie mit Spurenelementen (höhere Dosierungen: 40,4 µmol vs. 20 µmol Kupfer, 2,9 µmol vs. 0,4 µmol Selen und 406 µmol vs. 100 µmol Zink). Es kam unter den höheren Spurenelementgaben zu einer signifikant geringeren Rate an Lungeninfektionen und zu einem signifikant kürzeren Krankenhausaufenthalt.

Nach einer kontrollierten Studie mit 42 SIRS-Patienten (SIRS: systemic inflammatory response syndrome) [1] wurde **Selen** in absteigender Dosierung (von 535 µg bis 35 µg) verabreicht. Dadurch konnte das klinische Therapieergebnis (anhand des *Acute Physiology and Chronic Health Evaluation III*-Punktwerts (APACHE III) signifikant gebessert werden. Daneben war die Gesamtmortalität mit 33,5 % vs. 52 % und die Inzidenz eines akuten dialysepflichtigen Nierenversagens mit 3 vs. 9 Fällen unter der Selentherapie niedriger.

Die Wirkung von **Zink** auf eine Endotoxämie wurde 2005 von Krones et al. am Schweinemodell untersucht. Dabei besserte eine Vorbehandlung mit Zink, das zuvor schon in vitro Zellschäden reduzieren konnte, im Vergleich zu Placebo am Schwein alle hämodynamischen und pulmonalen Parameter signifikant.

4.19.5. Rezepturbeispiele bei akuten und chirurgischen Krankheitsbildern

Substanz	Dosierung	Stufe und Bemerkungen
Zink ✓	10-30 mg	I; fördert auch Proteinsynthese
Selen	100-1.000 µg	II
Vitamin C ✓	1-3 g	II; auch Kollagenbildung
Vitamin E	400-800 mg	II; evtl. topische Anwendung
Vitamin K	30-120 µg	II
Vitamin A	5.000 IE	II; unterstützt Zellteilung und -differenzierung
Beta-Carotin	2 mg	II; unterstützt Zellteilung und -differenzierung
Biotin	100-500 µg	II
Vitamin B$_1$	5-40 mg	II
Vitamin B$_2$	5-40 mg	II
Nicotinamid	50-300 mg	II
Vitamin B$_6$	4-25 mg	II
Pantothensäure ✓	10-30 mg	II; auch Förderung der Kollagensynthese
Omega-3-Fettsäuren	1-5 g	II; wichtig für Aufbau der Zellwände

1 Maßnahmen zur Förderung der Wundheilung.

Praxistipp:

- Rauchen stört die Wundheilung
- Auf ausreichende Zufuhr an essenziellen Aminosäuren (Aufbau von Zellprotein, wichtig für Immunsystem) achten und in Sonderfällen gezielt supplementieren.

Substanz	Dosierung	Stufe und Bemerkungen
L-Glutamin	bis 18 g	I; reduziert Infektionsrisiko
Selen ✓	100-500 µg	I; u.a. bei Organversagen, Sepsis
Vitamin C ✓	7.500 mg	I; antioxidative Wirkung, u.a. bei Organversagen, Sepsis
Vitamin E	600 mg	I; antioxidative Wirkung, u.a. bei Organversagen, Sepsis
N-Acetylcystein	300-600 mg	I; antioxidative Wirkung, u.a. bei Organversagen, Sepsis
L-Arginin	25 g	I; reduziert Infektionsrisiko
Probiotika	$2\text{-}5 \times 10^9$ KBE	I; reduziert Infektionsrisiko
Zink ✓	20-60 mg	I; reduziert Infektionsrisiko

2 Supplementierung von Mikronährstoffen in der Akutmedizin.

Praxistipp:

In vielen Fällen (z.B. bei Schockpatienten) ist die parenterale Gabe der Leitmikronährstoffe in hoher Dosierung zumindest initial notwendig.

Literatur

1. Angstwurm EM, Schottdorf J, Schopohl J, et al. Selenium replacement in patients with severe systemic inflammatory response syndrome improves clinical outcome. Crit Care Med 1999;27(9):1807-13.

2. Berger MM, Spertini F, Shenkin A, et al. Trace element supplementation modulates pulmonary infection rates after major burns: a double-blind, placebo-controlled trial. Am J Clin Nutr 1998;68(2):365-71.

3. Daly JM, Reynolds J, Thom A, et al. Immune and metabolic effects of arginine in the surgical patient. Ann Surg 1988;208(4):512-23.

4. Falcao de Arruda IS, de Aguilar-Nascimento JE. Benefits of early enteral nutrition with glutamine and probiotics in brain injury patients. Clin Sci (Lond) 2004;106(3):287-92.

5. Felley CP, Corthésy-Theulaz I, Rivero JL, et al. Favourable effect of an acidified milk (LC-1) on *Helicobacter pylori* gastritis in man. Eur J Gastroenterol Hepatol 2001;13(1):25-9.

6. Krones CJ, Klosterhalfen B, Butz N, et al. Effect of zinc pretreatment on pulmonary endothelial cells in vitro and pulmonary function in a porcine model of endotoxemia. J Surg Res 2005;123(2):251-6.

7. Madden JA, Plummer SF, Tang J, et al. Effect of probiotics on preventing disruption of the intestinal microflora following antibiotic therapy: a double-blind, placebo-controlled pilot study. Int Immunopharmacol 2005;5(6):1091-7.

8. Matsuda A, Furukawa K, Takasaki H, et al. Preoperative oral immune-enhancing nutritional supplementation corrects TH1/TH2 imbalance in patients undergoing elective surgery for colorectal cancer. Dis Colon Rectum 2006;49(4):507-16.

9. Nathens AB, Neff MJ, Jurkovich GJ, et al. Randomized, prospective trial of antioxidant supplementation in critically ill surgical patients. Ann Surg 2002;236(6):814-22.

10. Porter JM, Ivatury RR, Azimuddin K, et al. Antioxidant therapy in the prevention of organ dysfunction syndrome and infectious complications after trauma: early results of a prospective randomized study. Am Surg 1999;65(5):478-83.

11. Rayes N, Hansen S, Seehofer D, et al. Early enteral supply of fiber and Lactobacilli versus conventional nutrition: a controlled trial in patients with major abdominal surgery. Nutrition 2002a;18(7-8):609-15.

12. Rayes N, Seehofer D, Müller AR, et al. Einfluss von Probiotika und Ballaststoffen auf die Inzidenz bakterieller Infektionen nach viszeralchirurgischen Eingriffen -

Ergebnisse einer prospektiven Studie. Z Gastroenterol 2002b;40(10):869-76.

13. Saavedra JM, Bauman NA, Oung I, et al. Feeding of *Bifidobacterium bifidum* and *Streptococcus thermophilus* to infants in hospital for prevention of diarrhoea and shedding of rotavirus. Lancet 1994;344(8929):1046-9.

14. Zorrilla P, Gómez LA, Salido JA, et al. Low serum zinc level as a predictive factor of delayed wound healing in total hip replacement. Wound Repair Regen 2006;14(2):119-22.

15. Zorrilla P, Salido JA, López-Alonso A, et al. Serum zinc as a prognostic tool for wound healing in hip hemiarthroplasty. Clin Orthop Relat Res 2004;420:304-8.

4.20. Umweltbedingte Störungen

Dieser kleine "Ausflug" in die Umweltmedizin soll einen potenziellen Nutzen der Mikronährstoffe aufzeigen. Er wird sich auf einige Studienergebnisse und Rezepturen zur Prävention und Behandlung toxischer Schäden sowohl durch Umweltbelastung (z.B. Amalgam, Quecksilber, Arsen) als auch Genussgifte (Nikotin, Alkohol) beschränken und ist als Ergänzung zu entsprechenden Themen in anderen Kapiteln dieses Buches gedacht.

4.20.1. Epidemiologie

Die Belastungen mit "klassischen" Umweltschadstoffen, wie Quecksilber, polyzyklischen aromatischen Kohlenwasserstoffen (PAH) und Pentachlorphenol (PCP) hat in den letzten Jahren abgenommen. Bei Haaranalysen von Frauen aus 21 Ländern lag nur noch bei 15 % der Frauen die Quecksilberbelastung über dem Grenzwert von 1 μg/g Haar, einem Wert, der allerdings bei Frauen im gebärfähigen Alter nicht überschritten werden sollte.

Dafür werden wir mit neueren Schadstoffen konfrontiert (z.B. Passivrauchen, Schimmelpilze, Feinstaub, Strahlung), die noch nicht so ernst genommen werden, noch nicht so gut untersucht sind oder deren Auswirkungen epidemiologisch zum großen Teil noch nicht ausreichend erfasst sind.

In Deutschland gab es im Jahre 2005 ca. 17 Mio. **Raucher**, wobei rund 20 % der 12- bis 17-Jährigen rauchten. Durch die Folgen von Nikotinabusus kommt es in unserem Land insgesamt zu 110.000-120.000 Todesfällen pro Jahr und zu ca. 3.000 Todesfällen infolge des Passivrauchens.

In Deutschland liegt riskanter **Alkoholgenuss** bei 5 Mio. Menschen vor, schädlicher Gebrauch ist bei 2,7 Mio. und Alkoholabhängigkeit bei 1,7 Mio. Menschen gegeben. Durch Folgen des Alkoholkonsums kommt es zu etwa 40.000 Todesfällen pro Jahr.

4.20.2. Ätiologie

Viele **Metalle** (insbesondere Schwermetalle) sind gesundheitsschädlich oder giftig, da sie nicht abgebaut werden können. Sie werden für die Entstehung vieler Krankheiten mit unklarer Ätiologie (z.B. Autismus, multiple Sklerose) mitverantwortlich gemacht. Sie werden meist über die Nahrungskette oder auf anderem Wege, z.B. über Amalgam, aufgenommen. Zu den problematischen Metallen zählen u.a. Quecksilber, Blei, Cadmium und Arsen, aber auch Plutonium, das besonders für seine strahlungsbedingte negative Wirkung bekannt ist. **Schwermetalle** werden beispielsweise in der Metallveredlung (Chrom und Nickel), in der Batterie- und Akkuherstellung (Blei, Cadmium) und im Strahlenschutz, für Kabelummantelungen, Korrosionsschutz, Pigmente, Legierungen, Leuchtstoffröhren und Energiesparlampen (Quecksilber) sowie in der Kerntechnik und der PVC-Herstellung verwendet. Die wichtigsten **Quecksilberbelastungsquellen** für den Menschen sind fettreiche Fische mit hohen Quecksilberkonzentrationen, quecksilberhaltige Medizinprodukte und Ausdünstungen aus Amalgamfüllungen. Es wird geschätzt, dass jährlich etwa 2.200 t als gasförmiges Quecksilber über Kohleverbrennung, Chlorproduktion, Zementwerke und die kleingewerbliche Goldgewinnung in die Atmosphäre sowie in Böden und Gewässer abgegeben werden.

Die **Folgeprobleme durch Nikotin und Alkohol** sind vielfältig und rühren vor allem von der chronischen Belastung für Stoffwechsel, Immunsystem und Entgiftungsleistung, vom hohen Ausstoß an Radikalen und von der chronischen Schädigung vieler Organe sowie dem deutlich erhöhten Bedarf an Mikronährstoffen her.

4.20.3. Stellenwert der Mikronährstoffmedizin

Durch Umweltbelastungen kommt es zu einer hohen Belastung mit Radikalen, zu einem gehäuften Auftreten von Entzündungen sowie zu einer enormen Belastung für Stoffwechsel, Zellteilungsprozesse, Immunsystem und Entgiftungsfunktionen. Alle diese Wirkungen auf das Individuum erfordern neben der vorrangigen Vermeidung der auslösenden Agenzien den konsequenten primären und begleitenden Einsatz der Mikronährstoffmedizin bzw. ihrer Antioxidanzien, Entzündungs- und Immunmodulatoren sowie der verschiedenen Stoffwechselaktivatoren.

Eine reduzierte individuelle Detoxifikationsfunktion stellt übrigens einen der Hauptrisikofaktoren für Erkrankungen durch Umweltbelastungen dar. Die Entgiftungsfunktion ist einerseits von genetischen Polymorphismen und andererseits von der Versorgung mit **Antioxidanzien, Immunmodulatoren** und **Coenzymen** (z.B. Vitamin C, Zink und Selen) abhängig.

4.20.4. Studien zur Wirkung der Mikronährstoffe bei umweltbedingten Störungen

Werden **Zink** oder **N-Acetylcystein** jeweils zusammen mit dem toxischen Element Arsen zugeführt, schützen sie signifikant vor arsenbedingtem oxidativem Stress und Organschäden [3]. Besonders wirksam ist die kombinierte Gabe von Zink und N-Acetylcystein.

Zum Einfluss von Rauchen auf die Lungenfunktion bei Neugeborenen wurde eine tierexperimentelle Studie an Rhesusaffen durchgeführt [4]. Die weiblichen Tiere erhielten an Tag 26 bis 160 der Trächtigkeit entweder nur Nikotin oder Nikotin + 250 mg **Vitamin C**. Dann wurden die Feten per Kaiserschnitt entbunden. Bei den Affen, die Vitamin C erhalten hatten, verhinderte das Vitamin die üblicherweise nach Nikotin auftretende Verschlechterung der Lungenfunktion der neugeborenen Affen. Auch der nikotinbedingte Anstieg des Surfactant-Apoprotein B wurde praktisch vollständig verhindert. Die Autoren begründen dies damit, dass Vitamin C vermutlich die Gewebe vor nikotinbedingtem Elastinabbau schützt, und fordern Vitamin C als Option für schwangere Frauen, die nicht vom Rauchen lassen können.

Bezüglich des Rauchens und der Auswirkung auf das Immunsystem führten von Poppel et al. [6] eine 14-tägige placebokontrollierte Doppelblindstudie durch Bei männlichen gesunden Rauchern führte die Gabe von 20 mg **Beta-Carotin** pro Tag

zu einer verstärkten von Lymphozytenproliferation und zu einem verbesserten Immunstatus.

In einer prospektiven Studie mit 27.100 Teilnehmern [5] führte die tägliche Gabe von 400 µg **Folsäure** zu einer signifikanten Reduktion des Pankreaskrebsrisikos, dass durch Rauchern verdoppelt wurde.

Die besonders negative Wirkung des Rauchens auf die Funktion der Herzkranzgefäße ist allgemein bekannt. In einer Studie zu dieser Fragestellung [1] konnte durch eine Infusion von 3 g Vitamin C die Koronarfunktion signifikant gebessert werden.

In einer placebokontrollierten Doppelblindstudie [2] wurde mit der Supplementierung von 5 mg Folsäure pro Tag die Endothelfunktion bei Rauchern signifikant gebessert (der diastolische Blutdruck sank von 88 mmHg auf 83 mmHg).

4.20.5. Rezepturbeispiele bei umweltbedingten Störungen

Substanz	Dosierung	Stufe und Bemerkungen
Vitamin E ✓	200-600 mg	II
Vitamin C ✓	500-1.500 mg	II
Zink ✓	10-60 mg	II
Selen ✓	50-100 µg	IIII
Magnesium	150-250 mg	
Calcium	500-1.000 mg	II
Schwefelhaltige Aminosäuren: Cystein, Methionin	je 0,5-1 g	II

1 Zur Amalgam- und Quecksilbersanierung.

Praxistipp:

Zusätzlich Darmausleitung und Optimierung des Säure-Basen-Haushalts.

Substanz	Dosierung	Stufe und Bemerkungen
Beta-Carotin	20 mg	I
Folsäure ✓	450 µg	I
Vitamin C ✓	2 g	I; Rauchen baut die Körperreserven an Vitamin C ab; Vitamin-C-Mangel erhöht den Blutfettspiegel
Vitamin B_1	100 mg	II; Mangel erhöht den Milchsäurespiegel im Gehirn. Milchsäure kann bei anfälligen Patienten angstauslösend sein
Vitamin B_2	20 mg	II; Raucher haben einen erhöhten oxidativen Stess und benötigen Glutathion, das von der riboflavinabhängigen Glutathonreduktase gebildet wird
Vitamin B_{12}	1 mg	II; Raucher haben oft einen Vitamin-B_{12}-Mangel
Calcium	800 mg	II; Rauchen beschleunigt den Verlust von Calcium

2 Prävention von Folgeschäden des Rauchens (Nikotinabusus).

Praxistipp:

Zur Ausleitung empfehlen sich auch bestimmte Kräuterzubereitungen. So stellen Bärlauch und Knoblauch, aber auch Zwiebelgewächse natürliche Schwefelgruppenspender für die Entgiftung (Phase II) dar. Auch die 3-Indol-Carbinole als Inhaltsstoffe des Brokkoli verbessern die Aktivität der Glutathion-S-Transferase.

Substanz	Dosierung	Stufe und Bemerkungen
Vitamin C ✓	1-2 g	II
Vitamin E ✓	600 mg	II
Vitamin B$_1$	25-400 mg	II
Vitamin B$_2$	25-40 mg	II
Nicotinamid	50-300 mg	II
Vitamin B$_6$	5-25 mg	II
Vitamin B$_{12}$	5-15 µg	II
Folsäure	0,4-1 mg	II
Zink ✓	20-40 mg	II
Selen	100 µg	II
Magnesium	400 mg	II
Carnitin	0,5-3 g	II

3 Behandlung des chronischen Alkoholabusus und seiner Folgen.

Literatur

1. Kaufmann PA, Gnecchi-Ruscone T, di Terlizzi M, et al. Coronary heart disease in smokers: vitamin C restores coronary microcirculatory function. Circulation 2000; 102(11):1233-8.

2. Mangoni AA, Sherwood RA, Swift CG, et al. Folic acid enhances endothelial function and reduces blood pressure in smokers: a randomized controlled trial. J Intern Med 2002;252(6): 497-503.

3. Modi M, Kaul RK, Kannan GM, et al. Co-administration of zinc and N-acetylcysteine prevents arsenic-induced tissue oxidative stress in male rats. J Trace Elem Med Biol 2006;20(3):197-204.

4. Proskocil BJ, Sekhon HS, Clark JA, et al. Vitamin C prevents the effects of prenatal nicotine on pulmonary function in newborn monkeys. Am J Respir Crit Care Med 2005;171(9):1032-9.

5. Stolzenberg-Solomon RZ, Pietinen P, Barrett MJ, et al. Dietary and other methyl-group availability factors and pancreatic cancer risk in a cohort of male smokers. Am J Epidemiol 2001;153(7):680-7.

6. van Poppel G, Spanhaak S, Ockhuizen T. Effect of beta-carotene on immunological indexes in healthy male smokers. Am J Clin Nutr 1993;57(3):402-7.

Interaktionen zwischen Arzneimitteln und Mikronährstoffen

5. Interaktionen zwischen Arzneimitteln und Mikronährstoffen

Bei einer diätetischen Behandlung mit Mikronähr-stoffen, die neben einer ärztlichen, meist auch pharmakologischen Therapie erfolgt, ist besonders zu beachten, dass es zwischen der laufenden Medi-kation und den einzelnen Mikronährstoffen zu Interaktionen kommen kann. Zumeist kann die langfristige Einnahme bestimmter Arzneimittel Vitamine, Mineralstoffe und Spurenelemente im Körper reduzieren, so dass eine adäquate Substitu-tion angezeigt ist. Gelegentlich greifen Mikronähr-stoff-Supplemente aber auch in den Stoffwechsel der Arzneimittel ein, was evtl. eine Dosisanpas-sung erfordert. Es versteht sich von selbst, dass Interaktionen von Mikronährstoffen mit Arznei-mitteln u.U. zu einer Beeinträchtigung des Thera-pieerfolgs führen können.

An dieser Stelle werden in Tabellenform die wich-tigsten bekannten Wechselwirkungen zwischen Arzneimitteln und Mikronährstoffen vorgestellt.

Arzneimittel	Mikronährstoffe	Interaktionen	Konsequenzen
Aspirin	Vitamin C	• Vitamin-C-Resorption ↓ • Vitamin-C-Spiegel im Magen ↓ • renale Ausscheidung ↑	• Ulkusrisiko ↑ • Risiko Helicobacter-Infektion ↑ • Risiko des Vitamin-C-Mangels → oxidativer Stress
	Vitamin E	• additive pharmakologische Effekte: bei Vitamin-E-Hochdosistherapie (>800 mg/Tag) • mögliche Interaktion mit Vitamin K	• Blutungsneigung ↑
	Eisen	• Schleimhautirritation ↑	• Magenbeschwerden ↑ • Ulkusrisiko ↑
Antacida v.a. aluminium-haltige	Eisen und Zink	• Resorption ↓ • pH-Verschiebung Nach Auffassung der Auto-ren sollte auf den Einsatz von aluminiumhaltigen Wirkstoffen aufgrund mög-licher toxischer Belastung verzichtet werden	• Verdacht, dass Aluminium-belastung zur Neurodegene-ration beiträgt (z.B. Alzhei-mer-Demenz) *Cave:* Magnesium-Mangel begünstigt die Aluminium-belastung im ZNS! • Aluminium reduziert Zink- und Eisenverfügbarkeit
H2-Rezeptor-blocker z.B. Ranitidin	Vitamin B_{12}	• pH-Verschiebung • Vitamin-B_{12}-Resorption ↓ • Vitamin-B_{12}-Feisetzung aus ribosomalen Proteinen	• Vitamin-B_{12}-Mangel (megaloblastäre Anämie, Hyperhomocysteinämie)
Theophyllin	Vitamin B_6	• Pyridoxalmangel, da Pyrido-xalkinase-Antagonist	• gestörter Aminosäure-, Neurotransmittermetabolis-mus: Serotonin → Melato-nin (Schlafmangel, Magen-Darm-Störungen, Hyper-homocysteinämie)

Antibiotika			
generell	Biotin und Vitamin K	• intestinale Eigensynthese ↓ durch negativen Einfluss auf die Darmflora	• Blutgerinnung, Osteoporose, negative Wirkung auf Haut, Haare und Nägel • psychische Symptome: z.B. Angststörungen
z.B. Cephalosporine	Biotin und Vitamin K	• renale Pivaloylcarnitin-Verluste	*Anmerkung*: Studien haben die Effizienz einer simultanen probiotischen Maßnahme im Zuge einer Antibiotikatherapie belegt. Es empfiehlt sich im Anschluss eine Supplementierung von mikroflorastabilisierenden Nährstoffen, z.B. L-Glutamin, Biotin, Zink und Molybdän
Cefetametpivoxil	L-Carnitin	• Komplexbindung → reduzierte Antibiotika- und Mikronährstoffresorption	• Symptome der L-Carnitin-Depletion: Hypertriglyceridämie, Detoxifikation ↓, Hepathopathie, Energie ↓, CFS, Alzheimer-Demenz, Diabetes mellitus
Chloramphenicol	Vitamin B_{12}	• Vitamin-B_{12}-Resorption ↓	• Vitamin-B_{12}-Mangel, (megaloblastäre Anämie, Hyperhomocysteinämie)
Gyrasehemmer	Zink, Calcium, Magnesium, Eisen	• Chelatkomplexbildung	• Wirkungsverlust der Antibiose und Mikronährstoffverlust
Tetracycline	Zink, Calcium, Magnesium, Eisen	• Chelatkomplexbildung	• Wirkungsverlust der Antibiose und Mikronährstoffverlust. Es empfiehlt sich bei längerer Antibiotikatherapie (z.B. bei Borreliose) die postantibiotische Zufuhr entsprechender Mikronährstoffe
Antidiabetika			
generell	Alpha-Liponsäure (Thioctsäure)	• Verstärkung des hypoglykämischen Effekts (PDH- und α-KGDH-Aktivität ↑)	• reduzierte Glutathionsynthese mit oxidativen Stress und reduzierter Detox-Kapazität (eingeschränkte Phase-II-Entgiftung)
Metformin	Vitamin B_{12}	• Vitamin-B_{12}-Resorption ↓ durch Störung der calciumabhängigen Endozytose des IF-B_{12}-Komplexes	• Vitamin-B_{12}-Mangel, (megaloblastäre Anämie, Hyperhomocysteinämie)

Antiepileptika			
Phenytoin, Phenobarbital, Primidon, Carbamazepin	Vitamin D und Calcium	• Cytochrom-P450-Enzyminduktion → Vitamin-D-Abbau ↑	• Calciumverwertung ↓ • Hypertonie, Immundysbalance, Zinkmangel, Parathormon ↑, Pyridinolinausscheidung ↑ → Osteopathie → erhöhter Calciumbedarf
Phenytoin	Folsäure	• Folsäure-Metabolismus ↑	• Folsäuremangel, Hyperhomocysteinämie, Gingivahyperplasie; die Gabe von <1 mg Folsäure wird empfohlen, um nicht die antiepileptischen Wirkung zu beeinträchtigen
Valproinsäure	L-Carnitin	• Carnitin-/Acyl-Carnitin-Translokase ↓ • Valproyl-Carnitin-Exkretion ↑	• Symptome der L-Carnitin-Depletion: Hypertriglyceridämie, Detoxifikation ↓, Hepathopathie, Energie ↓, CFS, Morbus Alzheimer, Diabetes mellitus
	Selen	• Selen ↓	• Thyreopathie, oxidativer Stress, Glutathiondepletion infolge GPX-Reduktion
Antihypertonika			
ACE-Hemmer	Kalium	• renale Kaliumausscheidung ↓	• Hyperkaliämie
Captopril	Zink	• renale Zinkausscheidung ↓	• Zinkmangel
AT_1-Blocker	Kalium	• renale Kaliumausscheidung ↓	• Hyperkaliämie
Antikoagulanzien			
Phenprocoumon (Marcumar)	Vitamin K	• Antagonismus	• blutgerinnungshemmender Effekt ↓
	Coenzym Q_{10}	• Strukturanalogie zwischen Coenzym Q_{10} und Vitamin K	• blutgerinnungshemmender Effekt ↓ → Kontrolle des INR-Werts
Antirheumatika			
NSAR	Vitamin E	• Synergismus mit der COX2-Hemmung	• Magen-Darm-Nebenwirkungen durch Dosisspareffekt • antiinflammatorische Wirkung ↑
Methotrexat	Folsäure	• Folsäureantagonismus	• Folsäuremangel mit Leuko- und Thrombozytopenie, Stomatitis, Gingivitis, Hyperhomocysteinämie

Sulfasalsazin	Folsäure	• Folsäureresorption ↓	• Folsäuremangel mit Leuko- und Thrombozytopenie, Stomatitis, Gingivitis, Homocysteinämie
Betablocker			
	Nicotinsäure	• Vasodilatation	• blutdrucksenkender Effekt ↑
Bisphosphonate			
	Calcium, Eisen, Magnesium, Zink	• Bildung schwer resorbier- barer Komplexe	• Mineralstoffverlust, Wirkungsverlust der Bis- phosphonate
Corticosteroide			
	Vitamin D, Calcium	• Anti-Vitamin D-Effekt, Calciumresorption ↓	• Osteoporose
Diuretika			
Thiazide	Calcium, Vita- min D	• renale Ausscheidung ↓	• Calcium ↑
Furosemid	Vitamin B_1	• Thiaminaufnahme in die Kardiozyten ↓	• Folsäuremangel • Homocystein ↑ • kardiovaskuläres Beri-Beri- Syndrom • Laktatazidose
HCT/Triamteren	Folsäure	• Folsäureresorption ↓ • renale Folsäureausscheidung ↓	• Folsäuremangel, Homo- cysteinämie
Spironolacton	Kalium	• renale Kaliumausscheidung ↓	• Hyperkaliämie
Allopurinol	Eisen	• Allopurinol erhöht Eisenspeicherung in der Leber	• erhöhtes Risiko für Leber- toxizität
Colchizin			
	Vitamin B_{12}	• Vitamin-B_{12}-Resorption ↓	• Megaloblastenanämie, Schleimhautblutungen
Ciclosporin A			
	Magnesium, Kalium	• renale Magnesiumausschei- dung ↑ • zelluläre Kaliumverwertung ↓	• Magnesiummangel, Hyper- kaliämie, Herzrhythmus- störungen, Kardio-/Neuro- toxizität
	Omega-3- Fettsäuren	• Synergismus mit Ciclospo- rin	• immunsuppressiver Effekt, dadurch Medikamenten- Nebenwirkung
Herzglykoside (Digitalis)			
	Magnesium, Kalium	• kardialer Elektrolytverlust • Hemmung der Na/K/ATPase	• Glykosidtoleranz • Arrhythmien • Gefäßspasmen

Lipidsenker			
Colestyramin	fettlösliche Vitamine	• Bindung der Vitamine an Gallensäuren → erhöhte gastrointestinale Ausscheidung	• Vitaminverlust • Lipidperoxidation • erhöhte Entzündungsneigung • Visusverschlechterung
Statine	Coenzym Q_{10}	• Hemmung der Mevalonsäuresynthese	• Myopathien • kardiovaskuläres Risiko
	Selen	• Selenmangel durch Hemmung der Selenoprotein-P-Synthese	• Myopathien • kardiovaskuläres Risiko
Nicotinsäure	Vitamin B_6	• Vitamin-B_6-Antagonismus	• Serotonin → Melatonin • Schlafmangel • Aminosäurestoffwechsel ↓
Liponsäure			
	Biotin	• chemische Analogie	• biotinabhängige Carboxylasen ↓ • negative Wirkung auf Haut, Haare und Nägel • psychische Symptome: z.B. Angststörungen
	Eisen, Calcium, Magnesium	• Komplexsalzbildung	• Wirkungsverlust und Mineralstoffverlust
Parkinsonmittel			
L-Dopa bei heute üblicher Komedikation mit Decarboxylase-Hemmern (z.B. Carbidopa) unproblematisch	Vitamin B_6	• periphere Decarboxylierung von L-Dopa ↑ • Induktion der L-Dopa-Decarboxylierung im Magen-Darm-Trakt durch Vitamin B_6	• Abnahme des Effekts der Parkinsontherapie mit Zunahme von Hypo-/Akinesie
Schilddrüsenhormone			
Levothyroxin	Calcium, Eisen	• gestörte Resorption	• Bioverfügbarkeit von Schilddrüsenhormonen ↓
Sexualhormone, Kontrazeptiva			
	Vitamin B_1	• Vitamin B_1 ↓	• verminderter Thiaminstatus
	Vitamin C	• Coeruloplasmin-Synthese ↑ • Vitamin-C-Oxidation	• Kupferspiegel ↑ → DAO ↑ → Histapenie • Kupferspiegel ↑ → Zink ↓
	Folsäure	• Blockade der Folsäuredekonjugation	• reduzierte Hemmwirkung der APC • Resistenz auf Thrombinbildung

Virustatika			
Adefovir	L-Carnitin	• erhöhte renale Carnitin-ausscheidung $\rightarrow$ Carnitin-mangel	• mitochondriale Toxizität $\uparrow$ • Risiko für Neuro/-Myo-pathien, Hyperlipidämie
Zidovudin	Vitamin B_1-B_6, L-Carnitin	• Vitamin-B-Resorption $\downarrow$ • erhöhte renale Carnitin-ausscheidung $\rightarrow$ Carnitin-mangel • Hemmung der DNA-Polymerase	• Vitamin-B-Mangel • Laktatazidose, Glucose-toleranz
Zytostatika			
5-Fluorouracil	Vitamin B_1	• kompetitive Hemmung der Phosphorylierung von Thiamin zu TPP	• Inaktivierung des Vitamin B_1
Adriamycin	Fettsäuren	• Hemmung der mitochon-drialen Beta-Oxidation lang-kettiger Fettsäuren	• Kardiomyopathie
Cisplatin	L-Carnitin	• L-Carnitinsynthese	• Kardiomyopathie

Tab. 5.1: Wechselwirkungen zwischen Arzneimitteln und Mikronährstoffen.

Diagnostik in der Mikronährstoff- medizin

6. **Diagnostik in der Mikronährstoffmedizin**

Eine rationelle, kosteneffektive und zielgerichtete Diagnostik ist die Grundlage jeder gut gemachten Medizin. Dies gilt natürlich auch für die Medizin der Mikronährstoffe.

Diagnostische Strategien als Kombinationen mehrerer Bausteine dienen einerseits dazu, den **individuellen Ist-Zustand** zu definieren. Mit diesen Erkenntnissen können die adäquaten Maßnahmen für einen persönlich gewünschten Soll-Zustand ergriffen werden, die dem an Gesundheit und Lebensqualität Interessierten nutzen werden. Andererseits sind sie unabdingbare Voraussetzung für das Erkennen bzw. das Unterscheiden bestimmter Krankheiten und Syndrome, damit diese dann optimal behandelt werden können. Sie sind auch notwendig im Rahmen von Kontrolluntersuchungen, um den Erfolg der eingesetzten Optimierungs- bzw. Therapiemaßnahmen überprüfen und ggf. Erfolg versprechende Anpassungen vornehmen zu können.

Stets stellt sich hierbei dem Therapeuten die Frage nach geeigneten Auswahlkriterien. Rationelle Diagnostik bedeutet auch eine kritische Auseinandersetzung mit der Frage, welche Untersuchungen tatsächlich reproduzierbare, wirklich praxisnahe und nutzbare Ergebnisse liefern und welches Kosten-Nutzen-(Nebenwirkungs-)Verhältnis sie aufweisen.

Auch orthomolekulare Optimierungs-, Präventions- und Therapiemaßnahmen setzen vor ihrem Einsatz stets eine **fundierte diagnostische Strategie** – auf der Grundlage gesicherter medizinisch-wissenschaftlicher Kenntnisse – voraus.

Jeder Indikationsbereich benötigt individuelle diagnostische Methoden. So unterscheidet sich die Diagnostik im Bereich "Vitalitätsförderung" und "Gutes Altern" wesentlich von der Diagnostik im kardiovaskulären, orthopädischen, neurologischen oder immunologischen Bereich. Auch die präventive Diagnostik unterscheidet sich wiederum sehr von einer Diagnostik bei vorliegenden Erkrankungen.

Diagnostik sollte aus den genannten Gründen jeweils auch zwischen notwendiger Basisdiagnostik und optionaler komplementärer Diagnostik unterscheiden (☞ Tab. 6.1). Zusätzlich unterscheidet man noch zwischen nichttechnischer Diagnostik sowie technischer Diagnostik und Labordiagnostik.

Im Bereich der **nichttechnischen Diagnostik** sollten zunächst – den allgemein gültigen Grundregeln des ärztlichen Handelns entsprechend – eine ausführliche Anamnese erstellt und eine Ganzkörperuntersuchung durchgeführt werden.

Eine Besonderheit der orthomolekularen Medizin besteht darin, dass der Therapeut eine umfangreiche **Ernährungs- und Lebensstilanamnese** erhebt, was mit vorgefertigten Formularen oder Einbindung von Softwareprogrammen erleichtert wird.

Technik	Therapeut/Klient		Labor
Körperkomposition	**Erweiterte klinische Untersuchung** ↓		Basiswerte (z.B. BB, Fette, BZ, Harnsäure, TSH)
Ergometrie Lungenfunktion Kraft und Beweglichkeit Haltung und Koordination	**Anamnese** (incl. Ernährungs-, Mikronährstoff- und Lebensstilanamnese) ↓		Einzelne Mikronährstoffe Antioxidanzien/Radikale Oxidativer Stress
Sehtest und Hörtest Psychometrische Tests (incl. Gedächtnis)	**Risiko-Scores** (Rauchen, Herz-Kreislauf, Immunsysten, Diabetes, Osteoporose, Stress usw.) ↓ ↓		Ergänzende Werte (z.B. Funktionsteste, Immunparameter, Entgiftungsleistung,
	← **Psyche**	**Körper** →	Hormone, Haemoccult)

Tab. 6.1: Wichtige Untersuchungsmethoden der orthomolekularen Medizin und diagnostische Strategien finden sich in dem Buch von Böhm u. Muss [1].

So kann er mit einfachen Mitteln die Zufuhr und den Bedarf an Mikronährstoffen feststellen.

Dieser Teil der Diagnostik ist auch deshalb so wichtig, weil Zufuhr und Verbrauch von Mikronährstoffen sowie die Darmresorption über Laboruntersuchungen in der Praxis kaum messbar sind (evtl. indirekte Messung des Verbrauchs über Funktionstests).

Laborwerte korrelieren häufig auch nicht mit dem tatsächlichen körperlichen und psychischen Befinden des Patienten. Trotz normaler Laborwerte liegen oft Einschränkungen mikronährstoffabhängiger Stoffwechselprozesse bzw. unspezifische Symptome vor, die auf einer Mikronährstofffehlversorgung beruhen. Diese können relativ einfach über Fragebogen (z.B. Lebensqualitätsfragebogen) und Leistungstests verifiziert werden. Unter Umständen ist auch eine indirekte Messung durch Funktionstests angezeigt.

Bei den Laboruntersuchungen werden vorwiegend Messungen in Blut (Serum und Vollblut), Urin, Speichel, Schleimhaut oder Haaren durchgeführt. Der Umfang und die Inhalte orientieren sich stets an den individuellen Bedürfnissen. Außerdem bietet sich ein stufenweises Vorgehen an:

Basisuntersuchungen
Blutbild, Blutfettwerte, Blutzucker, Harnsäure, Nieren- und Leberwerte, Schilddrüsenhormone
Zusatzuntersuchungen – 1
Messung einzelner Vitamine, Mineralstoffe, Spurenelemente oder Aminosäuren (ausreichend gut messbar sind im Allgemeinen der intra- oder extrazelluläre Bestand sowie die Ausscheidung im Urin), Messung von Antioxidanzien, Radikalen und oxidativem Stress, Untersuchung von Säure-Basen-Haushalt und Darmflora
Zusatzuntersuchungen – 2
Immunparameter, Entgiftungsleistung, Hormone, ergänzende Funktionstests (z.B. Homocystein, Kryptopyrrol, Test auf NK-Zellen), ergänzende Risikoparameter (z.B. Haemoccult, Tumormarker, genetische Untersuchungen), Haarmineralanalysen usw.

Die **technische Diagnostik** bedient sich insbesondere bei der Suche nach der richtigen Diagnose und bei differenzialdiagnostischen Erwägungen der jeweils aktuell zur Verfügung stehenden und wirklich notwendigen Möglichkeiten unter Einsatz einfacher und komplexer Geräte oder physikalisch begründeter Untersuchungen (z.B. Kinesiologie)

Für die Feststellung der aktuellen Leistungsfähigkeit, für die Beurteilung bestimmter Risiken und für die Objektivierung vorgebrachter Einschränkungen der körperlichen oder geistigen Leistungsfähigkeit nutzt man in der Diagnostik verschiedene Leistungstests, wie Messung der Körperkomposition, Ergometrie, Lungenfunktion, Messung von Kraft, Beweglichkeit, Koordination, Seh- und Hörtests sowie psychometrische Leistungstests.

Literatur

1. Böhm U, Muss C, Pfisterer M. Rationelle Diagnostik in der Orthomolekularen Medizin. Optimale Therapie durch individuelle Diagnostik. Stuttgart: Hippokrates; 2004.

Zukunftsausblick und Schlusswort

7. **Zukunftsausblick und Schlusswort**

Dieses Buch stellt rationelle Konzepte der Mikronährstoffmedizin zusammenfassend dar und belegt sie mit ausführlichen Studiendaten. Es liefert damit den bereits lange ausstehenden Beitrag dafür, dass die Optimierung des Mikronährstoffhaushalts einerseits für die Prävention von Krankheiten sowie die Verbesserung von Leistungsfähigkeit und Vitalität und andererseits zusammen mit der richtig dosierten Gabe von "Leitsubstanzen" für die begleitende Behandlung vieler Krankheiten in einem fortschrittlichen Land wie Deutschland unverzichtbar sind.

Zu den Schwerpunkten dieses Werks zählt die Vorstellung erprobter und evidenzbasiert erstellter Rezepturen mit Mikronährstoffen zur Erhaltung und Optimierung der Gesundheit sowie zur Prophylaxe und Therapie vieler akuter und chronischer Krankheiten. Aber auch dieses Buch kann das gesamte Potenzial der Mikronährstoffmedizin noch nicht vollkommen ausschöpfen.

Die Zukunft wird weitere Studien, eine zunehmende Etablierung in der täglichen Praxisarbeit und insbesondere auch verstärktes Interesse an Mikronährstoffen von Seiten der etablierten Medizin mit sich bringen. Wir freuen uns darauf, uns an dieser Entwicklung aktiv beteiligen zu können.

Udo Böhm

Abkürzungen

8. Abkürzungen

25(OH)D	25-Hydroxy-Vitamin D (auch: Calcifediol)
5-HTP	5-Hydroxytryptophan
8-OHdG	8-Hydroxy-2'deoxyguanosin
α-KGDH	Alpha-Ketoglutarat-dehydrogenase
AA	Arachidonsäure (von engl. arachidonic acid)
ACE	Angiotensin-converting-Enzym
ADAS	Azheimer's Disease Assessment
ADHD	Attention Deficit Hyperactivity Disorder
ADMA	asymmetrisches Dimethylarginin
AFI	algo-functional index
AGE	Advanced Glycation End products
AHA	American Heart Assocation
ALA	Alpha-Linolensäure
ALADIN	Alpha-Lipoic Acid in Diabetic Neuropathy
ALL	akute lymphatische Leukämie
ALS	amyotrophe Lateralsklerose
ALT	Alanin-Aminotransferase (s. auch GPT)
AMD	altersbedingte Makula-degeneration
AML	akute myeloische Leukämie
APACHE	Acute Physiology and Chronic Health Evaluation
AREDS	Age-Related Eye Disease Study
ASAP	Antioxidant Supplementation in Atherosclerosis Prevention
ASS	Acetylsalicylsäure (auch engl. ASA: acetylsalicylic acid)
AST	Aspartat-Aminotransferase (s. auch GOT)
AT	Angiotensin
ATBC	AlphaTocopherol, Beta Carotene cancer prevention tiral
ATP	Adenosintriphosphat
BCAA	verzweigtkettig Aminosäuren (von engl. branched-chain amino acids)

BCG	Bacillus-Calmette-Guérin
BDI	Beck Depression Inventory
BfR	Bundesinstitut für Risiko-bewertung
BGBl	Bundesgesetzblatt
BgVV	Bundesinstitut für gesund-heitlichen Verbraucherschutz und Veterinärmedizin
BMD	Bone Mineral Density (Knochenmineraldichte)
BPH	benigne Prostatahyperplasie
BPRS	Brief Psychiatric Rating Scale
BVL	Bundesamt für Verbraucher-schutz und Lebensmittelsicher-heit
cAMP	zyklisches Adenosinmono-phosphat
CAREDS	Carotenoids in Age-Related Eye Disease Study
CARET	Beta-Carotene and Retinol Efficacy Trial (Studie)
CBCL	Child Behavior Checklist
CDI	Child Depression Inventory
CDLE	chronisch-diskoider Lupus erythematodes
CDRS	Children's Depression Rating Scale
CFS	Chronic-Fatigue-Syndrome
CFTR	cystic fibrosis transmembrane regulator
CGI	Clinical Global Impression
CHAOS	Cambridge Heart Anti-Oxidant Study
CLA	konjugierte Linolsäure
Co	Coenzym (z.B. CoA → Coenzym A)
CORA	Coronare Risikofaktoren für Arteriosklerose bei Frauen
COX	Cyclooxygenase
CPEO	chronisch-progressive externe Ophthalmoplegie
CP-T	Cold Pressure Test

CRH	Corticotropin-Releasing-Hormon		ESC	Europäische Gesellschaft für Kardiologie (European Society of Cardiology)
CRP	C-reaktives Protein		ETK	Erythrozytentransketolase
CRPS	complex regional pain syndrome		EU	Europäische Union
CSE	Cholesterin-Synthese-Enzym (= HMG-CoA)		EURAMIC	European community multi-center study on Antioxidants, Myocardial Infarction, and breast Cancer
CTCL	kutanes T-Zell-Lymphom		FACIT	Folic Acid and Carotid Intima-media Thickness
CYP	Cytochrom P450			
d	die (Tag)		FAD	Flavinadenindinucleotid
D-A-CH	Kurzbezeichnung für die deutsche, österreichische und schweizerische Gesellschaften für Ernährung		FEV1	forcierte exspiratorische Ein-sekunden-Kapazität
			FGF	fibroblast growth factor
			FMD	flussvermittelte Vasodilatation (flow-mediated vasodilation)
DAO	Diaminooxidase			
DAS-28	Disease Activity Score (auf Basis von 28 Gelenken)		FMN	Flavinmononucleotid
			FNB	Food and Nutrition Board
DCD	developmental coordination dis-order (entwicklungsbezogene Koordinationsstörung)		G6PD	Glucose-6-Phoshat-Dehydrogenase
			GABA	Gamma-Aminobuttersäure
DGE	(Deutsche Gesellschaft für Ernährung)		GALT	gut-associated lymphoid tissue
			GCC	German Childhood Cirrhosis
DHA	Docosahexaensäure		GDNS	Guy's Neurological Disability Scale
DiätV	Diätverordnung			
dl	Deziliter		GDS	Global Deterioration Scale
DMSO	Dimethylsulfoxid		GH	growth hormone (Wachstums-hormon)
DNA	Desoxyribonukleinsäure (von engl. deoxyribonucleic acid)			
DPMS	2,3-Dimercapto-1-propansulfonsäure		GISSI	Gruppo Italiano per lo Studio della della Sopravvivenza nell'Infarto miocardico
EBD	ergänzende bilanzierte Diät			
EBV	Epstein-Barr-Virus		GLA	Gamma-Linolensäure
EDSS	Expanded Disability Status Scale		GOT	Glutamat-Oxalacetat-Transaminase (heute auch: AST)
EDTA	Ethylendiamintetra-Essigsäure (von engl. ethylenediamine-tetraacetic acid)			
			GPT	Glutamat-Pyruvat-Transaminase (heute auch: ALT)
EFSA	Europäische Behörde für Lebensmittelsicherheit (Euro-pean Food Safety Authority)		GPX	Glutathionperoxidase
			GSH	Glutathion
EG	Europäische Gemeinschaft		GSHPx	Glutathionperoxidase
EKG	Elektrokardiogramm		GSSG	Glutathiondisulfid
EPA	Eicosapentaensäure		GSSH	oxidierte Form des Glutathions
EPIC	European Prospective Investiga-tion into Cancer and Nutrition		GTF	Glucosetoleranzfaktor
			Hb	Hämoglobin

HbA$_{1c}$	Hämoglobin A$_{1c}$, glykiertes Hämoglobin, ein AGE
HDL	High-density-Lipoprotein
HIV	humanes Immundefizienz-Virus
HMG-CoA	3-Hydroxy-3-Methylglutaryl-Coenzym-A
HOPE-2	Heart Outcomes Prevention Evaluation 2
HPAL	Hamburg Pain Adjective List
HPS	Health Professionals' Study
HPV	humanes Papillomavirus
HR	Hazard Ratio
hsCRP	hochsensitives C-reaktives Protein
HT	Hormontherapie
i.m.	intramuskulär
i.v.	intravenös
IBS	Irritable Bowel Syndrom
ICAM-1	intercellular adhesion molecule-1
ICC	Indian Childhood Cirrhosis
IDF	International Diabetes Federation
IE	internationale Einheiten
IF	Intrinsic-Faktor
IgA	Immunglobulin A
IgD	Immunglobulin D
IgE	Immunglobulin E
IGFBP	Insulin-like-growth-factor-binding-Protein
IgG	Immunglobulin G
IgM	Immunglobulin M
IIEF	International Index of Erectile Function
IL	Interleukin
InCHIANTI	Invecchiare in Chianti (Altern in der Region Chianti)
INH	Isonicotinsäurehydrazid, Isoniazid
INR	International Normalized Ratio
IOM	Institute of Medicine
IPN	intraepitheliale Neoplasien
ISK	Index of Severity of osteo-arthritis of the Knee

ITT	intention to treat
KBE	koloniebildende Einheit
kcal	Kilokalorien
KG	Körpergewicht
KGF	keratinocyte growth factor
KHK	koronare Herzkrankheit
KiGGS	Kinder- und Jugendlichen-Gesundheitssurvey
KSS	Kearns-Sayre-Syndrom
LAST	Lutein Antioxidant Supplementation Trial
LD$_{50}$	letale Dosis
LDL	Low-density-Lipoprotein
LFBG	Lebensmittel- und Futtermittel-gesetzbuch
LHON	Lebersche hereditäre Optikus-Neuropathie
LIMIT	Leicester Intravenous Magnesium Intervention Trial
LLDD	(long latency deficiency diseases)
LNCaP	Lymph Node Carcinoma of Prostate
LOAEL	Lowest Observed Adverse Effect Level (niedrigste Dosis einer Substanz, bei der eine schädliche Wirkung beobachtet wurde)
Lp(a)	Lipoprotein a
µg	Mikrogramm
MADS	Montgomery Asberg Depressin Scale
MALT	mucosa-associated lymphoid tissue
MDA	Malondialdehyd
MELAS	mitochondriale Enzephalomyo-pathie, Laktatazidose und schlaganfallähnliche Symptome
MERRF	Myoklonus-Epilepsie mit "Ragged Red"-Fasern
mg	Milligramm
MHC	major histocompatibility complex
mmHg	Millimeter Quecksilbersäule (Quecksilber = Hg)
MMP	Matrixmetalloproteinase
MMSE	Mini Mental State Examination

MNGIE	mitochondriale neurogastro-intestinale Enzephalopathie	PAS	Paraaminosalicylsäure
mRNA	Messenger-RNA	pAVK	periphere arterielle Verschluss-krankheit
MS	Multiple Sklerose	PDH	Pyruvatdehydrogenase
MSM	Methyl-Sulfonyl-Methan	PG	Prostaglandin
mtDNA	mitochondriale DNA	PGE2	Prostaglandin E2
MTHF	Methylentetrahydrofolsäure	PHS	Physicians' Health Study
NAC	N-Acetylcystein	PKU	Phenylketonurie
NAD	Nicotinamidadenindinukleotid	PLP	Pyridoxalphosphat
NADP	Nicotinamidadenindinukleotid-phosphat	PMS	perimenstruelles Syndrom
		POLA	Pathologies Oculaires Liées à l'Age
NARP	Neuropathie, Ataxie und Retinitis pigmentosa	PP	per protocol
NDA	Scientific Panel on Dietetic products, nutrition and allergies	PSA	prostataspezifisches Antigen
		PTH	Parathormon
NEM	Nahrungsergänzungsmittel	PTT	partielle Thromboplastinzeit
NemV	Nahrungsergänzungsmittel-Verordnung	PTWI	vorläufig duldbare wöchentliche Aufnahmemenge (nach WHOM; provisional tolerable weekly intake)
NFκB	nukleärer Faktor kappa-B		
NHANES	National Health and Nutrition Examination Survey		
		PTZ	Plasmathrombinzeit
NO	Stickstoffmonoxid (engl. nitric oxide)	PUFA	polyunsaturated fatty acids (mehrfach ungesättigte Fett-säuren)
NOAEL	No Observed Adverse Effect Level (höchste Dosis einer Substanz, bei der noch keine schädliche Wirkung beobachtet wurde)		
		RA	rheumatoide Arthritis
		Ras	Abk. für rat sarcoma
		RDA	recommended dietary allowance
NORVIT	Norwegian Vitamin Trial	RE	Retinoläquivalent
NPC	Nutritional Prevention of Cancer	RKI	Robert-Koch-Institut
		RNA	Ribonukleinsäure (von engl. ribonucleic acid)
NSAR	nichtsteroidale Antirheumatika		
NSCLC	nichtkleinzelliges Lungen-karzinom	ROS	reactive oxygen species
		RR	nach Riva-Rocci (Methode der Blutdruckmessung), allgemein gebraucht für "Blutdruck"
NTT	numbers needed to treat		
NYHA	New York Heart Association		
ÖGE	Österreichische Gesellschaften für Ernährung	RR	relatives Risiko
		RSV	Respiratory-Syncitial-Virus
OPC	oligomere Proanthocyanidine	SAH	S-Adenosylhomocystein
OR	Odds Ratio	SAM	S-Adenosylmethionin
OSA	obstruktive Schlafapnoe	SCF	Scientific Committee on Food
p.o.	per os ("durch den Mund", oral)	SGE	Schweizerische Gesellschaften für Ernährung
PAI	Plasminogen-Aktivator-Inhibitor		
		SHBG	sex hormone binding globulin
PAPS	Phosphoadenosinphosphosulfat		

SHEEP	Stockholm Heart Epidemiology Program
SIR	standardisierter Inzidenzquotient (von engl. standardized incidence ratio)
SIRS	low-grade systemic inflammatory response syndrome
SLDD	short latency deficiency diseases
SLE	systemischer Lupus erythematodes
SOD	Superoxid-Dismutase
SOPHIA	SOy and Postmenopausal Health In Aging
SPACE	Stentgeschützte Angioplastie der Carotis versus Endarteriektomie
SSRI	selektive Serotoninaufnahme-Hemmer
STH	somatotropes Hormon
SVE	Schweizerische Vereinigung für Ernährung
T3	Trijodthyronion
T4	Thyroxin
TAK	Antikörper gegen Thyreoglobulin
TAOC	total antioxidant capacity
TBA	2-Thiobarbitursäure
TBARS	plasma thiobarbituric acid reactive substances
TE	Tocopheroläquivalent
Th	T-Helferzellen
THF	Tetrahydrofolsäure
TNFα	Tumornekrosefaktor alpha
TPO	thyreoidale Peroxidas
TPP	Thiaminpyrophosphat
TRH	Thyrotropin-Releasing-Hormon
TSH	thyreoidstimulierenes Hormon
TZ	Thrombinzeit
UE	unerwünschte Ereignisse
UL	Upper Level (vollständig: Tolerable Upper Intake Level)
UPDRS	Unified Parkinson Disease Rating Scale
UV	Ultraviolett
VEGF	Endothel-Wachstumsfaktor

VISP	Vitamin Intervention for Stroke Prevention
VLDL	Very-low-density-Lipoprotein
vs.	versus (gegenüber, im Vergleich zu)
VZV	Varizella-Zoster-Virus
WHI	Women's Health Initiative
WHO	Weltgesundheitsorganisation (World Health Organization)
WHO-CARDIAC	WHO – Cardiovascular Diseases and Alimentary Comparison
WHS	Women's Health Study
WOMAC	Western Ontario and McMaster Universities
YMRS	Young Mania Rating Scale
YOQ	Youth Outcome Questionnaire
ZNS	Zentralnervensystem

Index

Index

W

Z